全国医药类高职高专规划教材

供临床医学、中医、针灸推拿、骨伤、康复、检验、影像、口腔等专业用

儿科学

主　编　许幼晖

副主编　王龙梅　周宇芳　张　莹

编　委　（以姓氏笔画为序）

王龙梅　山东中医药高等专科学校

许幼晖　江西中医药高等专科学校

何昱苇　张掖医学高等专科学校

张　莹　首都医科大学燕京医学院

李玉婷　江西中医药高等专科学校

陈　璐　安顺职业技术学院

周宇芳　柳州医学高等专科学校

绽雁翎　张掖医学高等专科学校

西安交通大学出版社
XI'AN JIAOTONG UNIVERSITY PRESS

内容简介

本书分为上篇理论知识和下篇实训指导两个部分，内容上对小儿生长发育规律与儿童保健的基本概念及基本知识独立设章，重点介绍了儿科常见病和多发病。书中附有学习目标、知识链接、目标检测等模块，条理清晰、文字精炼、内容科学实用。适用于临床医学、中医、针灸推拿、骨伤、康复、检验、影像、口腔等高职高专相关医学专业使用。

图书在版编目(CIP)数据

儿科学/许幼晖主编. —西安：西安交通大学出版社，2012.9
ISBN 978-7-5605-4533-2

Ⅰ.①儿…　Ⅱ.①许…　Ⅲ.①儿科学-高等职业教育-教材
Ⅳ.①R72

中国版本图书馆 CIP 数据核字(2012)第 206054 号

书　　名 儿科学
主　　编 许幼晖
责任编辑 王丽娜

出版发行 西安交通大学出版社
(西安市兴庆南路 10 号　邮政编码 710049)
网　　址 http://www.xjtupress.com
电　　话 (029)82668357　82667874(发行中心)
(029)82668315　82669096(总编办)
传　　真 (029)82668280
印　　刷 西安明瑞印务有限公司

开　　本 787mm×1092mm　1/16　**印张** 20.5　**字数** 496 千字
版次印次 2012 年 9 月第 1 版　2012 年 9 月第 1 次印刷
书　　号 ISBN 978-7-5605-4533-2/R·253
定　　价 39.00 元

读者购书、书店添货、如发现印装质量问题，请与本社发行中心联系、调换。
订购热线：(029)82665248　(029)82665249
投稿热线：(029)82668803　(029)82668804
读者信箱：xjtumpress@163.com

前　言

《儿科学》是医学专科层次临床医学、中医、针灸推拿、骨伤、康复、检验、影像、口腔等相关医学专业的一门专科性较强的临床学科。根据上述各专业学生学习专业课程及其他相关课程的需要进行本教材的编写。它的主要任务是向学生传授儿科学的基本理论、基本知识和基本技能，为使学生具备较高素质、较强适应能力，成为实用型的医务工作者打下良好的基础。

在本书编写过程中，我们坚持贯彻全国高职高专教材原则与要求，注重教学内容的科学性、先进性和实用性；注重满足儿科临床工作实际需要，注意引进涉及本专业成熟的新成果、新理论和新方法，为培养城乡基层一线应用型人才服务。同时，本教材在内容上也适当考虑国家执业助理医师资格考试的需要。

全书具体内容包括：对小儿生长发育规律与儿童保健的基本概念及基本知识独立设章，其余重点介绍儿科常见病、多发病；对在《内科学》、《传染病学》中已经详细叙述的内容进行了较大幅度的简缩。在章节前设学习要点，在章后设知识点总结，并设计复习及分析思考题。本书编写以学生为本，编写文字简明扼要，重点突出；同时根据教师在使用现行教材教学中所发现的问题以及各学校教师的反馈意见及建议合理组织，使教材更加易教、易学、易懂，更能体现当今先进的教学理念。

本教材采用分工编写、集体审定的形式完成。第一章、第十四章、第十七章、实训指导由许幼晖编写，第二章、第五章、第七章由李玉婷编写，第三章、第六章由周宇芳编写，第四章、第十二章由陈璐编写，第八章、第九章由王龙梅编写，第十章、第十一章、第十三章由何昱苇编写，第十五章、附录由张莹编写，第十六章由绽雁翎编写。最后全书由许幼晖统稿定稿。

由于编写本版教材时间较紧，书稿虽经多次讨论、修改和审校，书中疏漏和谬误在所难免，祈盼广大师生不吝指正。

许幼晖

2012 年 5 月

目　录

上篇　理论知识

下篇　实训指导

上篇

理论知识

第一章　绪　　论

学习目标

【知识要求】

1. 掌握儿科学的定义、特点和小儿年龄分期。

2. 熟悉儿科学的任务和范围。

3. 了解我国儿科学的发展与展望。

【能力要求】

1. 能熟练地进行小儿年龄分期，并根据各期特点了解儿科保健和医疗工作的重点。

2. 应用儿科学特点，培养儿科临床思维，使之区别于成人，绝不可将小儿视为成人的缩影。具有救死扶伤的人道主义精神。

儿科学是一门研究小儿生长发育、疾病防治与促进身心健康的医学科学，其研究对象是从胎儿至青春期的儿童，体格和智力均处于不断生长成熟过程的机体，生理、病理状态都与成人有所不同。

第一节　儿科学的范围和任务

一、儿科学的范围

儿科学是临床医学下的二级学科，研究内容主要分为以下三个领域：

(一)发育儿科学

研究儿童正常体格与心理发育规律及其影响因素，以促进发育、及时处理发育异常，使儿童的身心发育发挥最大的潜力。

(二)预防儿科学

研究各种疾病的预防措施，包括预防接种、防止意外事故、卫生教育和先天性疾病的筛查等。

(三)临床儿科学

研究各种疾病的发生发展规律，临床诊断与治疗，疾病的康复，提高疾病的治愈率、降低发生率与死亡率。

知识链接

儿童保健医学

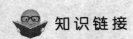

儿童保健医学是研究儿童各时期正常体格生长、智能和心理发育规律及其影响因素的学科，通过各种措施，促进有利因素，防止不利因素，及时处理各种偏离、异常，保证小儿健康成长。

二、儿科学的任务

儿科学的任务是研究儿科医学理论，提高对疾病的防治水平，降低儿童发病率和死亡率，增强儿童体质，保障儿童身心健康。儿童是社会中最脆弱的、处于劣势地位的群体，他们需要特殊的照顾。儿科医生不但承担着保障儿童身心健康的责任，还必须鼓励人们树立保障、促进儿童健康的意识和观念，并采取积极主动的行为，在家庭、学校、社区乃至更广泛的范围内，在儿童的生活、学习和成长过程中，改善和创造有利于儿童健康的环境和条件，帮助儿童形成有利于健康的生活方式和行为，从而实现儿童生理、心理和社会能力的充分发展。

第二节　儿科学的特点

儿科学研究和服务对象是处于持续动态变化中的儿童，他们在基础医学与临床医学等方面均与成人不同，且个体差异、性别差异和年龄差异都非常大。

（一）解剖

小儿从出生到长大成熟始终贯穿着生长发育的基本规律。如骨骼发育的规律，包括颅骨的融合、囟门的闭合、骨化中心的出现、出牙顺序等；以及内脏器官如心脏、肝、肾的大小和位置等，也随着小儿年龄的不同存在差异。在临床上经常应用这些规律，以正确判断病理与生理的界限。

（二）生理

各系统器官功能随年龄的增长也逐渐发育成熟，如呼吸、心、肾、肝等功能均由不成熟到发育成熟，且各有不同年龄阶段的特点。如婴幼儿的大脑皮层发育不成熟，控制皮层下中枢能力差，故睡眠时间长，兴奋容易泛化，病理情况下易发生惊厥。了解这些生理特点，就能帮助做好临床诊断。

（三）免疫

小年龄儿童的非特异性免疫、细胞免疫和体液免疫功能均比成人低。新生儿可从母体获得 IgG（被动免疫），故生后 6 个月内患某些传染病的机会较少，但 6 个月后来自母体的 IgG 浓度下降，而自行合成 IgG 的能力一般要到 6～7 岁才达到成人水平，所以小儿较易患感染性疾病。

（四）病理

由于小儿各系统发育成熟度的不同，对同一致病因素的病理反应和疾病过程会有很大的差异。如同为肺炎球菌所致的肺内感染，婴儿常表现为支气管肺炎，而年长儿童及成人则为大叶性肺炎；因维生素 D 及钙、磷代谢障碍，小儿表现为佝偻病，而成人则为骨质疏松。

(五)心理

儿童时期是心理、行为形成的基础阶段,可塑性非常强。此期儿童身心不够成熟,情绪不稳定,缺乏适应及满足需要的能力,依赖性较强,不易合作,需根据不同年龄儿童的特点,提供合适的环境和条件,给予耐心的引导和正确的教养,才能培养儿童良好的个性和行为习惯。

(六)营养代谢

婴儿的消化功能较弱,胃肠对食物的耐受性较差;但代谢旺盛,对营养物质需要量又相对较大,故易发生营养缺乏和消化功能紊乱。

(七)疾病特点

1. 疾病谱

儿童与成人有很大差别。如新生儿先天性疾病及高胆红素血症较多见;婴幼儿热性惊厥多见;小儿肿瘤以白血病多见,而成人则以肺癌、肝癌、胃癌等多见;心血管疾病中小儿先天性心脏病多见,而成人则以冠心病多见。

2. 临床表现

儿童病情发展快,易反复,变化多端。如小儿患感染性疾病时,由于机体抵抗力低下,易发展为败血症,原发感染灶反而不易被发现。新生儿败血症时易发生化脓性脑膜炎,因缺乏典型临床表现,容易造成误诊。

3. 诊断

诊断儿科疾病时较成人需要更多地考虑年龄、季节、接触史及遗传因素等与发病的关系。以小儿惊厥为例,发生在新生儿者,多考虑产伤、缺血缺氧性脑病和颅内出血等;发生在婴幼儿时首先要考虑手足搐搦症或热性惊厥;发生在年长儿时则要考虑癫痫。如结合发病季节来分析,则中毒性菌痢引起的惊厥主要见于夏末秋初,流行性脑膜炎则多见于冬末春初。

4. 治疗

应强调综合疗法。因小儿常是多种疾病同时存在,且互相影响或互为因果。如营养缺乏症或先天性缺陷致使抵抗力、免疫力降低的小儿易发生肺炎,所以在控制肺炎感染的同时,还必须对伴随疾病加以治疗,否则难以获得满意的疗效。此外,儿童药物剂量与成人不同,一般随年龄而异。有些治疗方法为小儿所特有,如蓝光与换血为治疗新生儿母婴血型不合溶血病的特有方法。护理工作在儿科治疗中也占有重要地位。

(八)预防

预防工作是儿科工作的特点,计划免疫是儿科预防工作的重点。小儿很多疾病是可以预防的,加强预防可大大降低小儿发病率和病死率。注意儿童心理卫生有助于防止某些成人心理问题的发生。

(九)预后

小儿处于不断生长时期,生命力旺盛,组织的修复能力强。患病时虽然起病急、来势凶、变化快,但只要诊断及时,处理得当,疾病好转也快,后遗症少;反之,病情恶化也迅速,易造成突然死亡。

第三节 小儿年龄分期

(一)胎儿期

从受精卵形成到小儿出生为止,共40周。胎儿生长完全依赖母体,母亲妊娠期间健康、营养、情绪等对胎儿的生长发育影响极大。如果在此期间母亲受到外界不利因素影响,包括感染、创伤、吸烟、酗酒、滥用药物、接触放射性物质等,都可能使胎儿生长发育障碍,导致流产、胎儿畸形、宫内发育不良或死胎等。

(二)新生儿期

自胎儿娩出脐带结扎至生后28天(从胎龄28周到生后1周称围生期,又称围产期)。这时期是小儿离开母体开始建立个体生活的时期,体内外环境发生巨大变化,而新生儿生理调适能力不够成熟,易发生窒息、感染等疾病。新生儿期不仅发病率高,死亡率也高,约占婴儿死亡率的1/3～1/2,尤以早期新生儿为高。

(三)婴儿期

自出生至1周岁为婴儿期。此期为小儿出生后生长发育最迅速的时期,每日需要的总热能和蛋白质相对较大,但其消化功能尚不完善,易发生消化和营养紊乱。6个月后来自母体的免疫抗体已经逐渐减少,虽然自身免疫力逐渐建立,但尚未成熟,故易患感染性疾病等。此期保健重点在提倡母乳喂养、指导合理营养和及时添加辅食、实施计划免疫和预防感染。重视良好卫生习惯培养,进行早期教育促进小儿神经系统的发育。

(四)幼儿期

生后1～3周岁为幼儿期。体格发育减慢,智能发育加速。开始会走,活动范围增大,与周围环境接触增加。由于对生活缺乏经验,对外界危险事物没有识别能力和自我保护能力,要注意预防发生意外伤害和中毒等。此期乳牙已经出齐,需做好断乳后食物种类的转换,保证营养,培养良好的饮食习惯和使用餐具的能力。

(五)学龄前期

3周岁至入学前(6～7岁)为学龄前期。此时体格发育处于稳步增长状态,智能发育增快、理解能力逐渐加强,求知欲强,好奇、好问、好模仿,可用语言表达自己的思维和感情。可进入幼儿园,学习简单文字、图画与歌谣。此期小儿可塑性很强,应注意思想品德教育及创造力的培养,培养爱劳动、爱卫生、爱集体、懂礼貌等优良品质;培养生活自理能力,为入学做准备。这时小儿虽然防病能力有所增强,但因接触面广,仍应注意防范发生传染病、意外事故和中毒等。

(六)学龄期

自小学(6～7岁)起至进入青春期前为学龄期。此期除生殖器官外,其他各器官外形均与成人接近。智能发育更加成熟,求知欲、理解力和学习能力大为增进,可接受系统的科学文化知识教育。此时也是儿童心理发育上的一个重大转折时期,应保证营养、加强体育锻炼和充足的睡眠,防治龋齿,保护视力,在学校与家庭配合下重视德、智、体、美、劳全面发展。

(七)青春期

从第二性征出现到生殖功能基本发育成熟的时期为青春期。女孩从11～12岁开始到

17～18 岁，男孩从 13～14 岁开始到 18～20 岁。此期是儿童过渡到成人的时期，开始与结束年龄可相差 2～4 岁。体格生长再次加速，生殖系统发育也加快，第二性征逐渐明显，至本期结束时各系统发育已经成熟，体格发育逐渐停止，各种疾病患病率和死亡率降低，但心理、精神行为方面的问题开始增加。故除加强道德品质教育、保证充足营养、增强体育锻炼等措施外，还需及时进行青春期生理、心理卫生和性知识教育，使之树立正确的人生观，建立健康的生活方式。

第四节　我国儿科学的发展与展望

祖国医学在儿科学方面有着极为丰富的经验与杰出的贡献。从中医学发展和众多的医学典籍及历代名医传记中，经常可以见到关于小儿保健、疾病防治等方面的记载。

进入 19 世纪后，西方儿科学发展迅速，并随着商品和教会进入我国。20 世纪初期，为近代儿科学崛起时期。伴随着人们对儿童健康问题的认知不断深入，儿科学作为一门专门的医学学科应运而生。

新中国成立后，党和政府对于儿童的医疗卫生事业非常关心，在城乡各级建立和完善了儿科的医疗机构，并且按照预防为主的方针在全国大多数地区建立起儿童保健机构，同时普遍办起了各种形式的托幼机构。实行计划免疫，使儿童常见传染病发病率大幅度下降，婴儿死亡率逐年下降。

随着社会进步和科学发展，儿科学疾病谱将继续发生变化。21 世纪是生命科学时代，新时期儿童健康将面临新的机遇和挑战。儿科学的任务不仅要着重降低发病率和死亡率，更应着眼于保障儿童健康，提高生命质量的远大目标。

儿童是人类的未来与希望，是国家强盛、社会发达的基础。儿科工作者任重而道远，需不断学习先进的科学技术，弘扬求实创新精神、拼搏奉献、团结协作，为提高中国儿童的健康做出更大贡献。

学习小结

本章重点讲述儿科学的定义，详细阐述儿科学特点和小儿年龄分期；讲述我国儿科学的发展与展望。

在学习本章节时，应注意：①复习相关人体解剖学、生理学、病理学与药理学等知识，帮助理解与记忆；②熟悉小儿年龄分期，了解各期小儿保健和医疗工作的重点；③学习儿科学特点时，应结合内、外科学相关内容进行横向比较，促进临床医学知识的融会贯通；④本节学习主要目的是培养儿科临床思维，为成为城乡基层一线应用型人才打下良好的基础。

目标检测

一、简答题

1. 简述儿科学的定义、范围与任务。
2. 根据小儿的解剖、生理和心理特点，一般将小儿年龄分为哪七期？
3. 请叙述新时期儿科学的目标。

二、病例分析

女孩，1 岁 5 个月，走得好，能蹲着玩，能认识并指出自己身体的一些部位，能说出自己的名字并能表示同意或不同意。

(1)该小儿属于哪个年龄期？

(2)此期应该注意哪些情况？

第二章 生长发育

学习目标

【知识要求】

1. 掌握小儿生长发育的常用指标。
2. 熟悉小儿生长发育的规律。
3. 了解影响小儿生长发育的因素。

【能力要求】

能正确评价小儿的体格生长发育和神经心理发育情况。

生长发育是小儿不同于成人的重要特点。生长是指小儿各器官、系统的长大和形态变化，可测出其量的改变；发育是指细胞、组织、器官的分化完善和功能上的成熟，为质的改变。生长和发育两者紧密相关，不可分割。生长是发育的物质基础，而发育成熟状况又反映在生长的量的变化上。

第一节 生长发育规律与影响因素

一、生长发育规律

（一）生长发育的连续性和阶段性

小儿生长发育是一个连续不断的过程，但各年龄阶段生长发育有一定的特点，不同年龄阶段生长速度不同。如体重和身长的增长在生后第1年，尤其是前3个月最快，为生后的第一个生长高峰；第2年以后生长速度逐渐减慢，至青春期又迅速加快，此时出现第二个生长高峰。

（二）各系统、器官发育不平衡

小儿各系统发育顺序遵循一定规律，有各自的生长特点。如神经系统发育较早，生殖系统发育较晚；淋巴系统在小儿时期迅速生长，于青春期前达高峰，以后逐渐下降到成人水平；全身其他系统如心、肝、肾、肌肉等的发育基本与体格生长平行（图2-1）。

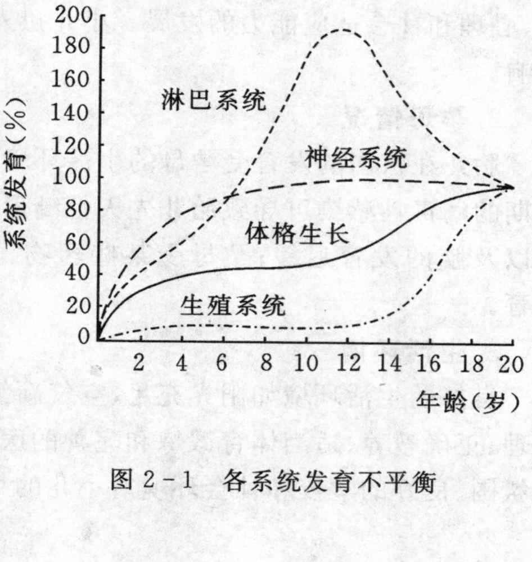

图2-1 各系统发育不平衡

(三)生长发育的顺序性

生长发育遵循由上到下、由近到远、由粗到细、由简单到复杂、由低级到高级的规律。如出生后运动发育的规律是：

(1)**由上到下** 先抬头，后抬胸，再会坐、立、行。

(2)**由近到远** 先抬肩、伸臂，后控制手；先控制腿，后控制脚的活动。

(3)**由粗到细** 先会用全手掌握持物品，后会用手指端捏取物品。

(4)**由简单到复杂** 先会画直线，后会画圆、画人。

(5)**由低级到高级** 先会看、听和感知事物，后发展到记忆、思维、分析、判断事物。

(四)生长发育的个体差异

小儿生长发育虽按一定规律发展，但在一定范围内机体由于受遗传、营养、环境的影响而存在较大的个体差异，如体格上的个体差异一般随年龄增长而越来越显著，青春期差异更大。因此，小儿生长发育有一定的正常范围，而正常值不是绝对的，评价时必须考虑不同因素对个体发育的影响，才能做出正确的判断。

二、影响生长发育的因素

(一)遗传

小儿生长发育的特征、潜力、趋向等都受父母双方遗传因素的影响。如皮肤、头发颜色、面型特征、身材高矮、性成熟的早晚及对传染病的易感性等都与遗传有关。严重影响生长的遗传代谢性缺陷病、内分泌障碍、染色体畸变等对生长发育均有显著影响。

性别也可造成生长发育的差异。女孩青春期开始较男孩约早 2 年，此期身高、体重超过同龄男孩；而男孩青春期开始虽然较晚，其延续时间较女孩长，至青春期末体格发育还是超过女孩。因此在评估小儿生长发育时应按男、女孩标准进行。

(二)环境因素

1. 营养

合理的营养是保证小儿生长发育的物质基础，年龄越小受营养的影响越大。长期营养不良可影响体重、身高的增长，最终可使机体的免疫、内分泌、神经调节等功能低下，影响小儿智能、心理和社会适应能力的发展。小儿摄入过多能量所致的肥胖，也会对其生长发育造成严重影响。

2. 孕母情况

胎儿在宫内的发育受孕母的生活环境、营养、情绪、健康状况等多种因素的影响。如妊娠早期的病毒性感染可导致胎儿先天性畸形；妊娠期的严重营养不良可引起流产、早产和胎儿体格以及脑的发育迟缓；孕母受某些药物、放射线、环境毒物及精神创伤等，均可影响胎儿的发育。

3. 生活环境

良好的生活环境如阳光充足、空气新鲜、气候适宜、水源清洁，配合健康的生活方式、科学护理、正确教养、适当体育锻炼和完善的医疗保健服务等能促进小儿生长发育；另外，和谐的家庭氛围、良好的学校和社会环境对小儿的身心健康也起到重要作用。

4. 疾病

疾病对生长发育的影响十分明显。急性感染常使体重减轻；长期慢性疾病同时影响体重和身高的增长；内分泌疾病常引起骨骼生长和神经系统发育迟缓；先天性疾病，如先天性心脏病可造成生长迟缓。

第二节　体格生长与评价

一、体格生长常用指标

体格生长应选用易于测量、有较大人群代表性的指标来表示。常用的指标有体重、身高(长)、坐高(顶臀长)、头围、胸围、上臂围、皮下脂肪厚度等。

二、出生至青春前期体格生长规律

(一)体重的增长

体重是指各器官、组织和体液的总重量，是反映小儿体格生长、营养状况的最易获得的指标，也是儿科临床计算用药量、输液量的依据。

新生儿出生体重与胎次、胎龄、性别及宫内营养状况有关。我国近年城市调查结果显示小儿出生体重平均值与世界卫生组织的参考值(男 3.3kg，女 3.2kg)一致。出生后体重增长应为胎儿宫内体重增长的延续，但生后第 1 周内可出现生理性体重下降，于第 7～10 日恢复出生时的水平，这应与病理状态相鉴别。

小儿年龄越小体重增长越快。正常新生儿出生时体重平均约为 3kg，前半年每月平均增加 0.6～0.8kg，生后 3 个月体重约是出生时的 2 倍(6kg)，后半年每月平均增加 0.3～0.4kg，1 周岁时增至 3 倍左右(约 10kg)，是第一个生长发育的高峰。

儿童体重的增长为非等速的增加，进行评价时应以个体儿童自身体重增长的变化为依据，不可用“公式”计算来评价，也不宜以人群均数(所谓“正常值”)当作“标准”看待。当无条件测量体重时，为便于医务人员计算小儿用药量和液体量，可用以下方法估计体重：

12 个月：体重(kg)＝10

1～12 岁：体重(kg)＝年龄(岁)×2＋8

12 岁以后为青春发育阶段，是第二个生长发育的高峰。受内分泌影响，体重增长较快，不能按以上方法(公式)推算。

知识链接

生理性体重下降

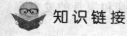

新生儿出生一周内，由于摄入不足、水分丧失及排出胎粪，体重可暂时下降 3%～9%，约在生后 3～4 日达到最低点，以后逐渐回升，常于第 7～10 日恢复到出生时的水平，这一过程称为生理性体重下降。如体重下降超过 10% 或至第 10 日体重未恢复到出生时水平，则为病理状态，应寻找原因。

(二)身长(高)的增长

身高指从头顶到足底的全身长度。多数 3 岁以下儿童立位测量不准确，应仰卧位测量，称为身长。立位与仰卧位测量值相差1～2cm。

身高(长)的增长规律与体重相似。年龄越小增长越快,也出现婴儿期和青春期二个生长高峰。出生时身长平均为50cm,生后第一年身长增长最快,约为25cm;前3个月身长增长约11～13cm,约等于后9个月的增长值,1周岁时身长约75cm;第二年增长速度减慢,约10cm左右,即2岁时身长约87cm;2岁以后身高每年增长6～7cm。2岁以后每年身高增长低于5cm,为生长速度下降。身高(长)的生长受遗传、内分泌、宫内生长水平的影响较明显,短期的疾病与营养波动不易影响身高(长)的生长。

12个月:身高(cm)=75

2～12岁:身高(cm)=年龄(岁)×7+75

身长包括头部、躯干(脊柱)和下肢的长度。三部分的增长速度并不一致,生后第1年头部发育最快,躯干次之,下肢发育较晚,因此小儿头、躯干和下肢所占身长的比例在生长进程中发生变化,其中头占身高的比例从出生时的1/4减为成人的1/8(图2-2)。

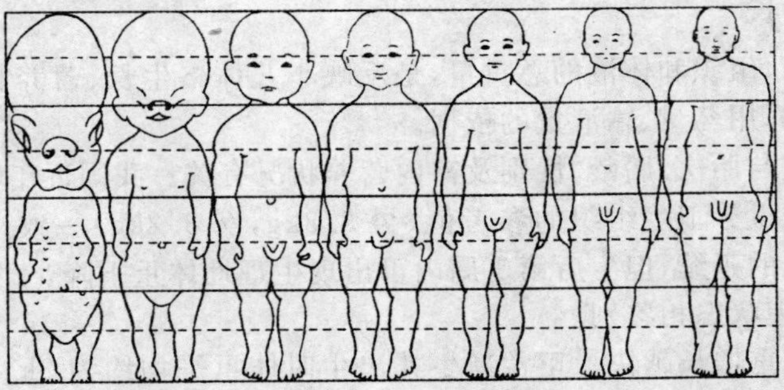

图2-2　胎儿期至成人身体各部比例

(三)坐高(顶臀长)的增长

坐高(顶臀长)是头顶到坐骨结节的长度。3岁以下儿童仰卧位测量的值称为顶臀长。坐高代表头颅与脊柱的生长。

(四)头围的增长

经眉弓上缘、枕后结节绕头一周的长度为头围。出生时平均约为34cm,1周岁时约46cm,2岁时约48cm,5岁时为50cm,15岁时54～58cm(接近成人)。头围反映脑和颅骨的发育程度。头围过大见于脑积水,头围过小提示脑发育不全或小头畸形。

(五)胸围的增长

沿乳头下缘水平绕胸一周的长度为胸围。胸围大小反映肺、胸廓的发育。出生时胸围小于头围1～2cm,约为32cm,1岁时胸围与头围相等,约46cm,1岁以后胸围超过头围。1岁至青春期前胸围超过头围的厘米数约等于小儿年龄减1。

(六)上臂围的增长

上臂围指沿肩峰与尺骨鹰嘴连线中点的水平绕上臂一周的长度。代表上臂骨骼、肌肉、皮下脂肪和皮肤的发育水平,常用以评估小儿营养状况。出生后第1年内上臂围增长迅速,

1～5 岁增长缓慢。在测量体重、身高不方便的情况下，可测上臂围以普查 5 岁以下小儿的营养状况：>13.5cm 为营养良好，12.5～13.5cm 为营养中等，<12.5cm 为营养不良。

（七）皮下脂肪厚度

皮下脂肪的厚薄反映小儿营养状况的好坏。婴儿期脂肪组织较肌肉多，1～7 岁皮下脂肪逐渐变薄，10 岁以后，特别是青春期，女孩的脂肪高于男孩 2 倍。常用的测量部位为上臂二头肌部位、背部和腹部。

三、体格发育的评估

为了正确、客观地了解儿童生长发育状况，必须选择一个正常儿童体格生长的标准参考值作比较，以给予适当的指导和干预，从而促进儿童的健康成长。常用的体格生长评估方法包括：

(1)均值离差法 以均值为基值，标准差(SD)为离散距。一般认为均值加减两个标准差(含 95.4%的总体)的范围内被检小儿为正常儿。

(2)中位数百分位法 以第 50 个百分比位为中位数，其余百分位数为离散距，常用 P_3、P_{10}、P_{25}、P_{50}、P_{75}、P_{90}、P_{97}，一般 P_3～P_{97}包含总体 95%范围内被检小儿为正常。

(3)生长发育图法 将同性别、各年龄组小儿的某项体格生长指标画成曲线图(离差法或百分位数法)，对个体小儿从出生开始至青春期进行全程监测，将定期连续测量的数据每月或每年点于图上作比较，以了解小儿目前所处水平，以及发展趋势和生长速度，及时发现偏差，分析原因予以干预。

四、骨骼和牙齿的发育

（一）骨骼的发育

1. 颅骨

颅骨随脑的发育而增长，可根据头围大小，前、后囟门闭合迟早及骨缝闭合情况来衡量颅骨的发育。颅骨缝出生时尚分离，约 3～4 个月时闭合。前囟(图 2-3)出生时为 1.5～2.0cm(对边中点的连线的长度)，后随颅骨的发育略有增大，6 个月以后逐渐骨化而变小，1～1.5 岁时闭合。前囟检查在临床儿科中非常重要。前囟早闭或过小见于小头畸形；前囟迟闭或过大见于佝偻病、先天性甲状腺功能低下症；前囟饱满提示颅内压增高，见于小儿脑炎、脑膜炎、脑积水、脑肿瘤等；而前囟凹陷见于极度消瘦、脱水。后囟出生时很小或已闭合，最迟于生后 6～8 周闭合。

面骨、鼻骨、下颌骨等的发育稍晚，1～2 岁时随牙齿萌出，出现咀嚼动作，面骨开始加速生长发育，鼻骨、面骨变长，下颌骨向前凸出，面部相对变长，整个头颅的垂直直径增加，使婴儿期的颅骨较大、面部较短、圆胖脸型逐渐向儿童期面部增长的脸型发展。

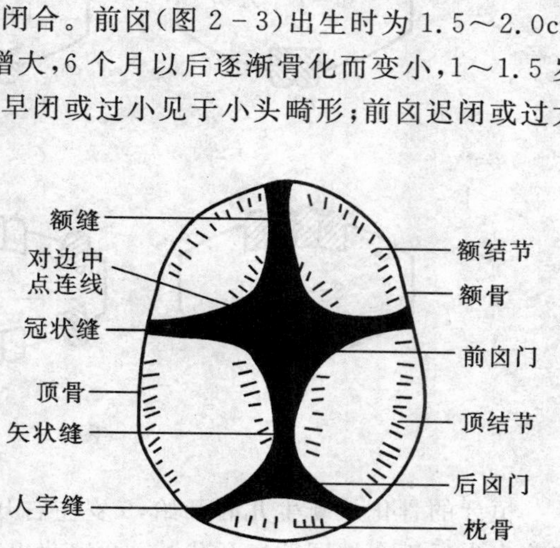

图 2-3 小儿囟门

2. **脊柱的发育**

脊柱的增长反映脊椎骨的发育。生后 1 岁以内增长最快。新生儿脊柱仅轻微后凸，3 个月能抬头时出现颈椎前凸，6 个月会坐时出现胸椎后凸，1 岁能行走时出现腰椎前凸，6～7 岁韧带发育后，脊柱的自然弯曲为韧带所固定。生理弯曲的形成与直立姿势有关，有利于身体的平衡。坐、立、行姿势不正及骨骼病变可引起脊柱发育异常或造成脊柱畸形。

3. **长骨的发育**

长骨的生长和成熟与体格生长有密切关系。长骨的生长主要由长骨干骺端的软骨骨化，骨膜下成骨，使之增长、增粗，长骨干骺端骨骼融合，标志长骨生长结束。

随着年龄的增长，长骨干骺端的软骨次级骨化中心按一定的顺序和骨解剖部位有规律地出现。骨化中心出现的多少可反映长骨的生长成熟程度。通过 X 线检查不同年龄小儿长骨骨骺端骨化中心的出现时间、数目、形态变化，并将其标准化，即为骨龄。出生时腕部无骨化中心，出生后腕部骨化中心的出现次序为：头状骨、钩骨（3 个月左右）；下桡骨骺（约 1 岁）；三角骨（2～2.5 岁）；月骨（3 岁左右）；大、小多角骨（3.5～5 岁）；舟骨（5～6 岁）；下尺骨骺（6～7 岁）；豆状骨（9～10 岁）。10 岁时出全，共 10 个，故 1～9 岁腕部骨化中心的数目约为其岁数加 1。新生儿期已出现股骨远端及胫骨近端的骨化中心。因此，判断长骨的生长，婴儿早期可摄膝部 X 线骨片，年长儿摄腕部 X 线骨片，骨生长明显延迟的应加摄膝部 X 线骨片。骨龄测定有助于诊断某些疾病，如生长激素缺乏症、甲状腺功能减低症等骨龄明显落后；中枢性性早熟、先天性肾上腺皮质增生症时骨龄则常超前。

（二）牙齿的发育

牙齿的生长与骨骼有一定关系，人一生有乳牙（共 20 个）和恒牙（共 28～32 个）两副牙齿。出生后约 4～10 个月开始萌出，2～2.5 岁出齐，2 岁以内乳牙数约为月龄减 4～6，12 个月尚未出牙为乳牙萌出延迟。出牙顺序一般为下颌先于上颌，自前向后（图 2－4）。

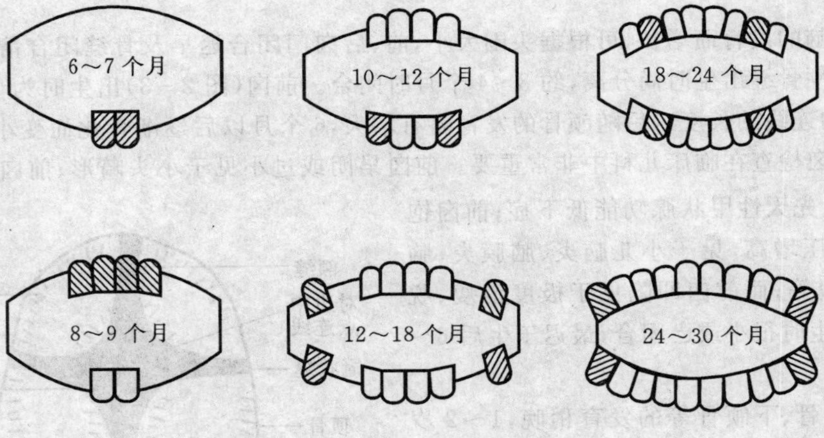

图 2－4 乳牙萌出顺序

恒牙的骨化从新生儿时开始，6 岁左右开始出现第一颗恒牙（即第一磨牙）；6～12 岁乳牙按萌出先后逐个被同位恒牙代替，12 岁萌出第二恒磨牙，18 岁以后出第三恒磨牙（智齿），但也有人终身不出此牙。

出牙时个别小儿可能出现流涎、低热、烦躁、睡眠不安等反应为生理现象。食物的咀嚼有利于牙齿生长。出牙延迟、牙釉质差见于较重的营养不良、佝偻病、甲状腺功能减低症、21-三体综合征等。

第三节　神经心理发育与评价

在成长过程中，小儿神经心理的发育与体格生长具有同等重要的意义。神经心理发育包括感知、运动、语言、情感、思维、判断和意志性格等方面。小儿神经心理发育的基础是神经系统的发育，尤其是脑的发育。小儿神经心理发育的异常可能是某些系统疾病的早期表现。

一、神经系统的发育

胎儿时期神经系统发育最早，尤其是脑的发育最为迅速。出生时脑重约370g（占体重的1/9～1/8左右），7岁时脑重已接近成人，约为1500g。出生时大脑的外观与成人相似，有主要的沟回，但大脑皮质较薄，沟回较浅。出生后神经细胞数目不再增加，脑重的增加主要是神经细胞体积增大，树突增多、加长，以及神经髓鞘形成并发育。神经纤维髓鞘化在4岁左右完成，婴儿时期髓鞘形成不完善，当受到外界刺激而传入大脑时，因无髓鞘隔离，传导时波及邻近神经纤维，故传导不仅慢，而且易泛化，不易形成明显的兴奋灶，小儿易疲劳而进入睡眠状态。

脊髓的发育在出生时相对较成熟，其发育与运动功能进展平行，随年龄而增长。在胎儿时期，脊髓下端位于第2腰椎下缘，4岁时位于第一腰椎，故婴幼儿做腰椎穿刺的部位宜偏低，以免损伤脊髓。

初生婴儿即有觅食、吸吮、握持、拥抱等一些先天性反射，其中有些条件反射如吸吮、握持、拥抱等反射会随年龄增长而消失，否则将影响动作发育。3～4个月前小儿肌张力较高，克氏征可为阳性，2岁以下小儿巴宾斯基征阳性亦为生理现象。

二、感知的发育

(一)视感知的发育

新生儿出生时已有视觉感应功能，有瞳孔对光反应，但视觉不敏锐，在15～20cm范围内视觉最清晰，喜欢看类似人脸的图形，部分新生儿可出现一时性斜视和眼球震颤，3～4周内自然消失；第2个月起可协调注视物体，初步有头眼协调；3～4个月时喜看自己的手，头眼协调较好；5～7个月目光可随上下移动的物体垂直方向转动，出现眼手协调动作，开始认识母亲和常见物品如奶瓶，喜欢红色等鲜艳明亮的颜色；8～9个月出现视深度的感觉，能看到小物体；18个月能区别各种形状；2岁时两眼调节好，可区别垂直线和横线；5岁能区别颜色；6岁时视深度充分发育。

(二)听感知发育

出生时因中耳鼓室无空气及有羊水潴留，听力较差，3～7天后有相当良好的听觉，声音可引起呼吸节律改变；3～4个月时头可转向声源（定向反应），听到悦耳声会微笑；6个月可区别父母声音，唤其名字有反应；7～9个月能确定声源，区别语言的意义；1岁能听懂自己的名字；2岁能听懂简单吩咐，区别高低声音；4岁时听觉发育完善。听感知发育与小儿的语言发育直接相关，听力障碍如不能在语言发育的关键期内或之前得到确诊和干预，则可因聋致哑。

（三）味觉和嗅觉发育

新生儿味觉和嗅觉已基本发育成熟，对不同味道（如酸、甜、苦等）有不同的反应，对母乳香味可以辨识会寻找乳头；3～4 个月能区别好闻和难闻的气味；4～5 个月对食物味道的轻微改变很敏感，故这时应添加各类辅食，使之习惯不同味道的食物。

（四）皮肤感觉的发育

皮肤感觉包括触觉、痛觉、温度觉和深感觉。新生儿的触觉已很敏感，尤以眼、口周、手掌、足底等部位最敏感。痛觉出生时已存在，但较迟钝，疼痛刺激后出现泛化的现象，第 2 个月起才逐渐改善。温度觉也很灵敏，尤其对冷刺激可引起明显的反应，如出生时离开母体环境，温度骤降就啼哭。

知识链接

婴儿抚触

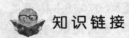

通过母亲或护理者的手，把良好、温和、适度的刺激皮肤的感觉传达到小儿大脑，促进婴儿生长发育、增进食物的消化和吸收、增强免疫力、减少哭闹、改善睡眠增进亲子互动交流。再之，早期抚触在婴儿脑发育的关键期给脑细胞和神经系统以适宜的刺激，促进婴儿神经系统发育及智能发育。同时，心理学研究发现，有过婴儿期抚触经历的人在成长中较少出现攻击性行为，喜爱助人、合群。

（五）知觉

知觉是人类对事物各种属性的综合反映，与听、视、触等各种感觉能力的发育密切相关。生后 5～6 个月时小儿已有手眼的协调动作通过看、摸、闻、咬、敲击等活动逐步了解物体各方面属性。随语言的发展，小儿知觉开始在语言的调节下进行。小儿 1 岁末开始有空间和时间的知觉；3 岁能辨别上下；4 岁能辨别前后；4～5 岁开始有时间概念，能区分早晚、昨天、今天、明天等；5 岁能辨别以自身为中心的左右。

三、运动的发育

运动的发育是以脑为前提。妊娠后期出现的胎动是小儿最初的运动形式，新生儿的运动多属无意识、不协调的。此后，尤其是第 1 年内随着大脑的迅速发育，小儿运动功能日趋完善。运动的发育可分为大运动（包括平衡）和细运动。大运动和平衡包括颈肌和腰肌的平衡性活动，其发育过程可归纳为“二抬四翻六会坐，七滚八爬周会走”。精细动作是指手的精细捏弄动作，新生儿两手握拳；3～4 个月握持反射消失后手指可以活动；6～7 个月时出现换手与捏、敲等探索性动作；9～10 个月时可用拇、食指取物；1 岁时可用笔在纸上乱画；2 岁可叠 6～7 块方积木、翻书、能握杯喝水；4 岁时基本上能自己穿、脱简单衣服；5 岁能学习写字。

四、语言的发育

语言是人类特有的高级神经活动，是表达思维、观念等的心理过程，与智能有直接联系。与大脑、咽喉部肌肉的正常发育及听觉的完善有关。良好的语言环境可促进语言的发育。婴幼儿语言发育经过发音、理解、表达三个阶段。

(一)发音阶段(初生～1 岁)

新生儿已会哭叫；1～2 个月开始发喉音；2 个月发“啊”“咿”等元音；6 个月出现辅音；7～8 个月能发“爸爸、妈妈”等语言；8～9 个月喜欢模仿成人的口唇动作发音。

(二)理解语言阶段(1～1 岁半)

婴儿在发音的过程中逐渐理解语言。小儿通过视觉、触觉、体位觉等与听觉的联系逐步理解一些日常用品，如“奶瓶、电灯”等名称；9 个月左右能听懂简单的词义，如“再见”等。亲人对婴儿自发的“爸爸、妈妈”等语言及时应答，也使其逐渐理解这些音的特殊含义。

(三)表达语言阶段(1 岁半～3 岁)

语言表达继理解而发展。先说单词后组成句子；先会用名词、动词、形容词、介词等；从简单句发展到复杂句。

五、心理活动的发展

小儿出生时不具有心理现象，待条件反射形成即标志着心理活动发育的开始，且随年龄增长不断发展。了解不同年龄小儿的心理特征，对保证小儿心理活动的健康发展十分重要。

(一)注意的发展

注意可分为无意注意和有意注意，前者是自然发生的，不需要任何努力；后者是自觉的，有目的的行为。婴儿从无意注意开始，3 个月开始能短暂地集中注意人脸和声音。随年龄增长、活动范围扩大、生活内容丰富、动作语言的发育，逐渐出现有意注意，但易分散、转移；5～6 岁后才能较好控制自己的注意力。

(二)记忆的发展

记忆是将所获得的信息贮存和“读出”的神经活动过程，可分为感觉、短暂记忆和长久记忆。长久记忆分为再认和重现，再认是以前感知的事物在眼前重现时能认识；重现是以前感知的事物虽不在眼前重现，但可在脑中重现。1 岁内婴儿只有再认无重现，随年龄增长、思维、理解、分析能力的发展，重现能力增强，有意识的逻辑记忆逐渐发展。

(三)思维的发展

思维是人心理活动的高级形式。思维分具体形象思维和抽象概括的逻辑思维两种。1 岁以后的儿童开始产生思维，但为直觉活动思维，与客观物体及行动分不开。学龄前儿童则以具体形象思维为主，可拿具体形象引起的联想来进行思维。6～11 岁以后儿童随年龄增长逐渐学会综合分析、分类比较等抽象思维方法，进一步发展成独立思考的能力。

(四)想象的发展

新生儿无想象能力；1～2 岁开始萌芽；3 岁后想象内容稍多，开始有了初步抽象概括性思维；6～11 岁有意想象和创造性想象迅速发展。

(五)情绪、情感的发展

新生儿因不适应宫外环境改变，常表现出不安、啼哭等消极情绪，而母亲的哺乳、拥抱、抚摸等可使情绪愉快。婴幼儿情绪表现特点为时间短暂、反应强烈、容易变化、外显而真实、易冲动,但反应不一致。随年龄的增长,儿童对不愉快因素的耐受性逐渐增加,能够有意识地控制自己,情绪趋向稳定。

(六)意志的发展

新生儿无意志,随语言、思维的发展规律开始有意志行动或抑制自己某些行动时就开始意志的萌芽。语言思维不断发展,社会交往增多,加上成人教育的影响,小儿意志逐渐形成和发展。成人可通过日常生活、游戏和学习来培养孩子积极的意识,增强其自制力、独立性和责任感。

(七)个性和性格的发展

婴儿期由于一切生理需要均依赖成人,逐渐建立对亲人的依赖性和信任感。幼儿期已能独立行走,表达自己的需要,自我控制大小便,故有一定自主感,但又未脱离对亲人的依赖,所以常出现违拗言行与依赖行为交替出现。学龄前期儿童生活基本能自理,自主性增强,但主动行为失败时易出现失望和内疚。学龄儿童开始正规学习生活,重视自己勤奋学习的成就,如不能发现自己的学习潜力则产生自卑。青春期体格发育和性发育开始成熟,社交增多,心理适应能力加强但容易波动,在感情问题、交友问题、职业选择、道德评价和人生观等问题上处理不当时易发生性格变化。小儿性格的发展与外界环境和父母教育有重要关系。小儿动作、语言和适应性能力的发育过程见表2-1。

表2-1　小儿动作、语言和适应性能力的发育过程

年龄	粗细动作	语言	适应周围人物的能力与行为
新生儿	无规律,不协调动作,紧握拳	能哭叫	铃声使全身活动减少,或哭渐止,有握持反射
2个月	直立位及俯卧位时能抬头	发出和谐的喉音	能微笑,有面部表情,眼随物转动
3个月	仰卧位变为侧卧位,用手摸东西	发咿呀元音	头可随看到的物品或听到的声音转动180°,注意自己的手
4个月	扶着髂部能坐,可以在俯卧位时用手支持抬起胸部,手能握持玩具	笑出声	抓面前物体,自己弄手玩,见食物表示喜悦,能有意识地哭和笑
5个月	扶腋下能站得直,两手能各握玩具	能喃喃地发出单调音节	伸手取物,能辨别人声音,望镜中人笑
6个月	能独坐一会,用手摇玩具		能辨别熟人和陌生人,自拉衣服和握玩具
7个月	会翻身,自己独坐较久,将玩具从一手换到另一手	能发出"爸爸""妈妈"复音,但无意识	能听懂自己的名字,自握饼干吃
8个月	会爬,会自己坐起来和躺下去,会扶栏杆站起来,会拍手	能重复大人所发简单音节	注意观察大人的行为,开始认识物体,两手会传递玩具
9个月	试着独站,会从抽屉中取出玩具	能懂几个较复杂的词句,如"再见"等	看到熟人会手伸出来要人抱,能与人合作游戏

续表 2-1

年龄	粗细动作	语言	适应周围人物的能力与行为
10～11个月	能独站片刻，扶椅或推车能走几步，能用拇、示指对指拿东西	开始用单词，能用一个单词表示很多意义	能模仿成人的动作，招手说“再见”，抱奶瓶自食
12个月	能独走，弯腰拾东西，会将圆圈套在木棍上	能说出物品的名字，如灯、碗等，指出自己的手、眼	对人和事物有喜憎之分，穿衣能合作，自己用杯喝水
15个月	走得好，能蹲着玩，能叠一块方木	能说出几个词不达意和自己的名字	能表示同意或不同意
18个月	能爬台阶，有目标地扔皮球	能认识并指出自己身体的各个部位	会表示大、小便，懂命令，会自己进食
2岁	能双脚跳，手的动作更准确，会用勺子吃饭	能说出2～3个字构成的句子	能完成简单的动作，如拾起地上的物品，能表达懂、喜、怒、怕
3岁	能跑，会骑三轮车，会洗手、洗脸，穿、脱简单衣服	能说短歌谣，数几个数	能认识画上的东西，认识男女，自称“我”，表现自尊心、同情心，怕羞
4岁	能爬梯子，会穿鞋	能唱歌	能画人像，初步思考问题，记忆力强，好问
5岁	能单腿跳，会系鞋带	开始识字	能分辨颜色，数10个数，知道物品用途及性能
6～7岁	参加简单劳动，如扫地、擦桌子、剪纸、泥塑、结绳等	能讲故事，开始写字	能数几十个数，可简单加、减运算，喜欢独立自主，形成性格

六、儿童神经心理发育的评价

儿童神经心理发育的水平表现在感知、运动、语言和心理过程等各种能力及性格方面，对这些能力和特征的检查称心理测试。心理测试仅能判断儿童神经心理发育的水平，没有诊断疾病的意义。

(一)能力测验

目前国内外采用的测验方法包括筛查性测验和诊断性测验两大类。筛查性测试的方法有丹佛发育筛查法、绘人测试法、图片词汇测试法。如丹佛发育筛查试验(DDST)用于6岁以下儿童的发育筛查，共105个项目，分为应人能、细动作-应物能、语言能、粗动作等4个发育方面。最后评定结果为正常、可疑、异常、无法测定。初测结果为后3项者，2～3周后复试，可疑或异常者应进一步作诊断性检查。诊断性测定方法有Gesell发育量表、Bayley婴儿发育量表、Standford-Binet智能量表、Wechsler学前及初小儿童智能量表等。如Gesell发育量表，适用于4周至3岁的婴幼儿，从大运动、细动作、个人-社会、语言和适应性行为五个方面测试，可测定出儿童发育商。诊断性测试一般应由受过训练的专业人员进行。

(二)适应性行为测验

智力低下的诊断与分级必须结合适应性行为的评定结果。国内多采用日本婴儿-初中学生(6个月～15岁)社会生活能力量表。

学习小结

本章重点讲述小儿生长发育的规律和影响因素,详细讲述小儿体格生长发育常用指标与评价,讲述神经心理发育与评价。

在学习本章时应注意:①复习人体解剖学相关知识;②牢记小儿体格生长发育各项指标的正常值;③学会对小儿的生长发育进行评价。

目标检测

一、简答题

1. 小儿生长发育的规律及影响因素有哪些?
2. 小儿头围的正常值及其临床意义?

二、病例分析

一小儿体重9kg,前囟已闭合,胸围45cm,已萌出7颗乳牙,能独自走几步,会说再见,请问:该小儿的年龄?

第三章　儿童保健原则

学习目标

【知识要求】

1. 掌握各年龄期儿童保健原则。

2. 熟悉儿童保健的具体措施，儿童常见伤害及预防。

【能力要求】

能运用各年龄期儿童保健内容，指导家长做好儿童保健工作。

儿童保健同属儿科学与预防医学的分支，为两者的交叉学科，其主要任务是研究儿童各年龄期生长发育的规律及其影响因素，以通过有效措施，促进有利因素，防止不利因素，保障儿童健康成长。儿童保健研究涉及的内容包括：儿童的体格生长和社会心理发育、儿童营养、儿童健康促进和儿科疾病的管理等。

第一节　各年龄期儿童的保健重点

(一)胎儿期及围生期保健

胎儿的发育与孕母的躯体健康、心理卫生、营养状况和生活环境等密切相关，胎儿期保健主要通过对孕母的保健来实现。

1. 预防遗传性疾病与先天畸形

应大力提倡和普及婚前遗传咨询，禁止近亲结婚以减少遗传性疾病的可能性。孕母应增强抵抗力，以降低孕期病毒感染的机会；应避免接触放射性物质和铅、苯、汞、有机磷农药等化学毒物；应避免吸烟、酗酒。凡患有心肾疾病、糖尿病、甲状腺功能亢进、结核病等慢性疾病的孕母应在医生指导下用药；对高危产妇除定期产前检查外，应加强观察，一旦出现异常情况，应及时就诊，必要时可终止妊娠。

2. 保证充足营养

妊娠后期应加强铁、锌、钙、维生素 D 等重要营养素的补充，但也应防止营养摄入过多而导致胎儿体重过重，影响分娩。

3. 给予良好的生活环境

注意劳逸结合，心情愉快，重视胎教，减少精神负担和心理压力。

4. 重视妊娠期并发症

预防流产、早产、异常产的发生，对高危孕妇应加强随访。

5. **预防产时感染**

对早产儿、低体重儿、新生儿窒息、低体温、低血糖、低血钙和颅内出血等高危新生儿应予以特殊监护和积极处理。

(二)新生儿期保健

初生新生儿需经历一段时间的调整，才能适应宫外环境。新生儿期，特别是生后一周内的新生儿发病率和死亡率极高，故新生儿期保健是儿童保健的重点，而生后一周内新生儿的保健是重中之重。

1. **提高产科技术**

防止新生儿窒息、产伤及感染；高危儿注意做好特殊监护。

2. **观察一般情况**

如哭声、精神、面色、脐部、吃奶及排便等有无异常，并进行全身检查。

3. **加强护理**

注意保暖和皮肤清洁卫生。

4. **提倡母乳喂养**

安排母婴同室，指导母亲正确的哺乳方法以维持良好的乳汁分泌。

5. **预防接种**

接种卡介苗和乙肝疫苗。

6. **新生儿疾病筛查**

先天性遗传代谢病筛查（目前开展的有先天性甲状腺功能低下和苯丙酮尿症）和听力筛查（主要运用听觉生理测听方法进行新生儿听力筛查，常用的方法有耳声发射法和听觉诱发电位）。

7. **家庭访视**

做好出院后家庭访视工作，指导定期体格检查，早期发现问题及时解决问题。

(三)婴儿期保健

1. **合理喂养**

婴儿期的体格生长十分迅速，需大量各种营养素满足其生长的需要；但婴儿的消化功能尚未成熟，易发生消化紊乱和营养不良等疾病。因此，应提倡纯母乳喂养至 4～6 个月，按时合理添加辅食，适时断奶。

2. **定期体格检查和生长监测**

早期发现缺铁性贫血、佝偻病、营养不良、发育异常等疾病并予以及时的干预和治疗。

3. **预防接种**

应按计划免疫程序完成基础免疫。

4. **体格锻炼**

坚持户外活动，进行空气浴、日光浴和被动体操有利于体格生长。

5. **促进感知觉发育**

婴儿期是感知发育的重要阶段，带有声、光、色的玩具对促进其感知发育有利。

(四)幼儿期保健

1. **合理安排膳食**

幼儿仍需要营养丰富的食物，以满足体格生长，神经心理发育及活动增多的需要。

2.**培养良好的生活习惯**

如睡眠、进食、排便、沐浴、游戏、户外活动等。

3.**早期教育**

幼儿感知能力和自我意识的发展迅速，对周围环境产生好奇，乐于模仿；应重视与幼儿的语言交流，通过游戏、讲故事、唱歌等促进幼儿语言发育与大运动能力的发展。

4.**预防保健**

定期健康体检和预防接种及进行疫苗的加强免疫。防治常见疾病，预防龋齿发生。

5.**防止意外事故发生**

幼儿喜探索，故还应注意异物吸入、烫伤、跌伤等损伤的预防。

(五)学龄前期保健

学龄前期儿童智力发展快、独立活动范围大，是性格形成的关键时期。因此，加强学龄前期儿童的教育较重要，应注意培养其学习习惯、想象与思维能力，使之具有良好的心理素质。应通过游戏、体育活动增强体质，在游戏中学习遵守规则和与人交往。每年应进行1～2次体格检查，进行视力、龋齿、缺铁性贫血等常见病的筛查与矫治。保证充足营养，预防溺水、外伤、误服药物以及食物中毒等损伤。

(六)学龄期与青春期

此期儿童求知欲强，是获取知识的最重要时期，也是体格发育的第二个高峰期。该时期应提供适宜的学习条件，培养良好的学习习惯，并加强素质教育。应引导积极的体育锻炼，不仅可增强体质同时也培养了儿童的毅力和意志力；合理安排生活，供给充足营养，预防屈光不正、龋齿、缺铁性贫血等常见病的发生；进行法制教育，学习交通规则和意外伤害的防范知识。在青春期应进行正确的性教育以使其在生理和心理上有正确的认识。

知识链接

青春期性教育

青春期发育提前是世界性的趋势，而月经和遗精是青春期正常生理现象，因青少年缺乏必要的生理卫生知识，易造成紧张、恐怖的情绪，出现心理障碍，因此青春期性教育刻不容缓。青春期性教育不仅能帮助青少年渡过这一时期，而且还影响到他们对青春期教育的全面接受，以及思想道德和科学文化素质的提高。

第二节　儿童保健的具体措施

(一)护理

护理是儿童保健、医疗工作的基础内容，年龄越小的儿童，越需要合适的护理。

1.**居室**

应阳光充足、通气良好，冬季室内温度尽可能达到18～20℃，湿度为55%～60%。对哺乳期婴儿，主张母婴同室，便于母亲哺乳和料理婴儿。患病者不应进入婴儿居室，尤其是新生儿、早产儿的居室。

2. 衣着

应选择浅色、柔软的纯棉织物，宽松而少接缝，以避免摩擦皮肤和便于穿、脱。存放新生儿衣物的衣柜内不宜放置樟脑丸，以免发生新生儿溶血。新生儿应衣着宽松，冬季不宜穿得过多、过厚，以让婴儿活动自如、保持双下肢屈曲姿势，有利于髋关节的发育。婴儿最好穿连衣裤或背带裤，不用松紧腰裤，以利胸廓发育。

(二)营养

营养是保证儿童生长发育及健康的先决条件，必须及时对家长和有关人员进行有关母乳喂养、断乳期婴儿的其他食物添加、幼儿期正确的进食行为培养、学前及学龄期儿童的膳食安排等内容的宣教和指导。

(三)计划免疫

按照我国卫生部的规定，婴儿必须在1岁内完成卡介苗、脊髓灰质炎三价混合疫苗、百日咳、白喉、破伤风类毒素混合制剂、麻疹减毒疫苗及乙型肝炎病毒疫苗接种的基础免疫。

(四)儿童心理卫生

世界卫生组织给健康下的定义：不仅是没有疾病和病痛，而且是个体在身体上、精神上、社会上的完满状态。由此可知，心理健康和身体健康同等重要，心理健康是健康的一半。儿童的保健水平直接关系到国家和民族的未来，保健工作不仅要使儿童在体格方面茁壮成长，还必须按照其神经生理功能发育特点进行正确引导、教养，使儿童具有良好的社会适应能力。

1. 习惯的培养

(1)睡眠习惯 应从小培养儿童有规律的睡眠习惯。①1～2月小婴儿尚未建立昼夜生活节律，胃容量小，可夜晚哺乳1～2次，但不应含奶头入睡。3～4月后逐渐停止夜间哺乳，以延长夜间连续睡眠时间。②儿童居室的光线应柔和，睡前避免过度兴奋，婴儿应有自己的、固定位置的床位，使睡眠环境相对恒定。③儿童应该有相对固定的睡眠作息时间，不要任意改变儿童的睡眠时间。保证充足睡眠时间对各年龄阶段儿童来说都十分重要。

(2)进食习惯 从婴儿期开始就应注意训练儿童进食能力，培养良好的进食习惯。①4～6月婴儿可逐步引入其他食物，使适应多种食物的味道，减少以后挑食、偏食的发生。②7～8月后学习用杯喝奶、水，以促进吞咽、咀嚼及口腔运动的协调发育。③9～10月的婴儿开始有主动进食的要求，可先训练其自己抓取食物的能力，尽早让小儿学习自己用勺进食，促进眼、手协调动作，并有益于手指肌肉发育，同时也使儿童的独立性、自主性得到发展。

(3)排便习惯 随食物性质的改变和消化功能的成熟，婴儿大便次数逐渐减少到每日1～2次，此时，便可开始训练坐便盆、定时排大便。婴儿排尿次数逐渐减少到每日10次以下，可开始训练定时排小便。当儿童会走路，有一定的语言理解和表达能力时，就可训练控制大小便。一般1岁左右的儿童已可表示便意，2～3岁后夜间可不排尿。用尿布不会影响控制大小便能力的培养。

(4)卫生习惯 从婴儿期起就应培养良好的卫生习惯，定时洗澡、勤剪指甲、勤换衣裤，不随地大、小便。婴儿在哺乳或进食后可喂给少量温开水清洁口腔，不可用纱布等擦抹以免擦伤口腔黏膜和牙龈。2～3岁以后培养儿童自己早晚刷牙、饭后漱口、食前便后洗手的习惯。

2. 社会适应性的培养

从小培养儿童良好地适应社会的能力是促进儿童健康成长的重要内容之一。儿童的社会适应性行为是各年龄阶段相应神经心理发展的综合表现，与家庭环境、育儿方式、儿童性别、年龄、性格密切相关。

(1)独立能力　应在日常生活中培养婴幼儿的独立能力，如自行进食、控制大小便、独自睡觉、自己穿衣鞋等。年长儿则应培养其独立分析、解决问题的能力。

(2)控制情绪　儿童控制情绪的能力与语言、思维的发展和父母的教育有关。婴幼儿的生活需要依靠成人的帮助，父母及时应答儿童的需要有助于儿童心理的正常发育。儿童常因要求不能满足而不能控制自己的情绪，或发脾气、或发生侵犯行为，故成人对儿童的要求与行为应按社会标准或予以满足、或加以约束、或预见性的处理问题，减少儿童产生消极行为的机会。用诱导方法而不用强制方法处理儿童的行为问题可以减少对立情绪。

(3)意志　在日常生活、游戏、学习中应该有意识培养儿童克服困难的意志，增强其自觉、坚持、果断和自制的能力。

(4)社交能力　从小给予儿童积极愉快的感受，如：喂奶时不断抚摸孩子；与孩子眼对眼微笑说话；抱孩子，和其说话、唱歌。孩子会走后，常与孩子做游戏、讲故事，在游戏中学习遵守规则，团结友爱，互相谦让，学习与人相处。

(5)创造能力　人的创造能力与想象能力密切相关。通过游戏、讲故事、绘画、听音乐、表演、自制小玩具等可以培养想象力和创造能力。启发式地向儿童提问题，引导儿童自己去发现问题和探索问题，可促进儿童思维能力的发展。

3.父母和家庭对儿童心理健康的作用

父母的教养方式和态度、与儿童的亲密程度等与儿童个性的形成和社会适应能力的发展密切相关。从小与父母建立相依感情的儿童，日后会有良好的社交能力和人际关系；婴儿期与母亲接触密切的儿童，其语言和智能发育较好。父母采取民主方式教育的儿童善与人交往，机灵、大胆而有分析思考能力；反之，则儿童缺乏自信心、自尊心，他们的戒备心理往往使他们对他人的行为和意图产生误解。父母过于溺爱的儿童缺乏独立性、任性，且情绪不稳定。

(五)定期健康检查

0～6岁的散居儿童和托幼机构的集体儿童应进行定期的健康检查，系统观察小儿的生长发育、营养状况，及早发现异常、采取相应干预措施。

1.新生儿访视

于新生儿出生28天内家访3～4次，高危儿应适当增加家访次数，主要由社区卫生服务中心的妇幼保健人员实施。目的是早期发现问题，及时指导处理，降低新生儿的发病率或减轻发病的程度。家访内容包括：①了解新生儿出生情况；②回家后的生活情况；③预防接种情况；④喂养与护理指导；⑤体重测量；⑥体格检查，应重点注意有无产伤、黄疸、畸形、皮肤与脐部感染等；⑦咨询及指导。如在访视中发现严重问题应立即转医院诊治。

2.儿童保健门诊

应按照各年龄期保健需要，定期到固定的社区卫生服务中心(或街道医院、乡镇卫生院)儿童保健科进行健康检查，通过连续的纵向观察可获得个体儿童的体格生长和社会心理发育趋势，以早期发现问题、给予正确的健康指导。定期检查的频度：6个月以内婴儿每1月一次；7～12个月婴儿则2～3月检查一次；高危儿、体弱儿宜适当增加检查次数。定期检查的内容包括：①体格测量及评价，3岁后每年测视力、血压一次；②询问个人史及既往史，包括出生史、喂养史、生长发育史、预防接种史、疾病情况、家庭环境与教育等；③全身各系统体格检查；④常见病的定期实验室检查，如缺铁性贫血、寄生虫病等，对临床可疑佝偻病、微量元素缺乏、发育迟缓等疾病应作相应的进一步检查。

(六)体格锻炼

应注意根据儿童年龄、性别及健康状况选择适当的锻炼项目，做到循序渐进。锻炼项目由少到多，时间由短到长，活动量由小到大；做好运动前的准备活动和运动后的整理活动。持之以恒才能收到增强体质，促进健康的效果，同时应注意安全。

1. 户外活动

一年四季均可进行户外活动。户外活动可增加儿童对冷空气的适应能力，提高机体免疫力；接受日光直接照射还能预防佝偻病。婴儿出生后应尽早户外活动，到人少、空气新鲜的地方，开始户外活动时间由每日 1～2 次，每次 10～15 分钟，逐渐延长到 1～2 小时。冬季户外活动时仅暴露面、手部，注意身体保暖。年长儿除恶劣气候外，鼓励多在户外玩耍。

2. 皮肤锻炼

(1)婴儿皮肤按摩　按摩时可用少量婴儿润肤霜使之润滑，在婴儿面部、胸部、腹部、背部及四肢有规律的轻柔抚摸与捏握，每日早晚进行，每次 15 分钟以上。按摩可刺激皮肤，有益于循环、呼吸、消化、肢体肌肉的放松与活动。皮肤按摩不仅给婴儿以愉快的刺激，同时也是父母与婴儿之间最好的情感交流方式之一。

(2)温水浴　由于水的传热能力比空气强，温水浴可提高皮肤适应冷热变化的能力，故不仅可保持皮肤清洁，还可促进新陈代谢、增加食欲，有利于睡眠和生长发育。

(3)淋浴　适用于 3 岁以上儿童，每日一次，每次冲淋身体 20～40 秒钟，水温 35～36℃，浴后用干毛巾擦至全身皮肤微红。

3. 体育运动

(1)婴儿被动操　被动操是指由成人给婴儿做四肢伸屈运动。一般认为，被动操可促进婴儿大运动的发育、改善全身血液循环，适用于 2～6 个月的婴儿，每日 1～2 次为宜。

(2)婴儿主动操　6～12 个月婴儿大运动开始发育，可训练婴儿爬、坐、仰卧起身、扶站、扶走、双手取物等动作。

(3)幼儿体操　12～18 个月幼儿学走尚不稳时，在成人的扶持下，帮助婴儿进行有节奏的活动。18 个月～3 岁幼儿可配合音乐，做模仿操。

(4)儿童体操　如广播体操、健美操，以增进动作协调性，有益于肌肉骨骼的发育。

(5)游戏、田径与球类　年长儿可利用器械进行锻炼，如木马、滑梯，还可进行各种田径、球类、舞蹈、跳绳等活动。

(七)儿童伤害预防

1. 窒息与异物吸入

3 个月以内的婴儿应注意防止因被褥、母亲的身体、吐出的奶液等造成的窒息；较大婴幼儿应防止食物、果核、果冻、纽扣、硬币等异物吸入气管。

2. 中毒

保证儿童食物的清洁卫生，防止食物在制作、储备、出售过程中处理不当所致的细菌性食物中毒。避免食用有毒的食物，如毒蘑菇、含氰果仁(苦杏仁、桃仁、李仁等)、白果仁(白果二酸)、河豚、鱼苦胆等。药物应放置儿童拿不到的地方；儿童内、外用药应分开放置，防止误服外用药造成的伤害。

3. 外伤

婴幼儿居室的窗户、楼梯、阳台、睡床等都应置有栏杆，防止从高处跌落。妥善放置开水、油、汤等，以免造成儿童烫伤。教育儿童不可随意玩火柴、煤气等危险物品。室内电器、电源应有防止触电的安全装置。

4. 溺水与交通事故

教育儿童不可独自或与小朋友去无安全措施的江河、池塘玩水。教育儿童遵守交通规则。

学习小结

本章主要介绍了儿童各年龄期的保健原则（包括围生期、新生儿期、婴幼儿期、学龄前期、学龄期、青春期），散居儿童和集体儿童的保健重点。

在学习本章节时，应注意将小儿年龄分期特点与生长发育内容进行联系学习，通过对比法帮助理解和记忆本章内容。

目标检测

一、简答题

1. 幼儿期进行健康检查应间隔多长时间？

2. 个体儿童生长监测的目的是什么？

3. 试述婴儿期保健重点内容有哪些？

二、病例分析

女孩、3 岁 5 个月，散居儿童，能跑，能自己吃饭，能说短歌谣，数几个数，认识男女，自称“我”。

（1）该儿童需每隔多长时间到固定的社区卫生服务中心（或街道医院、乡镇卫生院）儿童保健科进行健康检查？

（2）定期检查的内容包括哪些？

第四章　儿科疾病诊治原则

学习目标

【知识要求】

1. 掌握儿科病史采集和体格检查的方法；小儿腹泻的液体疗法；小儿水、电解质和酸碱平衡紊乱的临床表现。

2. 熟悉小儿体液疗法常用溶液的组成及临床应用。

【能力要求】

能应用儿科病史采集和体格检查的方法对常见儿科疾病进行诊治；能应用小儿液体疗法的相关知识结合临床病例制定出液体疗法的具体方案。

第一节　儿科病史采集和体格检查

病史采集和体格检查的方法是临床诊疗疾病的主要依据。由于小儿处于不断的生长发育之中，不同年龄阶段的小儿在生理、病理、疾病发展、心理状态等都有各自的特点。因此，儿科的病史采集及体格检查的方法在要求上与成人有一定的差别。

一、病史询问与记录

（一）病史采集的方法及注意事项

小儿病史多由家长或监护人陈述，年长儿可补充相关细节，或由自己叙述。因此，在病史采集中就要求认真听、重点问，关键是从家长或监护人提供的信息中分辨真伪、客观评价找出对病情诊断有价值的线索。在询问病史时，态度要和蔼；语言要亲切，通俗易懂，避免使用暗示性语言或语气以免对家长造成误导；注意尊重和保护患者隐私。

（二）病史采集的内容

1. 一般内容

患儿姓名、性别、年龄（新生儿记录到天数，婴儿记录到月数，1岁以上记录为几岁几个月）、种族、父母或监护人姓名、年龄、职业、文化程度、家庭住址、联系方式、病史陈述者、可靠程度。

2. 主诉

为本次就诊的主要原因，即患者感到最痛苦的症状及该症状持续的时间，一般不超过20个字。如："咽痛、发热2天""反复咳嗽、咳痰20天"。

3. **现病史**

包括起病情况、主要症状、疾病诱因、病情发生发展的主要过程、伴随症状、诊疗的经过及病后患儿的一般情况。现病史为病史中的的主体部分。在问诊时要特别注意以下几点：

(1)主要症状的问诊 要认真询问主要症状出现的部位、性质、持续的时间和程度、缓解或加重的因素。婴幼儿不会叙述自觉症状，应注意询问并记录其客观表现。如阵发性哭叫、屈腿哭闹、拍打头部等。

(2)与现病密切相关的阴性症状也要仔细询问 如考虑患儿为急性肾炎患者，则应询问近期该患儿是否有咽痛、扁桃体炎等。

(3)病后患儿的一般情况 患儿病后精神、吃奶或饮食、睡眠、大小便、体重增减的情况，可间接地反映疾病的严重程度。

(4)在疾病诊疗过程中的问诊 要仔细询问患儿是否接受过治疗，是采用何种手段进行治疗的，使用过何种药物以及药物的名称、剂量、给药的方式，治疗效果以及有何不良反应等。

4. **个人史**

包括出生史、喂养史、生长发育史，不同年龄不同疾病的小儿在问诊时要注意有所侧重。

(1)出生史 询问胎次、产次、胎龄、生产方式及过程、出生体重、有无窒息史、产伤、Apgar评分情况等。对疑似有中枢神经系统疾病或智力障碍的患儿，还应特别询问母亲在孕期的健康状况，如有无孕期感染；有无滥用、乱用药物；有无接触放射性物质等。

(2)喂养史 对于婴幼儿应询问喂养方式、辅食添加的时间、品种及数量、断奶的时间、断奶后精神、饮食及大小便情况。年长儿的问诊则侧重于有无偏食、挑食、吃零食、异食癖等不良饮食习惯。

(3)生长发育史 询问小儿体重、身高、前囟关闭及乳牙萌出的时间等。对于婴幼儿和发育异常者，还应重点询问抬头、坐立、大笑、说话的时间及情况。对年长儿应着重了解生活习惯、性格爱好、学习成绩等。

5. **既往史**

(1)既往患病史 既往患病的情况及诊疗的经过、有无传染病史、有无药物及食物过敏史。年长儿或病程较长的疑难病患还应进行系统回顾。

(2)预防接种史 患儿实施计划免疫的情况及接种后的反应。根据年龄，按照计划免疫的程序，逐项询问曾接种过的疫苗品种、数量、时间、次数及反应等。

6. **家族史**

家庭成员的健康状况，家族中有无先天性、遗传性疾病及急慢性传染病患者。父母是否近亲结婚、母亲年龄、历次妊娠、分娩情况及同胞的健康情况等。

7. **传染病接触史**

对疑似患有传染病的患儿应重点询问家庭、幼儿园、学校等环境中有无传染病患者，患儿与其接触的密切程度，该患者的治疗经过和疾病转归情况等。

二、体格检查

(一)儿科体格检查的特点及注意事项

小儿在就医时，容易产生恐惧及逆反心理而拒绝检查，为体格检查带来了很大的困难。因此在进行体格检查时，应注意：①环境要舒适温暖、光线充足；②医生态度要亲切和蔼，在问诊时就应先与患儿建立良好的关系，对其多微笑，并用听诊器或玩具等哄逗，以消除孩子的恐惧心理；③在检查时，动作要轻快，先检查呼吸频率、心肺听诊、腹部听诊及触诊等容易受孩子哭闹影响的部分，最后检查口、咽部；④在检查急危重患儿时，应边抢救、边检查，先重点检查生命体征及与疾病相关的部位，待到患儿病情稳定后再做全面的检查。

(二)体格检查的内容

1. 一般状况

包括患儿的体型、发育、营养、精神、面容、表情、体位、意识、步态、语言表达等。

2. 一般项目

包括体温、脉搏、呼吸、血压，还有体重、身长、头围、胸围等。

(1)体温 体温的测量可根据患儿的年龄及病情选用适当的测量方法。①腋测法最常用，也最安全、方便，测量时间为5～10分钟，正常值为36～37℃。②6岁以上神智清楚的患儿可用口测法，此法测出的体温更为准确，测量时间为5分钟，正常值为36.3～37.2℃。③1岁以内、不合作或神志不清的患儿可采用肛测法，此法测量时间为3～5分钟，正常值为36.5～37.7℃。还可用耳测法，准确、快速，不会交叉感染，但仪器贵，临床上较少使用。

(2)呼吸、脉搏 应在安静的环境下测量。要注意观察呼吸的频率、节律和深度的变化。脉搏的检查要注意速率、节律、强弱及紧张度。各年龄组小儿呼吸频率及脉搏的正常值见表4-1。

表4-1 各年龄组小儿呼吸频率及脉搏的正常值

年龄	呼吸(次/分)	脉搏(次/分)
新生儿	40～45	120～140
<1岁	30～40	110～130
1～3岁	25～30	100～120
4～7岁	20～25	80～100
8～14岁	18～20	70～90

(3)血压 不同年龄的小儿血压的正常值可用公式来推算：收缩压(mmHg)＝80＋(年龄×2)；舒张压应该为收缩压的2/3。

3. 皮肤

颜色(苍白、黄疸、发绀)、弹性、皮下脂肪的厚度、有无皮疹、皮下出血、色素脱失或沉着，有无水肿及水肿的性质等。

4. 淋巴结

应注意淋巴结的部位、大小、数目、质地、表面情况、移动度、与周围组织有无粘连、有无压痛等。正常小儿在耳后、枕部、颈部、腹股沟、腋窝可触及黄豆大小的淋巴结，质软、表面光滑、可活动、无压痛，在检查这些部位时应特别注意。

5. 头部

(1)外形 头颅大小、形状、前囟、头围大小等。注意观察有无颅骨凹陷或隆起；有无方颅、尖颅、巨颅畸形等。小婴儿要观察有无枕秃和颅骨软化等。

(2)面部 有无特殊面容，眼距宽窄，鼻梁高低，注意双耳位置和形状。

(3)眼 眼球有无凹陷、突出、震颤及运动障碍；眼睑有无水肿、下垂、闭合障碍；巩膜有无充血及黄染；双侧瞳孔是否等圆等大，对光反射是否存在。

(4)耳 耳郭有无畸形。乳突有无压痛。耳道有无脓性及血性分泌物，有无脑脊液漏出。

(5)鼻 观察鼻形，注意鼻道是否通畅；鼻中隔是否居中；鼻腔内有无脓性及血性分泌物；有无鼻翼扇动。

(6)口腔 口唇有无发绀、苍白；口角有无疱疹、糜烂及溃疡；口腔黏膜有无充血、溃疡、色素沉着或脱失；有无麻疹黏膜斑；牙齿数目、有无龋齿、脱落；牙龈有无肿胀、出血；扁桃体有无红肿、白膜及脓性分泌物；以及舌苔、舌质颜色等。

6. 颈部

颈部是否软，有无斜颈、短颈等畸形。观察颈部有无抵抗或强直；有无颈静脉怒张、异常搏动；有无血管杂音；甲状腺有无肿大；气管是否居中。

7. 胸部

(1)胸廓 两侧胸廓是否对称，有无佝偻病胸等。

(2)肺 视诊观察呼吸的频率、节律及深度，如有无“三凹征”、吸气或呼气时相延长等；触诊语颤时可在小儿说话或哭闹时进行；小儿胸壁较成人薄，叩诊时动作宜轻柔；听诊时尽量保持小儿安静，也可利用哭闹后深吸气时进行，正常听诊音较成人响，应重点听诊腋下、肩胛区、肩胛间区有无湿性啰音。

(3)心 视诊时注意观察心前区外形，心尖搏动的部位、强弱及范围。触诊进一步检查心尖搏动的位置、范围、有无震颤。小儿心界随年龄而改变，叩诊心界时，用力宜轻，3 岁以内小儿一般只叩左界。听诊内容有心率、心律、心音、有无额外心音、有无杂音等，听诊时要保持安静。小儿年龄越小，心率越快。新生儿心音呈钟摆音，2 岁时接近成人。婴儿肺动脉瓣区第二音较主动脉瓣区第二音强（$P_2 > A_2$），学龄前期及学龄期小儿常有窦性心律不齐，有时可于心尖部和肺动脉瓣区闻及生理性杂音。

8. 腹部

视诊观察腹部外形；有无腹壁静脉曲张；有无胃肠型及蠕动波；脐是否居中，有无脓性及血性分泌物、有无脐疝；新生儿脐带是否脱落等。触诊时应尽量取得患儿的配合，手要温暖、动作轻柔。正常婴幼儿肝脏下缘达右肋缘下 1～2cm，柔软，无压痛，6～7 岁以后不能触及；婴儿期还偶可触及脾脏边缘。叩诊用直接叩诊或间接叩诊法，内容与成人相同。听诊肠鸣音，了解有无肠鸣音亢进，减弱或消失，部分正常小儿在听诊时偶可听到肠鸣音亢进。

9. 脊柱与四肢

观察脊柱、四肢形态，如了解脊柱有无侧弯，四肢有无畸形等；观察脊柱及四肢的活动情况。

10. 肛门及外生殖器

有无先天畸形、腹股沟疝、肛裂、外痔；肛门周围皮肤有无潮红、糜烂；男婴睾丸是否已降至阴囊，有无包皮过长；女婴大阴唇是否覆盖小阴唇，阴道有无分泌物等。

11. 神经系统

观察神志、精神状态、反应灵敏度、动作及语言表达能力，有无异常行为，检查各类神经反射。新生儿应重点检查觅食、吸吮、拥抱、握持等原始反射，1 岁以内的小婴儿腹壁、提睾反射不易引出，2 岁以下小儿巴宾斯基征可呈阳性，双侧阳性无临床意义。小儿生后几个月内克氏征及巴宾斯基征也可为阳性。因此,神经系统的检查结果应结合病情、年龄综合考虑其临床意义。

(三)体格检查记录方法

体格检查顺序可灵活掌握,但结果记录应按照上述顺序进行书写。不仅阳性体征需仔细记录,重要的阴性体征也应认真记录。

第二节 儿科疾病治疗原则

小儿处于不断的生长发育之中,不同年龄阶段的小儿解剖、生理、病理、心理状态以及疾病的发生、发展、转归与成人不同。因此,在儿科疾病的治疗过程中须充分考虑年龄因素。而且由于小儿起病急、变化快,容易并发一个或多个系统器官的并发症,所以临床医生必须熟练掌握儿科护理、饮食调整、心理健康指导、用药原则及方式等方面的治疗技术,促使患儿早日康复。

一、儿科护理原则

(一)合理安排病室

儿科病室要求整洁、舒适、安静、明亮、空气清新、温度适宜,在儿科病室的墙壁可适当布置画片,室内适当放置消毒玩具,尽量符合小儿的心理需求。病室安排可按小儿年龄、病种、病情、家庭情况及护理要求进行合理安排。如可设置早产儿病室、新生儿病室,传染病患儿隔离治疗室,恢复期普通病房等。

(二)患儿生活护理

急重症患儿要注意休息,减少活动;恢复期患儿可安排适当的活动、游戏及学习,但须保证充足睡眠,定时进餐,保证营养供给。医护人员应合理安排各种诊疗活动及护理操作,以免影响患儿休息,在检查完毕后,应及时拉好床栏,收拾好诊疗物品,如体温计、药品等。以免小儿误伤、误食发生意外。

(三)临床观察、预防交叉感染及医源性疾病

不同年龄的小儿表达能力不同,常不能准确的表述病情,特别是在对新生儿、小婴儿等进行诊疗时,更增加了医护人员工作的难度。因此,随时、细致的临床观察,有助于发现隐匿的症状,以免贻误病情,如小儿不停哭闹、拍打头部、屈腿痛哭等。

为防止交叉感染,医护人员应在接触患儿后及时洗手、消毒。在诊疗中,医护人员还需认真、正确、规范地进行各项操作,定时检查消毒设备,防止医源性感染的发生。

二、饮食治疗原则

小儿在患病后,营养物质的需求较多,但疾病却常常使得消化功能紊乱。根据病情适当地选择饮食,有助于小儿治疗和康复。母乳喂养的小儿可继续以母乳喂养。

1. **乳制品**

包括了稀释乳、脱脂奶、豆奶等。如稀释乳可供新生及早产儿食用;脱脂奶、酸奶可供腹泻患儿及消化功能不良者短期食用;豆奶适用于乳糖不耐受或者牛乳过敏的小儿。

2. 一般膳食

包括了普通饮食、软食、半流质饮食、流质饮食。适用于对饮食成分不需要特殊限制的患儿，在选择上视小儿的年龄、摄食及消化功能而定。

3. 特殊膳食

特殊膳食是指对饮食有特殊要求的疾病，患儿需长期或终身限制饮食。如胃肠感染，肠炎患儿宜食用少渣饮食；心力衰竭、严重肝肾疾病的患儿宜清淡少盐或无盐饮食；肝病患儿宜低脂饮食；急性肾炎患儿少尿期宜低蛋白饮食；糖尿病及半乳糖血症患儿宜不含乳糖食物等。

4. 静脉营养

长期不能由消化系统获取能量的患儿需采用静脉的方式补充营养。常用的静脉营养液有平衡氨基酸、脂肪乳、葡萄糖、电解质、多种维生素等。

三、心理治疗原则

儿童心理治疗是指根据传统的、现代的心理分析与治疗理论而建立系统治疗儿童精神问题的方法，可分为个体心理治疗、群体治疗和家庭治疗等，包括儿童心理、情绪和行为问题，精神性疾病和身心性疾病等。随着医疗模式的转变，儿童的心理疾病的干预及治疗已经不再单纯是精神病学家的工作，而已贯穿于整个的医疗过程中。

正常小儿长期、过度的焦虑或心理紧张会引起多系统器官病变，或让已经存在的疾病变得更加顽固和复杂；慢性疾病的长期病痛又会让小儿产生心理与情绪障碍；小儿患急性疾病时常因疾病带来的痛苦、环境的改变而使小儿产生紧张、焦虑、不配合治疗，甚至逆反的心理。如哭闹、沉默寡言、拒谈、拒绝治疗等。

常用的心理治疗方法包括支持疗法、疏泄疗法、行为疗法等。在治疗中要关心、爱护患儿，多与患儿接触交流，帮助患儿释放情绪、疏泄压抑、减轻心理负担，以亲切和蔼的形象取得患儿信任和配合，促进疾病康复。

四、药物治疗原则

药物治疗是治疗疾病的重要措施之一。药物不仅有治疗作用，也有毒副作用、过敏反应等。而小儿处于不断生长发育之中，各系统器官功能尚不成熟，对药物的毒副作用，较之成人更为敏感。因此，儿科药物治疗不仅要求掌握药物的性能、药理作用、毒副作用、适应证、禁忌证，更要牢固掌握小儿药物治疗的特殊性、精确的用药剂量计算及适当的用药方法。

（一）小儿药物治疗的特点

小儿的药物治疗有以下特点：①药物在组织内的分布因年龄而异：如巴比妥类、吗啡、四环素类药物在幼儿的脑组织中，浓度明显高于年长儿。②小儿对药物的反应因年龄而异：小儿年龄越小，对药物的毒副作用耐受越差，用药更需谨慎。在胎儿期许多药物都可通过胎盘进入胎儿体内，特别是孕母妊娠前三个月时乱用、滥用药物常常会引起胎儿畸形或死胎。在新生儿期，乳母用药亦可通过乳汁进入小儿体内。由于新生儿肝脏解毒功能较差、肝酶系统发育不完善，肾脏排泄功能不足，药物在体内代谢、滞留时间延长，更增加了药物的血浓度和毒副作用。例如新生儿在使用氯霉素时，氯霉素在体内不能与葡萄糖醛酸结合，而使氯霉素呈游离状态而存在于体内，同时由于肾脏排泄功能较差，氯霉素积聚过多可引起中毒，表现为“灰婴综合征”，严重者可致死亡。③先天遗传因素：对家族中有药物过敏史者要慎用某些药物等。

(二)小儿常用药物的应用原则

1. **抗生素**

小儿容易患感染性疾病,故抗生素等抗感染药物在儿科临床应用非常广泛,但多数抗生素本身也具有毒、副作用。如长期大量使用抗生素常常会引起肠道菌群失调导致真菌或耐药菌感染,滥用广谱抗菌药物则会导致耐药菌株的产生和传播。所以,在儿科疾病治疗过程中,要合理应用抗生素,严格掌握适应证,用药要足量,疗程要恰当,抗生素在使用过程中切勿过早、随便更换,用药过后应严密观察小儿肝、肾功能及神经反应等。

2. **肾上腺皮质激素**

短疗程常用于过敏性疾病、重症感染性疾病等;长疗程则用于治疗肾病综合征、某些血液疾病、自身免疫性疾病等。哮喘、某些皮肤病则提倡局部用药。在使用中必须重视其副作用:①短期大量应用易掩盖病情,故诊断不明者一般不用;②长期使用可抑制骨骼生长,影响代谢,还可引起血压增高和库欣综合征,除此之外,还可造成肾上腺皮质萎缩,降低免疫使病灶扩散,反而加重感染;③水痘患者禁用,以免加重病情。

3. **其他常用对症治疗药物**

①退热:婴幼儿首选物理降温,效果不佳者用药物降温。如可小剂量、反复使用布洛芬或对乙酰氨基酚。②镇咳止喘药物:婴幼儿一般不用镇咳药物,多用祛痰、化痰药物口服或雾化吸入。哮喘患儿可局部吸入 β_2 受体激动剂,使用茶碱类药物,但小婴儿及新生儿应慎用。③止泻药和泻药:对腹泻患儿慎用止泻药,应采用临床补液等方法进行综合治疗。小儿便秘者一般不用泻药,多采用调整饮食和松软大便的方法。④镇静止惊药:小儿高热、烦躁不安、剧咳不止的情况下可给予镇静药物。发生惊厥时可选用苯巴比妥、水合氯醛、地西泮等止惊药物。婴儿不宜使用阿司匹林,以免发生 Reye 综合征。

(三)给药方式

应根据年龄、疾病及病情选择给药方式。

1. **口服法**

口服法是最常用的给药方法。如婴幼儿可选择各类冲剂、水剂、糖浆等,也可将片剂捣碎后加水吞服。

2. **肌肉注射法**

注射法较口服法奏效快,但对小儿刺激较大,甚至会影响下肢功能,故非病情必需不宜采用。

3. **静脉滴注**

病情严重的患儿可选用此法,但应根据年龄大小,严格控制输液量及输液速度。

4. **外用药**

以软膏为多。在使用时应注意小儿用手抓摸,使药物误入眼、口等情况的发生。新生儿由于皮肤、黏膜柔嫩、血管丰富,体表吸收面积较之成人大,故在使用外用药时,应严格注意用量,以免引起中毒。

5. **其他**

如雾化吸入、灌肠法、舌下含服等。

(四)药物剂量计算

1. **按体重计算**

按体重计算是最常用的方法,可计算出每日或每次的用药量。

每日(次)剂量＝患儿体重(kg)×每日(次)每公斤体重需要的药量

需连续用药的按每日量计算,分次服用,如抗生素、维生素等。需临时对症使用的按每次量计算,如退热药、催眠药等。若年长儿计算后用药量超过成人的则以成人量为限。

2. **按体表面积计算**

此法较按体重、年龄计算更为准确。小儿体表面积计算公式为:

体重≤30kg,小儿体表面积(m^2)＝体重(kg)×0.035＋0.1

体重＞30kg,小儿体表面积(m^2)＝(体重 kg－30)×0.02＋1.05

3. **按年龄计算**

此法用于对剂量要求不十分精确的药物。如营养类药物等可按年龄计算,比较简单易行。

4. **从成人量折算**

不能提供小儿剂量时,小儿剂量＝成人剂量×小儿体重(kg)/50。

第三节　小儿体液平衡的特点和液体疗法

一、小儿体液平衡的特点

(一)体液总量和分布

体液是人体重要的组成部分,由细胞外液和细胞内液构成。细胞外液又包括血浆及间质液。小儿年龄越小,体液总量相对越多,间质液比例越大,而血浆及细胞内液所占比例接近于成人,不同年龄的小儿体液总量及分布见表 4－2。

表 4－2　不同年龄的小儿体液总量及分布(占体重%)

年龄	总量	细胞外液		细胞内液
		血浆	间质液	
足月新生儿	78	6	37	35
1 岁	70	5	25	40
2～14 岁	65	5	20	40
成人	55～60	5	10～15	40～45

(二)体液的成分

细胞内液和细胞外液的电解质组成有所不同。正常血浆阳离子主要为:Na^+、K^+、Ca^{2+}和Mg^{2+},其中Na^+含量占该区阳离子总量的90%以上,对于维持细胞外液渗透压起着重要的作用。血浆的阴离子主要为:Cl^-、HCO_3^-和蛋白质。组织间液的电解质组成除了Ca^{2+}含量为血浆的一半外,其余电解质组成与血浆相同。细胞内液的阳离子以K^+、Ca^{2+}、Mg^{2+}和Na^+为主,其中K^+占78%。阴离子以HCO_3^-、HPO_4^{2-}、蛋白质及Cl^-等为主。

(三)小儿体液调节的特点

体液的调节依赖于神经、内分泌、肾、肺、皮肤及血浆缓冲系统等。小儿各系统器官功能尚不成熟,对体液的调节能力相对较差,且小儿具有体液交换率高的特点,故极容易发生水、电解质、酸碱平衡紊乱。

1. 水的需要量

小儿新陈代谢旺盛、体表面积大、呼吸频率快;每日肾脏排水量大,故需水量多,水交换率高。婴儿每日水交换量为细胞外液总量的1/2,成人仅为1/7,即婴儿体内水的交换率比成人高出2～3倍。所以当小儿出现缺水时,机体耐受性差,易出现脱水等症状。按体重计算,小儿年龄越小,每日需水量就越大,如<1岁小儿,每日需水120～160ml/kg;10～14岁小儿,每日需水量仅为50～90ml/kg。

2. 水的代谢

小儿肾脏功能不完善,神经、内分泌调控能力弱是小儿体液代谢的主要特点。小儿年龄越小,肾脏的浓缩功能就愈不成熟,故小儿在排泄同等量的代谢产物时需水量较成人多。新生儿出生1周后,肾脏的稀释功能可接近并达到成人水平,但肾小球滤过率仍然较低,水的排泄速度慢,若摄水量过多时,会引起水肿及低钠血症。年龄越小,肾脏排钠、排氨、排酸的能力也愈差,易发生高钠血症、代谢性酸中毒等。

二、水、电解质平衡失调

(一)脱水

脱水是指水分摄入不足或丢失过多所引起的体液总量尤其是细胞外液量的减少,脱水时除了丧失水分以外,还有钠、钾和其他电解质的丢失。

1. 脱水的程度及临床表现

根据体液丢失量占体重百分比及临床表现的不同,可分为轻、中、重度脱水。不同程度脱水的临床表现见表4-3。

表4-3 不同程度脱水的临床表现

	轻度脱水	中度脱水	重度脱水
失水量占体重百分比(%)	3%～5%	5%～10%	10%以上
神经及精神状态	无明显改变	烦躁或萎靡	昏睡或昏迷
眼窝及前囟凹陷	无或轻度凹陷	明显	极明显
口腔黏膜	稍干燥	干燥	极干燥
皮肤弹性	尚可	差	极差
眼泪	无明显变化	哭时泪少	哭时无泪
尿量	稍减少	明显减少	极少或无尿
酸中毒	不明显	明显	严重
周围循环衰竭	无	不明显	有

2. 脱水的性质

血浆渗透压在很大程度上取决于Na^+,因此临床上常根据血清钠的水平对脱水的性质进行评估。

(1)等渗性脱水 指水与电解质(主要为钠)成比例丢失,血清钠浓度在130~150mmol/L之间。体液的变化主要为细胞外液的减少,细胞内液无明显变化,细胞内外渗透压均正常。临床上以等渗性脱水最多见,常见于营养状态较好,病程较短者,可因失水量不同而出现上述不同程度脱水的临床表现,但多为轻、中度脱水。

(2)低渗性脱水 电解质丢失相对较水分多,血清钠浓度<130mmol/L。由于细胞外液Na^+丢失较水分多,故细胞外液渗透压较之细胞内液降低,水分向细胞内转移,使得细胞外液丢失更多,因此在失水量相同的情况下,其脱水症状比其他两种脱水严重。临床上此型较多见,常发生于病程较长,营养不良患儿,或在治疗过程中过多补充非电解质溶液者。

(3)高渗性脱水 水分丢失相对较电解质多,血清钠浓度>150mmol/L。由于细胞外液水分丢失较Na^+多,故细胞外液渗透压较之细胞内液增高,水分由细胞内转移向细胞外,使得细胞外液量得到部分补偿,所以高渗性脱水患儿较少出现周围循环衰竭,但同时这种转移亦导致细胞内脱水从而造成不良影响。临床表现除有脱水表现外,还有发热、烦渴、烦躁不安、肌张力增高,重者可出现惊厥。常见于6个月以内的婴儿,大量出汗但进水量不足的患儿,或输液时电解质过多者。

3. 钾代谢异常

人体内钾主要存在于细胞内。正常血清钾浓度维持在3.5~5.0mmol/L。

(1)低钾血症 当血清钾浓度低于3.5mmol/L时称为低钾血症。临床上常因摄入不足、丢失过多、酸中毒使钾经肾排出过多等原因引起。

小儿对营养的需求量大、摄入能力弱,胃肠负担重,故极容易发生消化系统感染或功能紊乱,引起腹泻、呕吐等症状,导致钾摄入不足且从胃肠丢失过多,而诱发低钾血症。腹泻患儿还常伴有不同程度的脱水,当出现中、重度脱水时,患儿即有酸中毒表现,使钾经尿排出增加,引起或加重低钾血症。但重症脱水患儿,在脱水、酸中毒纠正以前,由于酸中毒使K^+由细胞内向细胞外转移;尿量减少使K^+排出减少等原因存在,血清钾多能维持正常。当输入不含钾的溶液后,血液被稀释,尿量增加排钾增多;酸中毒被纠正后,K^+向细胞内转移;输入的葡萄糖合成糖原消耗钾均使血清钾浓度下降,出现低钾血症。

当血清钾低于3.0mmol/L时,即出现低钾血症的症状:①神经肌肉兴奋性降低,主要表现为肌张力减弱,反射减弱或消失。重者常因出现呼吸肌麻痹、麻痹性肠梗阻等而威胁生命。②心肌收缩力减弱、心率减慢、心律失常、血压降低甚至出现心力衰竭。心电图表现主要为:T波低平或倒置、出现U波、QT间期延长及ST段下降等。③肾脏浓缩功能下降,出现多尿;长期缺钾还会引起肾脏实质性病变。④慢性低血钾可使生长激素分泌减少。

低血钾的治疗主要为补钾。一般每天可给予钾3mmol/kg,严重低血钾者可给予钾4~6mmol/kg。补钾常通过静脉滴入,严禁静脉推注。但如果病情允许,口服缓慢补钾更安全。肾功能障碍无尿时影响钾的排出,此时应见尿补钾。一般补钾的输注速度应小于每小时0.3mmol/kg,浓度小于0.3%。同时多次监测血清钾水平。

(2)高钾血症 当血清钾浓度≥5.5mmol/L时称为高钾血症。临床常因肾衰竭、肾小管性酸中毒、肾上腺皮质功能低下、休克、严重溶血、严重挤压伤、输入含钾过多的溶液引起。高钾血症患儿表现为:精神萎靡,嗜睡,手足感觉异常,腱反射减弱或消失,严重者出现弛缓性瘫痪、呼吸麻痹;心脏出现心率减慢、室性早搏、心室颤动,甚至心脏停搏等。心电图表现主要为:T波高耸、P波消失、QRS波群增宽等。

高血钾时，立即停止一切补钾，包括抗生素、肠外营养等隐性钾来源也应注意。快速静脉应用碳酸氢钠 1～3mmol/kg，或葡萄糖加胰岛素（葡萄糖 0.5～1.0g/kg，每 3g 葡萄糖加1U胰岛素），促使钾进入细胞内，使血钾降低，10％葡萄糖酸钙 0.5ml/kg 在数分钟内缓慢静脉应用，可对抗高钾的心脏毒性作用。必要时，可采用血液透析更有效。

4. 低钙、低镁血症

小儿血清总钙的参考值约为：2.25～2.75mmol/L。当血清总钙＜2.0mmol/L（8mg/dl）时引起的钙代谢紊乱称为低钙血症。新生儿及长期营养不良，佝偻病，骨软化病或长期腹泻的患儿易发生低钙血症。常见的临床症状：手足搐搦、惊厥、谵妄等神经肌肉应激性增强的反应。

镁主要存在于骨骼中，细胞外液中仅占 1％，小儿血清中 Mg^{2+} 的浓度约为 0.75～0.95mmol/L（1.7～2.2mg/dl），当血清中镁的浓度＜0.74mmol/L 时，即出现低镁血症。由于其临床症状与低钙相似。故当长期腹泻、营养不良等患儿于输液后出现震颤、抽搐等用钙剂治疗无效时，应考虑低镁血症，并给予镁剂治疗。

5. 酸中毒

正常儿童与成人血液的 pH 值一样，均为 7.4，正常范围：7.35～7.45 之间。

(1)代谢性酸中毒 因代谢紊乱引起血浆中 H_2CO_3 的量增加称为代谢性酸中毒。小儿发生腹泻脱水时，从肠道丢失大量的碱性肠液；患儿食欲缺乏，引起体内脂肪分解，产生大量酮体；血液浓缩、循环不良组织缺氧，无氧代谢增加，乳酸大量产生堆积；肾血流量不足，尿量减少，肾排 H^+ 减少，酸性产物排泄不畅在体内大量堆积。以上因素均导致血液中 H_2CO_3 的量增加，HCO_3^- 减少而产生代谢性酸中毒。

代谢性酸中毒患儿的临床表现：精神萎靡不振、嗜睡、严重者甚至出现昏睡、昏迷。呼吸深快，口唇樱红、腹痛、呕吐等。新生儿呼吸代偿功能较差，呼吸改变可不明显，仅表现为拒食、面色苍白、精神萎靡等。

代谢性酸中毒的治疗：①积极治疗缺氧、组织低灌注、腹泻等原发疾病；②采用碳酸氢钠或乳酸钠等碱性药物增加碱储备、中和 H^+。

(2)呼吸性酸中毒 因肺呼吸功能障碍使 CO_2 排出过少，而使血浆中 H_2CO_3 的量增加称为呼吸性酸中毒。呼吸性酸中毒患儿除了有与代谢性酸中毒类似的症状外，还常伴有低氧血症及呼吸困难。高碳酸血症可引起血管扩张，致头痛及颅内压增高，严重者可出现中枢抑制，pH 值下降。呼吸性酸中毒治疗主要针对原发病，必要时应用人工辅助通气。

知识链接

常见酸碱平衡紊乱时的血气分析改变

血气分析是了解机体 O_2 的供应及酸碱平衡状况常用的实验室检查项目。临床常采用动脉血为血气分析标本。常用的动脉血气分析指标有：动脉血氧分压（PaO_2）、动脉血氧饱和度（SaO_2）、动脉血二氧化碳分压（$PaCO_2$）、pH 值、标准碳酸氢盐（SB）、实际碳酸氢盐（AB）等。

- **代谢性酸中毒时血气改变** AB、SB 均下降，pH 值接近或达到正常，$PaCO_2$ 下降。当机体不能代偿时，$PaCO_2$ 正常或增高，pH 值下降。
- **呼吸性酸中毒时血气改变** ①急性呼吸性酸中毒时：$PaCO_2$ 增高，pH 值下降，AB 正常或略增高。②慢性呼吸性酸中毒时：$PaCO_2$ 增高，pH 值正常或降低，AB 增高，AB＞SB。

• **呼吸性酸中毒合并代谢性酸中毒**　$PaCO_2$ 上升、正常或轻度下降，pH 值明显降低，AB、SB 减少、正常或轻度升高。

三、液体疗法常用溶液

(一)非电解质溶液

常用的非电解质溶液有 5%或 10%的葡萄糖液，因葡萄糖进入人体后即被氧化成为水和 CO_2 并释放出 ATP，故属无张溶液。用于补充体力、供给能量、纠正体液高渗状态。

(二)电解质溶液

常用的电解质溶液有氯化钠、氯化钾、乳酸钠、碳酸氢钠和氯化铵等。常用混合配制溶液的组成、张力及用途详见表 4-4。

表 4-4　临床常用混合配制溶液的组成、张力及用途

溶液	每 100ml 含溶质和液量	张力	用途
1∶1 含钠液	50ml①，50ml②	1/2 张	等渗性脱水
1∶2 含钠液	35ml①，65ml②	1/3 张	高渗性脱水
1∶4 含钠液	20ml①，80ml②	1/5 张	生理需要量
2∶1 含钠液	65ml①，35ml④/⑥	等张	扩容
2∶3∶1 含钠液	33ml①，50ml②，17ml④/⑥	1/2 张	等渗性脱水
4∶3∶2 含钠液	45ml①，33ml②，22ml④/⑥	2/3 张	低渗性脱水

注：①0.9%氯化钠；②5%或 10%葡萄糖；③5%碳酸氢钠；④1.4%碳酸氢钠；⑤11.2%乳酸钠；⑥1.87%乳酸钠

(三)口服补液盐

口服补液盐简称 ORS，是世界卫生组织（WHO）推荐用以治疗急性腹泻合并脱水的一种溶液，经临床应用取得了良好效果，对发展中国家尤其适用。配方为 NaCl2.6g、KCl1.5g、枸橼酸钠 2.9g、葡萄糖 13.5g 加水到 1000ml 配成。口服补液法一般适用于轻度或中度脱水无严重呕吐者，在用于补充继续损失量和生理需要量时需适当稀释。

四、小儿液体疗法的原则及方法

液体疗法是通过口服或者静脉补液的方式补充不同种类液体，纠正或预防水、电解质、酸碱平衡紊乱的一种治疗方法，是儿科临床医学的重要组成部分。液体疗法包括了补充累计损失量、继续损失量及生理需要量，上述每一部分都可单独地计算和补充。如：腹泻患儿的补液三个部分都需补充，而对于空腹将接受外科手术的患儿，则只需补充生理需要量。由于体液失衡的原因和性质非常复杂，在制定补液方案时，必须全面掌握病史、体格检查和实验室检查资料及患儿的个体差异，分析三部分液体的不同需求，制定合理、正确的输液量、速度、成分及顺序。

(一)累积损失量

累计损失量是指患儿发病后病态丢失和生理消耗累积量的总和，即补液前体内体液缺失的量。根据脱水程度和性质进行补充：轻度脱水约为 30～50ml/kg；中度脱水约为 50～100ml/kg；

重度脱水约为 100～120ml/kg。低渗性脱水补 2/3 张含钠液；等渗性脱水补 1/2 张含钠液；高渗性脱水补 1/3～1/5 张含钠液，若临床上对脱水性质判断有困难，则先按等渗性脱水处理。补液的速度取决于脱水的程度，原则上应先快后慢。应注意，对于严重脱水有循环衰竭的患儿应先以 2∶1 等张含钠液 20ml/kg 于 30 分钟～1 小时内快速输入，其余累计损失量常在 8～12 小时内完成，循环改善后见尿补钾。

(二)生理需要量

生理需要量的估计可按热能需求计算，每代谢 100kcal 热能需要 100～150ml 水；年龄越小需水相对越多，也可按体重简易计算而得，生理需要量简易计算见表 4-5。

表 4-5　生理需要量简易计算

体重	每天需液量(ml)
＜10kg	100ml/kg
11～20kg	1000＋(实际体重－10kg)×50ml/kg
＞20kg	1500＋(实际体重－20kg)×20ml/kg

在发热、哮喘、酮症酸中毒时由于经肺不显性失水增加，故生理需要量也相应增加，补液时应适当增加进液量；在有湿化功能的呼吸机应用时，不显性失水减少，生理需要量也减少。在极低体重儿，不显性失水可多达 100ml/kg 以上。

电解质的需求变化很大。平均钠、钾、氯的消耗量约为 2～3mmol/100kcal。生理需要量应尽可能口服，不能口服或不足者可以静脉滴注。婴幼儿每日需热量 230～251kJ/kg(一般用最高浓度为 15%的葡萄糖液提供)，年长儿适当减少，可用含浓度为 0.15%KCl 的 1/4～1/5 张含钠液补充。

(三)继续丢失量

继续丢失量是患儿在补液过程中继续呕吐、腹泻等丢失的体液量。此种体液丢失因病种、病情不同而异，应按实际丢失量用性质类似的液体在 24 小时内均匀的补给。如对腹泻患儿，可根据大便情况及脱水情况进行分析，一般禁食状态下，按 10～30ml/kg 计算，选用 1/2～1/3 张含钠液补充。

临床补液的基本方法：首先应该是“三定”，即①定量；②定性；③定速，然后再考虑电解质、酸碱平衡、热量等问题。

补液的总原则：缺什么、补什么，缺多少、补多少，边补、边看、边调。输液的基本方法：先快后慢，先盐后糖，先浓后淡，见尿补钾，见酸补碱，防惊给钙。

1. 第一天补液方案

(1)定量　即“输多少”的问题。补液的总量应该包括：累积损失量、生理需要量、继续损失量三个部分。在不进食的情况下，婴幼儿第一个 24 小时的总液量一般大致按以下标准计算：轻度脱水 90～120ml/kg；中度脱水 120～150ml/kg；重度脱水 150～180ml/kg。3 岁以上小儿补液时，总量应该在上述的标准上酌情减少 1/3～1/4。

(2)定性　即“输什么”的问题。患儿在第 1 天补液时，首先应补充累积损失量，其次应补充生理需要量及继续损失量。在补充时应根据患儿年龄、病种、病情选用适当的液体。

(3)定速　即“怎么输”的问题。液体疗法经静脉输液的速度十分重要，过快会因增加心脏负担而引起心力衰竭、肺水肿等；过慢则会延误治疗时间。总的要求是先快后慢，一般累积损失量要求在8～12小时内补完，其余量要求在剩余的12～16小时内均匀一致的补完。

2. 第二天及以后的补液方案

如果经过第一天补液后，脱水仍未纠正，需要重新判断脱水，重新补液。若脱水已纠正，一般改用口服补液。

知识链接

简要叙述小儿液体疗法的计算方法

1岁患儿，腹泻、呕吐4天入院。体重约为9kg，发病后体重较病前减轻约9%，入院体查：患儿精神萎靡、皮肤弹性差，口唇黏膜干燥，眼窝凹陷，哭时泪少，尿量减少，四肢冷。T 37℃，P 145次/分，R 25次/分，BP 90/60mmHg；血清钠138mmol/L。

诊断：中度等渗性脱水伴轻度酸中毒患儿。

该患儿第一天补液总量约为：120ml/kg×9kg＝1 080ml。

病例中该腹泻患儿年龄1岁，诊断为中度等渗性脱水伴轻度酸中毒，故在溶液选用上，应为：①补充累积损失量时，应选用1/2张的2∶3∶1含钠液。该患儿经过补液后，轻度酸中毒即可得到纠正，故无需另加碱性溶液。②补充生理需要量及继续损失量可选用1/3张含钠液(即1∶2含钠液，每100ml液体中含35ml 0.9%氯化钠，65ml 5%或10%葡萄糖)。见尿后，可用10%KCl溶液，加入溶液中稀释成0.2%～0.3%浓度输入(小儿常用浓度为0.15%～0.2%)。

第一步：上述患儿在进行第一天补液时，应首先补充其累积损失量，约为总液量的一半。即500ml。速度约为每小时8～10ml/kg。故此500ml液体应在6小时内滴完。每分钟约25～30滴左右。可先快后慢，刚开始每分钟可调至40滴，后逐渐减慢。

第二步：在经过第一步的补液后，患儿脱水适当得到纠正，可取余液量(生理需要量及继续损失量)约500ml，在余下12～18小时内输入，约每小时5ml/kg，即每分钟15～20滴左右。

学习小结

本章重点讲述了儿科病史采集及体格检查的方法、儿科疾病的治疗原则、小儿液体疗法。详细阐述了儿科病史采集和体格检查的特点、儿科疾病诊疗的特点；小儿水、电解质及酸碱平衡紊乱的病理生理、临床表现。简述了常用溶液的组成、临床应用以及小儿液体疗法的具体措施的制定。

在学习本章节时，应注意：①复习诊断学有关病史采集及体格检查的方法，注意区分成人与小儿的不同，从而加深印象、牢固掌握；②学习儿科疾病诊疗原则时，应抓住小儿的解剖、生理及心理等方面的特点，从而掌握儿科临床护理、饮食治疗、心理治疗及药物治疗上的基本原则及方法；③学习小儿液体疗法时，应结合生理学、病理生理学相关学科内容进行探讨，掌握小儿水、电解质及酸碱平衡紊乱时的临床特点，并能以此为基础，学会如何制定出小儿液体疗法的具体方案。

目标检测

一、简答题

1. 请写出小儿临床补液的基本方法与补液的总原则。

2. 何谓等渗性脱水？临床上等渗性脱水常见于哪种患儿？

二、病例分析

13 个月女婴，体重 10kg，因腹泻 3 日入院。大便每日 10 余次，量中等。入院体查：精神萎靡，尿量明显减少，哭时泪少，皮肤弹性差，口腔黏膜干燥，呼吸深快，口唇樱红，心肺腹检查无异常。血液检查：血清钠 142mmol/L，血钾 3.4mmol/L，动脉血气分析示：pH 值 7.20，$PaCO_2$ 20mmHg，PaO_2 90mmHg。

(1)该患者除腹泻外还有何诊断？

(2)诊断依据是什么？

(3)请简要为该患者制定第一个 24 小时内的补液方案。

第五章　营养和营养障碍疾病

学习目标

【知识要求】

1. 掌握婴儿喂养的各种方法；小儿蛋白质-能量营养障碍和维生素营养障碍的定义、临床表现、诊断、治疗和预防措施。

2. 熟悉儿童营养基础、微量元素障碍的临床表现、治疗和预防要点。

3. 了解幼儿、儿童和少年的膳食安排；以及营养障碍性疾病的病因和发病机制、鉴别要点。

【能力要求】

能对婴儿喂养进行正确的指导；能对临床蛋白质-能量营养障碍和维生素营养障碍患儿提出正确的诊断和治疗方法。

第一节　儿童营养基础

小儿的生长发育迅速，新陈代谢旺盛，摄入的膳食应当保证有足够的营养，以进行正常生理活动，避免发生营养缺乏性疾病。因此，供给适合于小儿生理特点的营养种类和数量是促进小儿健康成长的重要环节。

一、能量的需要

营养素是食物中经过消化、吸收和代谢能够维持生命活动的物质。包括：能量、宏量营养素（蛋白质、脂类、碳水化合物）、微量营养素（矿物质、维生素）和其他（膳食纤维、水）。

人体能量代谢的最佳状态是达到能量消耗与摄入的平衡。能量由食物中的碳水化合物、蛋白质、脂肪提供，每克在体内实际产能分别为：碳水化合物 16.8kJ/g(4kcal/g)、蛋白质 16.8kJ/g(4kcal/g)、脂肪 37.8kJ/g(9kcal/g)。

（一）基础代谢

小儿基础代谢的能量需要量较成人高，且年龄越小相对越高。婴幼儿基础代谢的能量需要约占总能量的 50%～60%。1 岁以内小儿每日平均需 230.12kJ/(kg·d)，7 岁时为 184.10kJ/(kg·d)，至 12 岁时每日约 125.52kJ/(kg·d)，接近成人。

（二）食物的特殊动力作用

食物中的宏量营养素除了为人体提供能量外，本身在消化、吸收过程中出现能量消耗额外增加的现象，即食物代谢过程中所消耗的能量，如氨基酸的脱氨以及转化成高能磷酸键产生的能量消耗，称为食物的特殊动力作用。食物的特殊动力作用与食物成分有关。蛋白质的特殊动力作用最高，蛋白质本身在吸收、消化所需能量相当于摄入蛋白质产能的30%。脂肪的特殊动力作用为4%，碳水化合物为6%。婴儿食物含蛋白质多，食物特殊动力作用占总能量的7%～8%，年长儿的膳食为混合食物其特殊动力约为5%。

(三)活动消耗

儿童活动所需能量与身体大小、活动强度、活动持续时间、活动类型有关。初生儿睡眠多，活动量小，能量消耗较少，婴儿每日需63～84kJ/kg。随年龄增长，活动量逐渐增大，需要量亦增加；12～13岁时约每日需126kJ/kg。因此，当能量摄入不足时，儿童首先表现活动减少。

(四)排泄消耗

每天摄入的食物不能完全吸收，一部分食物未经消化吸收即排泄于体外，这部分损失通常不超过总能量的10%。

(五)生长所需

生长所需能量与生长速度成正比。6个月以内的婴儿，每日约需达167.4～209.3kJ，1岁时为62.8kJ，以后随年龄增加逐渐减少，至青春期又增加。若饮食所供给的热量不足，生长发育即会停顿或迟缓。

小儿总需能量为以上五方面能量的总和。一般基础代谢占能量的50%，排泄消耗占10%，生长和运动所需能量占32%～35%，食物的特殊动力作用占7%～8%。1岁以内婴儿每日约需460kJ/kg，以后每增加3岁能量需要减去40kJ/kg。实际总能量的需求存在个体差异，主要依据小儿年龄、体重及生长速度来估计所需的量。

二、营养素的需要

(一)宏量营养素

1.蛋白质

除需要与成人相同的8种必需氨基酸外，组氨酸是婴儿所需的必需氨基酸；胱氨酸、络氨酸、精氨酸、牛磺酸对早产儿可能也必需。蛋白质是构成人体细胞和组织的基本成分，具有参与调节人体的生理活动、供给能量、输送各种小分子物质、促进生化反应、防御病原体侵入等功能。其中，优质蛋白质主要来源于动物和大豆蛋白质。小儿不仅需要蛋白质补充细胞的损耗，而且还需用于构成和增长新的组织、维持正常的生长发育。因此，对蛋白质的需要量相对较多，保证优质蛋白质占50%以上。母乳喂养婴儿，每日需要蛋白质2g/kg；牛乳喂养儿每日需要3.5g/kg；混合喂养者，每日约需4g/kg。小儿食入的氮量较大小便排出的氮量多，达到正氮平衡。1岁以后供给量逐渐减少，至青春期又增加，成人每日1.1g/kg，呈氮总平衡状态，蛋白质所供能量约占每日总能量的10%～15%。

2.脂类

包括脂肪和类脂，是机体的第二供能营养素，食物中脂肪占类脂的95%，是组织和细胞的组成成分，同时脂肪可提供必需脂肪酸，具有协助脂溶性维生素的吸收，防止散热，保护脏器的功能。必需脂肪酸主要来源于植物性食物。婴儿时期脂肪所提供的能量约占每日总能量的35%～50%。随着年龄增长脂肪提供能量的比例逐渐下降，至年长儿为总能量的25%～30%。长期缺乏脂肪可导致营养不良、脂溶性维生素缺乏；过多则可影响食欲，发生腹泻。

3. **碳水化合物**

在构成细胞和组织中不可缺少，是供给人体能量的主要产能物质，主要来源于粮谷类和薯类食物。碳水化合物所提供的能量约占总能量的50%～60%。1岁以内婴儿所需碳水化合物的量相对较多，每日需10～12g/kg，2岁以上者每日需8～10g/kg。当碳水化合物摄入过多时（>80%），小儿体重开始增长很快，但因蛋白质摄入少，以致免疫功能低下，面色苍白、下肢水肿。而碳水化合物供给不足时（<40%），机体动用脂肪供能，可发生营养不良、水肿、酸中毒等。

为满足儿童生长发育的需要，应首先保证能量供给，其次是蛋白质。宏量营养素应供给平衡，比例适当，否则发生代谢紊乱。如儿童能量摄入不足，机体会动用自身的能量储备甚至消耗组织以满足生命活动能量的需要。相反，如能量摄入过剩，则能量在体内的储备增加，造成异常的脂肪堆积。

(二)微量营养素

1. **矿物质**

（1）**常量元素**　在人体内含量大于0.01%，又称为宏量元素。其中较重要的有钙、磷、镁、钠、氯、钾、硫等7种。常量元素主要参与构成人体组织成分，如骨骼、牙齿等硬组织大部分由钙、磷、镁组成。而软组织含钾较多，在细胞外液中与蛋白质共同调节细胞膜的通透性，维持水电解质平衡；调节神经肌肉兴奋性；参与酶的构成，激活酶的活性。

（2）**微量元素**　在人体内含量小于0.01%，需通过食物摄入，有十分重要的生理功能。如碘、锌、硒、铜、钼、铬、钴、铁等，其中铁、碘、锌缺乏症是全球最主要的微量营养素缺乏病。必需微量元素是酶、维生素必需的活性因子，构成或参与激素的作用，参与核酸代谢；与常量元素和宏量营养素共同作用。

2. **维生素**

维生素是维持人体正常生理功能所必需的一类有机物质，主要是发挥体内新陈代谢的调节作用。多数维生素在体内不能合成或合成量不足，必须由食物供给，分为脂溶性和水溶性两大类。脂溶性维生素排泄缓慢，可在体内储存，缺乏时症状出现较迟，过量易致中毒。水溶性维生素易溶于水，其多余部分可迅速从尿中排泄，不易储存，需每日供给；缺乏后迅速出现症状，过量一般不易发生中毒。对儿童来说维生素A、D、C、B_1是容易缺乏的微量营养素。常见维生素和矿物质的作用和来源见表5-1。

表5-1　维生素、主要矿物质的作用、来源和生理需要量

种类	作用	来源	生理需要量
VitA	促进生长发育和维持上皮细胞的完整性，增加皮肤黏膜的抵抗力，为形成视紫质所必需的成分，促进免疫功能	肝、牛乳、鱼肝油、胡萝卜等	婴幼儿需VitA 1333IU/d
VitD	调节钙磷代谢，促进肠道对钙磷吸收，维持血液钙、磷浓度以及骨骼、牙齿的正常发育	肝、鱼肝油、蛋黄、紫外线照射皮肤合成	婴幼儿需VitD 400～800IU/d

续表 5-1

种类	作用	来源	生理需要量
VitK	由肝脏利用、合成凝血酶原	肝、蛋、豆类、青菜，肠内细菌合成	
VitE	促进细胞成熟与分化，是一种有效的抗氧化剂	麦胚油、豆类、蔬菜	
$VitB_1$	构成脱羧辅酶的主要成分，为糖代谢所必需，维持神经、心肌的活动机能，调节胃肠蠕动，促进生长发育	米糠、麦麸、豆、花生、酵母	
$VitB_2$	为辅酶主要成分，参与机体氧化过程，维持皮肤、口腔和眼的健康	肝、蛋、鱼、乳类、蔬菜、酵母	
$VitB_6$	为转氨酶和氨基酸脱羧酶的组成成分，参与神经、氨基酸及脂肪代谢	各种食物中，肠内细菌合成	
$VitB_{12}$	参与核酸的合成，促进四氢叶酸的形成，促进细胞及细胞核的成熟，对造血和神经组织代谢有重要作用	肝、肾、肉等动物食品	
叶酸	其活动形式四氢叶酸参与核苷酸的合成，有造血作用；胎儿期缺乏可引起神经管畸形	肝、肾、酵母、绿叶蔬菜	
VitC	参与人体的羟化和还原过程，对胶原蛋白、细胞间黏合质、神经递质的合成与类固醇的羟化、氨基酸代谢、抗体及红细胞的生成等均有重要作用；增强抵抗力，并有解毒作用	各种水果、新鲜蔬菜	
钙	为凝血因子，能降低神经肌肉的兴奋性，是构成骨骼、牙齿的主要成分	绿色蔬菜、乳类、蛋类	小儿需钙约 0.5～0.8g/d
磷	是构成骨骼、牙齿、细胞核蛋白、各种酶的主要成分，协助蛋白质、脂肪和碳水化合物的代谢，参与缓冲系统，维持酸碱平衡	肉类、豆类、五谷、乳类	
铁	是血红蛋白、肌红蛋白、细胞色素及其他酶系统的主要成分，帮助氧的运输	肝、蛋黄、血、豆类	婴幼儿需铁 10～15mg/d
铜	对制造红细胞，合成血红蛋白和铁的吸收起很大作用，与许多酶如细胞色素酶、氧化酶的关系密切，存在于人体红细胞、脑、肝等组织内。缺乏时引起贫血	肉类、绿色蔬菜、肝、肉、鱼、豆类、全谷	
锌	为不少酶的组成部分，如与能量有关的碳酸酐酶、与核酸代谢有关的酶；调节 DNA 的复制转录，促进蛋白质的合成，还参与和免疫有关酶的作用	鱼、蛋、肉、禽、麦胚、全谷	婴幼儿需锌 3～10mg/d
镁	构成骨骼及牙齿成分，激活糖代谢酶，与神经肌肉兴奋性有关，为细胞内阳离子，参与细胞代谢过程。常与钙同时缺乏，导致手足搐搦症	谷类、豆类、干果、肉、乳类	

续表 5－1

种类	作用	来源	生理需要量
碘	为甲状腺素 T_3、T_4 主要成分，缺乏时引起单纯性甲状腺肿及地方性呆小病	海带、紫菜、海鱼等	7 岁以下需碘约 40～80μg/d
钾、钠、氯	构成细胞质的要素，维持酸碱平衡，调节神经肌肉活动；调节人体体液酸碱性，调节水分交换，保持渗透压平衡	果汁、蔬菜、乳、肉、食盐	

(三)其他膳食成分

1. 膳食纤维

膳食纤维是指食物中不能被人体消化吸收的多糖类物质，包括纤维素、半纤维素、木质素、果胶、树胶等。膳食纤维有吸收大肠水分，软化大便，增加大便体积，促进肠蠕动等功能。膳食纤维在大肠被细菌分解，产生短链脂肪酸，降解胆固醇，改善肝代谢，防止肠萎缩。小儿适宜的摄入量为 20～35g，一般从谷类、新鲜蔬菜、水果中获得。

2. 水

水是维持最基本生命活动的物质，所有的新陈代谢和体温调节活动都必须要有水的参与才能完成。机体内新陈代谢、能量的需要量、肾功能成熟度、年龄等因素决定水的需要量。婴儿新陈代谢旺盛，对水的需要量多，婴儿每日需 150ml/kg，以后每 3 岁约减少 25ml/kg，至成人每日 40～45ml/kg。

第二节 婴幼儿喂养方法

婴儿喂养方法有母乳喂养、部分母乳喂养和人工喂养三种，其中母乳喂养是最为理想的食品。

一、婴儿喂养

(一)母乳喂养

母乳喂养是满足婴儿生理和心理发育最好的天然食物，对婴儿的健康生长发育有不可替代作用。一个健康的母亲可提供足月儿正常生长到 6 月所需要的营养素、能量、液体量。哺乳不仅供给婴儿营养，同时还提供一些可供婴儿利用的现成物质，如脂肪酶、SIgA 等，直到婴儿体内可自己合成。

1. 母乳乳汁的成分变化

(1)初乳 产后 4～5 天内的乳汁，量少，每日约 15～45ml，内含脂肪少而蛋白质多，尤以免疫球蛋白多；其他营养素如维生素 A、牛磺酸和矿物质等均较丰富，有利于新生儿的生长发育和抗感染能力。

(2)过渡乳 产后5～14天的乳汁，总量增多，脂肪含量高，蛋白质及矿物质逐渐减少。

(3)成熟乳 产后14天～10个月的乳汁，总量达高峰，每天可达700～1000ml，但蛋白质更少。

(4)晚乳 10个月以后的乳汁。总量和营养成分均少。

另外，每次哺乳过程中，随时间的推移乳汁成分也发生一些变化，如将哺乳过程分为三部分(表5-2)，即第一部分(Ⅰ)乳汁中脂肪低而蛋白质高，第二部分(Ⅱ)脂肪逐渐增加，蛋白质含量减少，第三部分(Ⅲ)的乳汁中脂肪的含量最高，可能是给婴儿停止哺乳的一个“安全信号”。

表5-2 各部分乳汁成分变化(g/L)

	Ⅰ	Ⅱ	Ⅲ
蛋白质	11.8	9.4	7.1
脂肪	17.1	27.7	55.1

2.**母乳喂养的优点**

(1)营养丰富、比例合适 母乳营养生物效价高，易被婴儿利用。母乳含必需氨基酸比例适宜；母乳所含的酪蛋白为β-酪蛋白，含磷少，凝块小；母乳所含蛋白质以乳清蛋白为主，促乳糖蛋白形成，酪蛋白与乳清蛋白的比例为1∶4，与牛乳(4∶1)有明显差别，易被消化吸收。母乳中宏量营养素产能比例适宜(表5-3)，母乳中乙型乳糖(β-双糖)含量丰富，利于脑发育；利于双歧杆菌和乳酸杆菌的生长，产生β维生素；促进肠蠕动；母乳中矿物质易被吸收，如钙、磷比例适宜(2∶1)，含乳糖多，钙吸收好；另外，母乳中锌、铁的吸收率均远高于牛乳。母乳喂养的婴儿很少发生过敏。

表5-3 母乳与牛乳宏量营养素产能比(100ml)

成分	母乳	牛乳	理想标准
碳水化合物	6.9g(41%)	5.0g(29%)	40%～50%
脂肪	3.7g(50%)	4.0g(52%)	50%
蛋白质	1.5g(9%)	3.3g(19%)	11%
能量	67kcal/dl	69kcal/dl	

(2)增强免疫 母乳中提供了较多的免疫因子如分泌型IgA、溶菌酶、双歧因子、吞噬细胞、乳铁蛋白等，特别是初乳中含量丰富，可有效地抵抗病原微生物的侵袭，增强婴儿对疾病的抵抗力。

(3)哺喂方便 母乳的温度适宜，不易污染，省时、经济、方便。

(4)增进母婴的情感交流 母乳喂养时，婴儿与母亲皮肤直接接触，母亲的抚摸、目光对视、温柔的话语，使婴儿获得安全感、信任感和愉悦感，有利于婴儿心理和智力发育。

(5)利于母亲恢复 母亲在哺乳时可产生催乳激素，加快子宫复原；可抑制排卵，减少受孕机会；利于母亲产后的恢复，降低母亲乳腺癌和卵巢癌的发生率。

3.**建立良好的母乳喂养**

(1)产前准备 大力宣传母乳喂养的优点，指导孕妇做好身、心两方面的准备和措施。保证孕母合理营养，睡眠充足，心情愉快，孕期体重增加适当(12～14kg)，使母体储存足够脂肪，供哺乳能量的消耗。

(2)乳头保健 孕母在妊娠后期每日用清水擦洗乳头；乳头内陷者，每日用两手拇指向周围牵拉乳头数次；哺乳后可挤出少许乳汁均匀地涂在乳头上，乳汁中丰富的蛋白质和抑菌物质对乳头表皮有保护作用，可防止因出现乳头皲裂及乳头内陷而中止哺乳。

(3)尽早开奶、按需哺乳 正常新生儿可在生后15分钟～2小时内尽早开奶。通过有力的吸吮促进母亲乳汁分泌。尽早开奶还可减轻婴儿生理性黄疸、生理性体重下降、低血糖的发生。在婴儿2个月前，提倡按需哺乳。随婴儿成长，喂奶量增多，可开始按时喂养，一般每2～3小时喂一次，每次哺乳时间约为15～20分钟。

(4)正确的喂哺技巧 哺乳前做好清洁准备，如更换尿布、用温水毛巾清洁乳头、乳晕，乳母保持身心愉快。每次哺乳前先湿热敷或按摩乳房以刺激泌乳反射。喂哺时母亲一般取坐位，一手环抱婴儿，使其头、肩部枕于母亲哺乳侧肘弯；另一手拇指和其余四指分别放在乳房上、下方，手掌托住乳房，使婴儿含着乳头及大部分乳晕。每次哺乳均应吸吮两侧乳房，先吸空一侧，再吸空另一侧。哺乳结束时，可用示指轻压婴儿下颌，再轻轻退出乳头；将婴儿直抱，头靠在母亲肩上，轻拍背部，使空气排出，然后让婴儿保持右侧卧位，以防溢乳。

(5)哺乳的注意事项 当母亲患有严重乳头内陷、乳头皲裂、乳腺炎、急慢性传染病(如肝炎、结核)、败血症、慢性肾炎、心功能不全、糖尿病、紫癜、重症精神病等不宜哺乳。

(二)部分母乳喂养

部分母乳喂养指母乳与牛乳或其他代乳品混合使用的一种喂养方法，具体方法有补授法和代授法两种。

1.补授法

补授法指补充母乳量不足的方法。多在母乳量不足、婴儿体重增长不满意以及某些情况不能完全由母乳喂养时使用。在哺喂时，先喂母乳，将两侧乳房排空，然后根据“缺多少补多少”的原则补充代乳品，适于4～6个月以内的婴儿。

2.代授法

代授法指用代乳品1次或数次代替母乳的方法。母乳量足，但因特殊原因不能完全承担哺喂，或为断离母乳时不得不使用代乳品。即在母乳哺喂时，有意逐渐减少哺喂量，增加代乳品，直到完全替代母乳。

(三)人工喂养

人工喂养指以其他乳品完全代替母乳喂养的方法。多采用配方奶粉、牛乳、羊乳、马乳等喂哺4～6个月以内的婴儿。

1.常用兽乳品及代乳品

(1)鲜牛乳 牛乳中蛋白质含量高，但酪蛋白占总蛋白的80%，入胃后形成较大凝块不易消化；脂肪含量与人乳相似，但含不饱和脂肪仅为2%，缺乏乳脂酶，较难消化；乳糖含量少，且主要为甲型乳糖，有利于大肠杆菌的生长；矿物质比人乳多3～3.5倍，不利于消化且加重肾脏的负荷；缺乏各种免疫因子，使婴儿易患感染性疾病。牛乳与人乳主要成分比较见表5-4。

表 5-4 牛乳与人乳主要成分比较(100ml)

	热量(kcal)	蛋白质(g)	脂肪(g)	乳糖(g)	钙(mg)	磷(mg)	铁(mg)
牛乳	67	3.5	3.5	4.8	125	99	0.1
人乳	67	1.2	3.5	7.5	33	15	0.15

(2)经加工的全牛乳 若无条件选用配方奶而采用兽乳喂养婴儿时，必须经加工后哺用。①加热：通过煮沸达到灭菌要求，可使凝块变小，有助于消化吸收。②加糖：牛乳含糖量低，通过加糖，使三大供能物质比例适宜，易于吸收。一般在每 100ml 牛乳中加 5～8g 糖，过多过少都不利于婴儿健康。③加水：根据婴儿月龄给予不同程度的稀释，使其酪蛋白、矿物质含量降低，减轻婴儿消化道、肾负担。生后不满 2 周者在 2 份牛奶中加 1 份水，制成 2：1 奶；以后逐渐过渡到 3：1 奶或 4：1 奶，满月后可用全乳。

(3)羊乳、马乳 羊乳营养价值与牛乳相似，但其中酪蛋白含量低于牛乳，凝块较细、软，易于吸收。羊乳的主要缺点是叶酸含量较低，饮用时要另外补充叶酸和维生素 B_{12}，以防出现巨幼红细胞性贫血。马乳的蛋白质和脂肪含量少、能量低，不宜长期哺用。

(4)配方奶粉 参照母乳的营养素含量及其组成模式为生产依据，对牛乳成分进行调整的奶制品。如降低其酪蛋白、矿物质的含量，添加不饱和脂肪酸、乳糖、乳清蛋白；强化婴儿生长所需的微量营养素如核苷酸、维生素 A、维生素 D、β-胡萝卜素和微量元素铁、锌等。按不同月龄的婴儿，配方不同。在不能进行母乳喂养时，配方乳为优先选择的乳类来源。

2. 奶量摄入的估算

(1)全牛乳摄入量的计算 100ml 全牛奶可供能 67kcal(280.33kJ)，8%的糖牛奶可供能 100kcal(418.4kJ)，婴儿每日需要的能量为 100kcal/kg(418.4kJ/kg)，婴儿需 8%的糖牛奶 100ml/(kg·d)。全牛乳喂养时，两次喂哺之间加水，使奶与水的总量达 150ml/(kg·d)。

(2)配方奶粉摄入量的计算 一般婴儿配方奶粉 100g 供能约 500kcal(2029kJ)，婴儿每日需要的能量为 100kcal/kg(418.4kJ/kg)，所以婴儿配方奶粉 20g/(kg·d)可满足需要。

3. 正确的人工喂养技巧

人工喂养时也需要有正确的喂哺技巧，包括正确的喂哺姿势、婴儿完全醒觉状态；还应注意合适的奶嘴、适宜的乳液温度、浓度和量；食具的卫生、喂哺时奶瓶的位置；喂养时婴儿的眼睛尽量能与父母(或喂养者)对视。

(四)辅助食品的添加

随着小儿年龄的增长，单纯母乳喂养已不能满足其生长发育需要，应按顺序逐步添加各种辅助食品，以保障婴儿的健康。

辅助食品添加的原则：多在生后 4～6 个月，根据婴儿发育状况，除母乳或代乳品外，引入其他辅助食品的添加。给婴儿首先选择的其他食物应易于吸收、能满足生长需要、又不易产生食物过敏。辅食的质和量应遵循由少到多、由稀到稠、由细到粗、由一种到多种、逐步过渡到固体食物的原则。如首先添加含强化铁的米粉、蛋黄，其次引入蔬菜、水果，逐渐引入动物性食物。同时，注意食物的质地、营养密度、卫生、制作多样性，还要注意引入的方法，训练婴儿的进食能力(表 5-5)。

表 5－5　添加辅食的顺序及供给的营养素

月龄	辅食种类	供给的营养素
1～3 个月	菜汤、水果汁	维生素 A、C，矿物质
	维生素 AD 制剂	维生素 A、D
4～6 个月	米汤、米糊、稀粥	维生素 B 族，供给热能
	蛋黄、鱼泥、豆腐、动物血	蛋白质、铁、维生素
	菜泥、水果泥	维生素、矿物质、纤维素
7～9 个月	粥、烂面、饼干、馒头片	维生素 B 族，供给热能；训练咀嚼，利于牙齿发育
	蛋、鱼、肝泥、肉末、碎菜	蛋白质、铁、锌、维生素、纤维素
10～12 个月	稠粥、软饭、面条、面包、馒头	维生素 B 族，供给热能
	碎肉、碎菜、豆制品	蛋白质、维生素、矿物质、纤维素；供给热能

注：母乳所含的维生素 C、D 不足，故从生后 2 周始即可逐步添加维生素 C 和浓缩鱼肝油，但两者均不作为辅食对待

二、幼儿喂养

(一)进食特点

1 岁以后儿童生长逐渐平稳，进食相对稳定，较婴儿期食欲略有下降。幼儿神经心理发育迅速，表现出探索性行为和自我进食欲望。家庭成员的进食行为和对食物的反应可作为小儿的榜样。乳牙逐渐出齐，是训练吞咽、咀嚼的关键期。此时幼儿自己也有准确的判断能量摄入的能力。

(二)膳食安排

食物选择种类逐渐多样化，从乳类为主变为以谷类为主。蛋白质每日 40g 左右，其中优质蛋白占 1/3～1/2。蛋白质、脂肪、碳水化合物产能之比约为 10%～15%：30%～35%：(50%～60%)。食物制作要细、软、碎，易于消化，逐渐增加食物花色品种。幼儿膳食安排需合理，每日四餐，其中两次奶类、两次主食，另加两次点心为宜。注意养成孩子定时进餐、不偏食、不吃零食的良好习惯，同时允许和鼓励儿童参与进食，满足自我进食欲望，培养独立进食能力。

三、儿童、少年的膳食

(一)儿童的膳食

学龄前期儿童骨骼、肌肉发育迅速，咀嚼能力增强，膳食基本接近成人。此期生长发育速度逐渐减慢，智力发育迅速。每日总能量供给约 80kcal(340kJ)/kg，应供给充足的蛋白质、卵磷脂、脑磷脂，钙、磷、钾，维生素 A、D、B_2，但脂肪和碳水化合物摄入不宜过高。除正常三餐外，下午加一次点心，以补充能量的需要。饮食应荤素搭配、粗细交替，注意色、香、味、美，促进儿童食欲，避免不良饮食习惯。

(二)少年的膳食

少年期，尤其在青春发育期，心理和智力发展达到高峰，学习紧张，脑力和体力消耗较大。应补充充足的优质蛋白质。同时，供给适量的肉类、海产品和奶类，提供铁、锌、碘、钙等矿物

质，增加绿叶蔬菜和新鲜水果的摄入，促进少年的生长发育。蛋白质、脂肪和碳水化合物产能比为(12%～15%)：(25%～30%)：60%。重视早餐的供给和质量，有条件者可在上午第2节课后加餐，点心、牛奶或豆浆。食物要在保证营养基础上经常更换花色品种以增进食欲。避免看书、看电视时进餐，同时注意饮食卫生。

第三节　蛋白质-能量营养障碍

一、蛋白质-能量营养不良

蛋白质-能量营养不良是由于缺乏能量和(或)蛋白质所致的一种营养缺乏症，多见于3岁以下的婴幼儿。临床上以体重明显减轻、皮下脂肪减少和皮下水肿为特征，常伴有各器官不同程度的功能紊乱。临床常见三种类型：以能量供应不足为主的消瘦型、以蛋白质供应不足为主的浮肿型、介于两者之间的消瘦-浮肿型。

【病因】

1. 长期摄入不足

喂养不当是导致营养不良的重要原因，如母乳不足而未及时添加其他含蛋白质乳品；奶粉配制过稀，突然停奶而未及时添加辅食；长期以淀粉类食品(粥、米粉、奶糕)为主；较大小儿的偏食、挑食、吃零食过多、不吃早餐等引起。

2. 消化吸收不良

消化吸收障碍，如消化系统解剖或功能上的异常(如唇裂、腭裂、幽门梗阻等)、慢性腹泻、过敏性肠炎、肠吸收不良综合征等均可影响食物的消化和吸收。

3. 需要量增加

急、慢性传染病(如麻疹、伤寒、肝炎、结核)的恢复期、生长发育快速阶段等均可因需要量增多而造成营养相对缺乏；糖尿病、大量蛋白尿、发热性疾病、甲状腺功能亢进、恶性肿瘤等均可使营养素的消耗量增多而导致营养不足。先天不足和生理功能低下如早产、双胎因追赶生长而需要量增加可引起营养不良。

【病理生理】

1. 新陈代谢异常

由于长期能量供应不足，导致自身组织消耗。蛋白质供给不足或丢失过多致血清蛋白下降、低蛋白性水肿；糖原不足或消耗过多致低血糖；脂肪消耗致血清胆固醇下降、脂肪肝；全身总液量增多致细胞外液呈低渗状态，易出现脱水、酸中毒、低血钾等；营养不良致体温调节功能下降致体温偏低、周围循环量减少等。

2. 各系统功能低下

由于消化液和酶的分泌减少、肠蠕动减弱，致消化功能低下，易发生腹泻；心收缩力减弱、血压偏低；肾小管重吸收功能减低、尿量增多而尿比重下降；神经抑郁但有时烦躁不安、反应迟钝、记忆力减退；免疫功能明显降低、极易并发各种感染。

【临床表现】

营养不良患儿最早出现的症状是体重不增，随后皮下脂肪逐渐减少或消失。皮下脂肪的消耗首先累及腹部，其次为躯干、臀部、四肢，最后为面颊，皮下脂肪层厚度是判断营养不良程度的重要指标之一。在营养不良初期，仅表现为体重减轻、皮下脂肪变薄、皮肤干燥；继而患儿出现体重和皮下脂肪进一步减少，身高(长)停止增长，皮肤苍白干燥、肌肉松弛；重度营养不良患儿出现体重明显减轻，身高(长)明显低于同龄人，皮下脂肪消失，皮肤干燥、苍白、无弹性，额部出现皱纹，肌肉萎缩，精神萎靡、反应差，体温偏低，脉细无力，食欲低下，腹泻和便秘交替，可有重要脏器功能损害，如心功能下降。婴幼儿营养不良的程度分段和临床特点见表5-6。

表5-6　婴幼儿营养不良的程度分级和临床特点

	Ⅰ度(轻)	Ⅱ度(中)	Ⅲ度(重)
体重低于正常均值(%)	15～25	25～40	＞40
腹部皮下脂肪厚度(cm)	0.8～0.4	＜0.4	消失
身高(长)	尚正常	低于正常	明显低于正常
消瘦	不明显	明显	皮包骨样
皮肤	尚正常	稍苍白、松弛，弹性差	苍白、干皱，弹性消失
肌张力	基本正常	肌张力偏低	肌肉萎缩，肌张力低下
精神状态	稍不活泼	萎靡或烦躁不安	呆滞，反应低下，抑制与烦躁交替

注：腹部皮下脂肪厚度的测量方法：脐旁乳头线上形成交点，左右旁开3cm与皮肤垂直，将其捏起量其上缘。正常值为0.8cm

蛋白质-能量营养不良患儿易出现各种并发症：

(1)营养性贫血　以小细胞低色素性贫血最为常见，主要与铁、叶酸、维生素B_{12}、蛋白质等造血原料缺乏有关。

(2)微量营养素缺乏　以维生素A、D缺乏最常见，严重水肿型营养不良中约有3/4患儿缺锌。

(3)感染　免疫功能低下，易患各种感染，如反复上呼吸道感染、肺炎、鹅口疮、腹泻、尿路感染、败血症等感染性疾病，特别是婴儿腹泻迁延不愈，加重营养不良。

(4)自发性低血糖　可突然发生，表现体温不升，面色灰白，神志不清，脉搏减慢，呼吸暂停等，若不及时诊治，可因呼吸麻痹而致死亡。

【临床分型】

(1)消瘦型　热能严重不足，表现为消瘦、皮下脂肪减少、皮肤弹性下降，身材矮小。

(2)浮肿型　蛋白质严重不足，表现为眼睑及身体低垂部位水肿，常伴腹泻。

(3)混合型　介于两者之间。

【实验室检查】

最突出的表现是血清白蛋白浓度降低，但由于其半衰期长(19～21天)故不够灵敏。胰岛素样生长因子1(IGF-1)不仅反应灵敏且受其他因素影响较小，是确诊蛋白质-营养不良的较好指标。营养不良小儿牛磺酸和必需氨基酸浓度降低，而非必需氨基酸变化不大。血清淀粉酶、脂肪酶、胆碱酯酶、转氨酶等活力均下降，经治疗后可迅速恢复。胆固醇、各项电解质及微量元素浓度皆可下降，生长激素分泌反有增多。

【诊断】

婴幼儿蛋白质-能量营养不良的诊断要点：①小儿年龄；②喂养史；③皮下脂肪消耗、体重减轻、全身各系统功能紊乱及其他营养素缺乏的临床表现。典型病例的诊断并不困难，轻度患儿易被忽略，需通过定期生长监测才能发现，确诊后还需详细询问病史和做进一步检查，以确定病因。诊断蛋白质-能量营养不良的基本测量指标为身长和体重，再根据其他临床特征来判断营养不良的分型和分度。

【治疗】

蛋白质-能量营养不良的治疗原则是积极处理各种危及生命的并发症，祛除病因，调整饮食，促进消化，增进食欲。

1. 处理危及生命的并发症

严重营养不良常发生危及生命的并发症，如腹泻致严重脱水和电解质紊乱、酸中毒、休克、肾衰竭、自发性低血糖、继发感染及维生素 A 缺乏所致的眼部损害等。有真菌感染的患儿，除积极给予支持治疗外，要及时进行抗真菌治疗及其他相应的处理。

2. 去除病因

在查明病因的基础上，积极治疗原发病，如纠正消化道结构畸形、控制感染性疾病、根治各种消耗性疾病、改进喂养方法等。

3. 调整饮食

蛋白质-能量营养不良的患儿因长期摄入过少，消化道只适应低营养的摄入，过快增加摄食量易出现消化不良、腹泻，故饮食调整的量和内容应根据实际的消化能力和病情逐步完成，不能操之过急。

(1)饮食调整的原则 由少到多、由稀到稠、循序渐进、逐渐增加饮食，直至恢复正常。轻度营养不良可从每日 250～330kJ/kg(60～80kcal/kg)开始，以后逐渐递增。中、重度可参考原来的饮食情况，从每日 165～230kJ/kg(40～55kcal/kg)开始，逐步少量增加；若消化吸收能力较好，可逐渐增加到每日 500～727kJ/kg(120～170kcal/kg)，待体重恢复正常后，再恢复到正常需要量，并按实际体重计算热能需要。蛋白质摄入量从每日 1.5～2.0g/kg 开始，逐步增加到 3.0～4.5g/kg。过早给予高蛋白食物，可引起腹胀和肝大。

(2)维生素及矿物质的补充 食物中应含有丰富的维生素和微量元素。母乳喂养儿可根据患儿的食欲哺乳，按需哺喂；人工喂养儿从给予稀释奶开始，适应后逐渐增加奶量和浓度。除乳制品外，可给予蛋类、肝泥、肉末、鱼粉等高蛋白食物，必要时也可添加酪蛋白水解物、氨基酸混合液或要素饮食。

4. 促进消化

给予各种消化酶(胃蛋白酶、胰酶)、B 族维生素。蛋白质同化类固醇制剂如苯丙酸诺龙能促进蛋白质合成，并增加食欲，每次肌注 10～25mg，每周 1～2 次，连续 2～3 周。对食欲差的患儿给予胰岛素注射，降低血糖，增加饥饿感以提高食欲，通常每日一次皮下注射胰岛素 2～3U，注射前先服葡萄糖 20～30g，每 1～2 周为一疗程。锌剂可提高味觉敏感度，能增加食欲，每日可口服元素锌 0.5～1mg/kg。

【预防】

1. 合理喂养

大力提倡母乳喂养，对母乳不足或不宜母乳喂养者应及时给予指导，采用混合喂养或人工喂养并及时添加辅助食品；纠正偏食、挑食、吃零食的不良习惯，小学生早餐要吃饱，午餐应保证供给足够的能量和蛋白质。

2. **合理安排生活作息制度**

坚持户外活动，保证充足睡眠，纠正不良的卫生习惯。

3. **防治传染病和先天畸形**

按时进行预防接种；对患有唇裂、腭裂及幽门狭窄等先天畸形者应及时手术治疗。

4. **推广应用生长发育监测图**

定期测量体重，并将体重值标在生长发育监测图上，如发现体重增长缓慢或不增，应尽快查明原因，及时予以纠正。

【预后】

预后取决于营养不良的发生年龄、持续时间及其程度，其中年龄越小，其远期影响越大。

二、小儿单纯性肥胖

小儿单纯性肥胖症是由于长期能量的摄入超过人体的消耗，使体内脂肪过度积聚，体重超过一定范围的一种营养障碍性疾病。凡体重超过同性别、同身高参照人群均值的20%即可称为肥胖。小儿肥胖症的发病率在我国呈逐步增多的趋势，目前约占5%～8%。肥胖不仅影响小儿的健康，还易成为成人肥胖症，引起高血压、糖尿病、冠心病、胆石症、痛风等疾病。儿童期肥胖症已成为我国儿童的严重健康问题，同时也成为严重的社会问题。对本病的防治应引起社会及家庭的重视。

【病因】

单纯性肥胖症占肥胖症的95%～97%，不伴有明显的内分泌、代谢性疾病，其发病与下列因素有关。

1. **能量摄入过多**

摄入的营养素超过机体代谢需要，多余的能量转化为脂肪，积聚于体内。

2. **活动量过少**

缺乏适当的活动和体育锻炼也是发生肥胖症的重要因素，即使摄食不多，也可引起肥胖。因患病需要减少活动的小儿也容易引起肥胖。肥胖儿大多不喜欢运动，形成恶性循环。

3. **遗传因素**

肥胖具有高度遗传性，目前认为与多基因遗传有关。肥胖双亲的后代发生肥胖者高达70%～80%，双亲正常的后代发生肥胖者仅10%～14%，双亲之一肥胖的后代发生肥胖者约40%～50%。

4. **其他**

如调节饱食及饥饿感的中枢失去平衡而致多食；精神创伤（如亲人病故、学习成绩落后等）以及心理异常等因素亦可致小儿过食而出现肥胖。

【病理生理】

肥胖的主要病理改变是脂肪细胞的体积增大和（或）数目增多。在小儿出生前3个月、出生后第1年和11～13岁这三个阶段引起的肥胖特点为脂肪细胞数目增多并且体积增大，治疗较困难易复发；而不在这三个阶段引起的，则仅出现脂肪细胞体积增大，数目增多不明显，治疗比较见效且不易复发。

肥胖患儿可发生以下代谢及内分泌改变：①对环境温度变化的应激能力降低，有低温倾向；②脂类代谢异常，常伴有血甘油三酯、胆固醇、极低密度脂蛋白及游离脂肪酸增加，但高密度脂蛋白减少，以后易并发动脉粥样硬化、冠心病、高血压、胆石症等疾病；③嘌呤代谢异常，血尿酸水平增高，易发生痛风症；④内分泌改变，如男性患儿的雄激素水平可降低，女性患儿的雌激素水平可增高。

【临床表现】

肥胖症可发生于任何年龄，最常见于婴儿期、5～6岁儿童和青春期。患儿食欲旺盛，喜食甜食、油炸（煎）食物和高脂肪食物。因行动不便而不喜欢运动，且动作笨拙。明显肥胖小儿常有疲劳感，用力时气短或腿痛。严重肥胖者由于脂肪的过度堆积限制了胸廓和膈肌运动，使肺通气量不足，引起低氧血症、气急、发绀、红细胞增多，严重时心脏扩大或出现充血性心力衰竭甚至死亡，称肥胖-换气不良综合征。

体格检查可见患儿皮下脂肪丰满，但分布均匀，腹部膨隆下垂。严重肥胖者可因皮下脂肪过多，使胸腹、臀部及大腿皮肤出现白色或紫色皮纹；少数肥胖患儿因体重过重，走路时两下肢负荷过重可致膝外翻和扁平足。女性肥胖患儿的外生殖器发育大多正常，胸部脂肪增多应与乳房发育相鉴别。男性肥胖患儿因大腿内侧和会阴部脂肪堆积，阴茎可隐匿在阴阜脂肪垫中而被误诊为阴茎发育不良。

肥胖小儿性发育常较早，故最终身高常略低于正常小儿。由于怕被别人讥笑而不愿与其他小儿交往，故常有心理上的障碍，如自卑、胆怯、孤独等。

【实验室检查】

血甘油三酯、胆固醇大多增高，严重肥胖患儿血清β脂蛋白也增高；常有高胰岛素血症；血生长激素水平减低，生长激素刺激试验的峰值也较正常儿童低。肝脏超声波检查常有脂肪肝。

【诊断】

小儿肥胖的诊断，以同性别、同身高（长）小儿正常均值为标准，超过10%～19%者为超重；超过均值20%以上者为肥胖，其中超过20%～29%者为轻度肥胖，超过30%～49%者为中度肥胖，超过50%以上者为重度肥胖。确诊时须与可引起继发性肥胖的疾病相鉴别。

体质指数(BMI)指体重/身高（长）的平方(kg/m^2)，是判断肥胖的另一种指标。小儿体质指数因年龄性别而异，可查阅图表，如BMI值在P_{85}～P_{95}之间为超重，超过P_{95}为肥胖。

【鉴别诊断】

1. 伴肥胖的遗传性疾病

(1)**Prade-Willi 综合征** 是一种先天性代谢病，呈周围型肥胖体态，从婴儿晚期开始肥胖，伴有肌张力低下、体矮、小手足、智能低下及生殖腺发育不全、斜视等症状。

(2)**Laurence-Moon-Biedl 综合征** 是一种多发性畸形，周围型肥胖、多指趾、视觉障碍、智力低下及性功能减低等。

(3)**Alstrom 综合征** 呈中央型肥胖，视网膜色素变性、失明、神经性耳聋、糖尿病。

2. 伴肥胖的内分泌疾病

(1)**肥胖生殖无能症** 继发于垂体及下丘脑病变而引起的肥胖，但其体脂有特殊分布，以颈、颏下、乳、下肢、会阴及臀部为主，手指、足趾显得纤细、身材矮小、第二性征延迟或不出现。

(2)**其他内分泌疾病** 如甲状腺功能减低症、肾上腺皮质增生症、生长激素缺乏症等虽有皮脂增多的表现，但均各有其特点，故不难鉴别。

【治疗】

肥胖症的治疗原则是减少热能性食物的摄入和增加机体对热能的消耗，使体内过剩的脂肪不断减少，体重逐渐下降。采取饮食疗法和运动疗法为主要的治疗措施，药物治疗的效果不很肯定，外科手术治疗的并发症严重，不宜用于小儿。

1. **饮食疗法**

因患儿处于生长发育时期，在限制饮食量及种类的同时必须满足基础营养需要。①给予高蛋白、低脂肪、低碳水化合物、富含维生素和矿物质的食物。为防止低脂饮食消耗自身脂肪储备，同时会使蛋白质分解，故需同时供应优质蛋白质。糖类分解成葡萄糖后会强烈刺激胰岛素分泌，从而促进脂肪合成，故必需适量限制。②鼓励多吃体积大而热能低的蔬菜类食品。富含纤维素的蔬菜(萝卜、青菜、黄瓜、番茄、莴苣、苹果、柑橘、竹笋等)，食物体积在一定程度上可使患儿产生饱腹感，其纤维还可以减少糖类的吸收和胰岛素的分泌，促进胆固醇排泄，且有一定的通便作用。③培养良好的饮食习惯对减肥具有重要作用，如避免晚餐过饱，不吃夜宵，不吃零食，少吃或不吃油炸(煎)食品，细嚼慢咽等。平时不要让患儿看到美食，以免引起食欲中枢兴奋。

2. **运动疗法**

适当的运动能促使脂肪分解，减少胰岛素分泌，使脂肪合成减少，蛋白质合成增加，促进肌肉发育。肥胖患儿常因动作笨拙和活动后易累而不愿运动，应选择有效而又容易坚持的运动项目，提高对运动的兴趣，如散步、晨跑、做操、游泳等。每日坚持运动 30 分钟左右，运动量根据患儿耐受力而定，以运动后轻松愉快、不感到疲劳为原则。如运动后疲惫不堪、心慌气促以及食欲大增均提示活动过度。

3. **药物治疗**

苯丙胺类和马吲哚类等食欲抑制剂以及甲状腺素等增加消耗类药物对儿童均应慎用。

【预防】

孕妇在妊娠后期要适当减少摄入脂肪类食物，防止胎儿体重增加过重。要宣传肥胖儿不是健康儿的观点，使家长摒弃“越胖越健康”的陈旧观念；父母肥胖者更应定期检测小儿体重，以免小儿发生肥胖症。

第四节 维生素营养障碍

一、维生素 A 缺乏症

维生素 A 缺乏症是维生素 A 缺乏而引起的全身性疾病，主要临床表现为皮肤黏膜改变(如毛囊角化、角膜软化等)，影响视网膜上视紫红质更新引起夜盲、免疫功能损伤。我国儿童中维生素 A 缺乏病的发生率明显下降，但在边远农村地区仍有群体流行，亚临床状态缺乏现象还相当普遍。

【吸收与代谢】

维生素 A 的化学名为视黄醇，主要存在于动物性食物如乳类、蛋类和动物内脏中含量丰富，深色蔬菜中含有的胡萝卜素也是维生素 A 的重要来源，其中最具有维生素 A 生物活性的是 β-胡萝卜素，但其吸收利用率很低。无论是胡萝卜素还是维生素 A，在小肠细胞中转化成棕榈酸酯后与乳糜微粒结合通过淋巴系统进入血液循环再转运到肝脏。在肝脏中再酯化为棕榈酸酯后储存。当周围靶组织需要维生素 A 时，肝脏中的维生素 A 棕榈酸酯经酯酶水解为醇式后，与视黄醇结合蛋白结合，再与前白蛋白结合，形成复合体后释放入血，经血行转运至靶组织。维生素 A 在体内氧化后转变为视黄酸，视黄酸是维生素 A 在体内发生多种生物作用的重要活性形式，如维持上皮细胞活性、调节淋巴细胞功能等。

【生理功能和病理改变】

1. 维护皮肤黏膜层的完整性

维生素 A 可参与糖蛋白的合成，对上皮细胞的细胞膜起稳定作用，维持上皮细胞的形态完整和功能健全。维生素 A 缺乏的初期病理改变是上皮组织干燥，继而使正常的柱状上皮细胞转变为角状复层上皮，形成过度角化变性和腺体分泌减少。这种变化累及全身上皮组织，最早受影响的是眼结膜和角膜，表现为结膜和角膜干燥、软化甚至穿孔，以及泪腺分泌减少。皮肤改变则为毛囊角化，皮脂腺、汗腺萎缩。消化道表现为舌味蕾上皮角化，肠道黏膜分泌减少，食欲减退等。呼吸道黏膜上皮萎缩、干燥，纤毛减少，抗病能力减退。消化道和呼吸道感染性疾病的危险性提高，且感染常迁延不愈，泌尿和生殖系统上皮细胞也有同样改变，影响其功能。

2. 构成视觉细胞内的感光物质

视网膜上对暗光敏感的杆状细胞含有感光物质视紫红质，由 11 -顺式视黄醛与视蛋白结合而成，为暗视觉的必需物质。经光照漂白后，11 -顺式视黄醇转变为全反式视黄醛并与视蛋白分离，此过程产生电能刺激视神经形成视觉。全反式视黄醛经还原为全反式视黄醇，再经酶的作用重新转化为 11 -顺式视黄醛，可在暗光下与视蛋白结合再次形成视紫红质。在此过程中，除了消耗能量和酶外，还有部分视黄醛变成视黄醇被排泄，所以必须不断地补充维生素 A，才能维持视紫红质的合成和整个暗光视觉过程。

3. 促进生长发育与维护生殖功能

维生素 A 参与细胞的 RNA、DNA 合成，对细胞分化组织更新有一定影响。参与软骨内成骨，维生素 A 缺乏时长骨形成和牙齿发育均受障碍。维生素 A 缺乏时还会导致男性睾丸萎缩，精子数量减少、活力下降，也可影响胎盘发育。

4. 维持和促进免疫功能

维生素 A 对许多细胞功能活动的维持和促进作用是通过其在细胞核内的特异性受体——视黄酸受体实现的。视黄酸受体可以形成异源性二聚体或同源性二聚体与视黄酸反应元件结合，从而调控靶细胞基因的相应区域。这种对基因的调控结果可以促进免疫细胞产生抗体的能力，也可以促进细胞免疫的功能，以及促进 T 淋巴细胞产生某些细胞因子。维生素 A 缺乏时，免疫细胞内视黄酸受体的表达相应下降，影响机体免疫功能。

【病因和发病机制】

1. 原发性因素

4 岁以下儿童维生素 A 缺乏的发生率远高于成人，其主要原因是维生素 A 和胡萝卜素都很难通过胎盘进入胎儿体内。因此新生儿血清和肝脏中的维生素 A 水平明显低于母体。如出生后不能得到充足的维生素 A 补充则极易出现维生素 A 缺乏病。

2. 消化吸收影响因素

维生素 A 为脂溶性维生素，它和胡萝卜素在小肠的消化吸收都依靠胆盐的帮助，膳食中脂肪含量与它们的吸收有密切联系。膳食中脂肪含量过低，胰腺炎或胆石症引起胆汁和胰腺酶分泌减少，一些消化道疾病如急性肠炎、粥样泻等造成胃肠功能紊乱都可影响维生素 A 和胡萝卜素的消化吸收。

3. **储存利用影响因素**

任何影响肝脏功能的疾病都会影响维生素 A 体内储存量，造成维生素 A 缺乏。一些消耗性传染病，尤其是麻疹、猩红热、肺炎和结核病都会使体内的维生素 A 存储消耗尽。摄入量则往往因食欲缺乏或消化功能紊乱而明显减少，两者的综合结果最终导致维生素 A 缺乏病发生。

【临床表现】

1. **眼部表现**

眼部的症状和体征是维生素 A 缺乏病的早期表现。夜盲或暗光中视物不清最早出现，但往往不被重视，婴幼儿也常常不会叙述。上述暗适应力减退的现象持续数周后开始出现干眼症的表现，眼结膜和角膜干燥，失去光泽，自觉痒感，泪减少。眼部检查可见结膜近角膜边缘处干燥起皱褶，角化上皮堆积形成泡沫状白斑，称结膜干燥斑或毕脱斑。继而角膜发生干燥、浑浊、软化、自觉畏光、眼痛、常用手揉搓眼部导致感染，严重时可发生角膜溃疡、坏死以致引起穿孔，虹膜、晶状体脱出，导致失明。这些表现多见于小年龄儿童患消耗性感染性疾病如麻疹、疟疾等之后，多数为双侧同时发病。

2. **皮肤表现**

开始时仅感皮肤干燥，易脱屑，有痒感，渐至上皮角化增生，汗液减少，角化物充塞毛囊形成毛囊丘疹。检查触摸皮肤时有粗砂样感觉，以四肢伸面、肩部为多，可发展至颈、背部甚至面部，毛囊角化引起毛发干燥，失去光泽，易脱落，指(趾)甲变脆易折，多纹等。

3. **生长发育障碍**

严重维生素 A 缺乏会影响儿童的生长发育，主要是骨骼系统的生长发育。临床表现为身高落后，牙齿釉质易剥落，失去光泽。由于颅骨、脊椎骨发育受阻而神经系统发育照常，使两者不相称，引起脑和脊髓组织受压，导致颅内压增高和脊神经萎缩。

4. **易发生感染性疾病**

在维生素 A 缺乏早期或亚临床状态缺乏时，免疫功能低下就已经可能存在，表现为消化道和呼吸道感染性疾病发生率增高，且易迁延不愈。

5. **其他**

维生素 A 有促进肝脏中储存铁释放入血后的转运，使铁能正常地被红细胞摄入利用。因此维生素 A 缺乏时会出现贫血，其表现类似缺铁性贫血。血红蛋白、红细胞压积和血清铁水平降低，血清铁蛋白正常，肝脏和骨髓储存铁反而增加。维生素 A 缺乏能使泌尿器官的上皮发生角化脱屑，并形成一个中心病灶，钙化物以此为中心不断沉淀而形成泌尿系统的结石。

【实验室检查】

1. **血浆维生素 A 测定**

婴幼儿血浆正常水平为 300～500μg/L，年长儿和成人为 300～800μg/L，200～300μg/L 为亚临床状态可疑缺乏，低于 200μg/L 可诊断为维生素 A 缺乏。但血浆维生素 A 水平并不能完全反映全身组织的营养状态，在高度怀疑时可以使用相对剂量反应试验(RDR)进一步确定。其方法为：在空腹时采取静脉血(A_0)，然后口服视黄醇制剂 450μg，5 小时后再次采取静脉血(A_5)，测定两次血浆中维生素 A 的水平并按公式(如下)计算 RDR 值，$RDR\% = (A_5 - A_0)/A_5 \times 100$。如 RDR 值大于 20%为阳性，表示存在亚临床状态维生素 A 缺乏。

2. **血浆视黄醇结合蛋白测定**

血浆视黄醇结合蛋白(RBP)水平能比较敏感地反映体内维生素 A 的营养状态，低于正常范围有缺乏的可能。

3. **尿液脱落细胞检查**

计数尿中上皮细胞，如每立方毫米上皮细胞超过3个以上(尿路感染除外)有助于维生素A缺乏诊断，找到角化上皮细胞具有诊断意义。

4. **暗适应测定**

选用暗适应计和视网膜电流变化检查，维生素A缺乏者暗适应能力减退。

【诊断】

临床诊断要点：①有长期动物性食物摄入不足；②有各种消化道疾病、慢性消耗性疾病史或急性传染病史等；③出现夜盲或干眼症等眼部特异性表现，以及皮肤的症状和体征时，即可诊断。为进一步早期确诊，可根据当地条件进行以上辅助检查。

【治疗】

1. **调整饮食，去除病因**

增加富含维生素A食物的摄入，如动物性食物和含胡萝卜素较多的深色蔬菜，也可采用维生素A强化的食品如婴儿配方奶粉和辅食等。此外，应积极治疗原发疾病，如肠道感染、肝胆病和其他全身性疾病，使体内代谢恢复正常，以便吸收和利用胡萝卜素和维生素A。

2. **维生素A制剂**

轻症维生素A缺乏病及消化吸收功能良好者可以每日口服维生素A制剂7500～15000μg(相当于2.5万～5万IU，浓维生素A丸含2.5万IU/丸)，分2～3次服用，2日后减量为每日口服1500μg(4500IU)。如有肠道吸收障碍者，可先采用深部肌注维生素AD注射剂0.5～1ml，每日1次(每支内含维生素A7500μg，维生素D62.5μg)。3～5日后病情好转即改口服浓缩制剂。经维生素A治疗后临床症状好转迅速，夜盲常于2～3日后明显改善，干眼症状3～5日消失，结膜干燥、毕脱斑1～2周后消失，角膜病变也渐好转，皮肤过度角化需1～2个月方痊愈。

3. **眼局部治疗**

为预防结膜和角膜发生继发感染，可采用抗生素眼药水(如0.25%氯霉素)或眼膏(如0.5%红霉素或金霉素)治疗，每日3～4次。如角膜出现软化和溃疡时，可采用抗生素眼药水与消毒鱼肝油交替滴眼，约1小时1次，每日不少于20次。用药时动作要轻柔，切不可压迫眼球，以防造成角膜穿孔，虹膜、晶状体脱出。

【预防】

平时注意膳食的营养平衡，经常食用富含维生素A的动物性食物和深色蔬菜、水果，一般不会发生维生素A的缺乏。小年龄儿童是预防维生素A缺乏的主要人群，孕妇和乳母应多食维生素A丰富的食物，保证新生儿和乳儿的摄入量。人工喂养婴儿应尽量选择维生素A强化配方奶和辅食，每日推荐摄入量婴幼儿为400μg视黄醇当量(RE)，5岁以上儿童为750μg RE，少年和成人为800μg RE，孕妇为1000μg RE，乳母为1200μg RE，(1IU维生素A=0.3μg RE=6μgβ胡萝卜)。在维生素A缺乏的高发地区，可采用每隔半年给予一次口服维生素A的预防措施。而继发性维生素A缺乏症的患者应及早补充维生素A制剂。

【附】维生素A过多症和胡萝卜素血症

维生素A摄入过多可以引起维生素A过多症，分为急性和慢性两种。维生素A过量会降低细胞膜和溶酶体膜的稳定性，导致细胞膜受损，组织酶释放，引起皮肤、骨骼、脑、肝等多种脏器病变。脑受损可使颅内压增高；骨组织变性引起骨质吸收、变形、骨膜下新骨形成、血钙和尿钙都上升。肝组织受损则引起肝脏肿大，肝功能改变。

(一)急性维生素 A 过多症

儿童一次剂量超过 30 万 IU,成人一次剂量超过30 万～100 万 IU,即可发生急性中毒。曾报告成人因食大量北极熊、鲨鱼、大比目鱼、鳕鱼等的肝脏而发生中毒,小儿可因意外食用大量维生素 A、D 制剂而引起。

成人在一次服大量维生素 A 后 6～8 小时,至多在 1～2 日内出现急性中毒症状,主要有嗜睡或过度兴奋,头痛、呕吐、出现颅压增高现象;12～20 小时后皮肤红肿,继而发生脱皮,以表皮最厚处手掌、脚底最为明显,几周后方可恢复正常。婴幼儿以颅内压增高为主要特征,囟门未闭者可出现前囟隆起,脑脊液检查压力增高,细胞数正常,蛋白质数量略低,糖正常。血清维生素 A 量剧增,可达 500μg/L 以上(正常成人 100～300μg/L)。

(二)慢性维生素 A 过多症

多因长期摄入过量引起。引起慢性中毒剂量随年龄而不同,也有个体差异,婴儿较成人更为敏感。成人每日摄入8 万～10 万 IU,持续半年;或每日 3 万～4 万 IU,超过 8 年可引起慢性中毒。婴幼儿每日摄入 5 万～10 万 IU,超过 6 个月即可引起慢性中毒,也有报告每天仅限 2.5 万 IU,一个月即出现中毒症状。这种情况常见于采用口服鱼肝油制剂治疗维生素 D 缺乏性佝偻病时,由于鱼肝油制剂既含有维生素 D 又有维生素 A,当口服途径使用较大剂量的维生素 D 时极易造成维生素 A 的过量。

慢性维生素 A 中毒常首先出现胃纳减退,体重减轻,继而皮肤干燥、脱屑、皲裂,毛发干枯,脱发,齿龈红肿,唇干裂,鼻出血等现象,以及长骨肌肉连接处疼痛伴肿胀。体检可见肝脾肿大,伴贫血。脑脊液可有压力增高。X 线检查长骨可见骨皮质增生,骨膜增厚。肝功能检查可出现转氨酶升高,严重者可出现肝硬化。有时发生高血钙、高尿钙。

确诊后立即停服维生素 A 制剂和含维生素 A 的食物。急性中毒症状一般在 1～2 周内消失,骨骼改变也逐渐恢复,但较缓慢,约需 2～3 个月。颅压高引起反复呕吐而发生失水和电解质紊乱者应给予对症治疗。本病预后良好,但个别病程长、病情严重者可留下后遗症身材矮小。

(三)胡萝卜素过多症

因摄食富含胡萝卜素的食物(胡萝卜、南瓜、橘子等)过多,以致大量胡萝卜素不能充分迅速在小肠黏膜细胞中转化为维生素 A 而引起。虽然摄入的 β-胡萝卜素在体内可转化为维生素 A,但其吸收只有 1/3,而吸收的胡萝卜素只有一半可以转化为维生素 A,所以胡萝卜素摄入量只有 1/6 发挥维生素 A 的作用,故大量摄入胡萝卜素一般不会引起维生素 A 过多症,但可以使血中胡萝卜素水平增高,发生胡萝卜素血症。血清胡萝卜素含量升高明显,可达 4.7～9.3μmol/L(正常约为 1.9～2.7μmol/L),致使黄色素沉着在皮肤内及皮下组织内,表现为鼻尖、鼻唇皱襞、前额、手掌及足底皮肤出现橘黄色,但巩膜无黄染。一般胡萝卜素血症为一过性过程,停止大量进食胡萝卜类食物后,可在 2～6 周内逐渐消退,不需特殊治疗,一般没有生命危险。

二、营养性维生素 D 缺乏

(一)维生素 D 缺乏性佝偻病

维生素 D 缺乏性佝偻病简称佝偻病,是因体内维生素 D 缺乏引起钙磷代谢紊乱,产生的一种以骨骼病变为特征的全身慢性营养性疾病。典型表现是正在生长的骨骺端和骨组织矿化不全。如果维生素 D 不足造成成熟骨矿化不足,则表现为成年人的骨质软化症。

本病多见于2岁以内的婴幼儿。我国北方佝偻病患病率高于南方，是我国儿童保健重点防治的“四病”之一。近年来，随社会经济文化水平的提高，我国营养性维生素D缺乏性佝偻病发病率逐年降低，病情也趋于轻度。

【维生素D的来源、转化和生理功能】

1. 来源

维生素D的来源有三种途径：①胎儿可通过胎盘从母体中获得维生素D，胎儿体内25-(OH)D_3的贮存可满足生后一段时间的生长需要；②从食物中摄取获得的维生素D含量很少，但婴幼儿可从强化维生素D的食物中（如配方奶粉和米粉）摄入充足的维生素D；③人类皮肤中7-脱氢胆固醇，经日光中波长290～320nm的紫外线照射转变为胆骨化醇即为内源性维生素D_3，是人体维生素D的主要来源。

2. 转化

维生素D是一组具有生物活性的脂溶性类固醇衍生物，包括维生素D_2（麦角骨化醇）和维生素D_3（胆骨化醇）。存在于植物性食物中的维生素D_2在胆汁的作用下，在小肠刷状缘经淋巴管吸收；皮肤光照合成的维生素D_3直接吸收入血。维生素D_2和维生素D_3均无生物活性，被人体吸收进入血液循环后与血浆中的维生素D结合蛋白(DBP)相结合后运输到肝脏，需经过两次羟化后才发挥生物效应。首先经肝细胞微粒体和线粒体中的25-羟化酶作用下转变为25-羟维生素D_3[25-(OH)D_3]，与α-球蛋白结合被运输到肾脏，经近端肾小管上皮细胞线粒体中的1-α羟化酶的再次羟化生成1,25-二羟维生素D，即1,25-$(OH)_2D_3$，具有很强的抗佝偻病生物活性。

3. 生理功能

从肝脏释放入血液循环中的25-(OH)D_3是维生素D在人体血液中的主要形式，浓度较稳定，可反映体内维生素D的营养状况，血中正常值为11～60ng/ml，其虽有一定的生物活性，但作用较弱。

在正常情况下，血液循环中的1,25-$(OH)_2D_3$是维持钙、磷代谢平衡的主要激素之一，主要通过作用于靶器官（肠、肾、骨）而发挥其抗佝偻病的生理功能：①促进小肠黏膜合成钙结合蛋白，增加肠道钙磷的吸收；②增加肾小管对钙、磷的重吸收，提高血磷浓度，有利于骨的矿化作用；③对骨骼钙的动员，与甲状旁腺协同使破骨细胞成熟，促进骨重吸收，旧骨中钙盐释放入血；另一方面刺激成骨细胞促进骨样组织成熟和钙盐沉积。

【病因】

1. 储存不足

母亲妊娠期，特别是妊娠后期维生素D摄入不足，如母亲严重营养不良、肝肾疾病、慢性腹泻，以及早产、双胎均可使婴儿体内贮存不足。

2. 日光照射不足

冬季日光照射不足，紫外线又不能透过玻璃窗，尤其我国北方冬季较长，日照时间短，而且小儿户外活动又少；大城市高楼大厦可阻挡日光照射，大气污染如烟雾、尘埃亦会吸收部分紫外线，均可使内源性维生素D生成不足。

3. 摄入不足

天然食物中包括乳类含维生素D量很少，不能满足婴幼儿需要；虽然人乳中钙磷比例适宜，利于钙的吸收，但纯母乳喂养儿缺少户外活动或不及时补充鱼肝油，则也易发生佝偻病。

4. 生长速度快、需要增加

婴儿生长速度快，维生素 D 需要量增加，如早产儿、双胞胎体内储存维生素 D 不足，婴幼儿早期生长速度较快，极易发生佝偻病；重度营养不良患儿生长迟缓，发生佝偻病较少。

5. 疾病因素

胃肠道或肝胆疾病可影响维生素 D 的吸收与利用，如慢性腹泻、婴儿肝炎综合征等；或肝肾疾病影响维生素 D 的羟化作用导致生成量不足而引起佝偻病。

6. 药物影响

长期服用抗惊厥药物（如苯妥英钠、苯巴比妥）可使体内维生素 D 不足，刺激肝细胞微粒体的氧化酶系统活性增加，使维生素 D 和 25 -(OH)D_3 加速分解为无活性的代谢产物。糖皮质激素有对抗维生素 D 对钙的转运作用。

【发病机制】

维生素 D 缺乏性佝偻病可以看成是机体为维持正常血钙水平而对骨骼造成损害。长期严重维生素 D 缺乏时，造成肠道吸收钙、磷减少和低血钙症，以致甲状旁腺功能代偿性亢进，甲状旁腺素（PTH）分泌增加以动员骨钙释出使血清钙浓度维持在正常或接近正常的水平；但 PTH 同时也抑制肾小管重吸收磷，继发机体严重钙、磷代谢失调，导致血磷降低。细胞外液钙、磷浓度不足破坏了软骨细胞正常增殖、分化和凋亡的程序；钙化管排列紊乱，使长骨骺线失去正常的形态，参差不齐，钙化带消失；骨基质不能正常矿化，成骨细胞代偿增生，碱性磷酸酶分泌增加，骨样组织堆积于干骺端，骺端增厚，向两侧膨出形成"串珠"，"手足镯"。骨膜下骨矿化不全，成骨异常，骨皮质被骨样组织替代，骨膜增厚，骨质疏松，负重出现弯曲；颅骨骨化障碍而颅骨软化，颅骨骨样组织堆积出现"方颅"。临床即出现一系列佝偻病症状和血生化改变（图 5 - 1）。

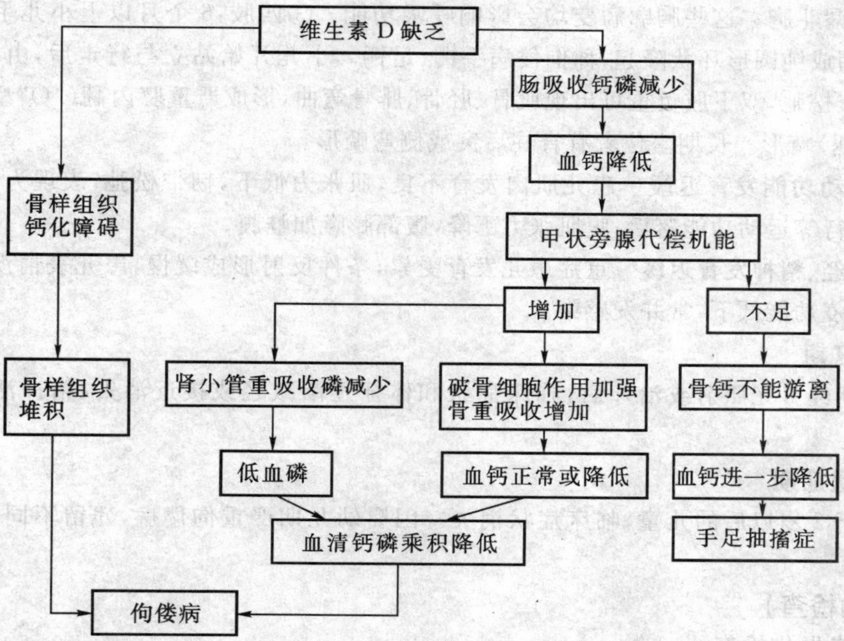

图 5 - 1　维生素 D 缺乏性佝偻病和手足搐搦症的发病机制

【临床表现】

本病多见于婴幼儿，特别是小婴儿。主要表现为生长最快部位的骨骼改变，肌肉松弛和非特异性神经精神症状。因此年龄不同，临床表现不同。佝偻病的骨骼改变常在维生素D缺乏数月后出现，围生期维生素D不足的婴儿佝偻病出现较早，儿童期发生佝偻病的较少。重症佝偻病患儿还可有消化和心肺功能障碍，并可影响行为发育和免疫功能。本病在临床上可分期如下：

1.初期（早期）

多见6个月以内，特别是3个月以内小婴儿。多为神经兴奋性增高的表现，如易激惹、烦闹、睡眠不安、夜间啼哭。常伴与室温季节无关的多汗，尤其头部多汗而刺激头皮，致婴儿常摇头擦枕，出现枕秃。但这些并非佝偻病的特异症状，仅作为临床早期诊断的参考依据。

2.活动期（激期）

早期维生素D缺乏的婴儿未经治疗，继续加重，患儿主要表现为骨骼改变、运动功能以及智力发育迟缓。

(1)骨骼改变 ①头部：6月龄以内婴儿的佝偻病以颅骨改变为主，前囟边较软，颅骨薄，检查者用双手固定婴儿头部，指尖稍用力压迫枕骨或顶骨的后部，可有压乒乓球样的感觉。6月龄以后，尽管病情仍在进展，但颅骨软化消失。正常婴儿的骨缝周围亦可有乒乓球样感觉。额骨和顶骨中心部分常常逐渐增厚，至7～8个月时，变成"方盒样"头型即方颅（从上向下看），头围也较正常增大。②胸部：骨骺端因骨样组织堆积而膨大，沿肋骨方向于肋骨与肋软骨交界处可及圆形隆起，从上至下如串珠样突起，以两侧第7～10肋骨最明显，称佝偻病串珠；严重患儿膈肌附着部位的肋骨长期受膈肌牵拉而内陷，形成一条沿肋骨走向的横沟，称为肋膈沟或郝氏沟；第7、8、9肋与胸骨相连处软化内陷，致胸骨柄前突，形成鸡胸；如胸骨剑突部向内凹陷，可形成漏斗胸。这些胸廓病变均会影响呼吸功能。③四肢：6个月以上小儿手腕、足踝部肥厚的骨骺成钝圆形环状隆起，称佝偻病手镯、足镯。小儿开始站立与行走后，由于骨质软化与肌肉关节松弛，双下肢负重可出现股骨、胫骨、腓骨弯曲，形成严重膝内翻（"O"型腿）或膝外翻（"X"型腿）畸形。长期坐位者有脊柱后突或侧弯畸形。

(2)运动功能发育迟缓 患儿肌肉发育不良，肌张力低下，韧带松弛，表现为头颈软弱无力，坐、立、行等运动功能落后；腹肌张力下降，腹部膨隆如蛙腹。

(3)神经、精神发育迟缓 重症患儿发育受累，条件反射形成缓慢，患儿表情淡漠，语言发育迟缓，免疫功能低下，常并发感染。

3.恢复期

任何期经日光照射或治疗后，临床症状和体征逐渐减轻或接近消失，精神活泼，肌张力恢复。

4.后遗症期

多见于2岁以后的儿童，临床症状消失。因婴幼儿期严重佝偻病，残留不同程度的骨骼畸形。

【辅助检查】

1.血液生化检查

①初期：血钙正常或稍低（正常值2.25～2.75mmol/L）、血磷降低（正常值1.3～

1.8mmol/L)、钙磷乘积降低，碱性磷酸酶正常或稍高(金氏正常值106～213U/L)。②活动期：血钙、磷均降低，以血磷降低明显，碱性磷酸酶明显增高。若有条件，血清25-羟维生素D_3[25-(OH)D_3]水平测定是最可靠的诊断标准，血清25-(OH)D_3在早期就明显降低。③恢复期：血钙、血磷逐渐恢复正常，碱性磷酸酶约需1～2个月降至正常。④后遗症期：血生化检查正常。

2.X线检查

①初期：骨骺多正常或钙化带稍模糊。②活动期：长骨X线显示长骨钙化带消失，干骺端呈毛刷样、杯口状改变；骨骺软骨盘增宽(>2mm)；骨质稀疏，骨皮质变薄；可有骨干弯曲畸形或青枝骨折，骨折可无临床症状。③恢复期：治疗2～3周后骨骼X线改变有所改善，出现不规则的钙化线，以后钙化带致密增厚，骨骺软骨盘<2mm，逐渐恢复正常。④后遗症期：骨骼干骺端X线检查正常。

【诊断】

诊断要点：①有维生素D缺乏的病因；②具备各期相应的临床表现；③血生化及骨骺X线检查有对应的结果；即可诊断。但应注意早期神经兴奋性增高的症状有无特异性，如多汗、枕脱、烦闹等，因此仅据临床表现的诊断准确率较低，以血清25-(OH)D_3水平测定为最可靠的诊断标准，血清25-(OH)D_3在早期即明显降低。但无条件进行该项测定时，多数以血生化与骨骺X线的检查来进行诊断。

【鉴别诊断】

1.与佝偻病的体征相鉴别

(1)先天性甲状腺功能低下　生后2～3个月开始出现甲状腺功能不足现象，并随月龄增大症状日趋明显，如生长发育迟缓、体格明显矮小、出牙迟、囟门大而闭合晚、腹胀等，与佝偻病相似，但患儿智能低下，有特殊面容，血TSH测定可鉴别。

(2)黏多糖病　由于黏多糖代谢异常，常有器官受累，可出现多发性骨发育不全，如头大、头型异常、脊柱畸形、胸廓扁平等特征。主要依据骨骼的X线表现和尿中黏多糖的测定做出诊断。

(3)软骨发育不良　这是一种遗传性软骨发育障碍，出生时即可见四肢短、头大、前额突出、腰椎前突、臀部后凸。根据特殊的体型及骨骼X线可帮助鉴别。

(4)脑积水　出生后数月起病，头颅与前囟进行性增大。因颅内压增高，可见前囟饱满紧张，骨缝分离，颅骨叩诊有破壶音，严重者两眼向下呈日落状。头颅B超、CT可作出诊断。

2.与佝偻病体征相同而病因不同的鉴别

(1)低血磷抗维生素D佝偻病　本病多为性连锁遗传，或常染色体显性或隐性遗传，为肾小管吸收磷及肠道吸收磷的原发性缺陷所致。症状多出现在1岁以后，血钙正常，血磷明显降低，尿磷增加，用一般维生素D治疗无效。

(2)远端肾小管性酸中毒　由于肾小管泌氢不足，从尿中丢失大量钠、钾、钙，继发甲状旁腺功能亢进，骨质脱钙，出现佝偻病体征。患儿骨骼畸形显著，身材矮小，有代谢性酸中毒，多尿，碱性尿。血钾、钙、磷降低，血氨升高。

(3)维生素D依赖性佝偻病　常染色体隐性遗传，可分为：Ⅰ型为肾脏1羟化酶缺陷，使25-(OH)D_3转变为1,25-$(OH)_2D_3$发生障碍，血中25-(OH)D_3浓度正常；Ⅱ型为靶器官

1,25-$(OH)_2D_3$受体缺陷，血中1,25-$(OH)_2D_3$浓度升高。两型临床均有严重的佝偻病体征，低钙血症、低磷血症，碱性磷酸酶明显升高及继发性甲状旁腺功能亢进。Ⅰ型患儿又可有高氨基酸尿症；Ⅱ型有脱发。

(4)肾性佝偻病 由于先天或后天性原因引起慢性肾功能不全，导致钙磷代谢紊乱，血钙低、血磷高，继发性甲状旁腺功能亢进，骨质普遍脱钙，骨骼佝偻病改变。一般在幼儿后期症状明显，形成侏儒状态。

(5)肝性佝偻病 肝功能不良使25-$(OH)D_3$生成障碍。若伴有胆道阻塞，不仅影响维生素D吸收，而且由于钙皂形成，进一步抑制钙的吸收。急性肝炎、先天性肝外胆管缺乏或其他肝脏疾病时，循环中25-$(OH)D_3$明显降低，出现低钙血症、抽搐和佝偻病的体征。

【治疗】

1.一般治疗

坚持母乳喂养，及时添加含维生素D较多的食品（肝、蛋黄等），多到户外活动增加日光直接照射的机会。如果膳食中钙摄入不足，应补充适当钙剂。活动期阶段勿使患儿久坐、久站，防止骨骼畸形。

2.补充维生素D

以口服为主，初期每日口服50～100μg(2000～4000IU)，持续1个月后，改为预防量每日400IU。若不能坚持口服或重症佝偻病有并发症者，可肌注维生素D大剂量20万～30万IU一次，3个月后改预防量。治疗一个月后应复查，如临床表现，血生化与骨骼X线改变无恢复征象，应与抗维生素D佝偻病鉴别。

3.矫形疗法

采取主动和被动运动矫正骨骼畸形，轻度骨骼畸形在治疗后或在生长过程中自行矫正。应加强体格锻炼，可做些主动或被动运动的方法矫正。例如俯卧撑或扩胸动作使胸部扩张，纠正轻度鸡胸及肋外翻。严重骨骼畸形者需外科手术矫正，4岁后可考虑手术治疗。

【预防】

营养性维生素D缺乏性佝偻病是一自限性疾病，有研究证实日光照射和生理剂量的维生素(400IU)可治疗佝偻病，因此，现认为确保儿童每日获得维生素D 400IU是预防和治疗的关键。

1.围生期

孕母应多户外活动，食用富含钙、磷、维生素D以及其他营养素的食物。妊娠后期适量补充维生素D(800IU/日)有益于胎儿贮存充足维生素D，以满足生后一段时间生长发育的需要。

2.婴幼儿期

应采取综合性预防措施，即提倡母乳喂养，保证一定时间的户外运动和预防量的维生素D和钙剂并及时添加辅食。出生1个月后可让婴儿逐渐坚持户外活动，冬季也要注意保证每日1～2小时户外活动时间。有研究显示，每周让母乳喂养的婴儿户外活动2小时，仅暴露面部和手部，可维持婴儿血25-$(OH)D_3$浓度在正常范围的低值。

3.早产儿、低出生体重儿、双胎儿

生后1周开始补充维生素D每日800IU，3个月后改预防量；足月儿生后2周开始补充维生素D每日400IU，均补充至2岁。夏季阳光充足，可在上午和傍晚户外活动，暂停或减量服用维生素 D。一般可不加服钙剂，但乳类摄入不足和营养欠佳时可适当补充微量营养素和钙剂。

（二）维生素 D 缺乏性手足搐搦症

维生素 D 缺乏性手足搐搦症又称佝偻病性低钙抽搐，是维生素 D 缺乏性佝偻病的伴发症状之一，多见 6 个月以内的小婴儿。临床表现以血钙降低导致神经肌肉兴奋性增高，出现惊厥、手足搐搦、喉痉挛等。目前因预防工作的普遍开展，已较少发生。

【病因和发病机制】

当维生素 D 缺乏时，血钙下降而甲状旁腺代偿性分泌亦不足时，不能促进骨钙动员和增加尿磷的排泄，致血钙进一步下降。当总血钙低于 1.75～1.88mmol/L 或游离钙浓度＜1.0mmol/L，即可出现手足搐搦症。而维生素 D 缺乏时机体出现甲状旁腺功能低下的原因尚不清楚，推测当婴儿体内钙营养状况较差时，维生素 D 缺乏的早期甲状旁腺急剧代偿分泌增加，以维持血钙；当维生素 D 继续缺乏，甲状旁腺功能反应过度而疲惫，出现血钙降低。因此维生素 D 缺乏性手足搐搦症的患儿，同时存在甲状旁腺功能亢进所产生的佝偻病的表现与甲状旁腺功能低下的低血钙所致的临床表现。

【临床表现】

典型发作主要为惊厥、喉痉挛和手足搐搦，并有程度不等的活动期佝偻病的表现。

1. 隐匿型

血清钙多在 1.75～1.88mmol/L，没有典型发作的症状，但可通过刺激神经肌肉而引出下列体征。

（1）面神经征 以手指尖或叩诊锤骤击患儿颧弓与口角间的面颊部（第 7 脑神经孔处），引起眼睑和口角抽动为面神经征阳性，新生儿期可呈假阳性。

（2）腓反射 以叩诊锤骤击膝下外侧腓骨小头上腓神经处，引起足向外侧收缩者即为腓反射阳性。

（3）陶瑟征 以血压计袖带包裹上臂，使血压维持在收缩压与舒张压之间，5 分钟之内该手出现痉挛症状属陶瑟征阳性。

2. 典型发作

血清钙低于 1.75mmol/L 时可出现惊厥、喉痉挛和手足搐搦。

（1）惊厥 为最常见的发作形式，多见于小婴儿。表现为突然发生四肢抽动，两眼上窜，面肌颤动，神志不清，发作时间可短至数秒钟，发作时间长者可伴口周发绀。发作停止后意识恢复，精神萎靡而入睡，醒后活泼如常，发作次数可数日 1 次或 1 日数次，甚至多至 1 日数十次。一般不发热，发作轻时仅有短暂的眼球上窜和面肌抽动，神志清楚。

（2）手足搐搦 可见于较大婴儿、幼儿，突发手足痉挛呈弓状，双手呈腕部屈曲状，手指伸直，拇指内收掌心，强直痉挛；足部踝关节伸直，足趾同时向下弯曲。

（3）喉痉挛 婴儿多见，喉部肌肉及声门突发痉挛，呼吸困难，有时可突然发生窒息，严重缺氧甚至死亡。

【诊断】

诊断要点：①突发无热惊厥，且反复发作，发作后神志清醒而无神经系统体征；②有佝偻病存在；③总血钙低于 1.75mmol/L，离子钙低于 1.0mmol/L。

【鉴别诊断】

1. 无热惊厥

低血糖症、低镁血症、婴儿痉挛症、原发性甲状旁腺功能减退症多为无热惊厥，依据临床发作特点、实验室检查可与维生素 D 缺乏性手足搐搦鉴别。

2. 中枢神经系统感染

脑膜炎、脑炎、脑脓肿等中枢神经系统感染，大多伴有发热和感染中毒症状，有颅内压增高体征及脑脊液改变。

3. 急性喉炎

大多伴有上呼吸道感染症状，也可突然发作，声音嘶哑伴犬吠样咳嗽和吸气困难，无低钙症状，钙剂治疗无效。

【治疗】

1. 急救处理

惊厥时应立即吸氧。喉痉挛者须立即将舌头拉出口外，并进行口对口呼吸或加压给氧，必要时行气管插管以保证呼吸道通畅。可用 10％水合氯醛保留灌肠（每次 40～50mg/kg）或地西泮肌内（静脉）注射（每次 0.1～0.3mg/kg），迅速控制惊厥或喉痉挛。

2. 钙剂治疗

尽快给予 10％葡萄糖酸钙 5～10ml（或 1ml/kg）加 10％葡萄糖溶液 10～20ml 静脉点滴或缓慢静脉注射，以提高血钙浓度。重症者每日可重复 2～3 次，直到惊厥停止后改为口服钙剂。

3. 维生素 D 治疗

症状控制后可按维生素 D 缺乏性佝偻病补充维生素 D。

【附】维生素 D 中毒

近年来屡有因维生素 D 摄入过量引起中毒的报道，应引起儿科医师的重视。维生素 D 中毒多因以下原因所致：①预防量过大，每日摄入维生素 D 过多，或大剂量维生素 D 数月内反复肌注；②误将其他骨骼代谢性疾病或内分泌疾病诊为佝偻病而长期大剂量摄入维生素 D；③短期内多次给予大剂量维生素 D 治疗佝偻病。但维生素 D 中毒剂量的个体差异大，一般小儿每日服用 500～1250μg（2 万～5 万 IU）或每日 50μg/kg（2000IU/kg），连续数周或数月即可发生中毒。敏感小儿每日 100μg（4000IU）连续 1～3 个月即可中毒。

【发病机制】

当机体大量摄入维生素 D 时，使体内维生素 D 反馈作用失调，血清 1,25-$(OH)_2D_3$ 的分泌增加，肠吸收钙与磷增加，血钙浓度过高，降钙素调节使血钙积淀于骨与其他器官组织，影响其功能。如钙盐沉积于肾脏可产生肾小管坏死和肾钙化，严重时可发生肾萎缩，慢性肾功能损害；钙盐沉积于小支气管与肺泡，损害呼吸道上皮细胞引起溃疡或钙化灶；如在中枢神经系统、心血管等重要器官组织出现较多钙化灶，则产生不可逆的严重损害。

【临床表现】

早期症状为厌食、恶心、呕吐、低热、倦怠、烦躁不安、顽固性便秘，体重下降。重症可出现惊厥，心律不齐、血压升高，尿频、夜尿，烦渴，甚至脱水、酸中毒，尿中出现蛋白质、红细胞、管型等改变，继而发生慢性肾衰竭。

【诊断】

有维生素 D 过量的病史，但因早期症状无特异性，且与早期佝偻病的症状有重叠，如烦躁不安，多汗等，应仔细询问病史加以鉴别。

早期血钙升高＞3mmol/L，尿钙强阳性，尿常规检查示尿蛋白阳性，严重时可见红细胞，白细胞管型。X 线检查可见长骨干骺端钙化带增宽（＞1mm）、致密、骨干皮质增厚，骨质疏松或骨硬化，颅骨增厚，呈现环形密度增深带。重症时大脑、心、肾、大血管、皮肤有钙化灶，可出现氮质血症、脱水和电解质紊乱，肾脏 B 超示肾萎缩。

【治疗】

疑维生素 D 过量中毒即应停服维生素 D，如血钙过高应限制钙的摄入，包括减少富含钙的食物摄入，加速钙的排泄，口服氢氧化铝或依地酸二钠减少肠钙的吸收，使钙从肠道排出，口服泼尼松抑制肠内钙结合蛋白的生成而降低肠钙的吸收；亦可试用降钙素，注意保持水、电解质的平衡。

【预防】

家长在给孩子服用维生素 D 时应按医嘱服用，不可随意加量。

第五节　微量元素障碍

人体是由 60 多种元素所组成，已被确认与人体健康和生命有关的必需微量元素有 18 种，即有铁、铜、锌、钴、锰、铬、硒、碘、镍、氟、钼、钒、锡、硅、锶、硼、铷、砷等。尽管它们在人体内含量极小，但对维持人体中的新陈代谢却是十分必要的。一旦缺少了这些必需的微量元素，人体就会出现疾病，甚至危及生命。除铁外，儿科临床上常见的有锌缺乏、碘缺乏。

一、锌缺乏

锌为人体必需的微量元素之一，作为多种酶的组成成分广泛地参与各种代谢活动。儿童锌缺乏表现为味觉迟钝、食欲差、免疫机能低下、生长发育迟缓、夜盲等；青春期缺锌可致性成熟障碍。

【病因】

1. 入量不足、需要量增加

植物性食物含锌量较动物性食物少，故素食者易缺锌。生长发育期和营养不良恢复期相对锌需要量增多，孕妇与乳母需锌亦较多，如摄入不足，可致母亲与胎儿、乳儿缺锌。全胃肠道外营养如未加锌或加锌不足可致严重缺锌。感染、发热时锌需要量增加，同时食欲下降，入量减少，也易致缺锌。

2. 吸收不良

各种原因所致腹泻皆可减少锌的吸收，尤以慢性腹泻如吸收不良综合征、脂肪泻、胰腺囊性纤维性变等。谷类食物中含植酸盐与粗纤维多，妨碍锌的吸收。因牛乳锌吸收利用不及母乳锌，因此长期纯牛乳喂养也可致缺锌。

3. 丢失过多

如反复失血、溶血、外伤、烧伤皆可使大量锌随体液丢失；肝硬化、慢性尿毒症等因低白蛋白血症所致高锌尿症；一些药物如长期应用金属螯合剂（如青霉胺等）也可致锌缺乏。

4. **遗传缺陷**

如肠病性肢端皮炎为一种少见的常染色体隐性遗传病，因小肠吸收锌的机能缺陷，致体内含锌量减少。

【临床表现】

正常人体含锌 2～2.5g，锌参与体内 100 多种酶的形成，缺锌可影响核酸核蛋白质的合成和其他生理功能。

1. **消化功能减退**

缺锌时味蕾功能减退，味觉敏锐度降低，食欲缺乏，摄食量减少。消化酶活力降低，消化能力也减弱。另外，缺锌小儿可有异食癖如出现喜食泥土、纸张、煤渣等异物现象。

2. **生长发育落后**

缺锌妨碍生长激素轴功能以及性腺轴的成熟，表现为生长发育迟缓、体格矮小、青春期性发育延迟。缺锌可使脑 DNA 核蛋白质合成障碍，脑内谷氨酸浓度降低，从而引起智能迟缓。

3. **免疫功能降低**

缺锌可导致 T 淋巴细胞功能损伤，小儿细胞及体液免疫功能降低，易患各种感染。

4. **其他**

如脱发、皮肤干燥、皮炎、地图舌、反复口腔溃疡、创伤愈合迟缓、视黄醛结合蛋白减少出现夜盲、贫血等。

【辅助检查】

1. **空腹血清锌测定**

正常最低值为 11.47μmol/L(75μg/dL)。

2. **餐后血清锌浓度反应试验（PICR）**

测空腹血清锌浓度(Ao)作为基础水平，然后给予标准饮食(按全天总热量的 20%计算，其中蛋白质为 10%～15%，脂肪为 30%～35%，碳水化合物为 50%～60%)，2 小时后复查血清锌(A_2)按公式 $PICR=(Ao-A_2)/Ao\times100\%$计算，如 PICR>15%提示缺锌。

3. **发锌测定**

不同部位的头发和不同的洗涤方法均可影响测定结果，轻度缺锌时发锌浓度降低，严重时头发生长减慢，发锌值反而增高，故发锌不能反映近期体内的锌营养状况。

【诊断】

诊断要点：①具有缺锌的病史，如饮食中含锌量低，或长期吸收不良如慢性腹泻等；②出现味觉灵敏度及食欲降低，生长发育落后等临床表现；③血清锌<11.47μmol/L，PICR>15%；④锌剂治疗效果显著；即可诊断。

【治疗】

1. **病因治疗**

积极治疗原发病。

2. **饮食治疗**

鼓励多进食富含锌的动物性食物如肝、鱼、瘦肉、禽蛋、牡蛎等。提倡母乳喂养，初乳含锌丰富。

3. **补充锌剂**

常用葡萄糖酸锌,每日剂量为锌元素 0.5～1.0mg/kg,相当于葡萄糖酸锌 3.5～7mg/kg,疗程一般为 2～3 个月。长期静脉输入高能量者,每日锌用量为:早产儿 0.3mg/kg,足月儿～5 岁 0.1mg/kg,>5 岁 2.5～4mg/d。需要注意的是锌剂剂量过大也可引起恶心、呕吐、胃部不适等消化道刺激症状,甚至脱水和电解质紊乱。长期服用高浓度锌盐可抑制铜的吸收而造成贫血、生长延迟、肝细胞中细胞色素氧化酶活力降低等中毒表现。

【预防】

人初乳含锌量较高,其吸收利用率也较高,故婴儿母乳喂养对预防缺锌有利。人工喂养儿最好哺予强化了适量锌的婴儿配方奶。随年龄增长要按时加含锌较丰富的辅食,坚持平衡膳食,养成良好的饮食习惯。我国每天推荐元素锌摄入量为:6 个月以内的婴儿 1.5mg,6 个月～1 岁为 8mg,1～4 岁为 12mg,4～7 岁为 13.5mg。对可能发生缺锌的情况如早产儿、营养不良者、长期腹泻等,应适当补锌。

二、碘缺乏

碘是人体的必需微量元素之一,有"智力元素"之称。健康成人体内的碘的总量为 30mg(20～50mg),其中 70%～80%存在于甲状腺,主要参与甲状腺素合成。全球约有 38%的人口生活在碘缺乏地区,碘缺乏可导致碘缺乏病。

食物和饮水中缺碘是其根本原因,即外环境中碘缺乏。碘缺乏的临床表现取决于缺乏的程度、持续时间和碘缺乏时机体所处的发育阶段。若长期轻度缺碘则出现亚临床克汀病,表现轻度智力低下,生长发育迟缓,运动协调性、灵敏性差,轻度听力和前庭功能障碍。一般胎儿期缺碘可引起早产、死产及先天畸形;新生儿缺碘可引起甲状腺功能低下;儿童和青春期缺碘可引起甲状腺肿大。患儿出现血 T_3、T_4 降低、TSH 升高,尿碘降低,X 线骨片示骨龄延迟。

临床通常给予碘剂、甲状腺素制剂药物进行治疗,同时指导患者摄入含碘丰富的食物,如海产品。我国进行全民补碘,通过强化补充碘干预措施:①全民用碘盐;②提倡摄入含碘食物;③特定地区和人群给予口服碘化油。

学习小结

本章讲述了营养基础、小儿喂养的方法,重点讲述了蛋白质-能量营养障碍、维生素营养障碍(维生素 A 和维生素 D 缺乏)的概念、发病机制、病因、临床表现、诊断、治疗、预防;简述了微量元素障碍(锌、碘缺乏)的概念、临床表现、治疗。

学习本章时,应注意:①查找营养学书籍,了解营养学的基础知识;②熟悉小儿营养需求,能够对小儿喂养提出正确的指导;③掌握维生素营养障碍(维生素 A 和维生素 D 缺乏),能对其进行鉴别诊断,提出正确的治疗和预防方法;④能做好维生素营养障碍、微量元素障碍的健康宣教工作,达到预防的效果。

目标检测

一、简答题

1. 列表比较婴幼儿不同程度营养不良的临床特点。

2. 简述如何建立良好的母乳喂养。

3. 维生素D缺乏性佝偻病的病因包括哪些？初期和激期的主要表现是什么？

二、案例分析

患儿，男，6个月，因1个月前开始出现烦躁、夜间易惊醒、哭闹、多汗、摇头。查体：可见枕秃，颅骨按之有乒乓球感。患儿生后一直未添辅食，极少户外活动，血钙2.1mmol/L。

(1)请给该患儿做出诊断。

(2)导致患儿患本病的原因有哪些？最主要的是哪个？

(3)如何对该患儿进行治疗？如何预防本病？

第六章　新生儿与新生儿疾病

学习目标

【知识要求】

1. 掌握各种新生儿的定义，正常足月儿与早产儿的特点及各种常见新生儿疾病的诊断与治疗要点。

2. 熟悉各种常见新生儿疾病的临床表现，及新生儿胆红素代谢特点。

3. 了解各种常见新生儿疾病的病因与发病机制。

【能力要求】

能应用足月儿与早产儿的相关知识对其进行综合分析，并能结合临床病例列出各种常见新生儿疾病（新生儿窒息、新生儿缺氧缺血性脑病、新生儿颅内出血、新生儿黄疸、新生儿溶血病、新生儿寒冷损伤综合征、新生儿呼吸窘迫综合征、新生儿感染性疾病）的诊治计划。

第一节　概　述

新生儿是指出生脐带结扎到满 28 天内（＜28 天）的婴儿。这一时期，称为新生儿时期。研究新生儿生理、病理、疾病防治及保健等方面的科学称为新生儿学。新生儿学原属儿科学范畴，因发展迅速，现已渐形成独立的学科。新生儿是胎儿的继续，与产科密切相关，因此，又是围生医学的一部分。

围生医学是研究胎儿出生前后影响胎儿和新生儿健康的一门学科，涉及产科、新生儿科和有关的遗传、生化、免疫、生物医学工程等领域，是一门边缘学科。围生期是指产前、产时和产后的一段时期，国际上有四种定义：①围生期Ⅰ：即自妊娠 28 周（此时胎儿体重约 1000 克）至生后 7 天；②围生期Ⅱ：自妊娠 20 周（此时胎儿体重约 500 克）至生后 28 天；③围生期Ⅲ：自妊娠 28 周至生后 28 天；④围生期Ⅳ：自胚胎形成至生后 7 天。我国目前采用第一种定义。围生期的婴儿称为围生儿。由于经历了宫内迅速生长、发育，以及宫内向宫外环境转换阶段，因此，其死亡率和发病率高，尤其是生后 24 小时内。围生儿死亡率和新生儿死亡率是衡量一个国家卫生水平的标准。

【新生儿分类】

1. 根据胎龄（GA）分类

①足月儿：37 周≤GA＜42 周的新生儿（259～293 天）；②早产儿：＜37 周的新生儿（GA＜259 天）；③过期产儿：≥42 周的新生儿（≥294 天）。

2. 根据出生体重分类

出生体重（BW）指出生 1 小时内的体重。①超低出生体重儿（ELBW）：BW＜1000g，又称微小儿；②极低出生体重儿(VLBW)：指 BW＜1500g；③低出生体重儿(LBW)：BW＜2500g；④正常出生体重儿(NBW)：2500g≤BW≤4000g；⑤巨大儿：BW＞4000g 的新生儿。

3.根据出生体重和胎龄关系分

①小于胎龄儿(SGA)：BW 在同胎龄儿平均体重的第 10 百分位数以下的新生儿；②适于胎龄儿(AGA)：BW 在同胎龄儿平均体重的第 10 至第 90 百分位数之间的新生儿；③大于胎龄儿(LGA)：BW 在同胎龄儿平均体重的第 90 百分位数以上的新生儿。我国 15 城市不同胎龄新生儿出生体重值见表 6-1。

表 6-1 我国 15 城市不同胎龄新生儿出生体重值

胎龄(周)	平均值(g)	标准差(g)	第 3 百分位数(g)	第 10 百分位数(g)	第 90 百分位数(g)	第 97 百分位数(g)
28	1389	302	923	972	1799	2071
29	1475	331	963	1057	2034	2329
30	1715	400	1044	1175	2255	2563
31	1943	512	1158	1321	2464	2775
32	1970	438	1299	1488	2660	2968
33	2133	434	1461	1670	2843	3142
34	2363	449	1635	1860	3013	3299
35	2560	414	1815	2051	3169	3442
36	2708	401	1995	2238	3312	3572
37	2922	368	2166	2413	3442	3690
38	3086	376	2322	2569	3558	3798
39	3197	371	2457	2701	3660	3899
40	3277	392	2562	2802	3749	3993
41	3347	396	2632	2865	3824	4083
42	3382	413	2659	2884	3885	4170
43	3359	448	2636	2852	3932	4256
44	3303	418	2557	2762	3965	4342

注：摘自中国 15 城市新生儿体格发育科研协作组资料

4.根据出生后周龄分类

①早期新生儿：生后 1 周以内的新生儿，也属于围生儿；②晚期新生儿：出生后第 2 周开始至第 4 周末的新生儿。

5.按照出生时情况分类

(1)正常新生儿。

(2)高危儿 指已经发生或可能发生危重疾病而需要监护的新生儿。常见于：①母亲有糖尿病史，孕期有阴道流血、感染、吸烟、吸毒或酗酒史，母亲为 Rh 阴性血型，过去有死胎、死产或性传播病史等；②母亲患妊娠高血压综合征、先兆子痫、子痫、羊膜早破、羊水胎粪污染、胎盘早剥、前置胎盘、各种难产、手术产(高位产钳、胎头吸引、臀位产)、分娩过程中使用镇静和止痛药物史等;③出生时异常,如新生儿窒息、多胎儿、早产儿、小于胎龄儿、巨大儿、宫内感染、先天畸形等。

第二节 正常足月儿和早产儿的特点与护理

正常足月儿是指出生时 GA≥37 周和<42 周,BW≥2500g 和≤4000g,无畸形或疾病的活产婴儿。早产儿是未成熟儿,母亲孕期疾病、外伤、生殖器畸形、过度劳累、胎盘异常、多胎及胎儿畸形等均是引起早产的原因。早产儿在我国发病率 5%~10%,病死率和伤残率高。预防早产,降低新生儿死亡率和伤残率,对于提高我国人口素质显得十分重要。

(一)正常足月儿和早产儿外观特点

临床上,可根据初生婴儿的体格特征和神经发育情况来评价新生儿成熟度。正常足月儿与早产儿在外观上各具特点见表 6-2。

表 6-2 足月儿与早产儿外观特点

	早产儿	足月儿
皮肤	鲜红发亮、水肿,胎毛多	红润、皮下脂肪丰满、胎毛少
头发	细而软	分条清楚
耳壳	软、缺乏软骨、耳舟不清楚	软骨发育良好、耳舟形成、直挺
指、趾甲	未达到指、趾端	达到或超过指、趾端
跖纹	足底纹少	足底纹遍及整个足底
乳腺	无结节或结节<4mm	结节>4mm
外生殖器	男婴睾丸未降至阴囊、阴囊皱纹少 女婴大阴唇不能遮盖小阴唇	男婴睾丸已降至阴囊、阴囊皱纹多 女婴大阴唇遮盖小阴唇

(二)正常足月儿和早产儿生理特点

1. 呼吸系统

胎儿在宫内通过胎盘循环获得氧气和排除二氧化碳,不需要肺呼吸,其肺内充满液体,足月儿约 30~35ml/kg,出生时经产道挤压,约 1/3 肺液由口鼻排出,其余在建立呼吸后被肺间质内毛细血管和淋巴管吸收。若吸收延迟,则发生湿肺。新生儿呼吸频率较快,约为 40 次/分,因主要靠膈肌运动,故呈腹式呼吸。

早产儿呼吸中枢尚不成熟,呼吸浅表且节律不规整,常出现以下问题:①周期性呼吸:呼吸停止<20 秒,不伴有心率减慢及发绀;②呼吸暂停:呼吸停止>20 秒,伴心率<100 次/分及发绀;③肺泡Ⅱ型细胞产生表面活性物质少,易发生呼吸窘迫综合征;④长时间应用高压力和(或)高浓度氧,如机械通气,易引起支气管肺发育不良,即慢性肺疾病(CLD)。

2. 循环系统

出生后血液循环变化为:①脐带结扎后,胎盘-脐血循环终止;②随着呼吸建立和肺膨胀,肺循环阻力下降,肺血流增加;③从肺静脉回流到左心房的血量显著增加,压力增高,使卵圆孔关闭；④由于 PaO_2 增高，动脉导管收缩，继而关闭，完成胎儿循环向成人循环的转变。新生儿心率波动范围较大，通常为 90～160 次/分。足月儿血压平均为 70/50mmHg。早产儿心率偏快，血压较低，部分可伴有动脉导管开放。

3. 消化系统

足月儿吞咽功能已经完善，但食管下部括约肌松弛，胃呈水平位，幽门括约肌较发达，易溢乳。肠管壁较薄、通透性高，有利于吸收母乳中的免疫球蛋白，但肠腔内毒素和消化不全产物也容易进入血循环，引起中毒症状。消化道已能充分分泌大部分消化酶，只是淀粉酶至生后 4 个月才达到成人水平，因此不宜过早喂淀粉类食物。生后 10～12 小时开始排胎便，约 2～3 天排完。胎便由胎儿肠道分泌物、胆汁及咽下的羊水等组成，呈糊状，为墨绿色。若生后 24 小时仍不排胎便，应检查是否有肛门闭锁或其他消化道畸形。因肝内尿苷二磷酸葡萄糖醛酸基转移酶的量及活力不足，多数生后出现生理性黄疸，同时对多种药物处理能力（葡萄糖醛酸化）低下，易发生药物中毒。

早产儿吸吮力差，吞咽反射弱，贲门括约肌松弛，胃容量小，可发生哺乳困难、进奶量少，更易发生溢乳。消化酶含量接近足月儿，但胆酸分泌少，脂肪的消化吸收较差。缺氧或喂养不当等可引起坏死性小肠结肠炎。肝内酶的量及活力比足月儿更低，生理性黄疸较重，持续时间较长。肝脏合成蛋白能力差，常发生低蛋白血症和水肿，白蛋白减少也可使血清游离胆红素增加，易引起核黄疸。糖原储备少，导致低血糖。

4. 泌尿系统

足月儿出生时肾小球滤过功能低下，肾小管容积不足。肾稀释功能虽与成人相似，但其浓缩功能很差，故不能迅速有效地处理过多的水和溶质，易发生水肿和脱水。新生儿肾排磷功能差以及牛乳含磷高、钙磷比例失调，故牛乳喂养儿易发生血磷偏高和低钙血症。生后 24 小时内开始排尿，少数在 48 小时内排尿，如 48 小时仍不排尿应进一步检查。

早产儿肾浓缩功能更差，葡萄糖阈值低，易发生糖尿。由于碳酸氢根阈值低和肾小管排酸能力差，加之牛乳中蛋白质含量和酪蛋白比例高使内源性氢离子增加，故牛乳喂养儿易患晚期代谢性酸中毒，表现为面色苍白、反应差、体重不增和代谢性酸中毒。由于早产儿配方奶粉的广泛应用，现已很少发生。

5. 血液系统

足月儿血容量平均为 85ml/kg。出生时红细胞、网织红细胞和血红蛋白含量较高，血红蛋白中胎儿血红蛋白占 70%～80%（成人＜2%），5 周后降到 55%，随后逐渐被成人型血红蛋白取代。白细胞数生后第 1 天为 15～20×10^9/L，3 天后明显下降，5 天后接近婴儿值；分类中以中性粒细胞为主，4～6 天与淋巴细胞相近，以后淋巴细胞占优势。血小板出生时已达成人水平。由于胎儿肝脏维生素 K 储存量少，凝血因子Ⅱ、Ⅶ、Ⅸ、Ⅹ活性低，故生后常规肌注维生素 K_1。

早产儿血容量为 80～110ml/kg，周围血有核红细胞较多，白细胞和血小板稍低于足月儿。维生素 K、铁及维生素 D 储存较足月儿低，因而更易发生出血、贫血及佝偻病。维生素 E 缺乏亦是生后数周发生早产儿贫血的原因之一。

6. 神经系统

足月儿大脑皮层兴奋性低，睡眠时间长，觉醒时间一昼夜仅为 2～3 小时。大脑对下级中枢抑制较弱，且锥体束、纹状体发育不全，常出现不自主和不协调动作。出生时已具备多种暂时性的原始反射。常用的原始反射：①觅食反射：用手指触摸新生儿口角周围皮肤，头部转向刺激侧并张口将手指含入；②吸吮反射：将乳头或奶嘴放入新生儿口内，出现有力的吸吮动作；③握持反射：将物品或手指放入新生儿手心中，立即将其握紧；④拥抱反射：新生儿仰卧位，拍打床面后其双臂伸直外展，双手张开，然后上肢屈曲内收，双手握拳呈拥抱状。

上述反射生后数月自然消失，如新生儿期这些反射减弱或消失常提示有神经系统疾病。此外，正常足月儿也可出现年长儿的病理性反射，如克氏征、巴宾斯基征和佛斯特征等；腹壁和提睾反射不稳定，偶可出现阵发性踝阵挛。由于前囟和颅缝尚未闭合，有颅内病变时脑膜刺激征多不明显。新生儿脑相对大，脊髓相对长，其末端约在 3、4 腰椎下缘，故腰穿时应在第 4、5 腰椎间隙进针。

早产儿觉醒时间更短，胎龄愈小，原始反射愈难引出或反射不完全，肌张力低。此外，早产儿尤其极低出生体重儿脑室管膜下存在着发达的胚胎生发层组织，易发生脑室管膜下出血及脑室周围白质软化。

7. 体温

足月儿体温调节中枢功能尚不完善，皮下脂肪薄，体表面积相对较大，容易散热。寒冷时主要靠棕色脂肪代偿产热。生后环境温度显著低于宫内温度，散热增加，如不及时保温，可发生低体温、低氧、低血糖和代谢性酸中毒等；如环境温度高、进水少及散热不足，可使体温增高，发生脱水热。适宜的环境温度（中性温度）对新生儿至关重要。中性温度，又称适中温度，是使机体代谢、氧及能量消耗最低并能维持正常体温的环境温度。足月儿包被时为 24℃，生后 2 天内裸体为 33℃，以后逐渐降低。适宜的环境湿度为 50%～60%。

早产儿体温调节中枢功能更不完善，皮下脂肪更薄，体表面积相对较大，更易散热，并且胎龄越小，棕色脂肪越少，代偿产热的能力也越差，如环境温度低时，更易发生低体温。因汗腺发育差，如环境温度高时，体温也亦升高。BW 1500g～2500g 的早产儿，生后 1 个月内其裸体中性温度为 32～34℃。出生体重愈低或日龄愈小，则中性温度愈高。

8. 免疫系统

足月儿非特异性和特异性免疫功能均不成熟。皮肤黏膜薄嫩易擦破；脐部开放，细菌易进入血液。由于血中补体水平低，缺乏趋化因子，IgA 和 IgM 不能通过胎盘，因此易患细菌感染，尤其是革兰氏阴性杆菌；同时分泌型 IgA 也缺乏，故易发生呼吸道和消化道感染；血-脑屏障发育未完善，易患细菌性脑膜炎。

早产儿非特异性和特异性免疫功能更差，免疫球蛋白 IgG 虽可通过胎盘，但胎龄愈小，通过胎盘到达体内的 IgG 含量愈低，故更易患感染性疾病。随着生后不断接触抗原，T 细胞逐渐趋于成熟。

9. 能量及体液代谢

足月儿基础热量消耗为 209kJ/kg(50kcal/kg)，加之活动、食物特殊动力作用、大便丢失和生长需要等，每日共需热量约为 418～502kJ/kg(100～120kcal/kg)。生后头几天生理需水量为每日 60～100ml/kg，每日钠需要量 1～2mmol/kg。生后由于体内水分丢失较多，导致体重逐渐下降，约第 5～6 天降到最低点（小于 BW 的 9%），一般 7～10 天后恢复到出生体重，称为生理性体重下降。

早产儿所需热卡基本同足月儿，但由于吸吮力弱，消化功能差，常需肠道外营养。体液总量约为体重的 80%，按公斤体重计算所需液量高于足月儿，摄入 419kJ(100kcal) 热量一般需

100～150ml 水。<32 周早产儿每日钠需要量 3～4mmol/kg。

10. **常见的几种特殊生理状态**

(1)生理性黄疸 参见本章第六节。

(2)“马牙”和“螳螂嘴” 在上腭中线和齿龈部位，由上皮细胞堆积或黏液腺分泌物积留形成黄白色的小颗粒，俗称“马牙”，数周后可自然消退；新生儿两侧颊部各有一隆起的脂肪垫，俗称“螳螂嘴”，有利于吸吮乳汁。不可擦拭及挑破“马牙”和“螳螂嘴”，以免发生感染。

(3)乳腺肿大 由于来自母体的雌激素在生后突然中断，男女新生儿出生后 4～7 天均可有乳腺增大，如蚕豆或核桃大小，2～3 周消退，切忌挤压，以免感染。

(4)假月经 部分女婴生后 5～7 天阴道流出少许血性分泌物，可持续 1 周，俗称“假月经”，也是因雌激素中断所致。

(5)新生儿红斑及粟粒疹 生后 1～2 天，在头部、躯干及四肢常出现大小不等的多形红斑称为“新生儿红斑”；也可因皮脂腺堆积形成小米粒大小黄白色皮疹，称为“新生儿粟粒疹”，几天后自然消失。

(三)足月儿及早产儿护理

1. 保暖

生后应将足月儿置于预热的自控式开放式抢救台上，或自控式温箱中，设定腹壁温度为 36.5℃，抢救台或温箱可自动调节内部环境温度，保持新生儿皮温 36.5℃。4～6 小时后，移至普通婴儿床中(室温 24～26℃、空气湿度 50%～60%)。如体温升高，可打开包被散热，并补充水分，体温则可下降，一般不用退热药。对早产儿尤其要注意保温，体重低于 2000g 或体重较大伴低体温者，应置于自控式开放式抢救台上或温箱中，使腹壁温度维持在 36.5℃左右。

2. 喂养

足月儿出生后半小时即可哺母乳，以促进乳汁分泌，并防止低血糖。提倡按需哺乳。配方乳可每 3 小时 1 次，每日 7～8 次(详见第五章第二节)。喂奶前应清洗乳头，奶后将婴儿竖立抱起、轻拍背部，以排出咽下的空气，防止溢奶。奶量以奶后安静、不吐、无腹胀、胃内无残留(经胃管喂养)和理想的体重增长(15～30g/d，生理性体重下降期除外)为标准，否则应注意查找原因。

早产儿也应以母乳喂养为宜，必要时可用早产儿配方奶。开始先试喂 5%糖水，以后根据胎龄及出生体重，选择自行哺乳、经胃或十二指肠管等喂养方法。自行哺乳量应根据上述标准而定，早产儿理想的体重增长每天为 10～15g/kg。胎龄愈小，出生体重愈低，每次哺乳量愈少，喂奶间隔时间也愈短。哺乳量不能满足所需热量者应辅以静脉营养。

足月儿出生后应肌注 1 次维生素 K_1，1mg，早产儿应连续应用 3 次，剂量同前。生后第 4 天加维生素 C50～100mg/d，10 天后加维生素 A500～1000IU/d，维生素 D400～1000IU/d，4 周后添加铁剂，足月儿每日给元素铁 2mg/kg，极低出生体重儿每日给 3～4mg/kg。并同时加用维生素 E 25U 和叶酸 2.5mg，每周 2 次。

3. 呼吸管理

保持呼吸道通畅，早产儿仰卧时可在肩下放置软垫，避免颈部弯曲、呼吸道梗阻。出现发绀时应查找原因，同时予以吸氧，吸氧流量或浓度以维持动脉血氧分压 6.7～9.3kPa(50～70mmHg)或经皮血氧饱和度 90%～95%为宜。切忌给早产儿常规吸氧，以防吸入高浓度氧或吸氧时间过长导致早产儿视网膜病和支气管肺发育不良。如出现呼吸暂停，轻者经弹、拍打足底或刺激皮肤等可恢复呼吸；重者需经面罩或气管插管给氧复苏，同时应去除原因并转入新生儿重症监护室(NICU)进行监护和治疗。反复发作者可给予氨茶碱静脉注入，负荷量为4～6mg/kg，8～12小时后给予维持量1.5～3mg/kg，以后每8～12小时1次，也可予以茶碱或咖啡因口服。

4. 预防感染

新生儿护理和处置均应注意无菌操作。接触新生儿前后应洗手，婴儿室工作人员如患上呼吸道或皮肤感染，应暂时隔离。为预防感染还应做到以下几方面：①保持呼吸道通畅：清除呼吸道分泌物，生后数小时内，让婴儿侧卧位，有助于残存在呼吸道内的黏液自然流出。②保持脐带残端清洁和干燥：每日用酒精棉签擦拭脐带残端和脐窝部。一般生后3～7天残端脱落，脱落后如有严重渗血，应局部消毒并重新结扎。如10天后仍不脱落，则提示可能存在脐部感染。脐部如有黏液，可用酒精棉签擦拭；如有肉芽组织，可用硝酸银烧灼局部；如有化脓感染，用过氧化氢或碘酒消毒。必要时全身应用抗生素。③保持皮肤清洁：每日用温水清洗头、面、臀及会阴部。④其他：衣服宜宽大，质软，不用纽扣；应选用柔软、吸水性强的尿布。

早产儿免疫力低，早产儿室及所接触的物品均应定期消毒。室内地板、床架及暖箱应湿式清洁，定期乳酸熏蒸消毒；对感染者应及时隔离治疗。

5. 预防接种

生后3天内接种卡介苗，早产儿、皮肤病变或发热等其他疾病者应暂缓接种；对疑有先天性免疫缺陷的新生儿，绝对禁忌接种卡介苗，以免发生全身感染而危及生命。生后第1天、1个月、6个月时应各注射重组乙肝病毒疫苗1次，每次20～30μg，如生母为乙肝病毒携带者或乙肝患者，则婴儿出生后应立即肌注高价乙肝免疫球蛋白(HBIg)0.5ml，同时换部位注射重组乙肝病毒疫苗。

6. 新生儿筛查

应开展先天性甲状腺功能减低症及苯丙酮尿症等先天性代谢缺陷病的筛查。

第三节　新生儿窒息

新生儿窒息是指婴儿由于产前、产时或产后的各种原因引起呼吸、循环障碍，在生后1分钟内无自主呼吸或未能建立规律呼吸，而导致低氧血症和混合性酸中毒，是引起新生儿死亡和儿童伤残的重要原因之一。

【病因】

窒息的本质是缺氧，凡能造成胎儿或新生儿缺氧的因素均可引起窒息。

1. 孕母因素

①孕母患有慢性或严重疾病，如心、肺功能不全、严重贫血、糖尿病、高血压等；②妊娠并发症，如妊娠高血压综合征；③孕妇吸毒、吸烟或被动吸烟；④年龄≥35岁或＜16岁及多胎妊娠等。

2. 胎盘因素

前置胎盘、胎盘早剥和胎盘老化等。

3. 脐带因素

脐带受压、脱垂、绕颈、打结、过短和牵拉等。

4. **胎儿因素**

①早产儿、小于胎龄儿、巨大儿等；②先天畸形，如后鼻孔闭锁、喉蹼、肺膨胀不全、先天性心脏病及宫内感染所致神经系统受损等；③胎粪吸入致使呼吸道阻塞等。

5. **分娩因素**

①头盆不称，宫缩乏力、臀位，使用高位产钳、胎头吸引、臀位抽出术等；②产程中麻醉药、镇痛药及催产药使用不当等。

【病理生理】

大多数正常新生儿生后 2 秒钟开始呼吸，5 秒钟后啼哭，10 秒钟到 1 分钟出现规律呼吸。新生儿窒息多为胎儿窒息（宫内窘迫）的延续，可引起一系列病理生理变化。

1. **呼吸的改变**

(1)原发性呼吸暂停　在缺氧的初期，新生儿可发生短暂的快速呼吸，如缺氧存在，则呼吸停止，即原发性呼吸暂停。此时肌张力存在，心率先增快后减慢，血压升高，伴有发绀。此阶段若病因解除，经清理呼吸道和物理刺激即可恢复自主呼吸。

(2)继发性呼吸暂停　若病因未解除，低氧血症持续存在，在原发性呼吸暂停后出现几次喘息样呼吸，继而出现呼吸停止，即继发性呼吸暂停。此时肌张力消失、苍白、心率和血压持续下降，此阶段对清理呼吸道和物理刺激无反应，需正压通气方可恢复自主呼吸；否则将死亡，存活者可留有后遗症。

临床上有时难以区分原发性和继发性呼吸暂停，为不延误抢救，均可按继发性呼吸暂停处理。

2. **各器官缺氧缺血改变**

低氧和呼吸性酸中毒，引起体内血液重新分布，即肺、肠、肾、肌肉和皮肤等血流量减少，从而保证了心、脑、肾上腺等处的血液供应。当缺氧持续存在，无氧代谢使酸性产物极度增加，导致重度代谢性酸中毒。此时体内储存糖原耗尽，脑血流代偿机制失败，心脏功能受损，心率减慢，动脉压下降，脑血流量明显减少，可导致机体各器官功能和形态损伤，如脑和心肌损伤，休克、应激性溃疡等。

3. **血液生化及代谢改变**

缺氧后可出现血 pH 和 PaO_2 下降，$PaCO_2$ 升高；窒息时儿茶酚胺及胰高血糖素释放增加，早期血糖正常或增高，继之出现低血糖。由于酸中毒抑制胆红素与白蛋白结合，降低肝脏酶活力，使游离的未结合胆红素增加。由于左心房心钠素分泌增加，造成低钠血症；钙通道开放、钙泵失灵、钙内流引起低钙血症。

【临床表现】

1. **胎儿宫内窒息**

早期有胎动增加，胎心率≥160 次/分；晚期则胎动减少（<20 次/12 小时），甚至消失，胎心率<100 次/分，羊水混有胎粪。

2. **窒息程度判定**

Apgar 评分是临床评价出生窒息程度的经典而简易方法。①时间：分别于生后 1 分钟、5 分钟和 10 分钟进行常规评分。②内容：包括皮肤颜色、心率、对刺激的反应、肌张力和呼吸，Apgar 为上述 5 个英文单词的字头。③评估标准：每项 0～2 分，总共 10 分见表 6 - 3。1 分钟 Apgar 评分 8～10 分为正常，4～7 分为轻度窒息，0～3 分为重度窒息。④评估的意义：1 分钟评分反映窒息严重程度，5 分钟及 10 分钟评分除反映窒息严重程度外，还可反映抢救效果及帮助判断预后。胎龄小的早产儿成熟度低，虽无窒息，但评分较低。但早产儿窒息目前国内尚无统一标准。

表 6-3　新生儿 Apgar 评分标准

体征	0分	1分	2分
皮肤颜色	青紫或苍白	躯干红四肢紫	全身红
心率(次/分)	无	<100	>100
弹足底或插鼻管后反应	无反应	有皱眉动作	哭，喷嚏
肌张力	松弛	四肢略屈曲	四肢活动
呼吸	无	慢，不规则	正常，哭声响

3. 窒息后多器官受损表现

缺血缺氧可造成多器官损伤，窒息程度不同，发生器官损害的种类及严重程度各异。

【并发症】

①中枢神经系统：缺氧缺血性脑病和颅内出血；②呼吸系统：胎粪吸入综合征、呼吸窘迫综合征及肺出血等；③心血管系统：缺氧缺血性心肌损害（三尖瓣闭锁不全、心力衰竭、心源性休克）；④泌尿系统：肾功能不全或衰竭及肾静脉血栓形成等；⑤代谢方面：低血糖、低钙及低钠血症等；⑥消化系统：应激性溃疡和坏死性小肠结肠炎等。

【辅助检查】

对宫内缺氧胎儿，可通过羊膜镜了解羊水胎便污染程度或胎头露出宫口时取头皮血进行血气分析，以估计宫内缺氧程度；生后应检测动脉血气、血糖、电解质、血尿素氮和肌酐等生化指标。

【诊断】

按照新生儿 Apgar 评分标准进行。窒息诊断标准：①脐动脉血显示严重代谢性或混合性酸中毒，pH<7；②Apgar 评分0～3 分，并且持续时间>5 分钟；③有神经系统表现，如惊厥、昏迷或肌张力低；④多脏器受损。

【治疗】

新生儿窒息复苏必须分秒必争，生后应立即进行复苏及评估，而不应延迟至 1 分钟 Apgar 评分后进行，并应由产、儿科医生共同协作进行。

1. 复苏方案

采用国际公认的 ABCDE 复苏方案：①A(airway)清理呼吸道；②B(breathing)建立呼吸；③C(circulation)维持正常循环；④D(drugs)药物治疗；⑤E(evaluation)评价。尤以前三项最为重要，其中 A 是根本，B 是关键。

执行 ABCD 每一步骤的前后，应对评价指标，即呼吸、心率（计数 6 秒钟心率然后乘 10）和皮肤颜色进行评估。根据评估结果做出决定，执行下一步复苏措施。即应遵循：评估→决定→操作→再评估→再决定→再操作，如此循环往复，直到完成复苏。

2. 复苏步骤

快速评估，出生后立即用数秒时间快速评估 5 项指标：①是足月吗？②羊水清吗？③有呼吸或哭声吗？④肌张力好吗？⑤肤色红润吗？如以上任何1项为“否”，则进行以下初步复苏步骤。

(1)初步复苏 ①保暖：婴儿娩出后即置于远红外或其他方法预热的保暖台上。②摆好体位：肩部以布卷垫高2～3cm，使颈部轻微伸仰。③清理呼吸道：立即吸净口咽和鼻腔的分泌物，应先吸口腔，后吸鼻腔，吸引时间不超过10秒。如羊水混有胎粪，但新生儿有活力（有活力的定义：呼吸规则，肌张力好及心率＞100次/分）可不进行气管内吸引。④擦干：温热干毛巾快速揩干头部及全身，减少散热。⑤触觉刺激：婴儿经上述处理后仍无呼吸，可采用拍打足底2次和摩擦婴儿背来促使呼吸出现。以上五个步骤要求在生后30秒钟内完成。

(2)复苏气囊面罩正压通气 触觉刺激后，出现正常呼吸，心率＞100次/分，肤色红润或仅手足青紫者可予观察。若新生儿仍呼吸暂停或抽泣样呼吸，心率＜100次/分；或持续中心性发绀，应立即用100％的氧进行正压通气。通气频率40～60次/分，开始压力30～40cmH_2O，以后维持在20cmH_2O(1cmH_2O＝0.098kPa)。以心率增加接近正常、胸廓起伏、听诊呼吸音正常为宜。经30秒充分正压人工呼吸后，如有自主呼吸，再评估心率，如心率＞100次/分，可逐渐减少并停止正压人工呼吸。如自主呼吸不充分，或心率＜100次/分，需继续用气囊面罩或气管插管正压通气。

气管插管指征：①羊水胎粪污染且新生儿无活力需要吸净者；②重度窒息需较长时间加压给氧人工呼吸者；③应用气囊面罩正压通气胸廓扩张效果不好或仍然发绀者；④拟诊膈疝者；⑤需要气管内给药者（如肾上腺素、肺泡表面活性物质等）。

(3)胸外心脏按压 如正压通气30秒后，心率＜60次/分，应进行胸外心脏按压。用双拇指或中食指法，按压胸骨体下1/3处，频率为90次/分（每按压3次，正压通气1次），按压深度为胸廓前后径的1/3。

(4)药物治疗 ①肾上腺素：100％氧气充分正压人工呼吸、同时胸外心脏按压30秒后，心率仍然＜60次/分，应立即给予1∶10000肾上腺素0.1～0.3ml/kg，静推或气管内注入，5分钟后可重复一次。②扩容剂：给药30秒后，心率＜100次/分，并有血容量不足表现时，生理盐水每次10ml/kg，于10分钟以上静脉缓慢输注。大量失血者，需输入同型血。③碳酸氢钠：复苏过程中一般不主张使用碳酸氢钠，仅在经上述处理无效而又确定有严重代谢性酸中毒时，给予5％碳酸氢钠3～5ml/kg，加等量5％葡萄糖液后缓慢静脉推注（＞5～10分钟）。④多巴胺：应用上述药物后，仍有循环不良者可加用多巴胺，开始剂量为2～5μg/(kg·min)静脉点滴，以后根据病情可增加剂量。⑤纳洛酮：如窒息儿的母亲产前4小时内用过吗啡类麻醉或镇痛药，应给予纳洛酮，每次0.1mg/kg，静脉或肌肉注射，也可气管内注入。母亲疑为吸毒者或持续用美沙酮的新生儿不可用纳洛酮。

3.复苏后的监护与转运

复苏后需监测体温、呼吸、心率、血压、尿量、肤色、血气、血糖和电解质等。如并发症严重，需转运到NICU治疗，转运中需注意保温、监护生命指标和予以必要的治疗。

【预后】

窒息持续时间和程度对患儿的预后起关键作用。慢性宫内缺氧、先天性畸形、重度窒息复苏不及时或方法不当者，20分钟Apgar评分低，出生2周时神经系统异常症候仍持续者，预后不良。

【预防】

①加强围生期保健，及时处理高危妊娠。②加强胎儿监护，避免宫内胎儿缺氧。③推广复苏技术，培训产、儿科医护人员，确保分娩时必须有掌握复苏技术的人员在场。④各级医院产房内需配备复苏设备。

第四节　新生儿缺氧缺血性脑病

新生儿缺氧缺血性脑病（HIE）是指各种围生期窒息导致脑的缺氧、缺血性损害，临床出现一系列脑病的表现。HIE 是新生儿死亡和导致神经系统后遗症的重要原因之一，是围生期神经病学中一个重要的问题。

【病因】

缺氧是发病的核心，围生期窒息是引起 HIE 的主要原因，出生后严重心肺病变和贫血也可导致 HIE。

【发病机制】

HIE 的发病机制十分复杂，主要与脑血流改变、脑组织生化代谢改变等因素有关。

1. **脑血流改变**

窒息早期，体内血液重新分布，以保证脑的血液供应。随着缺氧时间延长，心功能受损导致全身血压下降，使脑血流减少。由于脑内血流的自身调节作用，使有限的血液首先保证代谢最旺盛的部位，如海马、脑干、丘脑、基底核和小脑这些部位的血液供应。如缺氧为急性完全性，则上述代偿机制无效，脑损伤易发生在海马、脑干、丘脑、基底核和小脑等代谢最旺盛的部位。

缺氧和高碳酸血症导致脑血管自主调节功能障碍，形成“压力被动性脑血流”即脑血流灌注完全随全身血压的变化而波动。当血压高时，脑血流过度灌注可致颅内血管破裂出血；当血压下降，脑血流减少，则导致缺血性脑损伤。

2. **脑组织代谢改变**

葡萄糖是脑组织能量的主要来源，但脑组织中储存的葡萄糖十分有限，因此，脑组织对缺氧缺血十分敏感。缺氧时脑组织的无氧酵解增加，组织中乳酸堆积、ATP 产生减少最终出现能量衰竭。细胞膜上钠-钾泵、钙泵功能不足，使 Na^+、Ca^{2+} 与水进入到细胞内，造成细胞源性脑水肿和细胞损伤。同时，许多因子如一氧化氮、内皮素、氧自由基、炎性因子以及兴奋性氨基酸的大量产生，通过一系列生化反应，最终导致脑细胞凋亡和坏死。

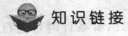

知识链接

新生儿缺氧缺血性脑病病理学改变

新生儿缺氧缺血性脑病病理改变除了与神经元本身的易损性有关之外，还与缺氧缺血的严重程度、时间和胎龄密切相关。海马、脑干、丘脑、基底核和小脑的神经元特别易损。在缺氧缺血的早期可发生弥漫性脑水肿，一般在 36～72 小时达高峰。由于脑组织发育上的差异，足月儿和早产儿的病理变化不同。足月儿易发生大脑皮质局灶性或多灶性神经元坏死和矢状窦旁区损伤，继而发生脑萎缩。早产儿则易发生脑室周围白质软化（PVL）和脑室内出血。脑干损伤则多见于足月儿严重而又急起的缺氧缺血。

【临床表现】

主要表现为意识障碍、肌张力及原始反射改变、惊厥、脑水肿、颅内高压等神经系统症状。惊厥常发生在出生 24 小时内，脑水肿颅内高压在 24～72 小时内最明显。根据临床表现，HIE 可分为轻、中、重度，见表 6－4。

表 6－4　HIE 临床分度

临床表现	分度		
	轻度	中度	重度
意识	兴奋抑制交替	嗜睡	昏迷
肌张力	正常或稍增加	减低	松软或间歇性伸肌张力增高
拥抱反射	活跃	减弱	消失
吸吮反射	正常	减弱	消失
惊厥	可有肌阵挛	常有	有或持续状态
中枢性呼吸衰竭	无	有	明显
瞳孔改变	正常或扩大	常缩小，对光反射迟钝	不对称或扩大
EEG	正常	低电压痫样放电	爆发抑制，等电压
病程及预后	症状在 72 小时内消失，预后好	症状在 14 天内消失，可能有后遗症	症状可持续数周，病死率高，存活者多有后遗症

【辅助检查】

1. 实验室检查

①血清肌酸激酶(CK)有 3 种同工酶，即 CK－BB，CK－MB 和 CK－MM，其中 CK－BB 主要存在于脑和神经组织中，其正常值＜10U/L。脑组织受损时 CK－BB 值升高。②神经元特异性烯醇化酶(NSE)主要存在于神经元和神经内分泌细胞中，HIE 时血浆中此酶活性升高(正常值＜6μg/L)。

2. 颅脑影像学检查

(1)B 超　显示病变主要为缺血性脑水肿所引起的改变。

(2)头颅 CT　可见脑室变窄，双侧大脑半球呈局灶性或弥漫性低密度影，双侧基底核和丘脑呈对称性密度增高等影像变化。有助于了解颅内出血范围和类型，但对于 HIE 的诊断仅作为参考，最适宜检查时间为生后 2～5 天。有病变者 3～4 周时宜复查。要排除与新生儿脑发育过程有关的正常低密度现象。

(3)磁共振成像(MRI)　对 HIE 病变性质与程度评价方面优于 CT，有条件时可进行检查。

【诊断】

足月儿 HIE 的病理和临床表现与早产儿不同，诊断标准也有所区别(目前尚无早产儿 HIE 的诊断标准)，主要根据病史和临床表现进行诊断。

患儿需同时具备以下 4 条者可确诊，第 4 条暂时不能确定者可作为拟诊病例。本诊断标准仅适用于足月儿。①有明确的可导致胎儿宫内窒息的异常产科病史，以及严重的胎儿宫内窘迫表现(胎心＜100 次/分，持续 5 分钟以上；和/或羊水Ⅲ度污染)，或在分娩过程中有明显窒息史；②出生时有重度窒息：指 Apgar 评分 1 分钟≤3 分，并延续至 5 分钟时仍≤5 分；或者出生时脐动脉血气 pH≤7.00；③出生后 24 小时内出现神经系统表现，如意识改变（过度兴奋、嗜睡、昏迷），肌张力改变（增高或减弱），原始反射异常（吸吮、拥抱反射减弱或消失），惊厥，脑干症状、体征（呼吸节律改变、瞳孔改变、对光反应迟钝或消失）和前囟张力增高；④排除低钙血症、低血糖症、感染、产伤和颅内出血等为主要原因引起的抽搐，以及遗传代谢性疾病和其他先天性疾病所引起的神经系统疾患。

【鉴别诊断】

需排除宫内感染、先天性神经、呼吸、循环、肌肉等系统疾病，产伤及母亲产前使用麻醉、镇静、止痛剂等可影响 Apgar 评分的情况。

【治疗】

治疗总原则为早治、足够疗程、综合措施、周密计划和树立信心。疾病极期综合治疗，目前采用三项支持，三项对症措施。

1. 三项支持疗法

①维持良好通气换气功能，保持 PaO_2＞6.65～9.31kPa（50～70mmHg），$PaCO_2$＜5.32kPa（40mmHg）。②维持良好循环功能，使心率和血压保持在正常范围，以保证各脏器的血液灌注。可用多巴胺，以每分钟 2～5μg/kg 速度用静脉输液泵注射，也可同时加用多巴酚丁胺。③维持血糖在正常高值（5mmol/L），以保证神经细胞代谢所需能源，但也不可过高，因为缺氧脑组织血糖过高所造成的组织酸中毒的危害甚至比低血糖更为严重。

2. 三项对症处理

(1)控制惊厥　首选苯巴比妥，负荷量 15～20mg/kg，缓慢静注，若不能控制惊厥，1 小时后再加用 10mg/kg。12～24 小时后给维持量，每日 3～5mg/kg。顽固性抽搐者加用地西泮，每次 0.1～0.3mg/kg 静脉滴注。或加用水合氯醛 50mg/kg 灌肠。

(2)降低颅内压　首选呋塞米。呋塞米每次 1mg/kg，静注，每日 2～6 次；严重者可用 20%甘露醇，每次 0.25～0.5g/kg，静注，每 4～6 小时 1 次，用 3～5 日。糖皮质激素一般不主张使用。

(3)消除脑干症状　当重度 HIE 临床出现呼吸节律异常，瞳孔改变，可用纳洛酮，剂量 0.05～0.1mg/kg，静脉注射，连用 2～3 日。

3. 阶段性治疗目标及疗程

生后 3 天内，维持内环境稳定；生后 4～10 天，治疗重点为应用脑细胞代谢激活剂和改善脑血流药物。

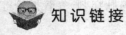

知识链接

新生儿缺氧缺血性脑病的液体治疗

新生儿缺氧缺血性脑病补液时应控制输液量及输液速度，每日液体总量不超过 60～80ml/kg，速度 3ml/(kg・h)。生后 4～10 天应用脑细胞营养代谢药，常选用药物为 1,6-二磷酸果糖，2.5mg/(kg・d)静脉点滴。胞磷胆碱，100～125mg 加入 5%葡萄糖 100ml 静脉点滴。或脑活素 5ml 加入 5%葡萄糖 50ml 静脉点滴。

4. **新生儿期后的治疗及早期干预**

对 HIE 的新生儿及早进行智能与体能的康复训练有利于促进脑功能的恢复和减少后遗症。

【预后】

本病预后主要与病情严重程度、就诊时间早晚、抢救是否正确及时有关。病情严重，惊厥、意识障碍、脑干症状持续时间超过 7 日，血清 CK－BB、脑电图和 MRI 持续异常者预后差。幸存者常留有运动和智力障碍、癫痫等后遗症。

【预防】

积极推广新法复苏，做好围生期保健，防止围生期窒息。

第五节 新生儿颅内出血

新生儿颅内出血是新生儿时期常见的因缺氧或产伤引起的最严重的脑损伤，早产儿多见，病死率高，存活者常留有神经系统后遗症。临床上以窒息、中枢神经系统的兴奋或抑制相继出现为特征。

【病因和发病机制】

1. **早产**

尤其是胎龄 32 周以下的早产儿，在脑室周围的室管膜下等部位均存在胚胎生发基质(GM)。该组织是一未成熟的毛细血管网，当动脉压力突然升高时可导致毛细血管破裂引起室管膜下出血；出血向内可穿破室管膜进入脑室内引起脑室内出血。血液外渗可扩散至脑室周围的白质。GM 层血管壁内皮细胞富含线粒体，耗氧量大，对缺氧十分敏感，易引起血管壁破坏出血。胎龄 32 周以后 GM 层逐步退化形成神经胶质细胞，构成生后脑白质的基础。

2. **缺氧**

窒息缺氧导致的高碳酸血症和休克，可损害脑血流的自主调节功能，使其变为“压力被动循环”模式，发生破裂而出血。低氧和高碳酸血症可引起脑血管扩张，静脉淤滞，压力增高而引起栓塞和出血。另外，当新生儿存在动脉导管未闭、先心病、气胸、严重酸中毒、抽搐等情况时，或者在治疗过程中快速扩容、吸痰、机械呼吸时吸气峰压过高或呼气末压过高、出现人机对抗等各种原因均可引起血压大幅度波动造成毛细血管破裂而导致出血。

3. **外伤**

主要为产伤所致。如胎位不正、胎儿过大、产程过短(全程少于 3h)或过长(全程长于 24h)，以及不适当的助产(使用高位产钳，胎头吸引器等)等机械性损伤可使天幕、大脑镰撕裂和脑表浅静脉破裂而导致硬膜下出血。其他如使用面罩加压给氧、头皮静脉穿刺、气管插管等操作时头部过分受压也可致颅内出血。

4. **其他**

新生儿患有维生素 K 缺乏或其他出血性疾病；母亲患原发性血小板减少性紫癜或孕期使用苯妥英钠、苯巴比妥、利福平等药物的新生儿；脑血管畸形；不适当地输入高渗溶液(碳酸氢钠、葡萄糖酸钙、甘露醇等)均可导致血管破裂。

【临床表现】

新生儿颅内出血的临床表现主要与出血部位和出血量有关，轻者可无症状，大量出血者可在短期内死亡。非特异性表现有低体温、无其他原因可解释的贫血与黄疸、频繁呼吸暂停，严重时可发生失血性休克。

1. 神经系统表现

①颅内压力增高征：前囟隆起，血压增高，抽搐，角弓反张，脑性尖叫；②呼吸不规则；③神志改变：早期可激惹与抑制交替出现，严重者昏迷；④眼征：凝视、斜视、眼球震颤等；⑤瞳孔不等大和对光反应消失；⑥原始反射减弱或消失；⑦肌张力：增高、减弱或消失。

2. 出血主要分为以下 5 种临床类型

(1)脑室周围-脑室内出血(PVH - IVH)　是新生儿颅内出血中常见的一种类型。多见于胎龄小于 32 周、体重低于 1500g 的早产儿，大多在出生后 72 小时内发病，常表现为呼吸暂停、嗜睡、肌张力低下和拥抱反射消失。

(2)小脑出血(CH)　多见于 32 周以下的早产儿或有产伤史的足月儿。神经症状主要表现为脑干症状，如频繁呼吸暂停和呼吸不规则、心动过缓，预后较差，最后可因呼吸衰竭死亡。

(3)原发性蛛网膜下腔出血(SAH)　与缺氧、酸中毒和产伤有关，多见于早产儿。典型表现为生后第 2 天出现抽搐，发作间歇期情况良好。少量出血可无临床症状，出血严重者可于短期内死亡。

(4)脑实质出血(IPH)　多见于足月儿。为小静脉栓塞后使毛细血管压力增高而导致破裂而出血。由于出血部位和量不同，临床症状及预后有很大差异。如出血部位在脑干，早期可发生瞳孔变化、呼吸不规则和心动过缓等，前囟张力可不高。主要后遗症为脑瘫、癫痫和精神发育迟缓。下肢运动障碍较多见。

(5)硬膜下出血(SDH)　是产伤性颅内出血最常见的类型。多见于足月巨大儿、胎位异常、难产或产钳助产者。一般在出生 24 小时后出现惊厥、偏瘫和斜视等神经系统症状。严重者可在出生后数小时内死亡。存活者数月后可发生硬脑膜下积液。

【诊断】

根据病史、临床表现、脑脊液检查、头颅 B 超和 CT 检查大多数患儿在生后 72 小时内可做出诊断。头颅 B 超、CT 或 MRI 检查对判断颅内出血类型与程度有重要价值。B 超对 PVH - IVH 诊断十分灵敏，CT 和 MRI 对蛛网膜下腔、小脑和脑干部位的出血较敏感。

知识链接

脑室周围-脑室内出血的分级

脑室周围-脑室内出血根据头颅 B 超或 CT 检查可分为 4 级：Ⅰ级：室管膜下出血；Ⅱ级：脑室内出血但无脑室扩大；Ⅲ级：脑室内出血伴脑室扩大；Ⅳ级：脑室内出血伴脑实质出血。Ⅰ～Ⅱ级出血绝大部分存活；Ⅲ～Ⅳ级出血者 50%以上死亡，幸存者半数以上遗留神经系统后遗症。出血发生的时间 50%在出生后第 1 天，90%在出生后 72 小时内，仅少数发病会更晚。

【治疗】

1. 支持疗法

保持患儿安静，避免搬动及刺激性操作。注意液体平衡，维持正常的渗透压及血压，保证热量供给。

2. 止血

可选择使用维生素 K_1、酚磺乙胺和注射用血凝酶等。

3. 对症治疗

有惊厥时可用苯巴比妥钠和地西泮等抗惊厥药。有脑水肿和颅内压增高症状者可选用呋塞米等抗脑水肿药。

4. 外科处理

足月儿有症状的硬膜下出血可用腰穿针从前囟边缘进针吸出积血。脑积水早期有症状者可作侧脑室置管引流，进行性加重者可行脑室-腹腔分流。

【预后】

主要与出血部位及严重程度相关。如出血在脑干、脑实质、小脑幕或大脑镰撕裂引起的出血则死亡率高。IVH 的早产儿约 10%～15% 发生脑积水，其中大约 65% 可停止或消失。IVH 伴有脑实质出血或明显 PVH 者预后较差，幸存者可留下脑瘫、癫痫、智力低下、视力与听力损害等神经系统后遗症。

【预防】

加强孕妇保健工作，预防早产，难产、急产；提高产科技术，减少分娩时的损伤和窒息，分娩过程中不滥用催产素；提高医护质量，避免各种可能导致医源性颅内出血的因素发生。

第六节　新生儿黄疸

新生儿黄疸是因胆红素在体内积聚引起的皮肤、巩膜及黏膜黄染。新生儿血中胆红素超过 5～7mg/dl[成人超过 34μmol/L(2mg/dl)]即可出现肉眼可见的黄疸。严重者可引起胆红素脑病(核黄疸)，导致死亡，存活者遗留严重后遗症。

【新生儿胆红素代谢特点】

1. 胆红素生成过多

新生儿胆红素是血红素的分解产物，约 80% 来源于血红蛋白。新生儿每日生成的胆红素明显高于成人(新生儿 8.8mg/kg，成人 3.8mg/kg)，其原因是：①胎儿血氧分压低，红细胞数量代偿性增加，出生后血氧分压升高，过多的红细胞破坏；②新生儿红细胞寿命短 70～80 天(成人为 120 天)，形成胆红素的周期亦缩短；③旁路胆红素来源多和血红素加氧酶在生后 7 天内含量高，产生胆红素潜力大。

2. 肝功能不成熟

①新生儿肝细胞受体蛋白缺乏(Y、Z 蛋白含量低)，使肝细胞摄取胆红素能力差；②肝细胞内尿苷二磷酸葡萄糖醛酸转移酶(UDPGT)含量低，且活力不足，形成结合胆红素能力差，此酶出生一周后接近正常；③排泄胆红素能力暂时低下，早产儿更为明显，可出现暂时性肝内胆汁淤积。

3. 肠肝循环增加

新生儿出生时肠道内正常菌群尚未建立，不能将进入肠道的胆红素转化为尿胆原和粪胆原，且新生儿肠道内 β-葡萄糖醛酸苷酶活性较高，能很快将进入肠道内的结合胆红素水解成未结合胆红素和葡萄糖醛酸，未结合胆红素又被肠壁重吸收经门静脉进入血液循环到达肝脏。

由于上述特点，新生儿在摄取、结合及排泄胆红素的能力方面均低下，因此极易出现黄疸，当饥饿、缺氧、脱水、酸中毒、头颅血肿或颅内出血时,会使原有黄疸加重。

【新生儿黄疸分类】

1. **生理性黄疸**

由于新生儿胆红素代谢特点,约50%～60%的足月儿和80%的早产儿出现生理性黄疸,其特点为:①一般情况良好;②足月儿生后2～3天出现黄疸,4～5天达高峰,5～7天自然消退,最迟不超过2周;早产儿黄疸多于生后3～5天出现,5～7天达高峰,最长可延迟到3～4周;③每日血清胆红素升高<85μmol/L(5mg/dl)。

既往规定血清胆红素上限值,足月儿为205μmol/L(12mg/dl),但国内、外的研究均表明此值偏低。国外将血清胆红素足月儿<221μmol/L(12.9mg/dl)和早产儿<257μmol/L(15mg/dl)定为生理性黄疸的界限。

2. **病理性黄疸**

①生后24小时内出现黄疸;②血清胆红素:足月儿>221μmol/L(12.9mg/dl)、早产儿>257μmol/L(15mg/dl),或每日上升超过85μmol/L(5mg/dl);③黄疸持续时间:足月儿>2周,早产儿>4周;④黄疸退而复现;⑤血清结合胆红素>34μmol/L(2mg/dl)。具备其中任何一项者即可诊断为病理性黄疸。

【病因和发病机制】

1. **感染性**

(1)新生儿肝炎 TORCH感染,T:弓形虫;R:风疹病毒(RV);C:巨细胞病毒(CMV);H:单纯疱疹病毒(HSV);O:其他,包括先天性梅毒及其他病毒等。其特点:以直接胆红素升高为主,肝功能损害,肝肿大。

(2)新生儿败血症 见本章第十节。

(3)其他 尿路感染,先天性疟疾等。

2. **非感染性**

(1)新生儿溶血病 见本章第七节。

(2)母乳性黄疸 原因不明,可能与母乳中的β-葡萄糖醛酸苷酶进入患儿肠内,使肠道内未结合胆红素生成增加有关,见于母乳喂养儿,黄疸于生后3～8天出现,1～3周达高峰,6～12周消退,停喂母乳3～5天,黄疸明显减轻或消退有助于诊断。

(3)胆道闭锁 病因尚不清楚,可能与胆道先天性发育异常或宫内感染(病毒)所致的胆管炎、纤维化,最终导致闭锁有关。临床特点:进行性加重的黄疸;进行性肝大;进行性肝功能损害;粪便颜色由黄色转变为白色;生后3个月左右出现肝硬化,要求3个月内做出诊断,否则失去手术机会。

(4)药物性黄疸 由维生素K_3、新霉素等引起。

(5)其他 遗传性疾病,如葡萄糖-6-磷酸脱氢酶(G-6-PD)、丙酮酸激酶缺陷,遗传性球红细胞增多症,地中海贫血,半乳糖血症,先天性甲状腺功能低等。

【诊断】

应结合病史、临床表现和血清胆红素检查,首先区分黄疸属生理性还是病理性;如属病理性应从黄疸出现时间、黄疸程度、进展速度、持续时间及其临床表现、实验室检查来判断病理性黄疸原因。

【治疗原则】

①找出引起病理性黄疸的原因，采取相应措施，治疗原发病。②降低血清胆红素，采用光照疗法；提倡早期喂养，诱导建立正常菌群，保持大便通畅，减少肠肝循环。③保护肝脏，不用对肝脏有损害及可能引起溶血、黄疸的药物。④控制感染、注意保暖、供给营养、及时纠正酸中毒和缺氧。

知识链接

生理性黄疸的诊断

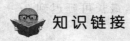

有资料表明：亚洲足月儿生理性黄疸的血清胆红素值高于西方足月儿；也有小早产儿血清胆红素＜171μmol/L(10mg/dl)发生胆红素脑病的报道。因此，足月和早产儿生理性黄疸的上限值，尚需进一步研究。但是，生理性黄疸始终是一除外性诊断，必须排除病理性黄疸的各种原因后方可确定。

第七节　新生儿溶血病

新生儿溶血病(HDN)指母、婴血型不合引起的同族免疫性溶血。在已发现的人类 26 个血型系统中，我国以 ABO 血型不合最常见，Rh(D)血型不合次之。

【病因】

新生儿溶血病主要是由于母体存在着与胎儿血型不相容的血型抗体(IgG)，这种 IgG 血型抗体可通过胎盘进入胎儿循环，引起胎儿或新生儿红细胞破坏，而出现溶血。

【发病机制】

1. ABO 血型不合

主要发生在母亲 O 型而新生儿 A 型或 B 型。

由于 A、B 血型物质广泛存在于自然界某些植物、寄生虫及细菌中，O 型母亲通常在孕前早已接触过 A、B 血型物质抗原的刺激，并产生了相应的抗 A、抗 B 抗体(IgG)，在妊娠时经胎盘进入胎儿血循环引起溶血，故 50% 的 ABO 溶血病发生在第一胎。

在母子 ABO 血型不合中，仅 20% 新生儿发生 ABO 溶血病。因为：①胎儿红细胞抗原性强弱不同，导致抗体产生数量各异；②血浆及组织中存在的 A 和 B 血型物质，可与来自母体的抗体结合，使血中抗体减少。

2. Rh 血型不合

Rh 血型系统有 6 种抗原，即 D、E、C、c、d、e(d 抗原未测出只是推测)，其中 D 抗原最早被发现且抗原性最强，临床上把凡具 D 抗原者称 Rh 阳性，反之为阴性。我国汉族人大多数为 Rh 阳性，仅 0.34% 为 Rh 阴性。

Rh 溶血病一般不发生在第一胎，因为自然界无 Rh 血型物质，Rh 抗体只能由人类红细胞 Rh 抗原刺激产生。当胎儿的 Rh 血型和母亲不合时，胎儿红细胞所具有的抗原正好是母体所缺少的，在分娩时，一旦胎儿红细胞经胎盘失血进入母体血循环，即使母体产生相应的血型抗体。由于初次致敏，免疫反应发展缓慢，产生的抗体少又弱，且首次产生的 IgM 不能通过胎盘，到以后产生 IgG 时，胎儿已娩出，因此 Rh 溶血病一般不会在未输过血母亲的第一胎发生。当发生初次反应后的母亲再次怀孕后，在分娩时，即使经胎盘失血进入母体血循环的血量很少

(0.01～0.1ml)，亦能很快产生大量 IgG 抗体，母血中的 IgG 抗体通过胎盘进入胎儿体内引起溶血。因此 Rh 溶血病症状随胎次增多而越来越重。

【临床表现】

症状轻重与溶血程度基本一致。多数 ABO 溶血病患儿除黄疸外，无其他明显异常。Rh 溶血病症状较重，严重者甚至死胎。

1. 黄疸

大多数 Rh 溶血病患儿生后 24 小时内出现黄疸并迅速加重，而多数 ABO 溶血病在第 2～3 天出现。血清胆红素以未结合型为主，但如溶血严重，造成胆汁淤积，结合胆红素也可升高，严重者可引起胆红素脑病。

2. 贫血

程度不一，ABO 溶血病较轻，Rh 溶血病患儿一般贫血出现早且重。重度贫血常伴水肿、皮肤苍白，易发生心力衰竭，如不及时抢救大多数死亡。部分患儿因其抗体持续存在，也可于生后 3～6 周发生晚期贫血。

3. 肝脾大

Rh 溶血病患儿多有不同程度的肝脾增大，ABO 溶血病患儿则不明显。

【并发症】

胆红素脑病又称核黄疸，是指血中未结合胆红素通过血脑脊液屏障引起脑组织的病理性损害。是新生儿溶血病最严重的并发症，早产儿更易发生。多于生后 4～7 天随着黄疸的加深逐渐出现神经系统症状，如不及时治疗，病死率高，存活者可遗留神经系统后遗症。临床将其分为 4 期。

(1)警告期　表现为嗜睡、反应低下、吮吸无力、拥抱反射减弱、肌张力减低等，偶有尖叫和呕吐。持续约 12～24 小时。

(2)痉挛期　出现抽搐、角弓反张和发热(多于抽搐同时发生)。轻者仅有双眼凝视，重者出现肌张力增高、呼吸暂停、双手紧握、双臂伸直内旋，甚至角弓反张。此期约持续 12～48 小时。

(3)恢复期　吃奶及反应好转，抽搐次数减少，角弓反张逐渐消失，肌张力逐渐恢复。此期约持续 2 周。

(4)后遗症期　核黄疸四联症：①手足徐动：经常出现不自主、无目的和不协调的动作。②眼球运动障碍：眼球向上转动障碍，形成落日眼。③听觉障碍：耳聋，对高频音失听。④牙釉质发育不良：牙呈绿色或深褐色。此外，也可留有脑瘫、智能落后、抽搐、抬头无力和流涎等后遗症。

【辅助检查】

1. 血型检查

检查母子 ABO 和 Rh 血型，证实有血型不合存在。

2. 溶血检查

溶血时红细胞和血红蛋白减少，网织红细胞增高(＞6%)；血涂片有核白细胞增多(＞10/100 个白细胞)；血清总胆红素和未结合胆红素明显增加。

3. 致敏红细胞和血型抗体测定

改良直接抗人球蛋白试验即改良 Coombs 试验、抗体释放试验和游离抗体试验，其中前两项为确诊试验。

【诊断】

1. 产前诊断

凡既往有不明原因的死胎、流产、新生儿重度黄疸史的孕妇及其丈夫均应进行ABO、Rh血型检查，不合者进行孕妇血清中抗体检测。孕妇血清中IgG抗A或抗B>1∶64，提示有可能发生ABO溶血病。Rh阴性孕妇在妊娠16周时应检测血中Rh血型抗体作为基础值，以后每2～4周检测一次，当抗体效价上升，提示可能发生Rh溶血病。

2. 生后诊断

新生儿娩出后黄疸出现早，且进行性加重，有母子血型不合，改良Coombs和抗体释放试验中有一项阳性者即可确诊。

【鉴别诊断】

1. 先天性肾病

有全身水肿、低蛋白血症和蛋白尿，但无病理性黄疸和肝脾大。

2. 新生儿贫血

双胞胎的胎-胎间输血，或胎-母间输血可引起新生儿贫血，但无重度黄疸、血型不合及溶血三项试验阳性。

3. 生理性黄疸

ABO溶血病可仅表现为黄疸，易与生理性黄疸混淆，血型不合及溶血三项试验可资鉴别。

【治疗】

1. 产前治疗

提前分娩、血浆置换、宫内输血等疗法，孕妇于预产期前1～2周口服苯巴比妥等肝酶诱导剂，以减轻新生儿黄疸。

2. 新生儿治疗

重点是降低胆红素水平，防治胆红素脑病。

(1)光照疗法 简称光疗，是降低血清未结合胆红素简单而有效的方法。

1)原理：未结合胆红素在光的作用下，转变成水溶性异构体，经胆汁和尿液排出。波长425～475nm的蓝光和波长510～530nm的绿光效果较好，日光灯或太阳光也有一定疗效。

2)设备：主要有光疗箱、光疗灯、光疗毯等。光疗箱以单面光160W、双面光320W为宜，双面光优于单面光；上、下灯管距床面的距离分别为40cm和20cm；光照时，婴儿双眼用黑色眼罩保护，以免损伤视网膜；除会阴、肛门外，尽量使皮肤裸露，轻者持续1～2日，重者3～4日。

3)光疗指征：足月儿血清胆红素>256μmol/L(15mg/dl)，早产儿205μmol/L(12mg/dl)。胎龄越小，放宽指征。

4)副作用：光疗时除常有发热、皮疹及大便稀外无其他明显副作用，注意监测体温和供给充分的液体、核黄素及钙剂。

(2)药物治疗 ①供给白蛋白或输血浆每次10～20ml/kg或白蛋白1g/kg，以增加与未结合胆红素的联结，减少胆红素脑病的发生。②纠正代谢性酸中毒：应用5%碳酸氢钠3～5ml/kg稀释成等张液后静脉滴入，提高血pH，以利于未结合胆红素与白蛋白的联结。③肝酶诱导剂：常用苯巴比妥每日5mg/kg，分2～3次口服，共4～5日，也可加用尼可刹米每日100mg/kg，分2～3次口服，共4～5日。④静脉用免疫球蛋白：可阻断单核-吞噬细胞系统Fc

受体，抑制吞噬细胞破坏致敏红细胞，用法为 1g/kg，于 6～8 小时内静脉滴入，早期应用临床效果较好。

(3)换血疗法

1)目的：换出部分血中游离抗体和致敏红细胞，减轻溶血；换出血中大量胆红素，防止发生胆红素脑病；纠正贫血，改善携氧，防止心力衰竭。

2)指征：符合下列条件之一者即应进行换血疗法：①产前已明确诊断，出生时脐血总胆红素＞68μmol/L(4mg/dl)，血红蛋白低于 120g/L，伴水肿、肝脾大和心力衰竭者；②生后 12 小时内胆红素每小时上升＞12μmol/L(0.7mg/dl)者；③总胆红素已达 342μmol/L(20mg/dl)者；④不论血清胆红素水平高低，已有胆红素脑病的早期表现者；⑤小早产儿，合并缺氧、酸中毒者或上一胎溶血严重者，应适当放宽指征。

3)方法：①血源选择：Rh 溶血病应选用 Rh 系统与母亲同型、ABO 系统与患儿同型的血液，紧急或找不到血源时也可选用 O 型血；母 O 型、子 A 或 B 型的 ABO 溶血病，最好用 AB 型血浆和 O 型红细胞的混合血。②换血量：一般为患儿血量的 2 倍(约 150～180ml/kg)，大约可换出 85%的致敏红细胞和 60%的胆红素及抗体。目前多采用动、静脉进行同步换血。

(4)其他治疗　防止低血糖、低体温，纠正缺氧、贫血、水肿和心力衰竭等。

【预防】

Rh 阴性妇女在流产或分娩 Rh 阳性胎儿后，应尽早注射相应的抗 Rh 免疫球蛋白，以中和进入母血的 Rh 抗原。临床目前常用的预防方法，是对 RhD 阴性妇女在流产或分娩 RhD 阳性胎儿后，72 小时内肌注抗 D 球蛋白 300μg。

第八节　新生儿寒冷损伤综合征

新生儿寒冷损伤综合征简称新生儿冷伤，因多有皮肤硬肿，亦称新生儿硬肿症，是由于寒冷或(和)多种疾病所致。主要表现为低体温和皮肤硬肿，重症可发生多器官功能损害。

【病因和病理生理】

本病的发生与寒冷、早产、窒息、缺氧、感染等因素有关。

1.早产儿和保温不足

①新生儿尤其是早产儿，体温调节中枢发育不成熟，环境温度低时，其对增加产热和减少散热的调节功能差，使体温降低；②体表面积相对较大，皮下脂肪少，血管丰富，皮肤薄，易于失热，寒冷时散热增加，导致低体温；③缺乏寒战反应；④棕色脂肪含量少；⑤能量储备少，失热的耐受能力差；⑥皮下脂肪中饱和脂肪酸含量高，而其熔点高，低体温时易于凝固，出现皮肤硬肿。

2.某些疾病

严重感染、缺氧、心力衰竭和休克等使能源物质消耗增加，热能摄入不足，同时缺氧又使能源物质的氧化产能发生障碍，故产热能力不足。

3.多器官损害

新生儿血液中红细胞较多，血液黏稠，而低体温及皮肤硬肿，使局部血液循环淤滞，引起缺氧和代谢性酸中毒，导致皮肤毛细血管壁通透性增加，出现水肿。如低温存在和(或)硬肿面积扩大，缺氧和代谢性酸中毒进一步加重，可引起多器官功能损害。

【临床表现】

主要发生在冬、春寒冷季节或重症感染时。多见于生后 1 周内的新生儿，尤其是早产儿。低体温、皮肤硬肿和多器官功能损害是本病主要表现。

1. **一般表现**

反应低下，吮奶差或拒乳，哭声低弱或不哭，活动减少，心率减慢，也可出现呼吸暂停等。

2. **低体温**

指肛温在 35℃以下，轻者 30～35℃，重者＜30℃，可出现四肢甚或全身冰冷。低体温时常伴有心率减慢。

3. **皮肤硬肿**

包括皮脂硬化和水肿两种病变。皮脂硬化皮肤紧贴皮下组织，按之似硬橡皮感，多伴凹陷性水肿，常呈对称性。硬肿发生顺序依次为：小腿→大腿外侧→整个下肢→臀部→面颊→上肢→全身。

硬肿面积可按下法计算：头颈部 20％，双上肢 18％，前胸及腹部 14％，背部及腰骶部 14％，臀部 8％，双下肢 26％。严重硬肿可妨碍关节活动，胸部受累可致呼吸困难。

4. **多器官功能损害**

重症可出现休克、DIC、急性肾衰竭和肺出血等多器官功能衰竭（MOF），常合并肺炎、败血症。

根据病情严重程度将本病分为轻、中、重三度（表 6－5），硬肿面积＞30％，提示病情较严重。

表 6－5 新生儿寒冷损伤综合征的病情分度

分度	肛温	硬肿范围	全身情况和脏器功能
轻度	＞35℃	＜20％	稍差
中度	30～35℃	20％～50％	差、功能明显低下
重度	＜30℃	＞50％	出现休克、DIC、肾衰竭等

【辅助检查】

1. **白细胞计数**

一般无明显变化，如合并感染则白细胞总数与中性粒细胞可不同程度升高。

2. **心电图检查**

可显示心肌损害、低电压、心律不齐等。

3. **X 线胸片**

常有肺淤血、肺水肿或出血，以及肺炎影像。病情严重时可有血糖低、尿素氮、肌酐升高、酸中毒改变，部分患儿血小板减少，若怀疑有 DIC 时则应做相关检查。

【诊断】

诊断要点：①寒冷季节，环境温度低和保温不足；②有可诱发本病的疾病；③有体温降低，皮肤硬肿，即可诊断。并根据以上病情分度表进行病情分度。

【鉴别诊断】

（1）新生儿水肿 ①局限性水肿：常发生于女婴会阴部，数日内可自愈。②早产儿水肿：下肢常见凹陷性水肿，有时延及手背、眼睑或头皮，大多数可自行消退。

(2)**新生儿皮下坏疽**　常由金黄色葡萄球菌感染所致，多见于寒冷季节，有难产或产钳分娩史。常发生于身体受压部位或受损部位，表现为局部皮肤变硬、略肿、发红、边界不清楚并迅速蔓延，病变中央初期较硬以后软化，先呈暗红色以后变为黑色，重者可有出血和溃疡形成，亦可融合成大片坏疽。

【治疗】

1. 复温

逐渐复温是治疗本病的关键。目的是在体内产热不足的情况下，通过提高环境温度(减少失热或外加热)，以恢复和保持正常体温。临床上根据体温下降程度，采用不同的复温方法。

新生儿腋窝部皮下含有较多棕色脂肪，寒冷时氧化产热，使局部温度升高，此时腋温高于或等于肛温。正常状态下，棕色脂肪不产热，腋温-肛温差(T_{A-R})<0℃。重症新生儿冷伤，因棕色脂肪耗尽，故 T_{A-R}也<0℃；新生儿冷伤初期，棕色脂肪代偿产热增加，则 T_{A-R}≥0℃。因此，腋温-肛温差可作为判断棕色脂肪产热状态的指标。

(1)**若肛温>30℃，T_{A-R}≥0℃**　提示体温虽然低，但棕色脂肪产热较好，此时可通过减少散热，使体温回升。将患儿置于已预热至适中温度的暖箱中，一般在6～12小时内可恢复正常体温。

(2)**若肛温<30℃，多数患儿 T_{A-R}<0℃**　提示体温很低，棕色脂肪被耗尽，虽少数患儿T_{A-R}≥0℃，但体温过低，靠棕色脂肪产热难以恢复体温，且易造成多器官损害，故只要肛温<30℃，一般均应将患儿置于箱温比肛温高1～2℃的暖箱中进行外加温，每小时提高箱温0.5～1℃(箱温不超过34℃)，在12～24小时内恢复正常体温。然后根据患儿体温调整暖箱温度。或用远红外线辐射床复温，床温从30℃开始，随患儿体温升高而逐渐提高床温，一般不超过33℃，以后通过皮温(传感器)来控制辐射热，体温恢复正常后置患儿于预热至适中温度的暖箱中。

若无以上条件，则可采用温水浴、热水袋、火炕、电热毯或母亲将患儿抱在怀中等加热方法。

2. 热量与液体补充

供给充足的热量有助于复温和维持正常体温。轻症吸吮者可经口喂养；吸吮无力者用滴管、鼻饲或静脉补充营养及液体，待消化功能恢复正常后及早喂乳，首选母乳，喂哺时要耐心、少量多次。有明显心、肾功能损害者，应严格控制输液速度及液体入量。

3. 控制感染

根据血培养和药敏试验结果应用抗生素。

4. 纠正器官功能紊乱

对心力衰竭、休克、肾衰竭、DIC和肺出血等，应给予相应治疗。

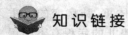

知识链接

新生儿寒冷损伤综合征患儿的热量供给

从每日210kJ/kg(50kcal/kg)开始，逐渐增加至每日419～502kJ/kg(100～120kcal/kg)，输液量按0.24ml/kJ(1ml/kcal)计算。

【预防】

①做好围生期保健工作，避免早产、产伤和窒息等；②及时治疗诱发新生儿冷伤的各种疾病；③及早开始喂养，保证充足的热量供应；④注意保暖，产房温度不低于 24℃，生后立即擦干皮肤，用预热的被毯包裹。有条件者放置暖箱中数小时，待体温稳定后再放入婴儿床中。若室温低于 24℃，应增加包被。小早产儿生后应置于暖箱中保温，箱温为中性温度，待体重＞1800g 或室温下体温稳定时，可放置于婴儿床中，在转院过程中亦应注意保暖。

第九节　新生儿呼吸窘迫综合征

新生儿呼吸窘迫综合征(RDS)系因肺表面活性物质不足导致进行性肺不张，出生后不久即出现进行性呼吸困难、发绀、呼气性呻吟、吸气性三凹征和呼吸衰竭。主要见于早产儿，胎龄越小，发病率越高。其病理特征为肺泡壁至终末细支气管壁上附有嗜伊红透明膜，又名肺透明膜病(HMD)。

【病因和发病机制】

本病是因为缺乏由Ⅱ型肺泡上皮细胞合成并分泌的表面活性物质(PS)所造成，小于35 周的早产儿Ⅱ型细胞发育未成熟，PS 生成不足。其主要化学成分为磷脂，覆盖在肺泡表面可降低其表面张力。PS 缺乏时可发生以下变化：肺泡表面活性物质不足→肺泡壁表面张力增高(肺泡回缩力增高)→半径最小肺泡最先萎陷→进行性肺不张→缺氧、酸中毒→肺小动脉痉挛→肺动脉压力增高→卵圆孔及动脉导管开放→右向左分流(持续胎儿循环)→肺灌流量下降→肺组织缺氧更重→毛细血管通透性增高→纤维蛋白沉着→透明膜形成→缺氧、酸中毒更加严重，造成恶性循环。

知识链接

表面活性物质(PS)成分与产生

PS 是由Ⅱ型肺泡上皮细胞合成并分泌的一种磷脂蛋白复合物，磷脂约占 80％，其中磷脂酰胆碱即卵磷脂(lecithin)是起表面活性作用的重要物质。其次是磷脂酰甘油。此外鞘磷脂(sphingomyelin)的含量较恒定，故羊水或气管吸引物中 L/S(lecithin/sphingomyelin)值可作为评价胎儿或新生儿肺成熟度的重要指标。

【临床表现】

一般新生儿娩出时呼吸尚好，多数在生后 2～6 小时出现进行性加重的呼吸窘迫，表现为呼吸急促(＞60 次/分)、发绀、鼻翼扇动、吸气性三凹征和明显的呼气性呻吟。胸廓开始可隆起，以后因肺不张而渐下陷，以腋下较明显。两肺呼吸音减低，吸气时可闻细湿啰音，四肢肌张力低下。生后第 2、3 天病情严重，72 小时后明显好转。但新生儿的出生体重、肺病变的严重程度、表面活性物质的治疗、有否感染的存在及动脉导管的开放等均会对患儿的病程有不同程度的影响；并发颅内出血及肺炎者病程较长。

【辅助检查】

1. 胃液振荡试验

即取患儿胃液 1ml 加 95％酒精 1ml，振荡 15 秒后静置 15 分钟，如果沿管壁仍有一圈泡沫为阳性，可初步除外 HMD，阴性则提示本病。假阳性只 1%，但假阴性可达 10%，抽胃液时间越晚，假阴性越多，因羊水已进入肠道。

2. 肺成熟度检查

测定羊水或患儿气管吸引物中 L/S，若≥2 提示"肺成熟"，1.5～2 为可疑，＜1.5 提示"肺未成熟"。

3. 血气分析

pH 值和动脉血氧分压（PaO_2）降低，动脉血二氧化碳分压（$PaCO_2$）增高，碳酸氢根（HCO_3^-）减低是 RDS 的常见改变。

4. X 线检查

胸部 X 线检查是目前确诊 RDS 的最佳手段。患儿起病数小时有特征性表现：①毛玻璃样改变：两侧肺野普遍性透亮度减低，内有均匀的细小颗粒影，以后渐融合成片；②支气管充气征：在普遍性肺泡不张的背景下，充气的支气管犹如秃叶分支的树枝，显示更清晰；③重者整个肺野呈白色，心边界不清。动态摄片有助于诊断和治疗效果（如应用肺表面活性物质）的评价。

【诊断】

诊断要点：①根据生后数小时内出现进行性呼吸困难；②X 线胸片特点即可诊断。必要时可做胃液振荡试验。注意同时可能有肺部感染存在。如生后 12 小时后出现呼吸窘迫，一般不考虑本病。

【鉴别诊断】

1. 湿肺

多发生于足月儿或剖宫产儿。病情较轻，病程较短，呈自限性，预后良好。主要是肺淋巴或/和静脉吸收肺液功能暂时降低，影响气体交换。生后数小时内出现呼吸增快（＞60 次/分），但吃奶佳、哭声响亮及反应好，重者也可有发绀和呻吟等。听诊呼吸音减低，可有湿啰音。X 线片示肺气肿、肺门纹理增粗和斑点状云雾影，常见毛发线（叶间积液）。

2. B 群 β-溶血性链球菌（GBS）感染

是由 B 组链球菌败血症所致的宫内感染性肺炎。临床表现与胸片均像 RDS，但患儿常有胎膜早破或产程延长史，其母血或宫颈拭子 GBS 培养阳性，患儿胃液或气管抽吸物可发现链状排列的革兰氏阳性球菌，尿液链球菌抗原试验阳性。不能除外 GBS 感染时，可试用青霉素治疗。

3. 胎粪吸入性肺炎

多见于足月儿、过期产儿，有窒息及胎粪吸入史。胃液振荡试验阳性，胸片有不规则斑片状阴影，肺气肿明显。

4. 膈疝

表现为阵发性呼吸急促及发绀。腹部凹陷，患侧胸部呼吸音减弱或消失，可闻及肠鸣音；X 线胸片可见患侧胸部有充气的肠曲或胃泡影及肺不张，纵隔向对侧移位。

【治疗】

采取综合措施使患儿度过极期，待自身 PS 产生增加，病情可望恢复。治疗重点：①纠正缺氧；②表面活性物质疗法；③支持和对症疗法。

1. 吸氧和机械呼吸

使 PaO_2 维持在 6.7～9.3kPa（50～70mmHg）。为防止肺不张，吸氧以正压呼吸（CPAP）为宜，严重者应用呼吸机。

2.纠正水、电解质和酸碱平衡紊乱

对混合性酸中毒首先纠正呼吸性酸中毒，严重代谢性酸中毒时选5%碳酸氢钠每次3～5ml/kg。

3.表面活性物质（PS）替代治疗

PS经气管给药，每次100～200mg/kg，根据病情可用2～4次。应用越早，效果越好，天然制剂疗效优于人工合成制剂。

4.其他治疗

注意保暖，保证营养和控制液体入量，静脉补液60～80ml/(kg·d)，在使用呼吸机时或治疗恢复期，可出现动脉导管开放，出现右向左分流，导致心衰及肺水肿，此时可用吲哚美辛或布洛芬。在应用上述药无效，且有明显的血流动力学变化者，可考虑手术结扎。

【预后】

病死率很高，早期应用加压辅助通气者大多可以存活。存活72小时以上者如无严重并发症，患儿常可产生足够的表面活性物质，使病情逐渐好转。并发脑室出血者预后差。

【预防】

加强高危妊娠和分娩的监护及治疗，预防早产发生。对有可能早产的孕妇在分娩前2～3天给予地塞米松或倍他米松促进肺成熟，对胎龄小于28～30周的早产儿，力争生后30分钟内常规应用PS预防RDS。

知识链接

早产儿氧疗注意事项

PaO_2过高可导致早产儿视网膜病(ROP)而失明。吸入氧浓度(FiO_2)＞0.6，超过24小时对肺有一定毒性，可导致支气管肺发育不良(慢性肺部疾病)。

第十节　新生儿感染性疾病

一、新生儿败血症

新生儿败血症是指细菌侵入新生儿血液并在其中生长、繁殖、产生毒素而造成的全身性炎症反应综合征。新生儿败血症是新生儿期重要感染性疾病之一，其发病率和死亡率均较高。

【病因】

新生儿尤其是早产儿由于免疫功能不完善，发生感染后易扩散造成败血症。

【发病机制】

1.自身因素

新生儿免疫系统功能不完善，皮肤黏膜屏障功能差，补体在血液中浓度低；中性粒细胞的调理、趋化及吞噬等功能均较差，致使细菌侵入机体时抵抗力不足，故易扩散发展成败血症；IgA、IgM不能通过胎盘，新生儿体内含量很低，因此易感染革兰氏阴性杆菌，也易患消化道及呼吸道感染，病原菌能经此侵入血液。

2.病原菌

不同地区和年代有所不同，我国多年来一直以金黄色葡萄球菌和大肠杆菌感染为多见。

近年来随着 NICU 的发展，静脉留置针、呼吸机和广谱抗生素的广泛应用，以及极低出生体重儿存活率的提高等原因，使机会致病菌（表皮葡萄球菌、绿脓杆菌、克雷白杆菌、肠杆菌、变形杆菌、不动杆菌、微球菌等），厌氧菌（脆弱类杆菌、产气荚膜梭菌）以及耐药菌株所致的感染有增加趋势。

3. 感染途径

新生儿败血症可发生在产前、产时及产后。产前感染与孕妇存在明显的感染有关，尤其是羊膜腔的感染更易引起发病；产时感染与胎儿通过产道时被细菌感染有关，如胎膜早破、产程延长及助产过程消毒不严等；产后感染与细菌经脐部、皮肤黏膜损伤处、呼吸道及消化道等部位的侵入有关，其中以脐部最多见。而近年来医源性感染有增多趋势。

【临床表现】

根据败血症发病时间的早晚可分为早发型和晚发型。①早发型：在出生后 7 天内起病；感染发生在出生前或出生时；病原菌以大肠杆菌等 G^- 杆菌为主；多系统受累、病情凶险、病死率高。②晚发型：在出生 7 天后起病；感染发生在出生时或出生后，病原体以葡萄球菌、机会致病菌或医源性感染为主；常有脐炎、肺炎等局部感染病灶，病死率较早发型低。

1. 早期症状

新生儿败血症的早期症状常不典型，早产儿尤其如此。表现为进奶量减少、溢乳、嗜睡或烦躁不安、哭声低、发热或体温不升、不吃、反应低下、面色苍白或灰暗、神萎、嗜睡、体重不增等症状。

2. 体征

出现以下表现时应高度怀疑败血症发生：①黄疸：有时可为败血症的唯一表现，表现为生理性黄疸消退延迟、黄疸迅速加深、或黄疸退而复现，无法用其他原因解释。②肝脾肿大：出现较晚，一般为轻至中度肿大。③出血倾向：皮肤黏膜瘀点、瘀斑、紫癜、针眼处流血不止、呕血、便血、肺出血、严重时发生 DIC。④休克：面色苍灰，皮肤花纹，血压下降，尿少或无尿。⑤其他：呼吸窘迫、呼吸暂停、呕吐、腹胀、中毒性肠麻痹。⑥可合并脑膜炎、坏死性小肠结肠炎、化脓性关节炎和骨髓炎等。

【辅助检查】

1. 外周血象

白细胞总数 $<5.0\times10^9/L$ 或 $>20\times10^9/L$，中性粒细胞中杆状核细胞所占比例 ≥0.2，出现中毒颗粒或空泡，或血小板计数 $<100\times10^9/L$，有诊断价值。

2. 细菌培养

①血培养：应在使用抗生素之前做血培养，同时作 L 型细菌和厌氧菌培养可提高阳性率。②脑脊液培养：约有 1/3 的败血症病例合并化脓性脑膜炎，故作腰穿者均应作脑脊液培养。③尿培养：最好从耻骨上膀胱穿刺取标本，以免污染。④其他：胃液、外耳道分泌物、咽拭子、皮肤拭子、脐残端、肺泡灌洗液等均可作细菌培养，若培养出的细菌与血培养一致则意义更大。因新生儿抵抗力低下，故即使血中培养出机会致病菌也应予以重视，阴性结果不能排除败血症。

3. 其他检查

有条件单位可做病原菌抗原检测和分子生物学检测。急相蛋白，如 C 反应蛋白（CRP）细菌感染后 6～8 小时即上升，8～60 小时达高峰，当感染被控制后短期内即可下降，因此有助于疗效观察和预后判断。

【诊断】

本病症状缺乏特异性，早期诊断有一定困难。应根据：病史中有高危因素；临床症状和体征；周围血象改变、CRP 增高等可考虑本病诊断；确诊有赖于病原菌或病原菌抗原的检出。

【治疗】

1. 抗生素治疗

(1)用药原则 ①早用药：对临床拟诊败血症的新生儿，不必等血培养结果即应使用抗生素。②合理用药、联合用药：病原菌未明确前可结合当地菌种流行病学特点和耐药菌株情况选择两种抗生素联合使用；明确病原菌后改用药敏试验敏感的抗菌药(表 6-6)；对临床有效、药敏不敏感者也可暂不换药。③静脉给药。④疗程足：血培养阴性者经抗生素治疗病情好转时应继续治疗 5～7 天；血培养阳性者至少需 10～14 天；有并发症者应治疗 3 周以上。

(2)注意药物毒副作用 1 周以内的新生儿尤其是早产儿，因肝肾功能不成熟，给药次数宜减少，每 12～24 小时给药 1 次，1 周后每 8～12 小时给药 1 次；头孢曲松和头孢他啶易影响凝血机制，使用时要警惕出血发生；氨基糖苷类抗生素因可能产生耳毒性不宜使用。

表 6-6 新生儿抗菌药物选择和使用方法

抗菌药物	每次剂量(mg/kg)	每日次数		主要病原菌
		<7 天	>7 天	
青霉素 G	5 万～10 万 U	2	3	肺炎球菌，链球菌，对青霉素敏感的葡萄球菌，G^- 球菌
氨苄西林	50	2	3	嗜血流感杆菌，G^- 杆菌，G^+ 球菌
苯唑西林	25～50	2	3～4	耐青霉素葡萄球菌
羧苄西林	100	2	3～4	铜绿假单胞菌，变形杆菌，多数大肠杆菌，沙门菌
哌拉西林	50	2	3	铜绿假单胞菌，变形杆菌，大肠杆菌，肺炎球菌
头孢拉定	50～100	2	3	金葡菌，链球菌，大肠杆菌
头孢呋辛	50	2	3	G^- 杆菌，G^+ 球菌
头孢噻肟	50	2	3	G^- 菌，G^+ 菌，需氧菌，厌氧菌
头孢曲松	50～100	1	1	G^- 菌，耐青霉素葡萄球菌
头孢他啶	50	2	3	铜绿假单胞菌，脑膜炎双球菌，G^- 杆菌，G^+ 厌氧球菌
红霉素	10～15	2	3	G^+ 菌，衣原体，支原体，螺旋体，立克次体
万古霉素	10～15	2	3	金葡菌，链球菌
亚胺培南/西司他丁	20～30	2	2	对绝大多数 G^-、G^+ 需氧和厌氧菌有强大杀菌作用
甲硝唑	7.5	2	2	厌氧菌

2. 处理严重并发症

①及时纠正休克：输新鲜血浆或全血，多巴胺和多巴酚丁胺；②纠正酸中毒和低氧血症；③积极处理脑水肿和 DIC。

3. 清除感染灶

局部有脐炎、皮肤感染灶、黏膜溃烂或其他部位化脓病灶时，应及时予以相应处理。

4. **支持疗法**

注意保温，供给足够热卡和液体。

5. **免疫疗法**

静脉免疫球蛋白每日 300～500mg/kg，连用 3～5 日；对重症患儿可行交换输血，换血量 100～150ml/kg；中性粒细胞明显减少者可应用粒细胞集落因子（G－CSF）；血小板减低者加输血小板。

二、新生儿破伤风

新生儿破伤风是由破伤风梭状芽孢杆菌侵入脐部而引起的急性感染性疾病，主要表现为牙关紧闭和全身肌肉强直性痉挛，病死率高。一般在出生后 4～7 天发病，故俗称“七日风”。随着我国城乡新法接生技术的推广和医疗水平的提高，本病发病率已明显降低。

【病因和发病机制】

破伤风杆菌为革兰氏阳性厌氧菌，其芽孢抵抗力强，普通消毒剂无效。破伤风杆菌广泛存在于土壤、尘埃和粪便中，当用被该菌污染的器械断脐带或包扎时破伤风杆菌即进入脐部。包扎引起的缺氧环境更有利于破伤风杆菌繁殖。

破伤风杆菌产生的毒素可引起全身肌肉强烈持续收缩，并兴奋交感神经，引起心动过速、血压升高、多汗等。

【临床表现】

潜伏期多为 3～14 天，此期愈短、病情愈重、死亡率也愈高。破伤风杆菌产生的痉挛毒素侵入中枢神经系统引起全身肌肉强烈收缩和交感神经兴奋。早期仅有哭闹和吃奶困难，此时用压舌板检查口腔时，愈用力张口愈困难，称为“锁口”，有助于早期诊断。逐渐出现张口困难、奶头无法放入口中，进一步发展为牙关紧闭、“苦笑”面容、阵发性全身肌肉强直性痉挛和角弓反张，呼吸肌和喉肌痉挛可引起呼吸停止。痉挛发作时患儿神志清楚。经合理治疗 1～4 周后痉挛逐渐减轻，发作间隔时间延长，能吮乳，完全恢复约需 2～3 个月。病程中常并发肺炎和败血症。

【治疗】

1. **护理**

患儿宜置于安静而避光的环境中，尽量减少刺激以减少痉挛的发作。病初应禁食，待痉挛减轻后试用胃管喂养。脐部用 3%过氧化氢或 1∶4000 高锰酸钾清洗，涂抹碘酒、酒精。

2. **中和毒素**

破伤风抗毒素（TAT）可中和游离破伤风毒素，愈早用愈好。TAT 1 万～2 万 IU 肌注或静脉滴注，另取 3000IU 作脐周注射，用前须做皮肤过敏试验，皮试阳性者需用脱敏疗法注射。也可用破伤风免疫球蛋白（TIG）500～3000IU 肌注。TIG 半衰期较 TAT 长，且不会发生过敏反应，不必做过敏试验。

3. **止痉**

①地西泮：为首选药，每次 0.3～0.5mg/kg，缓慢静脉注射，4～8 小时 1 次；也可用鼻饲维持，剂量每日 2.5～7.5mg/kg，分 6 次，维持 4～7 日，以后逐渐减量。用药期间注意观察呼吸、肌张力，防止药物副作用。②苯巴比妥钠：在地西泮使用过程中仍有痉挛者加用，首次负荷量为 15～20mg/kg，静脉注射，维持量为每日 5mg/kg，分为 4～8 小时 1 次，肌注或静脉注射。③10%水合氯醛：一般作为发作时的临时用药，剂量每次 0.5ml/kg，胃管注入或灌肠。

4. 抗生素

用于杀灭破伤风梭状芽孢杆菌。青霉素每日 20 万 U/kg，或头孢菌素、甲硝唑，静脉滴注，用 7～10 日。

【预防】

做好新法接生完全可预防本病的发生。一旦接生时未能严格消毒，须在 24 小时内将患儿残留脐带剪去一段，重新结扎，重新消毒脐带，同时肌注 TAT1500～3000IU，或注射TIG 75～250IU。

三、脐炎

【病因】

脐炎主要是因出生时断脐或生后脐残端未予消毒处理，被细菌污染而引起的局部炎症。病原菌以金黄色葡萄球菌、大肠杆菌为多见，其次为溶血性链球菌或混合感染所致。

【临床表现】

脐部发红、肿胀，有少量脓性渗出物(需与脐尿管未闭流出的非脓性渗出液相区别)，常带有臭味，严重者形成脐周围腹壁的蜂窝组织炎甚或脓肿，也可沿着尚未闭合的脐血管向上蔓延到腹腔、门静脉，引起腹膜炎及败血症甚至脓毒血症。

【治疗】

局部用 2%碘酒及 75%酒精清洗，每日 2～3 次。有脓肿形成者应切开排脓；并发腹膜炎、败血症或脓毒血症者，应根据药敏试验选用有效抗生素治疗。

【预防】

新生儿娩出断脐时必须无菌操作，生后每天用 75%酒精对脐部消毒处理，并涂以脐带粉防止污染。

学习小结

本章重点讲述了新生儿的定义及正常足月新生儿和早产儿的特点与护理；详细阐述新生儿窒息、新生儿缺氧缺血性脑病、新生儿溶血病、新生儿败血症的病因、临床表现、诊断与治疗；新生儿寒冷损伤综合征、新生儿破伤风、新生儿脐炎强调预防重要性。

在学习本章节时，应注意：①复习相关人体解剖学、病理生理学与药理学、影像学等知识，帮助理解与记忆本章内容；②学习新生儿黄疸时，应结合内科学相关内容进行横向比较，加深记忆，促进医学临床知识的融会贯通；③通过新生儿常见疾病临床特点，学会疾病诊断思路。

目标检测

一、简答题

1. 试述新生儿病理性黄疸的临床特点。

2. 新生儿窒息初步复苏的步骤。

二、病例分析

患儿，男，2 天，因拒乳、哭声低、四肢凉，双下肢硬肿 1 天，于 2011 年 1 月 20 日入院。患儿系第一胎、第一产，胎龄 35 周，出生体重 2.1kg，无窒息史。体检：T 34℃，P 120 次/分，R 26

次/分，精神萎靡，哭声低弱，四肢活动少，反应较差，无呻吟、无发绀，全身皮肤冰凉，双下肢硬肿，局部皮肤呈暗红色，肺部未见异常，心律齐，未闻及异常杂音，腹部平软，脐带干燥未脱，神经系统检查未见异常。

(1)该患儿最可能的诊断。试分析其病因。

(2)列出诊断要点和治疗措施。

(3)如果1天后患儿硬肿加重，出现面色青灰、呼吸加快、肺部大量湿性啰音，应考虑发生了哪种并发症？如何紧急处理？

第七章　免疫性疾病

学习目标

【知识要求】

1. 掌握风湿热、过敏性紫癜、川崎病的定义、临床表现、辅助检查、诊断、鉴别诊断、预后。

2. 熟悉原发性免疫缺陷病共同的临床表现和治疗。

3. 了解免疫系统疾病的概述、原发性免疫缺陷病的分类。

【能力要求】

能应用风湿热、过敏性紫癜疾病的相关知识，结合临床病例列出诊治计划。

第一节　概　　述

免疫是机体的一种生理性保护机制，其功能包括免疫防御、免疫稳定和免疫监视。免疫功能失调可导致异常免疫反应：变态反应、自身免疫反应、免疫缺陷和发生恶性肿瘤。人类免疫系统的发生发育始于胚胎早期，出生时已成熟，但小儿免疫功能较成人弱。

免疫反应分为两类，即非特异性免疫和特异性免疫。

【非特异性免疫特征】

非特异性免疫又称天然免疫或固有免疫，是人类在漫长进化过程中获得的一种遗传特性且是先天具有的防御功能。

1. 屏障防御机制

主要由皮肤-黏膜屏障、血-脑脊液屏障、血-胎盘屏障、淋巴结过滤作用等构成的物理屏障和由溶菌酶、胃酸等构成的生化屏障。小儿皮肤薄嫩，容易破损，屏障作用差，对外界刺激的抵抗力弱，易受机械或物理损伤而继发感染；新生儿皮肤较成人偏碱性，易于细菌或真菌繁殖；小儿肠道通透性高，胃酸较少，杀菌力低；血脑脊液屏障、淋巴结功能发育不完善，以及呼吸道纤毛细胞发育不完善等，均导致小儿非特异性免疫功能较差，但随年龄增长而逐渐发育健全。

2. 细胞吞噬系统

血液中具有吞噬功能的细胞是单核/巨噬细胞和中性粒细胞。但婴幼儿，尤其新生儿的各种吞噬细胞功能呈暂时性低下，这与新生儿时期缺乏血清补体、调理素、趋化因子等有关。

3. 补体系统

由于母体的补体不能转输给胎儿，所以婴儿出生时血清补体含量低，其中 C_1、C_2、C_3、C_4、C_7 和备解素的浓度约为成人的 60%；半数新生儿补体经典途径溶血力低于成人水平，旁路途径的各种成分发育不足，一般在生后 6～12 个月，补体浓度或活性才接近成人水平。

【特异性免疫特征】

特异性免疫反应包括细胞免疫和体液免疫两种，这两种免疫反应必须由抗原性物质进入机体刺激免疫系统后方可形成。

1.细胞免疫

细胞免疫是由T淋巴细胞介导的一种特异性免疫反应。足月新生儿外周血中T淋巴细胞绝对计数已达成人水平，但T淋巴细胞分类比例和功能与成人不同。其中具有辅助/诱导作用的CD_4^+T细胞数比具有抑制/细胞毒性作用的CD_8^+T细胞数多，使CD_4^+/CD_8^+的比值高达3～4，约两岁时CD_4^+/CD_8^+比值达成人水平；新生儿时期T细胞产生的γ-干扰素(IFN-γ)和白细胞介素-4为成人的10%～20%，约3岁时达成人水平。

2.体液免疫

体液免疫是指B淋巴系细胞在抗原刺激下转化成浆细胞并产生抗体(即免疫球蛋白)，特异性地与相应抗原在体内结合而引起免疫反应。

(1) IgG　是唯一可以通过胎盘的抗体，也是血清中主要的Ig。新生儿血中的IgG主要是通过胎盘从母体获得，它对出生后几个月的婴儿起着抗感染作用。但生后三个月血清IgG将至最低点，至10～12个月时，体内IgG均为自身产生，8～10岁时才达成人水平。

(2) IgM　是个体发育过程中最早合成和分泌的抗体，出生后3～4个月IgM的含量为成人的50%，1岁时为成人的75%。若脐血IgM增高，提示宫内感染。

(3) IgA　是血清中增加较慢的一类Ig，至12岁时达成人水平，有血清型和分泌型两种。分泌型IgA存在于唾液、泪水、乳汁等外分泌液中，是黏膜局部抗感染的重要因素，因此，新生儿和婴幼儿分泌型IgA水平低下是其易患呼吸道和胃肠道感染的重要原因。

(4) IgD　在新生儿血中含量极微，5岁时才达成人水平的20%。

(5) IgE　出生时IgE水平约为成人的10%，至7岁左右才达成人水平。

第二节　原发性免疫缺陷病

原发性免疫缺陷病是一组由于免疫系统先天性发育不全而导致免疫功能低下的一组临床综合征，多为遗传性，婴幼儿多见，临床上以抗感染功能低下，容易反复发生严重感染，同时伴有免疫稳定和免疫监视功能异常为特征。根据免疫功能障碍不同，将原发性免疫缺陷病分为以下各类(图7-1)。

- 原发性免疫缺陷病
  - 特异性免疫缺陷病
    - 抗体缺陷病(50%)
      - X-连锁无丙种球蛋白血症
      - 选择性IgG亚类缺陷
      - 常见变异型免疫缺陷病
      - 婴儿暂时性低丙种球蛋白血症
    - T细胞免疫缺陷病(10%)
      - 先天性胸腺发育不全症
      - 嘌呤核苷酸磷酸化酶缺乏症
    - 联合免疫缺陷病(T细胞/B细胞)(20%)
      - 严重联合免疫缺陷病
      - 共济失调-毛细血管扩张症
      - 伴有血小板减少和湿疹的免疫缺陷病
  - 非特异性免疫缺陷病
    - 吞噬细胞功能缺陷(18%)
    - 补体系统缺陷病(2%)

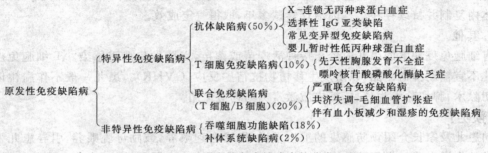

图7-1　原发性免疫缺陷病的分类

注：括号内为相对发病率

【临床表现】

1.共同表现

由于免疫功能缺陷的病因不同，临床表现差异很大，但共同表现非常一致。

(1)反复和慢性感染 感染是免疫缺陷最常见的表现，为反复、严重、持久的感染。起病年龄40%于1岁以内，另有40%在5岁以内。以呼吸道感染最多见，其次是胃肠道、皮肤感染和全身性感染。治疗效果欠佳，必需使用大剂量杀菌剂，疗程较长才有一定疗效。

(2)自身免疫性疾病和肿瘤 患儿随年龄的增长易发生自身免疫性疾病和肿瘤，尤其是淋巴系统肿瘤。

2.特殊表现

除反复感染外，不同的免疫缺陷可有不同的临床特征，如胸腺发育不全的特殊面容、先天性心脏病、湿疹、血小板减少伴免疫缺陷综合征、难以控制的低钙抽搐，了解这些特征有助于临床诊断。

【诊断】

1.详细询问病史

家族中曾有因感染死于婴幼儿时期者或有反复感染者是原发性免疫缺陷病的重要线索。

2.体格检查

严重、反复感染可致体重下降、发育滞后、营养不良、轻中度贫血和肝脾肿大。

3.实验室检查

为明确免疫缺陷的性质，应有实验室检查为依据。进行免疫球蛋白、抗A和抗B同族凝集素、分泌型IgA水平测定；外周血淋巴细胞小于1.5×10^9/L；皮肤迟发型超敏反应阴性，均提示细胞免疫缺陷。X线检查婴幼儿缺乏胸腺阴影者提示T细胞功能缺陷。

【治疗】

1.一般治疗

给予特别的儿科护理，包括预防和治疗感染。首先应有适当的保护性隔离措施；保证患婴充足的营养供给；及时治疗感染灶，必要时长期抗感染药物预防性用药。

2.替代疗法

对缺失的抗体或细胞免疫进行替代疗法，如静脉注射丙种球蛋白、高效价免疫血清球蛋白、血清等。或采用免疫重建，如通过造血干细胞移植、胎儿胸腺移植、基因治疗等恢复其免疫功能。

3.基因治疗

将正常的目的基因片段整合到患者干细胞基因组内，经有丝分裂，使转化的基因片段能在患儿体内复制并持续存在。基因治疗尝试多年，取得一定成效。

4.其他

有细胞免疫缺陷的患儿应禁止接种活疫苗或菌苗，以防发生严重感染。T细胞免疫缺陷的患儿不宜输新鲜血制品，以防发生移植物抗宿主反应(GVHR)。患儿一般不作扁桃体和淋巴结切除术，脾切除术为禁忌，糖皮质激素类药物应慎用。

【预防】

向患儿及家长介绍预防感染的卫生常识，指导合理喂养，鼓励母乳喂养，引导患儿采取相对正常的生活方式。做好遗传咨询，对曾生育过免疫缺陷患儿的孕妇，应作羊水细胞学检查，以确定胎儿情况而终止妊娠。

第三节　风　湿　热

风湿热是一种与A组乙型溶血性链球菌感染密切相关的免疫炎性疾病。临床表现为发热、心脏炎、游走性关节炎，较少出现环形红斑和皮下结节或舞蹈病。发病年龄以6～15岁多见，冬春季节发病率高。急性期可危及患儿生命，反复发作可致永久性心脏瓣膜病变，影响日后劳动力。

【病因和发病机制】

病因与发病机制尚未完全阐明，风湿热是A组乙型溶血性链球菌咽峡炎后的晚期并发症。皮肤及其他部位A组乙型溶血性链球菌感染不会引起风湿热。影响本病发生的因素有：链球菌在咽峡部存在时间越长，发病机会越大；特殊的致风湿热A组乙型溶血性链球菌株；与遗传有关，一些人群具有明显的易感性。由于风湿热与A组乙型溶血性链球菌感染后发生变态反应和自身免疫反应，因此出现相关的反应性组织损伤。

【病理】

风湿热的病理过程分为渗出、增生和硬化3期，但各期病变可同时存在。

(1)变性渗出期　风湿热的急性期可见变性、水肿、淋巴细胞和浆细胞浸润等渗出性炎症反应，主要累及心脏、关节滑膜及周围组织、皮肤等结缔组织。本期持续约1个月。

(2)增生期　风湿小体(Aschoff小体)或风湿性肉芽肿的形成是其特点，风湿小体广泛分布于肌肉的结缔组织，好发部位为心肌、心内膜、心外膜、关节处皮下组织和腱鞘，是诊断风湿热的病理依据。本期持续约3～4个月。

(3)硬化期　炎性细胞减少，风湿小体中央变性和坏死物质被吸收，纤维组织增生和瘢痕形成，造成二尖瓣、主动脉瓣的狭窄和关闭不全。本期持续约2～3个月。

【临床表现】

急性风湿热发病前1～5周有上呼吸道感染史，如未经治疗，一次急性发作一般不超过6个月；未进行预防的患者常反复发作。风湿热多呈急性起病，也可为隐匿性进程，发热和关节炎是最常见的主诉。

1.一般表现

起病多有不规则发热，伴面色苍白、多汗、疲倦、食欲缺乏、腹痛等症状。

2.主要表现

(1)心脏炎　是本病最严重的表现，约占风湿热患儿的40%～50%，以心肌炎、心内膜炎多见。①心肌炎：轻者可无症状，重者可伴不同程度的心衰。常见心率增快，与体温升高不成比例；心界扩大，心尖部第一心音低钝，可出现心动过速等心律失常，心尖部可闻及收缩期杂音；心电图可出现房室传导阻滞。②心内膜炎：主要侵犯二尖瓣，其次为主动脉瓣。二尖瓣关闭不全表现为心尖部全收缩期杂音，向腋下传导，有时可闻及二尖瓣相对狭窄所致舒张期杂音；主动脉瓣关闭不全，在胸骨左缘第三肋间可闻及舒张期叹气样杂音。多次发作可使瓣膜形成永久性瘢痕，导致风湿性心瓣膜病。③心包炎：表现为心前区疼痛、心动过速、呼吸困难。心包积液量少时，可有心前区疼痛，有时可于心底部听到心包摩擦音；积液量多时，心前区搏动消失，心音遥远，颈静脉怒张、肝大等心包填塞征；X线检查心影向两侧扩大呈烧瓶状；心电图示低电压、早期ST段抬高，随后ST段平坦或下移，出现T波改变。

(2)**关节炎** 约占风湿热患儿的50%～60%，典型表现为游走性多发性关节炎，以膝、踝、肘、腕等大关节为主，关节红、肿、热、痛，活动受限，持续数日可自行消失，愈后不留关节畸形。

(3)**舞蹈病** 约占风湿热患儿的3%～10%，也称Sydenham舞蹈病，女童多见。表现为四肢和面部肌肉不自主、无目的的快速运动，如皱眉、挤眼、伸舌、耸肩、缩颈、书写困难、语言障碍、细微动作不协调等，在兴奋或注意力集中时加剧，入睡后消失。舞蹈病病程1～3个月，个别在1～2年内反复发作。

(4)**皮肤症状** ①皮下结节：约占风湿热患儿的5%～10%，好发于肘、腕、膝、踝等关节伸侧，或枕部、前额头皮以及胸、腰椎棘突处，质硬、无痛，与皮肤无粘连、豌豆大小，一般经2～4周消退。②环形红斑：约占风湿热患儿的5%，多见于躯干及四肢近端，呈环形或半环形淡红色红斑，大小不等，中心苍白，可反复出现，但不留痕迹。

【辅助检查】

1. 链球菌感染检测

咽拭子培养可发现A组乙型溶血性链球菌，链球菌感染一周后血清抗链球菌溶血素O（ASO）滴度开始上升，两个月后逐渐下降。80%风湿热患儿ASO升高，同时测定抗脱氧核糖核酸酶B、抗链球菌激酶、抗透明质酸酶则阳性率可提高到95%。

2. 风湿热活动指标

检查出现白细胞计数和中性粒细胞增高、血沉增快、C-反应蛋白（CRP）阳性、α_2球蛋白和黏蛋白增高等，但仅能反映疾病的活动情况，对诊断本病并无特异性。

【诊断】

Jones诊断标准：目前临床采用Jones诊断标准来诊断风湿热（表7-1）。

表7-1 风湿热的诊断标准

主要表现	次要表现	链球菌感染证据
心脏炎	发热	咽拭子培养阳性或快速链球菌抗原试验阳性
多关节炎	关节痛	抗链球菌抗体滴度升高
舞蹈病	血沉增高	
环形红斑	CRP阳性	
皮下小结	P-R间期延长	

注：主要表现为关节炎者，关节痛不再作为次要表现；主要表现为心脏炎者，P-R间期延长不再作为次要表现。在有链球菌感染证据的前提下，存在以下3项之一者亦应考虑风湿热：①排除其他原因的舞蹈病；②无其他原因可解释的隐匿性心脏炎；③以往已确诊为风湿热，存在一项主要表现，或有发热和关节痛，或急性期反应物质增高，提示风湿热复发

【鉴别诊断】

1. 与风湿性关节炎的鉴别

(1)**幼年类风湿性关节炎** 多见于3岁以下患儿，常侵犯指趾小关节，关节炎无游走性特点。反复发作后遗留关节畸形，X线骨关节摄片可见关节面破坏、关节间隙变窄和邻近骨骼骨质疏松。

(2)**急性化脓性关节炎** 为全身脓毒血症的局部表现，中毒症状重，好累及大关节，血培养阳性，常为金黄色葡萄球菌。

(3)急性白血病 除发热、骨关节疼痛外，有贫血、出血倾向、肝、脾及淋巴结肿大。周围血片可见幼稚白细胞，骨髓检查可予鉴别。

(4)非特异性肢痛 又名“生长痛”，多发生于下肢，夜间或入睡尤甚，喜按摩，局部无红肿。

2.与风湿性心脏炎的鉴别诊断

(1)感染性心内膜炎 先天性心脏病或风湿性心脏病合并感染性心内膜炎时，易与风湿性心脏病伴风湿活动相混淆，贫血、脾大、皮肤瘀斑或其他栓塞症状有助诊断，血培养可获阳性结果，超声心动图可看到心瓣膜或心内膜有赘生物。

(2)病毒性心肌炎 病毒性心肌炎杂音不明显，较少发生心内膜炎，较多出现过早搏动等心律失常，实验室检查可发现病毒感染证据。

【治疗】

1.休息

急性期无心脏炎患儿卧床休息 2 周，随后逐渐恢复活动，于 2 周后达正常活动水平；心脏炎无心力衰竭患儿卧床休息 4 周，于 4 周内逐渐恢复活动；心脏炎伴充血性心力衰竭患儿则需卧床休息至少 8 周，在以后 2～3 个月内逐渐增加活动量；患儿的活动量均依据心率、心音、呼吸、自觉疲乏而调节。

2.清除链球菌感染

应用青霉素 80 万单位肌注，每日 2 次，持续 2 周，以彻底清除链球菌感染。青霉素过敏者可改用其他有效抗生素，如红霉素等。

3.抗风湿热治疗

常用水杨酸制剂及肾上腺皮质激素。心脏炎者宜早期使用肾上腺皮质激素，如泼尼松每日 2mg/kg，最大量≤60mg/d，分次口服，2～4 周后减量，总疗程 8～12 周。多发性关节炎无心脏炎的患儿可用阿司匹林，每日 100mg/kg，最大量≤3g/d，分次服用，2 周后逐渐减量，疗程 4～8 周。

4.其他治疗

有充血性心力衰竭时及时给予大剂量静脉注射糖皮质激素，如氢化可的松或甲基泼尼松龙，多数情况在用药后 2～3 日即可控制心力衰竭；应慎用或不用洋地黄制剂，以免发生洋地黄中毒。同时给予低盐饮食，必要时氧气吸入、给予利尿剂和血管扩张剂；舞蹈病时可用苯巴比妥、地西泮等镇静剂；关节肿痛时应予制动。

【预后】

风湿热预后主要取决于心脏炎的严重程度、首次发作是否得到正确抗风湿热治疗以及是否正规抗链球菌治疗。心脏炎者易于复发，预后较差，尤以严重心脏炎伴充血性心力衰竭的患儿为甚。

【预防】

每 3～4 周肌肉注射苄星青霉素 120 万单位，预防注射期限至少 5 年，最好持续至 25 岁，有风湿性心脏病者，宜作终身药物预防。对青霉素过敏者可改用红霉素类药物口服，每月口服 6～7 日，持续时间同前。风湿热或风湿性心脏病患儿，当拔牙或行其他手术时，术前、术后应用抗生素以预防感染性心内膜炎。

第四节　过敏性紫癜

过敏性紫癜又称亨-舒综合征，是以毛细血管炎为主要病变的血管炎综合征。临床特点为皮肤紫癜、关节肿痛、腹痛、便血和血尿等。主要见于学龄前儿童，男孩多于女孩，春、秋季多见。

【病因】

尚不清楚，一般认为本病为一种免疫反应性疾病。各种病原微生物（细菌、病毒或寄生虫）、药物（抗生素、磺胺、水杨酸、苯巴比妥等）、食物（鱼虾、蟹、蛋、牛奶）以及花粉吸入、疫苗注射、虫咬等作为致敏原作用于机体，形成免疫复合物沉积于小血管，引起皮肤、胃、肠、关节的广泛性毛细血管炎，导致水肿和出血。

【发病机制】

过敏性紫癜的发病机制可能为：各种刺激因子，包括感染原和过敏原作用于具有遗传背景的个体，激发 B 细胞克隆扩增，导致 IgA 介导的系统性血管炎。

知识链接

关于链球菌感染诱发过敏性紫癜

近年关于链球菌感染导致过敏性紫癜的报道较多。约 50%过敏性紫癜患儿有链球菌性呼吸道感染史。但随后研究链球菌性呼吸道感染史者在过敏性紫癜患儿与健康儿童间并无差异。另有报道 30%过敏性紫癜肾炎患儿肾小球系膜有 A 组溶血性链球菌抗原沉积；而非过敏性紫癜肾炎患儿的 A 组溶血性链球菌抗原沉积率仅为 3%，表明 A 组溶血性链球菌感染是诱发过敏性紫癜的重要原因。

【临床表现】

多为急性起病，病前 1～3 周往往有上呼吸道感染史。约半数患儿伴有低热、乏力、精神萎靡、纳差等全身症状。

1. **皮肤紫癜**

常为首发症状，多见于下肢及臀部，伸侧多见，呈对称性分批出现。初起为紫红色斑丘疹，高出皮肤、压不褪色、此后颜色加深呈暗紫色，最后呈棕褐色；一般在 4～6 周后消退，部分患儿间隔数周、数月后又复发，可伴有荨麻疹和血管神经性水肿。少数重症患儿紫癜可大片融合成大疱伴出血性坏死。

2. **消化道症状**

约 2/3 患儿可出现，常出现脐周或下腹部呈阵发性剧烈疼痛，可伴呕吐或便血，少数可并发肠套叠、肠梗阻或肠穿孔。

3. **关节肿痛**

约 1/3 患儿出现关节肿痛，多累及膝、踝、肘、腕等关节，表现为关节肿胀、疼痛和活动受限，多在数日内消失而不遗留关节畸形。

4. **肾损害**

30%～60%患儿有肾脏损害的临床表现。多发生于起病 1 个月内，症状轻重不一。多数患儿出现血尿、蛋白尿及管型，伴血压增高及水肿，称为紫癜性肾炎。少数呈肾病综合征表现。一般患儿肾损害较轻，大多数都能完全恢复。少数发展为慢性肾炎，死于慢性肾功能衰竭。

5. 其他

偶因颅内出血导致失语、瘫痪、昏迷、惊厥。部分患儿有鼻出血、牙龈出血、咯血等。

【辅助检查】

白细胞数正常或轻度增高，中性和嗜酸性粒细胞可增高；血小板计数正常甚至升高，出血和凝血时间正常，血块退缩试验正常，部分患儿毛细血管脆性试验阳性。肾脏受损可有血尿、蛋白尿及管型。消化道出血者可见大便隐血试验阳性。血沉轻度增快，血清 IgA 浓度升高，IgG、IgM 升高或正常。

【诊断】

诊断要点：①春秋季节，急性起病，病前 1～3 周有上呼吸道感染史；②出现皮肤紫癜、关节肿痛、腹痛、便血和血尿等临床表现；③辅助检查有相应改变。

【鉴别诊断】

典型病例诊断不难，若临床表现不典型，皮肤紫癜未出现时，容易误诊为其他疾病，需与特发性血小板减少性紫癜、风湿性关节炎、败血症、其他肾脏疾病和外科急腹症等鉴别。

【治疗】

1. 一般治疗

卧床休息，积极寻找和去除致病因素，如控制感染，补充维生素；有荨麻疹或血管神经性水肿时，应用抗组胺药物和钙剂；腹痛时应用解痉剂；消化道出血时应禁食，可静脉滴注西咪替丁，必要时输血。

2. 糖皮质激素和免疫抑制剂

急性期对腹痛和关节痛可予缓解，但不能预防肾脏损害的发生，亦不能影响预后。可用泼尼松、地塞米松、甲基泼尼松龙，症状缓解后即可停用。重症过敏性紫癜肾炎可加用免疫抑制剂如环磷酰胺、硫唑嘌呤或雷公藤总甙片。

3. 其他

(1)抗凝治疗 常用阿司匹林、双嘧达莫(潘生丁)、肝素、尿激酶。

(2)钙通道拮抗剂 如硝苯地平，非甾体抗炎药如吲哚美辛，均有利于血管炎的恢复。中成药如贞芪扶正冲剂、复方丹参片、银杏叶片，可补肾益气和活血化淤。

【预后】

本病预后一般良好，除少数重症患儿可死于肠出血、肠套叠、肠坏死或神经系统损害外，大多痊愈。病程一般约 1～2 周至 1～2 个月，少数可长达数月或一年以上。肾脏病变常较迁延，可持续数月或数年，约 1%病例发展为持续性肾脏疾病，0.1%患儿发生肾功能不全。

第五节 川 崎 病

川崎病是 1967 年日本川崎富作医师首先报道，并以他的名字命名的疾病，又称皮肤黏膜淋巴结综合征，川崎病的最大危害是损害冠状动脉。本病呈散发或小流行，四季均可发病，多见于婴幼儿，男孩多于女孩。

【病因和发病机制】

本病病因、发病机理尚不清楚。流行病学资料提示立克次体、丙酸杆菌、葡萄球菌、链球菌、反转录病毒、支原体感染为其病因，但均未能证实。目前认为川崎病是易患宿主对多种感染病原触发的一种免疫介导的全身性血管炎。

【病理】

本病病理变化为全身性血管炎，病理过程可分为四期，各期变化如下：

Ⅰ期　约1～9天，小动脉周围炎症，冠状动脉主要分支血管壁上的小营养动脉和静脉受到侵犯。心包、心肌间质及心内膜炎症浸润，包括中性粒细胞、嗜酸性粒细胞及淋巴细胞。

Ⅱ期　约12～25天，冠状动脉主要分支全层血管炎，血管内皮水肿、血管壁平滑肌层及外膜炎性细胞浸润。弹力纤维和肌层断裂，可形成血栓和动脉瘤。

Ⅲ期　约28～31天，动脉炎症渐消退，血栓和肉芽形成，纤维组织增生，内膜明显增厚，导致冠状动脉部分或完全阻塞。

Ⅳ期　数月至数年，病变逐渐愈合，心肌疤痕形成，阻塞的动脉可能再通。

【临床表现】

1. 主要表现

(1)发热　39～40℃，呈稽留或弛张热型，持续1～2周，抗生素治疗无效。

(2)黏膜表现　双眼球结合膜充血，于起病3～4日出现，无脓性分泌物，热退后消散。口唇充血皲裂，口腔黏膜弥漫充血，舌乳头突起、充血呈草莓舌。

(3)皮肤表现　多形性皮斑和猩红热样皮疹，常在第一周出现。急性期手足硬性水肿和掌跖红斑，恢复期指、趾端甲下和皮肤交界处出现膜状脱皮或有横沟，亦可脱落。肛周皮肤发红、脱皮。

(4)颈淋巴结肿大　单侧或双侧，坚硬有触痛，但表面不红，无化脓。病初出现，热退时消散。

2. 心脏表现

于病后1～6周可出现心包炎、心肌炎、心内膜炎、心律失常。冠状动脉瘤多发生于病程2～4周，但也可发生于疾病恢复期。心肌梗死和冠状动脉瘤破裂可致心源性休克甚至猝死。

3. 其他

可有间质性肺炎、无菌性脑膜炎、消化系统症状（腹痛、呕吐、腹泻、麻痹性肠梗阻、肝大、黄疸等）、关节痛和关节炎。

【辅助检查】

1. 血液检查

轻度贫血，白细胞计数增高，以中性粒细胞为主，伴核左移。血小板早期正常，第2～3周时增多。血沉增快，C反应蛋白增高，免疫球蛋白增高，为炎症活动指标。

2. 免疫学检测

血清IgA、IgE、IgG、IgM和血循环免疫复合物升高。

3. 心血管系统检查

心脏受损者可见心电图和超声心动图改变，必要时行冠状动脉造影。心电图主要为ST段和T波改变，P－R间期和Q－T间期延长、低电压、心律失常等。

4. **胸部平片**

可示肺部纹理增多、模糊或有片状阴影，心影可扩大。

【诊断】

发热 5 天以上，伴下列 5 项临床表现中 4 项者，排除其他疾病后，即可诊断为川崎病：①四肢变化；②多形性红斑；③眼结合膜充血；④口、唇、舌充血；⑤颈部淋巴结肿大。如 5 项临床表现中不足 4 项，但超声心动图有冠状动脉损害，亦可确诊为川崎病。

【鉴别诊断】

本病需与渗出性多形红斑、幼年特发性关节炎全身型、败血症和猩红热相鉴别。

【治疗】

1. **抗凝治疗**

可采用阿司匹林，热退后 3 天逐渐减量，维持 6～8 周。如有冠状动脉病变时，应延长用药时间，直至冠状动脉恢复正常。

2. **静脉注射丙种球蛋白（IVIG）**

宜于发病早期(10 天以内)应用，可迅速退热，预防冠状动脉病变发生。应同时合并应用阿司匹林，剂量和疗程同上。如效果不好，可重复使用 1～2 次，但约 1%～2%的病例仍然无效。

3. **糖皮质激素**

IVIG 治疗无效的患儿可考虑使用糖皮质激素，亦可与阿司匹林和双嘧达莫合并应用，用药 2～4 周。因可促进血栓形成，易发生冠状动脉瘤和影响冠脉病变修复，故不宜单独应用。

4. **对症治疗**

根据病情给予对症及支持疗法，如补充液体、保护肝脏、控制心力衰竭、纠正心律失常等，有心肌梗死时应及时进行溶栓治疗。严重的冠状动脉病变需要进行冠状动脉搭桥术。

【预后】

川崎病为自限性疾病，多数预后良好。约有 1%～2%的患儿复发。无冠状动脉病变患儿于出院后 1、3、6 月及 1～2 年进行一次全面检查(包括体检、心电图和超声心动图等)。有冠状动脉损害的患儿，更应长期密切随访，每 6～12 月一次，冠状动脉瘤多于病后 2 年内自行消失，大的动脉瘤常不易完全消失，常致血栓形成或管腔狭窄。

学习小结

本章主要介绍了免疫性疾病的概述，详细讲述了原发性免疫缺陷病、风湿热、过敏性紫癜、川崎病的定义、临床表现、辅助检查、诊断和鉴别诊断、预后。

在学习本章时应注意：①提前复习相关免疫学知识，便于后面相关疾病的学习；②熟悉原发性免疫缺陷病的分类，掌握其共同的临床表现和治疗；③掌握风湿热、过敏性紫癜、川崎病的定义、临床表现、辅助检查、诊断和鉴别诊断、预后，学会对相关病案进行分析，提出正确的诊断和治疗方法。

目标检测

一、简答题

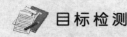

1. 简述原发性免疫缺陷病的共同临床表现。

2. 试述过敏性紫癜皮疹的特点。

二、案例分析

患儿，男，7岁，因反复发热、四肢关节疼痛一周来院就诊。近日体温38℃左右，食欲差，四肢关节疼痛，以膝、腕关节明显。体检：患儿膝、腕关节红肿。血沉增快，抗链球菌溶血素O增高，C反应蛋白增高。

(1)该患儿患了什么疾病，主要临床表现是什么？

(2)请给患儿提出正确的治疗要点。

第八章　消化系统疾病

学习目标

【知识要求】

1. 掌握小儿腹泻共同临床表现及轮状病毒肠炎、肠套叠的临床特征、诊断及治疗。

2. 熟悉小儿腹泻的病因、发病机理；小儿水、电解质和酸碱平衡紊乱的临床特征及诊断要点；熟悉口炎、先天性巨结肠的临床表现、并发症及诊断。

3. 了解小儿消化系统解剖生理特点；小儿腹泻的治疗原则及预防措施；肠套叠的治疗方法。

【能力要求】

能应用所学理论知识对小儿口炎、腹泻、肠套叠、先天性巨结肠进行综合分析、做出诊断，并能结合临床病例列出诊治计划。

第一节　小儿消化系统解剖生理特点

(一)口腔

口腔是消化道的起端，具有吸吮、吞咽、咀嚼、消化、味觉、感觉和语言等功能。足月新生儿出生时已具有较好的吸吮及吞咽功能。新生儿及婴幼儿口腔黏膜薄嫩，血管丰富，唾液腺不够发达，口腔黏膜干燥，因此易受损伤和局部感染；3～4 个月时唾液分泌开始增加。婴儿口底浅，尚不能及时吞咽所分泌的全部唾液，常发生生理性流涎。

(二)食管

食管长度在新生儿为 8～10cm，1 岁时为 12cm，5 岁时为 16cm，学龄儿童为 20～25cm，成人为 25～30cm。婴儿食管横径为 0.6～0.8cm，幼儿为 1cm，学龄儿童为 1.2～1.5cm。食管 pH 通常在 5.0～6.8。新生儿和婴儿的食管呈漏斗状，黏膜纤弱、腺体缺乏、弹力组织及肌层尚不发达，食管下段括约肌发育不成熟，控制能力差，常发生胃食管反流。婴儿吸奶时常吞咽过多空气，易发生溢奶。

(三)胃

胃容量在新生儿约为 30～60ml，1～3 个月时为 90～150ml，1 岁时为 250～300ml，5 岁时为 700～850ml，成人约为 2000ml，因此年龄愈小每天喂养的次数愈多。哺乳后不久幽门即开放，胃内容物陆续进入十二指肠，故实际胃容量不受上述容量限制。婴儿胃略呈水平位，当开始行走时其位置变为垂直。胃平滑肌发育尚未完善，在充满液体食物后易使胃扩张。由于贲门和胃底部肌张力低，幽门括约肌发育较好，故易发生幽门痉挛出现呕吐。胃排空时间随食物种类不同而异，稠厚含凝乳块的乳汁排空慢；水的排空时间为 1.5～2 小时；母乳 2～3 小时；牛乳 3～4 小时；早产儿胃排空更慢，易发生胃潴留。

(四)肠

儿童肠管相对比成人长，一般为身长的5～7倍，或为坐高的10倍。小肠的主要功能包括运动(蠕动、摆动、分节运动)、消化、吸收及免疫保护。大肠的主要功能是贮存食物残渣、进一步吸收水分以及形成粪便。婴幼儿肠黏膜肌层发育差，肠系膜柔软而长，结肠无明显结肠带与脂肪垂，升结肠与后壁固定差，易发生肠扭转和肠套叠。肠壁薄、通透性高，屏障功能差，肠内毒素、消化不全产物和过敏原等可经肠黏膜进入体内，引起全身感染和变态反应性疾病。由于婴幼儿大脑皮质功能发育不完善，进食时常引起胃-结肠反射，产生便意，所以大便次数多于成人。

(五)肝

年龄愈小，肝脏相对愈大。正常新生儿至一周岁，在右锁骨中线上、肋缘下1～3cm可触及肝边缘，3岁以内大部分在右肋缘下1～2cm，4岁以后在肋弓以下不易扪及，仅少数能触及1cm以下的肝缘。从生后到7岁在剑突下可触及2～2.5cm的肝脏。婴儿肝脏结缔组织发育较差，肝细胞再生能力强，不易发生肝硬化，但易受各种不利因素的影响，如缺氧、感染、药物中毒等均可使肝细胞发生肿胀、脂肪浸润、变性、坏死、纤维增生而肿大，影响其正常功能。婴儿时期胆汁分泌较少，故对脂肪的消化，吸收功能较差。

(六)胰腺

出生后3～4个月时胰腺发育较快，胰液分泌量也随之增多。出生后一年，胰腺外分泌部分生长迅速，为出生时的3倍。胰液分泌量随年龄生长而增加，至成人每日可分泌1～2升。酶类出现的顺序为：胰蛋白酶最先，而后是糜蛋白酶、羧基肽酶、脂肪酶，最后是淀粉酶。新生儿胰液所含脂肪酶活性不高，直到2～3岁时才接近成人水平。婴幼儿时期胰液及其消化酶的分泌易受炎热天气和各种疾病的影响而被抑制，容易发生消化不良。

(七)肠道细菌

在母体内，胎儿肠道是无菌的，生后数小时细菌即侵入肠道，主要分布在结肠和直肠。肠道菌群受食物成分影响，单纯母乳喂养儿以双歧杆菌占绝对优势，人工喂养和混合喂养儿肠内的大肠杆菌、嗜酸杆菌、双歧杆菌及肠球菌所占比例几乎相等。正常肠道常驻菌群对侵入肠道的致病菌有一定的拮抗作用。婴幼儿肠道正常菌群脆弱，易受许多内外界因素影响而致菌群失调，引起消化功能紊乱。

(八)健康小儿粪便

食物进入消化道至粪便排出时间因年龄而异：母乳喂养的婴儿平均为13小时，人工喂养者平均为15小时，成人平均为18～24小时。

1. 母乳喂养儿粪便

为黄色或金黄色，多为均匀膏状或带少许黄色粪便颗粒，或较稀薄，绿色、不臭，呈酸性反应(pH4.7～5.1)。平均每日排便2～4次，一般在添加辅食后大便次数即减少。

2. 人工喂养儿粪便

人工喂养的婴儿粪便为淡黄色或灰黄色，较干稠，呈中性或碱性反应(pH6～8)。因牛乳含蛋白质较多，粪便有明显的蛋白质分解产物的臭味，有时可混有白色酪蛋白凝块。大便每日1～2次，易发生便秘。

3. 混合喂养儿粪便

喂食母乳加牛乳的婴儿粪便与喂牛乳者相似，但较软、色黄。添加淀粉类食物可使大便增多，稠度稍减，稍呈暗褐色，臭味加重。添加各类蔬菜、水果等辅食时大便外观与成人粪便相似，初加菜泥时，常有小量绿色便排出。大便每日1次左右。

第二节　口　炎

口炎是指口腔黏膜由于各种感染引起的炎症，若病变仅限于局部，如舌、齿龈、口角亦可称为舌炎，齿龈炎或口角炎。本病多见于婴幼儿，可单独发生，亦可继发于全身疾病，如急性感染、腹泻、营养不良、久病体弱和维生素B、C缺乏等。感染常由病毒、真菌、细菌引起。不注意食具及口腔卫生或各种疾病导致机体抵抗力下降等因素均可导致口炎的发生。目前细菌感染性口炎已经很少见，病毒及真菌感染所致的口炎仍经常见到。

一、鹅口疮

鹅口疮又称雪口病，为白色念珠菌感染在黏膜表面形成白色斑膜的疾病。多见于新生儿和婴幼儿，营养不良、腹泻、长期使用广谱抗生素或类固醇激素的患儿常有此症。新生儿多由产道感染或因哺乳时奶头不洁及从污染的乳具获得感染。

【临床表现】

口腔黏膜表面覆盖白色乳凝块样小点或小片状物，可逐渐融合成大片，不易擦去，周围无炎症反应，强行剥离后局部黏膜潮红、粗糙、可有溢血，不痛，不流涎，一般不影响吃奶，无全身症状。重症则整个口腔均被白色斑膜覆盖，甚至可蔓延到咽、喉头、食管、气管、肺等处，此时可危及生命。重症患儿可伴低热、拒食、吞咽困难。取白膜少许放玻片上加10%氢氧化钠一滴，在显微镜下可见真菌的菌丝和孢子。使用抗生素可加重病情，促其蔓延。

【治疗】

一般不需静脉或口服抗真菌药物。可用2%碳酸氢钠溶液于哺乳前后清洁口腔，或局部涂抹10万～20万U/ml制霉菌素鱼肝油混悬溶液，每日2～3次。亦可口服肠道微生态制剂，纠正肠道菌群失调，抑制真菌生长。预防应注意哺乳卫生，加强营养，适当增加维生素B_2和维生素C。

二、疱疹性口腔炎

疱疹性口腔炎为单纯疱疹病毒Ⅰ型感染所致，多见于1～3岁小儿，发病无明显季节差异。从患者的唾液、皮肤病变和大小便中均能分离出病毒。

【临床表现】

常好发于颊黏膜、齿龈、舌、唇内和唇黏膜及邻近口周皮肤。起病时发热可达38～40℃，1～2日后，齿龈、舌、唇内和颊黏膜等部位出现单个或成簇的小疱疹，直径约2mm，周围有红晕，迅速破溃后形成溃疡，有黄白色纤维素性分泌物覆盖，多个溃疡可融合成不规则的大溃疡，有时累及软腭、舌和咽部。由于疼痛剧烈，患儿可表现拒食、流涎、烦躁，常因拒食啼哭才被发现。所属淋巴结常肿大和压痛，可持续2～3周。体温在3～5日后恢复正常，病程约1～2周。

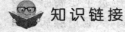

知识链接

疱疹性口腔炎与疱疹性咽峡炎的鉴别

本病应与疱疹性咽峡炎鉴别，后者大都由柯萨奇病毒所引起。常骤起发热、咽痛，初起时咽部充血，并有灰白色疱疹，四周绕有红晕，2～3日后红晕加剧扩大，疱疹破溃形成黄色溃疡。疱疹主要发生在咽部和软腭，有时见于舌，但不累及齿龈和颊黏膜，颌下淋巴结不肿大。

【治疗】

保持口腔清洁，多饮水。食物以微温或凉的流质为宜，避免刺激性食物。局部可涂疱疹净抑制病毒，亦可喷撒西瓜霜，锡类散等。为预防继发感染可涂2.5%～5%金霉素鱼肝油。疼痛严重者可在餐前用2%利多卡因涂抹局部。发热时可用退热剂，可行全身抗病毒治疗，抗生素不能缩短病程，仅用于有继发感染者。

第三节　腹　泻　病

小儿腹泻是一组由多病原、多因素引起的以大便次数增多和大便性状改变为特点的消化道综合征，是我国婴幼儿最常见的疾病之一。6个月～2岁婴幼儿发病率高，一岁以内约占半数，是造成小儿营养不良、生长发育障碍的主要原因之一。

【易感因素】

1.消化系统发育未成熟

婴幼儿消化系统发育尚未成熟，胃酸和消化酶分泌少，酶活力偏低，不能适应食物质和量的较大变化。婴幼儿水代谢旺盛，对缺水的耐受力差，一旦失水容易发生体液紊乱。婴儿时期神经、内分泌、循环、肝、肾功能发育不成熟，容易发生消化道功能紊乱。

2.胃肠道负担重

生长发育快，所需营养物质相对较多，且婴儿食物以液体为主，进入量较多，胃肠道负担重。

3.机体防御功能差

①婴儿胃酸偏低，胃排空较快，对进入胃内的细菌杀灭能力较弱；②血清免疫球蛋白(尤其是IgM、IgA)和胃肠道分泌型IgA(SIgA)均较低，肠黏膜免疫的防御反应及口服耐受机制均不完善。

4.肠道菌群失调

正常肠道菌群对入侵的致病微生物有拮抗作用，新生儿生后尚未建立正常肠道菌群、改变饮食使肠道内环境变化或滥用广谱抗生素，均可使肠道正常菌群平衡失调而患肠道感染。同时，维生素K的合成有赖于肠道正常菌群的参与，故肠道菌群失调时除易患腹泻外，还可有呕吐物或大便中带血。

5.人工喂养

母乳中含有大量体液因子(SIgA、乳铁蛋白)、巨噬细胞和粒细胞、溶菌酶、溶酶体，有很强的抗肠道感染作用。家畜乳中虽有某些上述成分，但在加热过程中被破坏，而且人工喂养的食物和食具易受污染，故人工喂养儿肠道感染发生率明显高于母乳喂养儿。

【病因】

1.感染性因素

肠道内感染可由病毒、细菌、真菌、寄生虫引起，以前两者多见，尤其是病毒。

(1)病毒感染　寒冷季节的婴幼儿腹泻80%由病毒感染引起。病毒性肠炎主要病原为轮状病毒，其次有星状病毒、杯状病毒；此外，肠道病毒包括柯萨奇病毒、埃可病毒、肠道腺病毒和冠状病毒等。

(2)细菌感染(不包括法定传染病)

1)致腹泻大肠杆菌：根据引起腹泻的大肠杆菌不同致病毒性和发病机制，已知菌株可分为5大组。①致病性大肠杆菌：为最早发现的致腹泻大肠杆菌。细菌侵入肠道后，黏附在肠黏膜上皮细胞，引起肠黏膜微绒毛破坏，皱襞萎缩变平，黏膜充血、水肿而致腹泻，可累及全肠道。②产毒性大肠杆菌：可黏附在小肠上皮刷状缘，在细胞外繁殖，产生不耐热肠毒素和耐热肠毒素而引起腹泻。③侵袭性大肠杆菌：可直接侵入小肠黏膜引起炎症反应，也可黏附和侵入结肠黏膜，导致肠上皮细胞炎症和坏死，引起痢疾样腹泻。该菌与志贺菌相似，两者O抗原有交叉反应。④出血性大肠杆菌：黏附于结肠产生与志贺杆菌相似的肠毒素，引起肠黏膜坏死和肠液分泌，致出血性肠炎。⑤黏附-集聚性大肠杆菌：以集聚方式黏附于下段小肠和结肠黏膜致病，不产生肠毒素，亦不引起组织损伤。

2)空肠弯曲菌：与肠炎有关的弯曲菌有空肠型、结肠型和胎儿亚型3种，95%～99%弯曲菌肠炎是由胎儿弯曲菌空肠亚种(简称空肠弯曲菌)所引起。致病菌直接侵入空肠、回肠和结肠黏膜，引起侵袭性腹泻，某些菌株亦能产生肠毒素。

3)耶尔森菌：除侵袭小肠、结肠黏膜外，还可产生肠毒素，引起侵袭性和分泌性腹泻。

4)其他：沙门菌(主要为鼠伤寒和其他非伤寒、副伤寒沙门菌)、嗜水气单胞菌、难辨梭状芽胞杆菌、金黄色葡萄球菌、绿脓杆菌、变形杆菌等均可引起腹泻。

(3)真菌　致腹泻的真菌有念珠菌、曲菌、毛霉菌，婴儿以白色念珠菌多见。

(4)寄生虫　常见为蓝氏贾第鞭毛虫、阿米巴原虫和隐孢子虫等。

有时肠道外感染亦可产生腹泻症状，如患中耳炎、上呼吸道感染、肺炎、泌尿系感染、皮肤感染或急性传染病时，可由于发热、感染原释放的毒素、抗生素治疗、直肠局部激惹(膀胱感染)作用而并发腹泻。有时病原体(主要是病毒)可同时感染肠道。

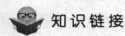

知识链接

使用抗生素引起的腹泻

肠道外感染时长期、大量地使用广谱抗生素可引起肠道菌群紊乱，肠道正常菌群减少，耐药性金黄色葡萄球菌、变形杆菌、绿脓杆菌、难辨梭状芽胞杆菌或白色念珠菌等可大量繁殖，引起药物较难控制的肠炎，称之为抗生素相关性腹泻。

2.非感染性因素

(1)饮食因素　①喂养不当可引起腹泻，多为人工喂养儿，原因：喂养不定时，饮食量不当，突然改变食物品种，或过早喂给大量淀粉或脂肪类食品；果汁，特别是那些含高果糖或山梨醇的果汁，可产生高渗性腹泻；肠道刺激物(调料、富含纤维素的食物)也可引起腹泻。②过敏性腹泻，如对牛奶或大豆等食物过敏而引起腹泻。③原发性或继发性双糖酶(主要为乳糖酶)缺乏或活性降低，肠道对糖的消化吸收不良而引起腹泻。

(2)气候因素　气候突然变化、腹部受凉使肠蠕动增加；天气过热消化液分泌减少或由于口渴饮奶过多等都可能诱发消化功能紊乱致腹泻。

【发病机制】

“渗透性”腹泻主要由于肠腔内存在大量不能吸收的具有渗透活性的物质；“分泌性”腹泻是因为肠腔内电解质分泌过多；而“渗出性”腹泻主因炎症所致的液体大量渗出；肠道运动功能异常引发“肠道功能异常”性腹泻等。但在临床上不少腹泻并非由某种单一机制引起，而是在多种机制共同作用下发生的。

1. **感染性腹泻**

病原微生物多随污染的食物或饮水进入消化道，亦可通过污染的日用品、手、玩具或带菌者传播。病原微生物能否引起肠道感染，决定于宿主防御机能的强弱、感染菌量的多少及微生物的毒力。

(1)病毒性肠炎 各种病毒侵入肠道后，在小肠绒毛顶端的柱状上皮细胞上复制，使细胞发生空泡变性和坏死，其微绒毛肿胀、排列紊乱和变短；受累的肠黏膜上皮细胞脱落，遗留不规则的裸露病变，致使小肠黏膜回吸收水分和电解质的能力受损，肠液在肠腔内大量积聚而引起腹泻。同时，发生病变的肠黏膜细胞分泌双糖酶不足且活性降低，使食物中糖类消化不全而积滞在肠腔内，并被细菌分解成小分子的短链有机酸，使肠液的渗透压增高。微绒毛破坏亦造成载体减少，上皮细胞钠转运功能障碍，水和电解质进一步丧失(图 8-1)。

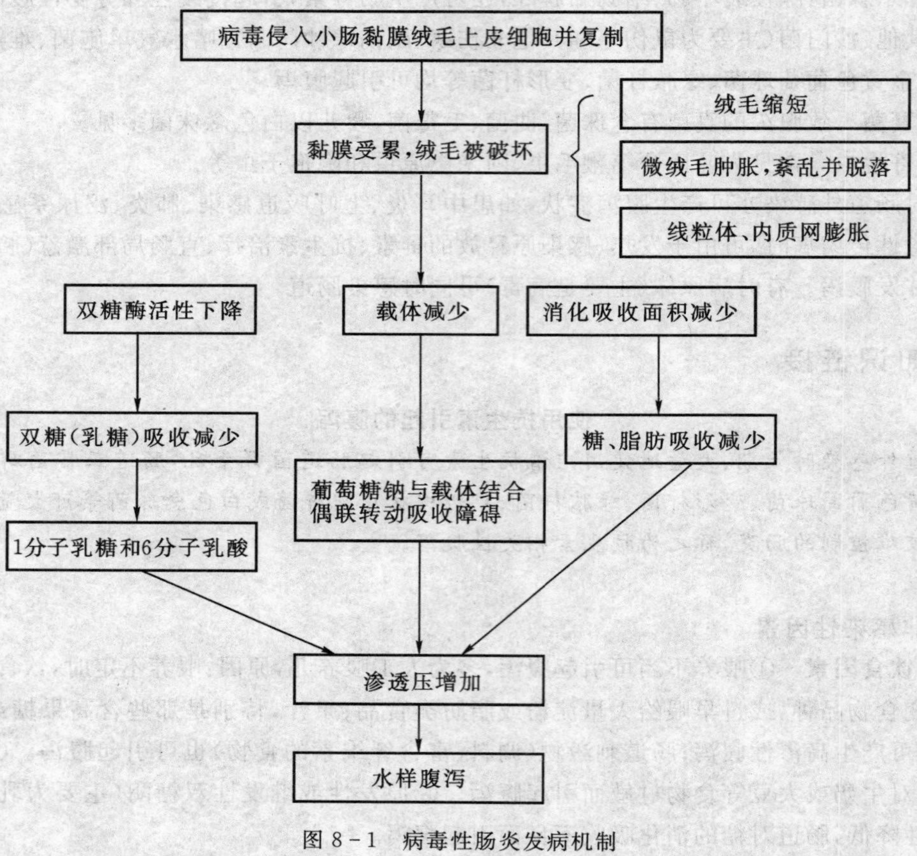

图 8-1 病毒性肠炎发病机制

(2)细菌性肠炎 肠道感染的病原菌不同，发病机制亦不同。

1)肠毒素性肠炎：各种产生肠毒素的细菌可引起分泌性腹泻，如霍乱弧菌、产肠毒素性大肠杆菌等，如(图 8-2)所示。病原体侵入肠道后，一般仅在肠腔内繁殖，黏附在肠上皮细胞刷状缘，不侵入肠黏膜。细菌在肠腔释放两种肠毒素，即不耐热肠毒素(LT)和耐热肠毒素(ST)，LT 与小肠上皮细胞膜上的受体结合后激活腺苷酸环化酶，致使三磷酸腺苷(ATP)转变为环磷酸腺苷(cAMP)，cAMP 增多后即抑制小肠绒毛上皮细胞吸收 Na^+、Cl^- 和水，并促进肠腺分泌 Cl^-；ST 则通过激活鸟苷酸环化酶，使三磷酸鸟苷(GTP)转变为环磷酸鸟苷(cGMP)，

cGMP 增多后亦使肠上皮细胞减少 Na^+ 和水的吸收、促进 Cl^- 分泌。两者均使小肠液总量增多，超过结肠的吸收限度而发生腹泻，排出大量水样便，导致患儿脱水和电解质紊乱。

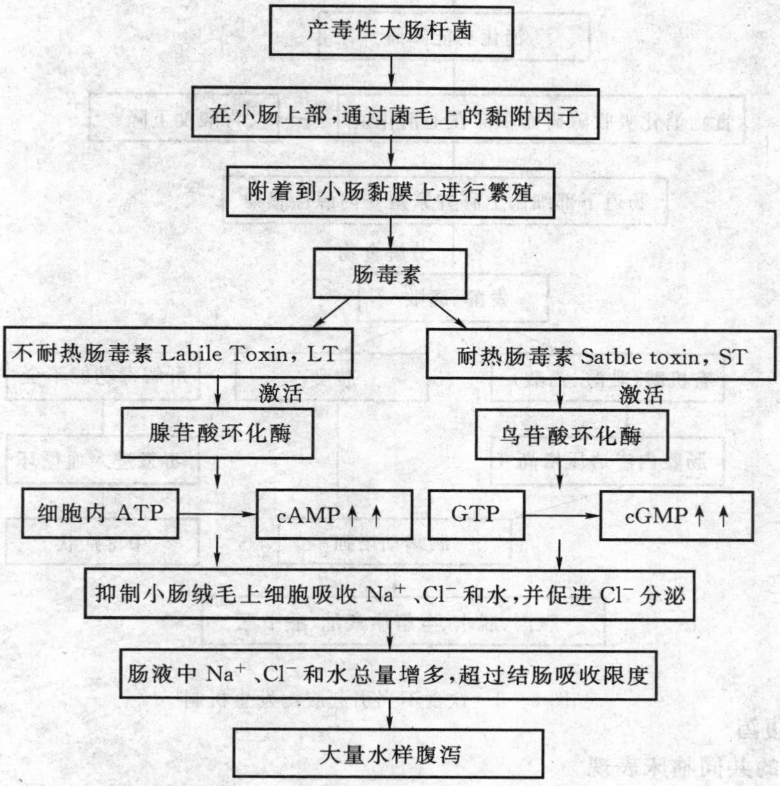

图 8-2　肠毒素引起的肠炎发病机制（以产毒性大肠杆菌为例）

2）侵袭性肠炎：各种侵袭性细菌感染可引起渗出性腹泻，如志贺菌属、沙门菌属、侵袭性大肠杆菌、空肠弯曲菌、耶尔森菌和金黄色葡萄球菌等均可直接侵袭小肠或结肠肠壁，使黏膜充血、水肿，炎症细胞浸润引起渗出和溃疡等病变。患儿排出含有大量白细胞和红细胞的菌痢样粪便。结肠由于炎症病变而不能充分吸收来自小肠的液体，并且某些致病菌还会产生肠毒素，故亦可发生水样腹泻。

2. 非感染性腹泻

主要是由饮食不当引起，如（图 8-3）所示。当进食过量或食物成分不恰当时，消化过程发生障碍，食物不能被充分消化和吸收而积滞在小肠上部，使肠腔内酸度降低，有利于肠道下部的细菌上移和繁殖；食物发酵和腐败，分解产生的短链有机酸使肠腔内渗透压增高，腐败性毒性产物刺激肠壁使肠蠕动增加导致腹泻，进而发生脱水和电解质紊乱。

【临床表现】

不同病因引起的腹泻常各具临床特点和不同临床过程，故在临床诊断中常包括病程、严重程度及估计可能的病原。连续病程在 2 周以内的腹泻为急性腹泻，病程 2 周～2 个月为迁延性腹泻，慢性腹泻的病程为 2 个月以上。国外学者亦有将病程持续 2 周以上的腹泻统称为慢性腹泻或难治性腹泻。

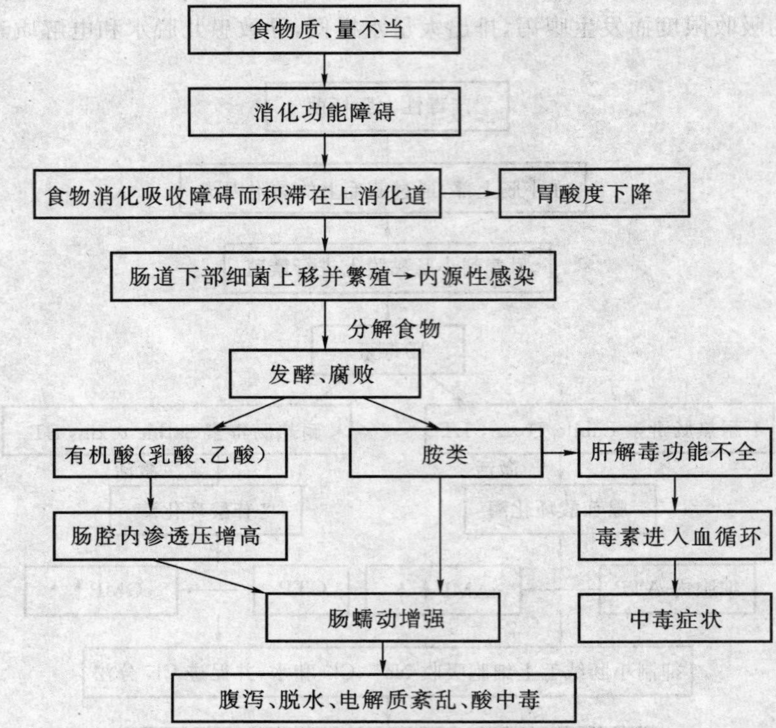

图 8-3　饮食不当引起腹泻发生机制

1. 急性腹泻

(1)腹泻的共同临床表现

1)轻型:常由饮食因素及肠道外感染引起。起病可急可缓,以胃肠道症状为主,食欲缺乏,偶有溢乳或呕吐,大便次数增多,但每次大便量不多,稀薄或水样,呈黄色或黄绿色,有酸味,常见白色或黄白色奶瓣和泡沫。无脱水及全身中毒症状,多在数日内痊愈。

2)重型:多由肠道内感染引起。常急性起病,也可由轻型逐渐加重、转变而来,除有较重的胃肠道症状外,还有较明显的脱水、电解质紊乱和全身感染中毒症状,如发热、精神烦躁或萎靡、嗜睡,甚至昏迷、休克。

胃肠道症状:包括食欲低下,常有呕吐,严重者可吐咖啡色液体;腹泻频繁,大便每日 10 余次至数 10 次,多为黄色水样或蛋花样便,含有少量黏液,少数患儿也可有少量血便。

水、电解质及酸碱平衡紊乱:由于吐泻丢失体液和摄入量不足,使体液总量尤其是细胞外液量减少,导致不同程度(轻、中、重)脱水。由于腹泻患儿丢失的水和电解质的比例不尽相同,可造成等渗、低渗或高渗性脱水,以前两者多见。出现眼窝、囟门凹陷,尿少、泪少,皮肤黏膜干燥、弹性下降,甚至血容量不足引起的末梢循环的改变(图 8-4)。

代谢性酸中毒:其发生原因有:①腹泻丢失大量碱性物质;②进食少,肠吸收不良,热能不足使机体得不到正常能量供应导致脂肪分解增加,产生大量酮体;③脱水时血容量减少,血液浓缩使血流缓慢,组织缺氧导致无氧酵解增多而使乳酸堆积;④脱水使肾血流量不足,肾脏排酸、保钠功能低下使酸性代谢产物滞留体内。患儿可出现精神不振、口唇樱红、呼吸深大、呼出气凉有丙酮味等症状,但小婴儿症状可以很不典型。

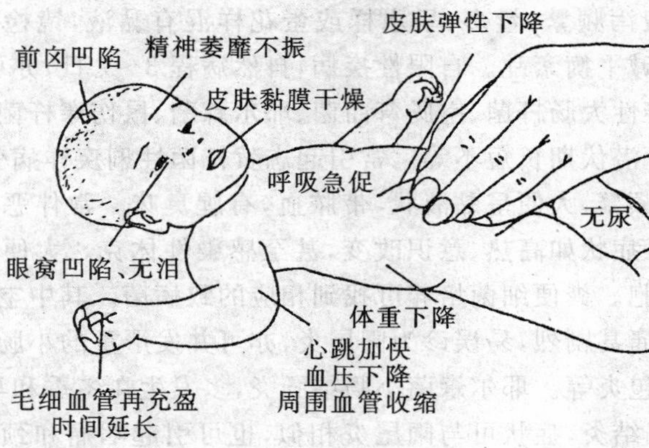

图 8-4　婴幼儿脱水时的特征性临床表现

低钾血症：胃肠液中含钾较多，呕吐和腹泻丢失大量钾盐；进食少，钾的摄入量不足；肾脏保钾功能比保钠差，缺钾时仍有一定量钾继续排出，所以腹泻病时常有体内缺钾。但在脱水未纠正前，由于血液浓缩，酸中毒时钾由细胞内向细胞外转移，尿少而致钾排出量减少等原因，体内钾总量虽然减少，但血清钾多数正常。随着脱水、酸中毒被纠正、排尿后钾排出增加、大便继续失钾以及输入葡萄糖合成糖原时使钾从细胞外进入细胞内等因素使血钾迅速下降，出现不同程度的缺钾症状，如精神不振、无力、腹胀、心律失常、碱中毒等。

低钙血症和低镁血症：腹泻患儿进食少，吸收不良，从大便丢失钙、镁，可使体内钙、镁减少。活动性佝偻病和营养不良患儿中更多见。但是脱水、酸中毒时由于血液浓缩、离子钙增多等原因，不出现低血钙的症状，待脱水、酸中毒纠正后则出现低钙症状（手足搐搦和惊厥）。极少数久泻和营养不良患儿输液后出现震颤、抽搐，用钙治疗无效时应考虑有低镁血症可能。

(2)几种常见类型肠炎的临床特点

1)轮状病毒肠炎：是秋、冬季婴幼儿腹泻最常见的病原，故曾被称为秋季腹泻。呈散发或小流行，经粪-口传播，也可通过气溶胶形式经呼吸道感染而致病。潜伏期1～3日，多发生在6～24个月婴幼儿，4岁以上者少见。起病急，常伴发热和上呼吸道感染症状，无明显感染中毒症状。病初1～2日常发生呕吐，随后出现腹泻。大便次数多、量多、水分多，黄色水样或蛋花样便带少量黏液，无腥臭味。常并发脱水、酸中毒及电解质紊乱。近年报道，轮状病毒感染亦可侵犯多个脏器，可产生神经系统症状，如惊厥等；有的患儿表现为血清心肌酶谱异常，提示心肌受累。本病为自限性疾病，数日后呕吐渐停，腹泻减轻，不喂乳类的患儿恢复更快，自然病程约3～8日，少数较长。大便显微镜检查偶有少量白细胞，感染后1～3日即有大量病毒自大便中排出，最长可达6日。血清抗体一般在感染后3周上升。病毒较难分离，有条件可直接用电镜检测病毒，或用ELISA法检测病毒抗原和抗体，或PCR及核酸探针技术检测病毒抗原。

2)诺沃克病毒性肠炎：主要发病季节为9月～4月，多见于年长儿和成人。潜伏期1～2日，起病急慢不一。可有发热、呼吸道症状。腹泻和呕吐轻重不等，大便量中等，为稀便或水样便，伴有腹痛。病情重者体温较高，伴有乏力、头痛、肌肉痛等。本病为自限性疾病，症状持续1～3日。粪便及周围血象检查一般无特殊改变。

3)产毒性细菌引起的肠炎:多发生在夏季。潜伏期1～2日,起病较急。轻症仅大便次数稍增,性状轻微改变。重症腹泻频繁,量多,呈水样或蛋花样混有黏液,镜检无白细胞。伴呕吐,常发生脱水、电解质和酸碱平衡紊乱。自限性疾病,自然病程3～7日,亦可较长。

4)侵袭性细菌(包括侵袭性大肠杆菌、空肠弯曲菌、耶尔森菌、鼠伤寒杆菌等)引起的肠炎:全年均可发病,多见于夏季。潜伏期长短不等。常引起志贺杆菌性痢疾样病变。起病急,高热甚至可以发生热惊厥。腹泻频繁,大便呈黏液状,带脓血,有腥臭味。常伴恶心、呕吐、腹痛和里急后重,可出现严重的中毒症状如高热、意识改变,甚至感染性休克。大便显微镜检查有大量白细胞及数量不等的红细胞。粪便细菌培养可找到相应的致病菌。其中空肠弯曲菌常侵犯空肠和回肠,伴有脓血便,腹痛甚剧烈,易误诊为阑尾炎,亦可并发严重的小肠结肠炎、败血症、肺炎、脑膜炎、心内膜炎和心包炎等。耶尔森菌小肠结肠炎,多发生在冬季和早春,可引起淋巴结肿大,亦可产生肠系膜淋巴结炎,症状可与阑尾炎相似,也可引起咽痛和颈淋巴结炎。鼠伤寒沙门菌小肠结肠炎,有胃肠炎型和败血症型,新生儿和<1岁婴儿尤易感染,新生儿多为败血症型,常引起暴发流行,可排深绿色黏液脓便或白色胶冻样便。

5)出血性大肠杆菌肠炎:大便次数增多,开始为黄色水样便,后转为血水便,有特殊臭味。大便显微镜检查有大量红细胞,常无白细胞。伴腹痛,个别病例可伴发溶血尿毒综合征和血小板减少性紫癜。

6)抗生素诱发的肠炎:①金黄色葡萄球菌肠炎:多继发于使用大量抗生素后,病程与症状常与菌群失调的程度有关,有时继发于慢性疾病的基础上。表现为发热、呕吐、腹泻、不同程度中毒症状、脱水和电解质紊乱,甚至发生休克。典型大便为暗绿色,量多带黏液,少数为血便。大便显微镜检查有大量脓细胞和成簇的革兰阳性球菌,培养有葡萄球菌生长,凝固酶阳性。②伪膜性小肠结肠炎:由难辨梭状芽胞杆菌引起。除万古霉素和胃肠道外用的氨基糖苷类抗生素外,几乎各种抗生素均可诱发本病。可在用药1周内或迟至停药后4～6周发病。亦见于外科手术后或患有肠梗阻、肠套叠、巨结肠等病的体弱患者。此菌大量繁殖,产生毒素A(肠毒素)和毒素B(细胞毒素)致病。表现为腹泻,轻症大便每日数次,停用抗生素后很快痊愈。重症频泻,黄绿色水样便,可有假膜排出,为坏死毒素致肠黏膜坏死所形成的假膜。黏膜下出血可引起大便带血,可出现脱水、电解质紊乱和酸中毒。伴有腹痛、腹胀和全身中毒症状,甚至发生休克。对可疑病例可行结肠镜检查。大便厌氧菌培养、组织培养法检测细胞毒素可协助确诊。③真菌性肠炎:多为白色念珠菌所致,2岁以下小儿多见。常并发于其他感染,或肠道菌群失调时。病程迁延,常伴鹅口疮。大便次数增多,黄色稀便,泡沫较多带黏液,有时可见豆腐渣样细块(菌落)。大便显微镜检查有真菌孢子和菌丝,如芽胞数量不多,应进一步以沙氏培养基作真菌培养确诊。

2. 迁延性和慢性腹泻

病因复杂,感染、物质过敏、酶缺陷、免疫缺陷、药物因素、先天性畸形等均可引起。以急性腹泻未彻底治疗或治疗不当、迁延不愈最为常见。人工喂养、营养不良婴幼儿患病率高,其原因为:①重症营养不良时胃黏膜萎缩,胃液酸度降低,使胃杀菌屏障作用明显减弱,有利于胃液和十二指肠液中的细菌和酵母菌大量繁殖;②营养不良时十二指肠、空肠黏膜变薄,肠绒毛萎缩、变性,细胞脱落增加,双糖酶尤其是乳糖酶活性以及刷状缘肽酶活性降低,小肠有效吸收面积减少,引起各种营养物质的消化吸收不良;③重症营养不良患儿腹泻时小肠上段细菌显著增多,十二指肠内厌氧菌和酵母菌过度繁殖,由于大量细菌对胆酸的降解作用,使游离胆酸浓度增高，损害小肠细胞，同时阻碍脂肪微粒形成；④营养不良患儿常有肠动力的改变；⑤长期滥用抗生素引起肠道菌群失调；⑥重症营养不良患儿免疫功能缺陷，抗革兰阴性杆菌有效的 IgM 抗体、起黏膜保护作用的分泌型 IgA 抗体、吞噬细胞功能和补体水平均降低，因而增加了对病原的易感性，同时降低了对食物蛋白抗原的口服耐受。故营养不良婴儿患腹泻时易迁延不愈，持续腹泻又加重了营养不良，两者互为因果，最终引起免疫功能愈发低下，继发感染，形成恶性循环，导致多脏器功能异常。

对于迁延性、慢性腹泻的病因诊断，必须详细询问病史，全面体格检查，正确选用有效的辅助检查，如①粪便常规、肠道菌群分析、大便酸度、还原糖和细菌培养；②十二指肠液检查，分析 pH 值、胰蛋白酶、糜蛋白酶、肠激酶及血清胰蛋白酶原以判断蛋白质的消化吸收能力，测定十二指肠液的脂酶、胆盐浓度以了解脂肪的消化吸收状况，还可进行寄生虫抗原和寄生虫卵的检测；③小肠黏膜活体组织检查是了解慢性腹泻病理生理变化的最可靠方法。必要时还可做蛋白质、糖类和脂肪的吸收功能试验、X 线、结肠镜等检查综合分析判断。

【诊断】

诊断要点：①发病季节、病史（包括喂养史和流行病学资料）；②临床表现和大便性状改变可以作出临床诊断；③判定有无脱水（程度和性质）、电解质紊乱和酸碱失衡；④病因诊断。从临床诊断和治疗需要考虑，可先根据大便常规有无白细胞将腹泻分为两组：

1. 大便无或偶见少量白细胞者

为侵袭性细菌以外的病因（如病毒、非侵袭性细菌、寄生虫等肠道内、外感染或喂养不当）引起的腹泻，多为水泻，有时伴脱水症状，应与下列疾病鉴别。

(1)“生理性腹泻”　多见于 6 个月以内婴儿，外观虚胖，常有湿疹，生后不久即出现腹泻，除大便次数增多外，无其他症状，食欲好，不影响生长发育。近年来发现此类腹泻可能为乳糖不耐受的一种特殊类型，添加辅食后，大便即逐渐转为正常。

(2)导致小肠消化吸收功能障碍的各种疾病　如乳糖酶缺乏、葡萄糖-半乳糖吸收不良、失氯性腹泻、原发性胆酸吸收不良、过敏性腹泻等，可根据各病特点进行粪便酸度、还原糖试验、食物过敏原（特异性免疫球蛋白）等检查方法加以鉴别。

2. 大便有较多的白细胞者

表明结肠和回肠末端有侵袭性炎症病变，常由各种侵袭性细菌感染所致，仅凭临床表现难以区别，必要时应进行大便细菌培养，细菌血清型和毒性检测，尚需与下列疾病鉴别。

(1)细菌性痢疾　常有流行病学病史，起病急，全身症状重。大便次数多，量少，排脓血便伴里急后重，大便显微镜检查有较多脓细胞、红细胞和吞噬细胞，大便细菌培养有痢疾杆菌生长可确诊。

(2)坏死性肠炎　中毒症状较严重，腹痛、腹胀、频繁呕吐、高热，大便暗红色糊状，渐出现典型的赤豆汤样血便，常伴休克。腹部立、卧位 X 线摄片呈小肠局限性充气扩张，肠间隙增宽，肠壁积气等。

【治疗】

治疗原则：调整饮食，预防和纠正脱水，合理用药，加强护理，预防并发症。不同时期的腹泻病治疗各有侧重，急性腹泻多注意维持水、电解质平衡及抗感染；迁延及慢性腹泻则应注意肠道菌群失调及饮食疗法。

1. 急性腹泻的治疗

(1)饮食疗法 腹泻时进食和吸收减少，而肠黏膜损伤的恢复，发热时代谢旺盛，侵袭性肠炎丢失蛋白等因素使得营养需要量增加，如限制饮食过严或禁食过久常造成营养不良，并发酸中毒，以致病情迁延不愈影响生长发育。故应强调继续饮食，满足生理需要，补充疾病消耗，以缩短腹泻后的康复时间。有严重呕吐者可暂时禁食4～6小时(不禁水)，好转后继续喂食，由少到多，由稀到稠。病毒性肠炎多有继发性双糖酶(主要是乳糖酶)缺乏，对疑似病例可暂停乳类喂养，改为豆类、淀粉代乳品，或发酵奶，或去乳糖配方奶粉以减轻腹泻，缩短病程。腹泻停止后逐渐恢复营养丰富的饮食，并每日加餐一次，共2周。

(2)纠正水、电解质紊乱及酸碱失衡

1)口服补液：口服补液盐(ORS)可用于腹泻时预防脱水及纠正轻、中度脱水。轻度脱水口服液量约50～80ml/kg，中度脱水约80～100ml/kg，于8～12小时内将累积损失量补足。脱水纠正后，可将ORS用等量水稀释按病情需要随意口服。新生儿和有明显呕吐、腹胀、休克、心肾功能不全或其他严重并发症的患儿不宜采用口服补液。

知识链接

传统口服补液盐(ORS)配方

传统口服补液盐配方：氯化钠3.5g，碳酸氢钠2.5g，氯化钾1.5g，葡萄糖20g，临用前加温开水1000ml溶解即可。张力为2/3张，含钾浓度为0.15%，用于低渗、等渗性脱水累积损失量的补充。

2)静脉补液：适用于中度以上脱水、吐泻严重或腹胀的患儿。输用溶液的成分、量和滴注持续时间必须根据不同的脱水程度和性质决定，同时要注意个体化，结合年龄、营养状况、自身调节功能而灵活掌握。

第1天补液：①总量：包括补充累积损失量、继续损失量和生理需要量，一般轻度脱水约为90～120ml/kg、中度脱水约为120～150ml/kg、重度脱水约为150～180ml/kg，对少数合并营养不良、肺炎、心、肾功能不全的患儿则应根据具体病情分别作较详细的计算。②溶液种类：溶液中电解质溶液与非电解质溶液的比例应根据脱水性质(等渗性、低渗性、高渗性)分别选用，一般等渗性脱水用1/2张含钠液、低渗性脱水用2/3张含钠液、高渗性脱水用1/3张含钠液。若临床判断脱水性质有困难时，可先按等渗性脱水处理。③输液速度：主要取决于脱水程度和继续损失的量和速度，对重度脱水有明显周围循环障碍者应先快速扩容，20ml/kg等渗含钠液，30～60分钟内快速输入。累积损失量(扣除扩容液量)一般在8～12小时内补完，约每小时8～10ml/kg。脱水纠正后，补充继续损失量和生理需要量时速度宜减慢，于12～16小时内补完，约每小时5ml/kg。若吐泻缓解，可酌情减少补液量或改为口服补液。④纠正酸中毒：因输入的混合溶液中已含有一部分碱性溶液，输液后循环和肾功能改善，酸中毒即可纠正。也可根据临床症状结合血气测定结果，另加碱性液纠正。对重度酸中毒可用1.4%碳酸氢钠扩容，兼有扩充血容量及纠正酸中毒的作用。⑤纠正低血钾：有尿或来院前6小时内有尿，即应及时补钾；浓度不应超过0.3%；每日静脉补钾时间，不应少于8小时；切忌将钾盐静脉推入，否则导致高钾血症，危及生命。细胞内的钾浓度恢复正常要有一个过程，因此纠正低钾血症需要有一定时间，一般静脉补钾要持续4～6天。能口服时可改为口服补充。⑥纠正低血钙、低血镁：

出现低钙症状时可用10%葡萄糖酸钙（每次1～2ml/kg，最大量≤10ml）加葡萄糖稀释后静注。低血镁者用25%硫酸镁按每次0.1mg/kg深部肌肉注射，每6小时一次，每日3～4次，症状缓解后停用。

第二天及以后的补液：经第1天补液后，脱水和电解质紊乱已基本纠正，第2天及以后主要是补充继续损失量（防止发生新的累积损失）和生理需要量，继续补钾，供给热量。一般可改为口服补液。若腹泻仍频繁或口服量不足者，仍需静脉补液。补液量需根据吐泻和进食情况估算，并供给足够的生理需要量，用1/3～1/5张含钠液补充。继续损失量是按“丢多少补多少”“随时丢随时补”的原则，用1/2～1/3张含钠溶液补充。将这两部分相加于12～24小时内均匀静滴。仍要注意继续补钾和纠正酸中毒的问题。

(3)药物治疗

1)控制感染：①水样便腹泻患儿（约占70%）多为病毒及非侵袭性细菌所致，一般不用抗生素，应合理使用液体疗法，选用微生态制剂和黏膜保护剂。如伴有明显中毒症状不能用脱水解释者，尤其是对重症患儿、新生儿、小婴儿和衰弱患儿（免疫功能低下）应选用抗生素治疗。②黏液、脓血便患儿（约占30%）多为侵袭性细菌感染，应根据临床特点，针对病原经验性选用抗菌药物，再根据大便细菌培养和药敏试验结果进行调整。大肠杆菌、空肠弯曲菌、耶尔森菌、鼠伤寒沙门菌所致感染常选用抗G^-杆菌抗生素以及大环内酯类抗生素。金黄色葡萄球菌肠炎、假膜性肠炎、真菌性肠炎应立即停用原使用的抗生素，根据症状可选用新青霉素、万古霉素、利福平、甲硝唑或抗真菌药物治疗。

2)肠道微生态疗法：有助于恢复肠道正常菌群的生态平衡，抑制病原菌定植和侵袭，控制腹泻。常用双歧杆菌、嗜酸乳杆菌、粪链球菌、需氧芽胞杆菌、蜡样芽胞杆菌等制剂。

3)肠黏膜保护剂：能吸附病原体和毒素，维持肠细胞的吸收和分泌功能，与肠道黏液糖蛋白相互作用可增强其屏障功能，阻止病原微生物的攻击，如蒙脱石粉。

4)避免用止泻剂，如洛哌丁醇，因为它有抑制胃肠动力的作用，增加细菌繁殖和毒素的吸收，对于感染性腹泻有时可加重病情。

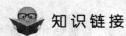

知识链接

腹泻患儿的补锌治疗

世界卫生组织（WHO）/联合国儿童基金会最近建议，对于急性腹泻患儿，应每日给予口服元素锌20mg（>6个月），疗程10～14天，6个月以下婴儿每日10mg，可缩短病程。

2.迁延性和慢性腹泻治疗

因迁延性和慢性腹泻常伴有营养不良和其他并发症，病情较为复杂，必须采取综合治疗措施。积极寻找引起病程迁延的原因，针对病因进行治疗，切忌滥用抗生素，避免顽固的肠道菌群失调。预防和治疗脱水，纠正电解质及酸碱平衡紊乱。营养治疗，继续喂养对促进疾病恢复，如肠黏膜损伤的修复、胰腺功能的恢复、微绒毛上皮细胞双糖酶的产生等是必要的治疗措施，禁食对机体有害。

(1)调整饮食　应继续母乳喂养。人工喂养儿应调整饮食，保证足够热能。双糖不耐受患儿由于有不同程度的原发性或继发性双糖酶缺乏，食用含双糖（包括蔗糖、乳糖、麦芽糖）的饮食可使腹泻加重，以乳糖不耐受最多见，治疗宜采用去双糖饮食，如采用豆浆或去乳糖配方奶粉。

(2)**过敏性腹泻的治疗** 如果在应用无双糖饮食后腹泻仍不改善时，需考虑食物过敏（如对牛奶或大豆蛋白过敏）的可能性，应改用其他饮食或水解蛋白配方饮食。

(3)**要素饮食** 是肠黏膜受损伤患儿最理想的食物，系由氨基酸、葡萄糖、中链甘油三酯、多种维生素和微量元素组合而成。应用时的浓度和量视患儿临床状态而定。

(4)**静脉营养** 少数患儿不能耐受口服营养物质者，可采用静脉高营养。推荐方案为：脂肪乳剂每日2～3g/kg，复方氨基酸每日2～2.5g/kg，葡萄糖每日12～15g/kg，电解质及多种微量元素适量，液体每日120～150ml/kg，热卡每日50～90cal/kg。病情好转后改为口服。

(5)**药物治疗** 抗生素仅用于分离出特异病原的感染患儿，并根据药物敏感试验选用。补充微量元素和维生素：如锌、铁、烟酸、维生素A、B_{12}、B_1、C和叶酸等，有助于肠黏膜的修复。应用微生态调节剂和肠黏膜保护剂。

(6)**中医治疗** 中医辨证论治有良好疗效，并可配合中药、推拿、捏脊、针灸和磁疗等。

【预防】

合理喂养，提倡母乳喂养，及时添加辅助食品，每次限一种，逐步增加，适时断奶。人工喂养者应根据具体情况选择合适的代乳品。对于生理性腹泻的婴儿应避免不适当的药物治疗，不要由于婴儿便次多而怀疑其消化能力，而不按时添加辅食。养成良好的卫生习惯。注意乳品的保存和奶具、食具、便器、玩具和设备的定期消毒。感染性腹泻患儿，尤其是大肠杆菌、鼠伤寒沙门菌、轮状病毒肠炎的传染性强，集体机构如有流行，应积极治疗患者，做好消毒隔离工作，防止交叉感染。避免长期滥用广谱抗生素，对于即使无消化道症状的婴幼儿，在因败血症、肺炎等肠道外感染必须使用抗生素，特别是广谱抗生素时，亦应加用微生态制剂，防止由于难治性肠道菌群失调所致的腹泻发生。轮状病毒疫苗接种为预防轮状病毒肠炎的理想方法，口服疫苗已见诸报道，保护率在80%以上，但持久性尚待研究。

第四节　小儿肠套叠

肠套叠系指部分肠管及其肠系膜套入邻近肠腔所致的一种绞窄性肠梗阻，是婴幼儿时期最常见的急腹症之一，也是3个月～6岁期间引起肠梗阻的最常见原因。60%本病患儿的年龄在1岁以内，但新生儿罕见。80%患儿年龄在2岁以内，男孩发病率多于女孩，约为4∶1。健康肥胖儿多见，发病季节与胃肠道病毒感染流行相一致，以春秋季多见。常伴发胃肠炎和上呼吸道感染。

【病因和发病机制】

肠套叠分原发和继发两种。95%为原发性，多为婴幼儿，有人认为婴儿回盲部系膜尚未完全固定、活动度较大是容易发生肠套叠的结构上因素。5%继发性病例多为年长儿，发生套叠的肠管多有明显的机械原因，如梅克尔憩室翻入回肠腔内，成为肠套叠的起点。肠息肉、肠肿瘤、肠重复畸形、腹型紫癜致肠壁血肿等均可牵引肠壁而发生肠套叠。有些促发因素可导致肠蠕动的节律发生紊乱，从而诱发肠套叠，如饮食改变、病毒感染及其腹泻等。有研究表明病毒感染可引起末段回肠集合淋巴结增生，局部肠壁增厚，甚至凸入肠腔，构成套叠起点，加之肠道受病毒感染后蠕动增强而导致肠套叠发生。

【病理】

肠套叠多为顺行性套叠，与肠蠕动方向相一致。套入部随着肠蠕动不断继续前进，该段肠管及其肠系膜也一并套入鞘内，颈部束紧不能自动退出。由于鞘层肠管持续痉挛，致使套入部肠管发生循环障碍，初期静脉回流受阻，组织充血水肿，静脉曲张，黏膜细胞分泌大量黏液，进入肠腔内，与血液及粪质混合成果酱样胶冻状排出，肠壁水肿、静脉回流障碍加重及动脉供血不足，导致肠壁坏死并出现全身中毒症状，严重者可并发肠穿孔和腹膜炎。

知识链接

肠套叠病理分型

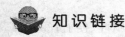

肠套叠多为近端肠管套入远端肠腔内，可分为6型：①回盲型：回盲瓣是肠套叠头部，带领回肠末端进入升结肠，盲肠、阑尾也随着翻入结肠内，此型最常见，约占总数的50%～60%。②回结型：回肠从距回盲瓣几厘米处起，套入回肠最末端，穿过回盲瓣进入结肠，约占30%。③回回结型：回肠先套入远端回肠内，然后整个再套入结肠内，约占10%。④小肠型：小肠套入小肠，少见。⑤结肠型：结肠套入结肠，少见。⑥多发型：回结肠套叠和小肠套叠合并存在。

【临床表现】

1.急性肠套叠

(1)腹痛　既往健康的孩子突然发作剧烈的阵发性肠绞痛，哭闹不安，屈膝缩腹、面色苍白、拒食、出汗，持续数分钟或更长时间后，腹痛缓解，安静或入睡，间歇10～20分钟又反复发作。阵发性腹痛系由于肠系膜受牵拉和套叠鞘部强烈收缩所致。

(2)呕吐　初为乳汁、乳块和食物残渣，后可含胆汁，晚期可吐粪便样液体，说明有肠管梗阻。

(3)血便　为重要症状。出现症状的最初几小时大便可正常，以后大便少或无便。约85%病例在发病后6～12小时排出果酱样黏液血便，或作直肠指检时发现血便。

(4)腹部包块　多数病例在右上腹季肋下可触及有轻微触痛的套叠肿块，呈腊肠样，光滑，质地中等，稍可移动。晚期发生肠坏死或腹膜炎时，出现腹胀、腹水、腹肌紧张和压痛，不易扪及肿块；有时腹部扪诊和直肠指检双合检查可触及肿块。

(5)全身情况　患儿在早期一般情况尚好，体温正常，无全身中毒症状。随着病程延长，病情加重，并发肠坏死或腹膜炎时，全身情况恶化，常有严重脱水、高热、嗜睡、昏迷及休克等中毒症状。

2.慢性肠套叠

年龄愈大，发病过程愈缓慢。主要表现为阵发性腹痛，腹痛时上腹或脐周可触及肿块，不痛时腹部平坦柔软无包块，病程有时长达十余日。由于年长儿肠腔较宽阔可无梗阻现象，肠管亦不易坏死。呕吐少见，便血发生也较晚。

【辅助检查】

1.腹部B超检查

在套叠部位横断扫描可见同心圆或靶环状肿块图像，纵断扫描可见“套筒征”。

2.B超监视下水压灌肠

经肛门插入Foley管并将气囊充气20～40ml。将“T”形管一端接Foley管，侧管接血压计监测注水压力，另一端为注水口，注入37～40℃等渗盐水匀速推入肠内，可见靶环状块影退至回盲部，“半岛征”由大到小，最后消失，诊断治疗同时完成。

3. 空气灌肠

由肛门注入气体，在 X 线透视下可见杯口阴影，能清楚看见套叠头的块影，并可同时进行复位治疗。

4. 钡剂灌肠

可见套叠部位充盈缺损和钡剂前端的杯口影，以及钡剂进入鞘部与套入部之间呈现的线条状或弹簧状阴影。只用于慢性肠套叠疑难病例。

【诊断】

诊断要点：①健康婴幼儿突然起病；②发生阵发性腹痛或阵发性哭闹、呕吐、便血；③腹部扪及腊肠样肿块；即可确诊。④肠套叠早期在未排出血便前应做直肠指检。

【鉴别诊断】

1. 细菌性痢疾

夏季发病多，大便含黏液、脓血，里急后重，多伴有高热等感染中毒症状。粪便检查可见成堆脓细胞，细菌培养阳性。但细菌性痢疾偶尔亦可引起肠套叠，两种疾病可同时存在或肠套叠继发于细菌性痢疾后。

2. 梅克尔憩室出血

大量血便，常为无痛性，亦可并发肠套叠。

3. 过敏性紫癜

有阵发性腹痛，呕吐、便血。由于肠管有水肿、出血、增厚，有时左右下腹可触及肿块，但绝大多数患儿有出血性皮疹、关节肿痛，部分病例有肾脏病变。该病由于肠蠕动功能紊乱和肠壁血肿，也可并发肠套叠。

4. 蛔虫性肠梗阻

症状与肠套叠相似，婴儿少见，无便血。腹部肿块呈条状，多在脐周及脐下。

【治疗】

急性肠套叠是一种危及生命的急症，其复位是一个紧急的治疗过程，一旦确诊需立即进行。

1. 非手术疗法

(1)灌肠疗法的适应证　肠套叠在 48 小时内，全身情况良好，腹部不胀，无明显脱水及电解质紊乱。

(2)禁忌证　①病程已超过 48 小时，全身情况差，有脱水、精神萎靡、高热、休克等症状者，对 3 个月以下婴儿更应注意；②高度腹胀，腹部有腹膜刺激征者；③X 线腹部平片可见多数液平面者；④套叠头部已达脾曲，肿物硬而且张力大者；⑤多次复发疑有器质性病变者；⑥小肠型肠套叠。

(3)方法　①B 超监视下水压灌肠；②空气灌肠；③钡剂灌肠复位三种。

(4)灌肠复位成功的表现　①拔出肛管后排出大量带臭味的黏液血便和黄色粪水；②患儿很快入睡，不再哭闹及呕吐；③腹部平软，触不到原有的包块；④灌肠复位后给予 0.5～1g 活性炭口服，6～8 小时后应有炭末排出，表示复位成功。

2. 手术治疗

适应证：①肠套叠超过 48～72 小时；②虽时间不长但病情严重疑有肠坏死或穿孔者；③小肠型肠套叠。根据患儿全身情况及套叠肠管的病理变化程度选择进行肠套叠手法复位、肠切除吻合术或肠造瘘术等。

5%～8%患儿可有肠套叠复发。灌肠复位比手术复位的复发率高。

第五节　先天性巨结肠

先天性巨结肠又称先天性无神经节细胞症或赫什朋病，是由于直肠或结肠远端的肠管持续痉挛，粪便淤滞在近端结肠，使该肠管肥厚、扩张。本病是婴儿常见的先天性肠道畸形，发病率为1/2000～1/5000，男女之比3～4∶1，有遗传倾向。

【病因和病理生理】

该病发生是多基因遗传和环境因素共同作用的结果，其基本病理变化是肠壁肌间和黏膜下神经丛内缺乏神经节细胞，在形态学上可分为痉挛段、移行段和扩张段三部分。除形成巨结肠外，其他病理生理变化还有排便反射消失等。根据病变肠管痉挛段的长度，本病可分为：①常见型（约占85%）；②短段型（10%左右）；③长段型（4%左右）；④全结肠型（1%左右）。

【临床表现】

1.胎便排出延迟、顽固性便秘和腹胀

生后48小时内多无胎便或仅有少量胎便排出，可于生后2～3天出现低位肠梗阻症状。以后即有顽固性便秘，3～7天甚至1～2周排便一次。严重者发展成不灌肠不排便。痉挛段愈长，出现便秘时间愈早，愈严重。腹胀逐渐加重，腹壁紧张发亮，有静脉扩张，可见肠型及蠕动波，肠鸣音增强，膈肌上升引起呼吸困难。

2.呕吐、营养不良和发育迟缓

由于功能性肠梗阻，可出现呕吐，量不多，呕吐物含少量胆汁，严重者可见粪样液；加上长期腹胀、便秘使患儿食欲下降，影响营养物质吸收致发育迟缓、消瘦、贫血或有低蛋白血症伴水肿。

3.直肠指检

直肠壶腹部空虚，拔指后由于近端肠管内积存多量粪便，可排出恶臭气体及大便。

【并发症】

先天性巨结肠的常见并发症为小肠结肠炎，可见于任何年龄尤其是新生儿期。由于远端肠梗阻使结肠高度扩张，肠腔内压增高导致肠黏膜缺血，降低了黏膜的屏障作用，使粪便的代谢产物、细菌、毒素进入血循环，患儿出现高热、高度腹胀、呕吐、排出恶臭并带血的稀便。肠黏膜缺血处可产生水肿、溃疡，引起血便及肠穿孔。重者炎症侵犯肌层，出现浆膜充血、水肿、增厚，导致渗出性腹膜炎。由于吐泻及扩张肠管内大量肠液的积存，迅速出现脱水和酸中毒，死亡率极高。其次亦可发生肠穿孔，常见的穿孔部位为乙状结肠和盲肠。此外，继发感染，如败血症、肺炎等也时可出现。

【辅助检查】

1.X线检查

(1)腹部立位平片　多显示低位结肠梗阻，近端结肠扩张，盆腔无气体。

(2)钡剂灌肠检查　其诊断率在90%左右，可显示痉挛段及其上方的扩张肠管，排钡功能差。若黏膜皱襞变粗（锯齿状变化），提示伴有小肠结肠炎。

2.直肠、肛门测压检查

测定直肠、肛门括约肌的反射性压力变化，患儿压力升高。2周内新生儿可出现假阴性，故不适用。

3.**直肠黏膜活检**

HE染色判断神经节细胞的有无。组织化学方法测定乙酰胆碱含量和胆碱酯酶活性，患儿两者均较正常儿高出5～6倍，但对新生儿诊断率较低，还可用免疫组织化学方法检测神经元特异性稀醇化酶等。

4.**直肠肌层活体组织检查**

从直肠壁取肌层组织做活体组织检查，计数神经节细胞数量。患儿缺乏神经节细胞，而无髓鞘的神经纤维增殖。

5.**肌电图检查**

患儿直肠和乙状结肠远端的肌电图波形低矮，频率低，不规则，峰波消失。

【诊断】

诊断要点：①新生儿生后胎粪排出延迟或不排胎粪；②出现腹胀、呕吐；即应考虑本病。婴幼儿有长期便秘史和腹胀等体征者即应进行特殊检查。

【鉴别诊断】

1.**新生儿期**

(1)胎粪栓综合征(胎粪便秘) 由于胎粪浓缩稠厚可出现一过性低位肠梗阻症状，经灌肠排出胎粪后，即正常排便且不再复发。

(2)先天性肠闭锁 新生儿回肠或结肠闭锁，表现为低位肠梗阻症状，直肠指检仅见少量灰白色胶冻样便，用盐水灌肠亦不能排便。腹部直立位平片可见整个下腹部无气，钡剂灌肠X线造影可明确诊断。

(3)新生儿坏死性小肠结肠炎 与先天性巨结肠伴发小肠结肠炎者很难鉴别。本病多为早产儿，围产期多有窒息、缺氧、感染、休克的病史，且有便血。X线平片示肠壁有气囊肿和(或)门静脉积气。

2.**婴儿和儿童期**

(1)继发性巨结肠 肛门、直肠末端有器质性病变，如先天性肛门狭窄、术后疤痕狭窄或直肠外肿瘤压迫等使排便不畅，粪便滞留，结肠继发扩张。经肛诊检查可以确诊。

(2)特发性巨结肠 该症与排便训练不当有关，特点是患儿直、结肠有正常的神经节细胞。表现为无新生儿期便秘史，2～3岁出现症状，慢性便秘常伴肛门污便，便前常有腹痛。肛诊感觉除直肠扩张积便外，括约肌处于紧张状态，直肠肛门测压有正常反射。

3.**功能性便秘**

功能性便秘是一种原因不明的慢性便秘，分为慢传输型、出口梗阻型及混合型。表现为排便次数少、排便费力、粪质较硬或呈球状、排便不尽感，有时需借助人工方式(手抠)来协助排便。诊断需钡剂灌肠或肠镜检查排除器质性疾病。

【治疗】

应进行根治手术切除无神经节细胞肠段和部分扩张结肠。先天性巨结肠许多并发症发生在生后2个月内，故要特别重视此期间的治疗。

1.**保守治疗**

①口服缓泻剂、润滑剂，帮助排便；②使用开塞露、扩肛等刺激括约肌，诱发排便；③灌肠：肛管插入深度要超过狭窄段，每日1次注入生理盐水，揉腹后使灌肠水与粪水排出，反复数次，逐渐使积存的粪便排出。

2. 手术治疗

包括结肠造瘘术和根治术。凡合并小肠结肠炎不能控制者;合并有营养不良、高热、贫血、腹胀、不能耐受根治术者;或保守治疗无效、腹胀明显影响呼吸者,均应及时行结肠造瘘术。现多主张早期进行根治手术,一般认为体重在 3kg 以上,全身情况良好即可行根治术。

学习小结

本章讲述了小儿消化系统解剖生理特点,重点讲述了小儿腹泻、肠套叠的概念、病因、发病机制、临床表现、并发症、诊断与治疗及预后;阐述了小儿口炎、先天性巨结肠的概念、病因、发病机制、临床表现、诊断及治疗。

学习本章应注意:①应用解剖、生理相关内容,详细阐述水电解质紊乱,酸碱平衡紊乱的临床表现和体征,促进医学临床知识的融会贯通;②在学习腹泻病时,利用书中发病机制示意图可帮助我们更直观地理解与记忆其发病机制及临床表现特点;③对于口炎、肠套叠、先天性巨结肠的学习,借助典型病例讲解其病理生理改变、临床表现、并发症及治疗方法,便于对疾病的理解。

目标检测

一、简答题

1. 叙述小儿口炎的治疗方法。
2. 小儿肠套叠的临床表现有哪些?
3. 小儿腹泻时共同的临床表现有哪些?
4. 轮状病毒肠炎有什么临床特征?
5. 试述小儿腹泻病的治疗原则及补液方法。

二、病例分析

患儿,男,13 个月,因腹泻,呕吐 3 天,于 2010 年 11 月 20 日入院、大便每日 10 次左右,水样便或蛋花样大便,无腥臭味,无黏液脓血,近半天来尿少伴意识障碍。体格检查:T 35.2℃、P 132 次/分、R 46 次/分,体重 9kg,急性危重病容,浅昏迷,皮肤弹性极差,眼窝明显凹陷,双瞳等圆等大,直径 3mm,光反射迟钝,口周微绀,唇舌黏膜干燥,双肺叩诊清音,听诊无异常,心率 132 次/分,心律齐,心音较弱,心脏各听诊区未闻杂音,腹平软,无压痛,肝脾不大,四肢冰冷,脉细速,颈软,克氏征阴性、布氏征阴性,双侧巴氏征阴性。大便镜检见大量脂肪滴,偶见少量白细胞;血常规:WBC 9×10^9/L,N 0.52,L 0.48,Hb 112g/L。血 Na^+ 125mmol/L,血 K^+ 3.3mmol/L,Cl^- 102mmol/L。

(1)该患儿的诊断及诊断依据。

(2)应怎样进行治疗?请开具体医嘱。

第九章　呼吸系统疾病

学习目标

【知识要求】

1. 掌握上呼吸道感染、急性支气管炎、支气管肺炎和支气管哮喘的临床表现、诊断、鉴别诊断及治疗原则。

2. 熟悉支气管肺炎、支气管哮喘的病因、常用辅助检查方法；不同病原体所致肺炎的鉴别诊断；两种特殊类型的上呼吸道感染。

3. 了解小儿呼吸系统的解剖生理特点；肺炎的分类方法。

【能力要求】

能应用本章的理论知识对上呼吸道感染、急性支气管炎、支气管肺炎和哮喘患儿提出正确的诊断和治疗方法。

第一节　小儿呼吸系统解剖生理特点

小儿呼吸系统以环状软骨下缘为界，分为上、下呼吸道。上呼吸道包括鼻、鼻窦、咽、咽鼓管、会厌及喉；下呼吸道包括气管、支气管、毛细支气管、呼吸性细支气管、肺泡管及肺泡。

一、解剖特点

(一)上呼吸道

1. 鼻

鼻腔相对短小，鼻道狭窄。婴幼儿鼻黏膜柔嫩并富于血管，感染时黏膜肿胀，易造成堵塞，导致呼吸困难或张口呼吸。

2. 鼻窦

新生儿上颌窦和筛窦极小，2 岁以后迅速增大，至 12 岁才充分发育。额窦 2～3 岁开始出现，12～13 岁时才发育。蝶窦 3 岁时才与鼻腔相通，6 岁时很快增大。由于鼻窦黏膜与鼻腔黏膜相连续，鼻窦口相对大，故急性鼻炎常累及鼻窦，易发生鼻窦炎。

3. 鼻泪管和咽鼓管

婴幼儿鼻泪管短，开口接近于内眦部，且瓣膜发育不全，故鼻腔感染常易侵入结膜引起炎症。婴儿咽鼓管较宽、直而短，呈水平位，故鼻咽炎时易致中耳炎。

4. 咽部

咽部较狭窄且垂直。扁桃体包括腭扁桃体及咽扁桃体，腭扁桃体 1 岁末才逐渐增大，4～

10 岁发育达高峰，14～15 岁时渐退化，故扁桃体炎常见于年长儿，婴儿则少见。咽扁桃体又称腺样体，6 个月已发育，位于鼻咽顶部与后壁交界处，严重的腺样体肥大是小儿阻塞性睡眠呼吸暂停综合征的重要原因。

5. **喉**

以环状软骨下缘为标志。喉部呈漏斗形，喉腔较窄，声门狭小，软骨柔软，黏膜柔嫩而富有血管及淋巴组织，故轻微炎症即可引起喉头狭窄。

(二)下呼吸道

1. **气管、支气管**

婴幼儿的气管、支气管较成人短且较狭窄，黏膜柔嫩，血管丰富，软骨柔软，因缺乏弹力组织而支撑作用差；因黏液腺分泌不足而气道较干燥；因纤毛运动较差而清除能力差；故婴幼儿容易发生呼吸道感染。一旦感染则易于发生充血、水肿导致呼吸道不畅。左支气管细长，由气管向侧方伸出，而右支气管短而粗，为气管直接延伸，故异物较易进入右支气管。毛细支气管平滑肌在生后 5 个月以前薄而少，3 岁以后才明显发育，故小婴儿呼吸道梗阻主要是黏膜肿胀和分泌物堵塞引起。

2. **肺**

肺泡数量较少而且面积小、弹力纤维发育较差，血管丰富，间质发育旺盛，致肺含血量多而含气量少，易于感染。感染时易致黏液阻塞，引起间质炎症、肺气肿和肺不张等。

3. **胸廓**

婴幼儿胸廓较短，前后径相对较长，呈桶状；肋骨呈水平位，膈肌位置较高，胸腔小而肺脏相对较大；呼吸肌发育差。因此在呼吸时，肺的扩张受到限制，影响通气和换气。故当肺部病变时，容易出现呼吸困难。小儿纵隔体积相对较大，周围组织松软，在胸腔积液或气胸时易致纵隔移位。

二、生理特点

(一)呼吸频率与节律

小儿呼吸频率快，年龄越小，频率越快。新生儿 40～44 次/分，1 个月～1 岁 30 次/分，1～3岁 24 次/分，4～7 岁 22 次/分，8～14 岁 20 次/分。新生儿及生后数月的婴儿，呼吸中枢调节能力差，易发生呼吸节律不整、间歇、暂停等现象。

(二)呼吸类型

婴幼儿呼吸肌发育不全，胸廓活动范围小，呼吸时肺主要向膈方向扩张而呈腹膈式呼吸。随年龄增长，膈肌和腹腔脏器下降，肋骨由水平位变为斜位，逐渐转化为胸腹式呼吸。7 岁以后以混合式呼吸为主。

(三)呼吸功能特点

1. **肺活量**

小儿肺活量约为 50～70ml/kg。在安静情况下，年长儿仅用肺活量的 12.5%来呼吸，而婴幼儿则需用 30%左右，说明婴幼儿呼吸功能储备量较小。小儿发生呼吸障碍时其代偿呼吸量最大不超过正常的 2.5 倍，而成人可达 10 倍，因此易发生呼吸衰竭。

2.潮气量

小儿潮气量约为 6～10ml/kg，年龄越小，潮气量越小；死腔/潮气量比值大于成人。

3.每分钟通气量和气体弥散量

前者按体表面积计算与成人相近；后者按单位肺容积计算与成人相近。

4.气道阻力

由于气道管径细小，小儿气道阻力大于成人，因此小儿发生喘息的机会较多。随年龄增大气道管径逐渐增大，从而阻力递减。

【呼吸道免疫特点】

小儿呼吸道的非特异性和特异性免疫功能均较差。如咳嗽反射及纤毛运动功能差，难以有效清除吸入的尘埃和异物颗粒。肺泡吞噬细胞功能不足，婴幼儿辅助性 T 细胞功能暂时性低下，使分泌型 IgA、IgG，尤其是 IgG 亚类含量低微。此外，乳铁蛋白、溶菌酶、干扰素及补体等的数量和活性不足，故易患呼吸道感染。

【检查方法】

1.体格检查

(1)视诊 ①呼吸频率改变：呼吸困难的第一征象为呼吸频率增快，年龄越小越明显。呼吸频率减慢或节律不规则也是危险征象。②发绀：是血氧下降的重要表现，毛细血管内还原血红蛋白量 40～60g/L 可出现发绀。末梢性发绀指血流较慢，动、静脉氧差较大部位（如肢端）的发绀；中心性发绀指血流较快，动、静脉氧差较小部位（如舌、黏膜）的发绀。中心性发绀较末梢性发绀发生晚，但更有意义。③吸气时胸廓凹陷：上呼吸道梗阻或严重肺病变时，由于胸廓软弱，用力吸气时胸腔内负压增加，可引起胸骨上、下窝及肋间隙凹陷，称为“三凹征”。④其他：小婴儿呼吸困难时常有呻吟、鼻翼扇动和口吐泡沫等表现。

(2)吸气喘鸣和呼气喘息 吸气时出现喘鸣音，同时伴吸气延长，是上呼吸道梗阻的表现。呼气时出现哮鸣音，同时伴呼气延长，是下呼吸道梗阻的表现。

(3)肺部听诊 哮鸣音常于呼气相明显，提示细小支气管梗阻。不固定的中、粗湿啰音常来自支气管的分泌物。于吸气相，特别是深吸气末，听到固定不变的细湿啰音提示肺泡内存在分泌物，常见于肺泡炎。小婴儿因呼吸浅快，啰音可不明显，刺激其啼哭方可在吸气末闻及。

2.血气分析

可了解氧饱和度和血液的酸碱平衡状态，为诊断和治疗提供依据（表 9－1）。

表 9－1 小儿动脉血液气体分析正常值

项目	新生儿	～2 岁	＞2 岁
pH 值	7.35～7.45	7.35～7.45	7.35～7.45
PaO_2(kPa)	8～12	10.6～13.3	10.6～13.3
$PaCO_2$(kPa)	4.00～4.67	4.00～4.67	4.67～6.00
HCO_3^-(mmol/L)	20～22	20～22	22～24
BE(mmol/L)	－6～＋2	－6～＋2	－4～＋2
SaO_2(%)	90～97	95～97	96～98

3.肺脏影像学

胸部平片是呼吸系统疾病最常用的检查方法，可基本满足 70%以上的临床需要。胸透对儿童生长发育影响较大，目前已经不用于儿童常规检查。CT 特别是高分辨率 CT(HRCT)和螺旋 CT 的发展，使小儿呼吸系统疾病的诊断率大为提高。

4. 儿童纤维支气管镜检查

利用纤维支气管镜和电子支气管镜不仅能直视气管和支气管内的各种病变，还能利用黏膜刷检技术、活体组织检查技术和肺泡灌洗技术提高对儿童呼吸系统疾病的诊断率。

5. 肺功能检查

5岁以上儿童可作较全面的肺功能检查。脉冲振荡技术的优点是受试者可以自由呼吸，无需配合，无创伤性，特别适用于儿童和重症患者的肺功能检查。应用潮气-流速容量曲线(TFV)技术使婴幼儿肺功能检查成为可能。

第二节　急性上呼吸道感染

急性上呼吸道感染系由各种病原引起的上呼吸道的急性感染(简称上感)，俗称"感冒"，是小儿最常见的疾病。该病主要侵犯鼻、鼻咽和咽部，根据主要感染部位的不同可诊断为急性鼻炎、急性咽炎、急性扁桃体炎等。

【病因】

各种病毒和细菌均可引起急性上呼吸道感染，但90%以上为病毒，主要有鼻病毒、呼吸道合胞病毒、流感病毒、副流感病毒、腺病毒、冠状病毒等。病毒感染后可继发细菌感染，最常见为溶血性链球菌，其次为肺炎球菌、流感嗜血杆菌等。肺炎支原体不仅可引起肺炎，也可引起上呼吸道感染。

婴幼儿时期由于上呼吸道的解剖和免疫特点而易患本病。营养障碍性疾病，如维生素D缺乏性佝偻病、亚临床维生素A、锌或铁缺乏症等，或免疫缺陷病、被动吸烟、护理不当、气候改变和环境不良等因素，均易发生反复上呼吸道感染或使病程迁延。

【临床表现】

由于年龄、体质及病变部位的不同，病情的缓急、轻重程度也不同。年长儿症状较轻，婴幼儿则较重。

1. 一般类型上感

(1)局部症状　鼻塞、流涕、喷嚏、干咳、咽部不适和咽痛等，多于3～4日内自然痊愈。

(2)全身症状　发热、烦躁不安、头痛、全身不适、乏力等。部分患儿有食欲缺乏、呕吐、腹泻、腹痛等消化道症状。腹痛多为脐周阵发性疼痛，无压痛，可能为肠痉挛所致；如腹痛持续存在，多为并发急性肠系膜淋巴结炎。

婴幼儿起病急，以全身症状为主，常有消化道症状，局部症状较轻。多有发热，体温可高达39～40℃，热程2～3日至1周左右，起病1～2日可因高热引起惊厥。

(3)体征　体格检查可见咽部充血，扁桃体肿大。有时可见颌下淋巴结肿大。肺部听诊一般正常。肠道病毒感染者可见不同形态的皮疹。

2. 流行性感冒

简称流感，由流感病毒、副流感病毒引起。有明显的流行病史，局部症状较轻，全身症状较重。常有高热、头痛、四肢肌肉酸痛等，病程较长。

3. 两种特殊类型上感

(1)疱疹性咽峡炎　病原体为柯萨奇A组病毒，好发于夏秋季。起病急骤，临床表现为高热、咽痛、流涎、厌食、呕吐等。体格检查可发现咽部充血，在咽腭弓、软腭、悬雍垂的黏膜上可见数个至十数个直径2～4mm大小灰白色的疱疹，周围有红晕，1～2日后破溃形成小溃疡，疱疹也可发生于口腔的其他部位。病程为1周左右。

(2)咽-结合膜热 病原体为腺病毒3、7型，好发于春夏季，散发或发生小流行。以发热、咽炎、结膜炎为特征，临床表现为高热、咽痛、眼部刺痛，有时伴消化道症状。体检发现咽部充血、可见白色点块状分泌物，周边无红晕，易于剥离；一侧或双侧滤泡性眼结合膜炎，可伴球结合膜出血；颈及耳后淋巴结增大。病程1～2周。

【并发症】

以婴幼儿多见，病变若向邻近器官组织蔓延可引起中耳炎、鼻窦炎、咽后壁脓肿、扁桃体周围脓肿、颈淋巴结炎、喉炎、支气管炎及肺炎等。年长儿若患A组溶血性链球菌咽峡炎，可引起急性肾小球肾炎和风湿热，其他病原体也可引起类风湿病等结缔组织病。

【辅助检查】

1.血液检查

病毒感染者外周血白细胞计数正常或偏低，中性粒细胞减少，淋巴细胞计数相对增高。细菌感染者外周血白细胞及中性粒细胞增高。链球菌感染者血中ASO滴度增加。

2.病原体检测

病毒分离和血清学检查可明确病原。在使用抗菌药物前行咽拭子培养可发现致病菌。

3.免疫荧光、免疫酶及分子生物学技术

可做出早期诊断。

【诊断】

诊断要点：①有受凉、身体免疫力下降等病史；②出现流涕、喷嚏、发热、烦躁不安等症状；③体检咽部充血，扁桃体肿大等；④血液检查有相应改变等，即可诊断。

【鉴别诊断】

1.急性传染病早期

上感常为各种传染病的前驱症状，如麻疹、流行性脑脊髓膜炎、百日咳、猩红热等，应结合流行病史、临床表现及实验室资料等综合分析，并观察病情演变加以鉴别。

2.急性阑尾炎

伴腹痛者应注意与急性阑尾炎鉴别。急性阑尾炎腹痛常先于发热，腹痛部位以右下腹为主，呈持续性，有固定压痛点、反跳痛及腹肌紧张、腰大肌试验阳性等体征，血白细胞及中性粒细胞增高。

3.过敏性鼻炎

某些学龄前或学龄儿童"感冒"症状如流涕、喷嚏持续超过2周或反复发作，而全身症状较轻，则应考虑过敏性鼻炎的可能，鼻拭子涂片嗜酸性粒细胞增多有助于诊断。

【治疗】

1.一般治疗

病毒性上呼吸道感染者，应告诉患儿家长该病的自限性和治疗的目的，防止交叉感染及并发症。注意休息、保持良好的周围环境、多饮水和补充大量维生素C等。

2.抗感染治疗

(1)抗病毒药物 大多数上呼吸道感染由病毒引起，常用抗病毒药物为利巴韦林，3～5日为一疗程。若为流感病毒感染，可用磷酸奥司他韦口服。合并结膜炎者，可用0.1%阿昔洛韦滴眼液滴眼。

(2)**抗生素** 细菌性上呼吸道感染或病毒性上呼吸道感染继发细菌感染者可选用抗生素治疗，常选用青霉素类、头孢菌素类、复方新诺明及大环内酯类抗生素，疗程 3～5 日。咽拭子培养阳性结果有助于指导抗菌治疗。若证实为链球菌感染，或既往有风湿热、肾炎病史者，青霉素疗程应为 10～14 日。

3. **对症治疗**

(1)**高热** 可口服对乙酰氨基酚或布洛芬，亦可用冷敷、温湿敷或乙醇浴降温。

(2)**发生高热惊厥者** 可予以镇静、止惊等处理。

(3)**咽痛** 可含服咽喉片。

(4)**中成药** 亦有较好的效果。

【预防】

主要靠加强体格锻炼以增强抵抗力；提倡母乳喂养；避免被动吸烟；防治佝偻病及营养不良；避免去人多拥挤的公共场所。

第三节 急性支气管炎

急性支气管炎是指由于各种致病原引起的支气管黏膜炎症，由于气管常同时受累，故称为急性气管支气管炎。常继发于上呼吸道感染之后，是儿童时期常见的呼吸道疾病，婴幼儿多见。

【病因】

病原为各种病毒、细菌，或为混合感染。能引起上呼吸道感染的病原体都可引起支气管炎，而以病毒为主要病因。常见病毒有鼻病毒、呼吸道合胞病毒、流感病毒、副流感病毒、腺病毒等。

【易患因素】

患儿免疫功能低下、特应性体质、营养障碍、佝偻病和支气管局部结构异常等均为本病的易患因素。

【临床表现】

患儿大多先有上呼吸道感染症状，之后以咳嗽为主，初为干咳，以后有痰。一般无全身症状。而婴幼儿症状较重，常有发热、呕吐及腹泻等。体检双肺呼吸音增强，可有不固定的散在的干、湿性啰音。婴幼儿有痰常不易咳出，可在咽喉部或肺部闻及痰鸣音。

喘息性支气管炎是一种特殊类型的支气管炎，多见于婴幼儿，以喘息为突出表现。患儿除有上述临床表现外，主要特点：①3 岁以下多见，常有湿疹或其他过敏史；②咳嗽频繁，喉中痰鸣、喘息，夜间或清晨较重，双肺满布哮鸣音及少量湿性啰音；③有反复发作倾向，大多随年龄增长而发作减少，至学龄期痊愈。少数可发展为支气管哮喘。

【辅助检查】

1. **血液检查**

病毒感染者外周血白细胞计数正常或偏低，中性粒细胞减少，淋巴细胞计数相对增高。细菌感染者外周血白细胞及中性粒细胞增高。

2. **X 线胸片**

显示正常，或肺纹理增粗，肺门阴影增深。

【诊断】

诊断要点：①有受凉、身体免疫力下降等病史或具有易患因素；②上感后出现发热、咳嗽、咳痰或喘息等症状；③体检双肺有散在的干、湿性啰音等；④血液及X线胸片检查有相应改变等即可诊断。

【鉴别诊断】

1. 上呼吸道感染

根据症状及体检双肺有散在的干、湿性啰音，参考X线胸片检查可以鉴别。

2. 支气管异物

当有呼吸道阻塞伴感染时，其呼吸道症状应与急性支气管炎鉴别。应注意询问有无呼吸道异物吸入史，经治疗后疗效不好、迁延不愈、反复发作。X线胸片检查有肺不张等梗阻现象。

3. 支气管肺炎

急性支气管炎症状较重时，应与支气管肺炎鉴别。

4. 肺门淋巴结结核

根据结核接触史，结核菌素试验和胸部X线片进行鉴别。

【治疗】

1. 一般治疗

同上呼吸道感染，宜经常变换体位，多饮水，使呼吸道分泌物易于咳出。

2. 控制感染

由于病原体多为病毒，一般不采用抗生素。婴幼儿有发热、黄痰、白细胞增多者，可考虑细菌感染，可适当选用抗生素。

3. 对症治疗

应使痰易于咳出，故不用镇咳剂。①祛痰药：如N-乙酰半胱氨酸、氨溴索、愈创木酚甘油醚和一些中药制剂等；②止喘：对喘憋严重者，可雾化吸入沙丁胺醇等β_2受体激动剂，或用氨茶碱口服或静脉给药。喘息严重者可短期使用糖皮质激素，如口服泼尼松3～5日。③抗过敏药：有过敏史者，考虑适当加用抗过敏药。

第四节　支气管肺炎

支气管肺炎是累及支气管壁和肺泡的炎症，为小儿时期最常见的肺炎，2岁以内婴幼儿多发。一年四季均可发病，北方多发生于冬春寒冷季节及气候骤变时。室内居住拥挤、通风不良、空气污浊，致病微生物增多，易发生肺炎。此外有营养不良、维生素D缺乏性佝偻病、先天性心脏病、低出生体重儿、免疫缺陷者均易发生本病。

【病因】

最常为细菌和病毒，也可由病毒、细菌“混合感染”。病毒感染主要有呼吸道合胞病毒、腺病毒、流感及副流感病毒等；细菌感染以肺炎链球菌多见，近年来肺炎支原体、衣原体和流感嗜血杆菌有增加趋势。病原体常由呼吸道入侵，少数经血行入肺。

【病理】

病理变化以肺组织充血、水肿、炎性细胞浸润为主。肺泡内充满渗出物，经肺泡壁通道(kohn孔)向周围组织蔓延，呈点片状炎症灶。若病变融合成片，可累及多个肺小叶或更广泛。当小支气管、毛细支气管发生炎症时，可导致管腔部分或完全阻塞引起肺气肿或肺不张。

不同的病原造成的肺炎病理改变亦有不同:细菌性肺炎以肺实质受累为主;而病毒性肺炎则以间质受累为主,亦可累及肺泡。临床上支气管肺炎与间质性肺炎常同时并存。

【病理生理】

主要变化是由于支气管、肺泡炎症引起通气和换气障碍,导致缺氧和二氧化碳潴留,从而造成一系列病理生理改变(图 9-1)。

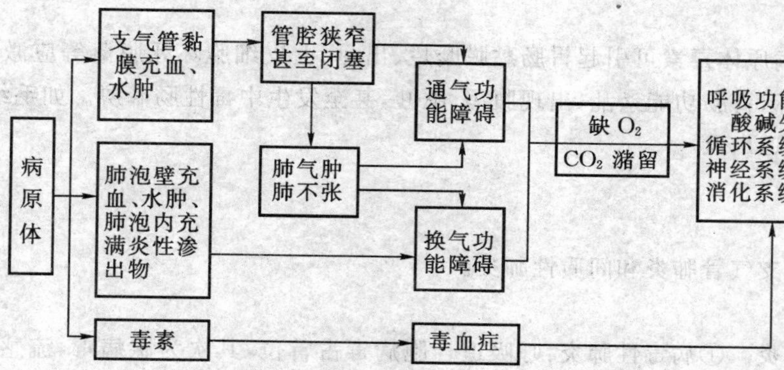

图 9-1 支气管肺炎的病理生理

1. 缺氧和二氧化碳潴留

当炎症蔓延至支气管、细支气管和肺泡时,支气管因黏膜充血、水肿导致管腔狭窄;肺泡壁因充血、水肿而增厚;肺泡内充满炎性渗出物,均影响通气与气体交换。由于通气和换气障碍,氧进入肺泡以及氧自肺泡弥散至血液和二氧化碳排出均发生障碍,血液含氧量下降,动脉血氧分压(PaO_2)和动脉血氧饱和度(SaO_2)均降低,致低氧血症。当 $SaO_2 < 85\%$,还原血红蛋白 > 50g/L 时,则出现发绀。肺炎的早期,仅有缺氧,无明显 CO_2 潴留。为代偿缺氧,呼吸和心率加快以增加每分钟通气量和改善通气血流比。随着病情的进展,通气和换气功能严重障碍,在缺氧的基础上出现 CO_2 潴留,此时 PaO_2 和 SaO_2 下降,$PaCO_2$ 升高,当 $PaO_2 < 50mmHg$(6.67kPa)和(或)$PaCO_2 > 50mmHg$(6.67kPa)时即为呼吸衰竭。为增加呼吸深度,以吸入更多的氧,呼吸辅助肌也参加活动,因而出现鼻翼扇动和三凹征。缺氧、CO_2 潴留和毒血症等可导致机体代谢及器官功能障碍。

2. 酸碱平衡失调及电解质紊乱

严重缺氧时,体内需氧代谢发生障碍,无氧酵解增加,酸性代谢产物增加,加上高热、进食少、吐泻等原因,常引起代谢性酸中毒;同时由于 CO_2 排出受阻,可产生呼吸性酸中毒,因此,严重者存在不同程度的混合性酸中毒。6 个月以上的小儿,因呼吸代偿功能稍强,通过加深呼吸,加快排出 CO_2,可致呼吸性碱中毒,血 pH 变化不大,影响较小;而 6 个月以下的小儿,代偿能力较差,CO_2 潴留往往明显,甚至发生呼吸衰竭。缺氧和 CO_2 潴留导致肾小动脉痉挛而引起水钠潴留,且重症肺炎缺氧时常有抗利尿激素(ADH)分泌增加,加上缺氧使细胞膜通透性改变、钠泵功能失调,使 Na^+ 进入细胞内,造成低钠血症。

3. 循环系统

病原体和毒素侵袭心肌,引起心肌炎;缺氧使肺小动脉反射性收缩,肺循环压力增高,使右心负荷增加。肺动脉高压和中毒性心肌炎是诱发心衰的主要原因。重症患儿常出现微循环障碍、休克甚至弥散性血管内凝血(DIC)。

4. **神经系统**

严重缺氧和 CO_2 潴留使血与脑脊液 pH 值降低，高碳酸血症使脑血管扩张、血流减慢、血管通透性增加，致使颅内压增加。严重缺氧使脑细胞无氧代谢增加，造成乳酸堆积、ATP 生成减少和钠-钾离子泵转运功能障碍，引起脑细胞内钠、水潴留，形成脑水肿。病原体毒素作用亦可引起脑水肿。

5. **消化系统**

低氧血症和病原体毒素可引起胃肠黏膜糜烂、出血、上皮细胞坏死脱落等应激反应，导致黏膜屏障功能破坏，胃肠功能紊乱，出现腹泻、呕吐，甚至发生中毒性肠麻痹。如毛细血管通透性增高，可致消化道出血。

【分类】

1. **病理分类**

大叶性肺炎、支气管肺炎和间质性肺炎。

2. **病因分类**

(1)感染性肺炎 ①病毒性肺炎：呼吸道合胞病毒占首位，其次为腺病毒，流感病毒、副流感病毒，巨细胞病毒和肠道病毒等。②细菌性肺炎：肺炎链球菌、金黄色葡萄球菌、肺炎杆菌、流感嗜血杆菌、大肠杆菌、军团菌等。③支原体肺炎：由肺炎支原体所致。④衣原体肺炎：由沙眼衣原体、肺炎衣原体和鹦鹉热衣原体引起。⑤原虫性肺炎：卡氏肺囊虫（卡氏肺孢子虫）肺炎，免疫缺陷病患者为易感人群。⑥真菌性肺炎：由白色念珠菌、肺曲菌、组织胞浆菌、毛霉菌、球孢子菌等引起的肺炎，多见于免疫缺陷病及长期使用抗生素者。

(2)非感染病因引起的肺炎 如吸入性肺炎、坠积性肺炎、嗜酸性粒细胞性肺炎（过敏性肺炎）等。

3. **病程分类**

①急性肺炎：病程＜1 个月；②迁延性肺炎：病程 1～3 个月；③慢性肺炎：病程＞3 个月。

4. **病情分类**

(1)轻症 除呼吸系统外，其他系统仅轻微受累，无全身中毒症状。

(2)重症 除呼吸系统外，其他系统亦受累，出现其他系统表现，全身中毒症状明显，甚至危及生命。

5. **临床表现典型与否分类**

(1)典型性肺炎 肺炎链球菌、金黄色葡萄球菌（金葡菌）、肺炎杆菌、流感嗜血杆菌、大肠杆菌等引起的肺炎。

(2)非典型性肺炎 肺炎支原体、衣原体、军团菌、病毒性肺炎等。

6. **感染肺炎的地点进行分类**

(1)社区获得性肺炎(CAP) 指无明显免疫抑制的患儿在院外或住院 48 小时内发生的肺炎。

(2)院内获得性肺炎(HAP) 指住院 48 小时后发生的肺炎。

【临床表现】

发病前数日多先有上呼吸道感染，起病多数较急，主要临床表现为发热、咳嗽、气促、肺部固定性的中、细湿啰音。

1. **主要症状**

(1)发热 多为不规则发热,亦可为弛张热或稽留热。需注意新生儿、重度营养不良患儿体温可不升甚至低于正常。

(2)咳嗽 较频繁,在早期为刺激性干咳,以后有痰,新生儿、早产儿则表现为口吐白沫。

(3)气促 多在发热、咳嗽后出现。

(4)全身症状 精神不振、食欲缺乏、烦躁不安,轻度腹泻或呕吐。

2. **体征**

(1)呼吸增快 40～80 次/分,并可见鼻翼扇动和三凹征。

(2)发绀 口周、鼻唇沟和指趾端发绀,轻症病儿可无发绀。

(3)肺部 啰音早期不明显,可有呼吸音增强、减低,以后可闻及较固定的中、细湿啰音,以背部两侧下方及脊柱两旁较多,于深吸气末更为明显。肺部叩诊多正常,若病灶融合扩大累及部分或整个肺叶时,可出现肺实变体征。

3. **重症肺炎的表现**

重症肺炎由于严重的缺氧及毒血症,除呼吸系统改变外,可发生循环、神经和消化等系统功能障碍。

(1)循环系统 可发生心肌炎、心力衰竭。肺炎合并心衰的表现:①呼吸突然加快＞60 次/分;②心率突然＞180 次/分;③骤发极度烦躁不安,明显发绀,面色苍白或发灰,指(趾)甲微血管充盈时间延长;④心音低钝、奔马律,颈静脉怒张;⑤肝脏迅速增大;⑥尿少或无尿,眼睑或双下肢水肿。具备前 5 项即可诊断为肺炎合并心力衰竭。

(2)神经系统 肺炎并发中毒性脑病至今尚无可靠的诊断方法,在确认肺炎后出现下列症状与体征者,可考虑为中毒性脑病:①烦躁、嗜睡,眼球上窜、凝视;②球结膜水肿,前囟隆起;③昏睡、昏迷、惊厥;④瞳孔改变:对光反应迟钝或消失;⑤呼吸节律不整,呼吸心跳解离(有心跳,无呼吸);⑥有脑膜刺激征,脑脊液检查除压力增高外,其他均正常。在肺炎的基础上,除外高热惊厥、低血糖、低血钙及中枢神经系统感染(脑炎、脑膜炎),如有①～②项提示脑水肿,伴其他一项以上者可确诊。

(3)消化系统 一般为食欲减退、呕吐和腹泻。发生中毒性肠麻痹时表现为严重腹胀,膈肌升高,呼吸困难加重,听诊肠鸣音消失。重症患儿还可呕吐咖啡样物,大便潜血阳性或柏油样便。

【并发症】

早期合理治疗者并发症少见。若延误诊断或病原体致病力强者可引起并发症,如脓胸、脓气胸、肺大泡等。

1. **脓胸**

常累及一侧胸膜。临床表现为:高热不退;呼吸困难加重;患侧呼吸运动受限;语颤减弱;叩诊呈浊音;听诊呼吸音减弱或消失。当积脓较多时,患侧肋间隙饱满,纵隔和气管向健侧移位。胸部 X 线(立位)示患侧肋膈角变钝,或呈反抛物线阴影。胸腔穿刺可抽出脓液。

2. **脓气胸**

肺脏边缘的脓肿破裂与肺泡或小支气管相通即造成脓气胸。表现为患儿病情突然加重,呼吸困难,剧烈咳嗽,烦躁不安,面色青紫。胸部叩诊积液上方呈鼓音,下方为浊音,听诊呼吸音减弱或消失。若支气管胸膜瘘的裂口处形成活瓣,气体只进不出,形成张力性气胸,可危及生命,必须积极抢救。立位 X 线检查可见液气面。

3. **肺大泡**

细支气管因炎性肿胀狭窄，渗出物黏稠，形成活瓣性部分阻塞，气体进的多、出的少或只进不出，导致肺泡扩大、破裂而形成肺大泡，可一个亦可多个。体积小者无症状，体积大者可引起呼吸困难。X线可见薄壁空洞。

以上三种并发症多见于金黄色葡萄球菌肺炎和某些革兰阴性杆菌肺炎。

【辅助检查】

1. **外周血检查**

①白细胞检查：细菌性肺炎白细胞升高，中性粒细胞增多，并有核左移现象，胞浆可有中毒颗粒。病毒性肺炎的白细胞计数大多正常或偏低，亦有少数升高者，时有淋巴细胞增高或出现变异型淋巴细胞。②C反应蛋白(CRP)：细菌感染时血清CRP浓度上升，而非细菌感染时则上升不明显。

2. **病原学检查**

(1)细菌学检查 细菌培养和涂片：采取气管吸取物、肺泡灌洗液、胸水、脓液、痰和血标本作细菌培养和鉴定，同时进行药物敏感试验，对明确细菌性致病菌和治疗有指导性意义。亦可作涂片染色镜检，进行初筛试验。

(2)病毒学检查

1)病毒分离和血清学试验：取气管吸取物、肺泡灌洗液接种于敏感的细胞株，进行病毒分离是诊断病毒性病原体的好方法。于急性期和恢复期(14天后)采取双份血清测定特异性IgG抗体水平，若抗体升高≥4倍为阳性。

2)快速诊断：①检测抗原：采取咽拭子、鼻咽分泌物、气管吸取物或肺泡灌洗液涂片，或快速培养后使用病毒特异性抗体(包括单克隆抗体)免疫荧光技术、免疫酶法或放射免疫法可发现特异性病毒抗原。②检测抗体：血清中IgM特异性病毒抗体出现较早，消失较快，若病毒特异性IgM抗体阳性说明是新近感染。③其他快速诊断方法：如核酸分子杂交技术或聚合酶链反应(PCR)技术的敏感性很高，但易于污染而出现假阳性，要求较高的实验室条件方可。

(3)其他病原学检查 包括肺炎支原体和衣原体检查。

1)肺炎支原体(MP)：①冷凝集试验：≥1∶64有很大参考价值，该试验为非特异性，可作为过筛试验；②特异性诊断：包括MP分离培养或特异性IgM和IgG抗体测定。补体结合抗体检测是诊断MP的常用方法；基因探针及PCR技术检测MP的特异性强和敏感性高，但应避免发生污染。

2)衣原体：能引起肺炎的衣原体为沙眼衣原体(CT)、肺炎衣原体(CP)和鹦鹉热衣原体。细胞培养用于诊断CT和CP。直接免疫荧光或吉姆萨染色法可检查CT。其他方法有酶联免疫吸附试验、放射免疫电泳法检测双份血清特异性抗体或抗原、核探针及PCR技术检测抗原。

3. **X线胸片检查**

早期肺纹理增强，透光度减低，以后两肺下野、中内带出现大小不等的点状或小斑片状影，或融合成片状阴影，甚至波及节段。可有肺气肿、肺不张(图9-2)。伴

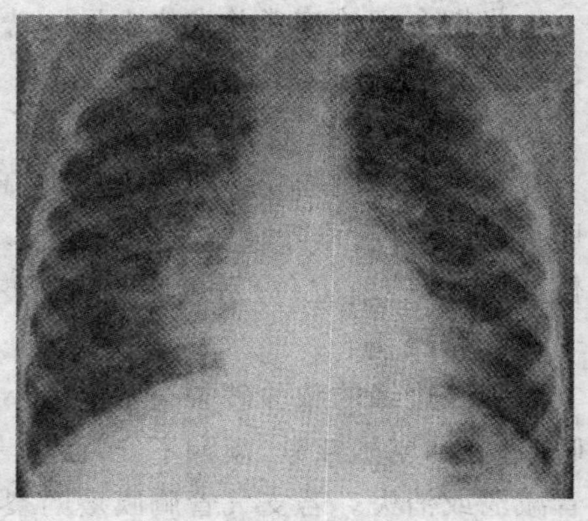

图9-2 支气管肺炎

发脓胸时，早期患侧肋膈角变钝；积液较多时，可呈反抛物线状阴影，纵隔、心脏向健侧移位。并发脓气胸时，患侧胸腔可见液平面。肺大泡时则见完整薄壁、无液平面的大泡。

【诊断】

2岁以下婴幼儿，急性起病；有发热、咳嗽、呼吸急促或呼吸困难；肺部有较固定的中细湿啰音，据此可临床诊断；X线胸片肺部见片状影可确诊。确诊支气管肺炎后应进一步了解引起肺炎的可能病原体和病情的轻重，有无并发症，并作病原学检查，以指导治疗。

【鉴别诊断】

1. 急性支气管炎

一般不发热或低热，全身状况好，以咳嗽为主要症状，肺部可闻及不固定的干湿啰音，随咳嗽而改变。X线胸片示肺纹理增多、排列紊乱。若鉴别困难，则先按肺炎处理。

2. 支气管异物

有异物吸入史，突然出现呛咳，可有肺不张和肺气肿，胸部X线检查可鉴别。但有的病程迁延，有继发感染则类似肺炎或合并肺炎，需注意鉴别。

3. 支气管哮喘

儿童哮喘可无明显喘息发作，主要表现为持续性咳嗽，患儿具有过敏体质，肺功能检查及激发和舒张试验有助于鉴别。

4. 肺结核

一般有结核接触史，结核菌素试验阳性，X线胸片示肺部有结核病灶可助鉴别。粟粒性肺结核可有气急和发绀，与肺炎极其相似，但肺部啰音不明显。

5. 常见肺炎的鉴别诊断

常见肺炎的鉴别诊断见表9－2。

表9－2　常见肺炎的鉴别诊断

	大叶性肺炎（肺炎球菌）	支气管肺炎（肺炎球菌等）	金黄色葡萄球菌肺炎	腺病毒肺炎	毛细支气管炎	支原体肺炎
多发年龄	较大儿童	婴幼儿	任何年龄	6月～2岁	小婴儿	儿童，幼儿
热型	突然起病稽留高热	不定	弛张热	稽留或弛张高热	低热或无热，偶高热	不规则
发热日数	2周左右	1～2周	1～3周	1～3周	1～5天	1周以上
一般病情	较重，可见休克	较轻	中毒症状较重，可见皮疹	中毒症状较重早期嗜睡	喘重	频咳
肺部体征	早期体征不明显	弥漫	弥漫	3～5天后体征方明显	肺气肿，喘鸣，啰音多	较少或局限
X线胸片	全叶或节段	多为斑片状	常见脓肿、肺大疱、脓气胸	大片较多，重者有积液	多肺气肿或点片影	单侧斑片影
白细胞数	明显增高	多数增加	增加或下降	多数正常或减少	多数减少或正常	多数正常或偏高
青霉素治疗	有效	可能有效	大剂量可能有效	无效	无效	无效

【治疗】

治疗原则：控制炎症、改善通气功能、对症治疗、预防和治疗并发症。

1. 一般治疗及护理

保持室内空气流通，室温以18～20℃、湿度60%为宜。给予营养丰富的饮食，重症患儿进食困难者，可给予肠道外营养。保持呼吸道通畅，及时清除呼吸道分泌物，经常变换体位，以利痰液排出。注意隔离，以防交叉感染。注意水和电解质的补充，纠正酸中毒和电解质紊乱，适当的液体补充还有助于气道的湿化。但要注意输液速度，过快可加重心脏负担。

2. 病原治疗

(1)抗生素治疗 明确为细菌感染或病毒感染继发细菌感染者应使用抗生素。

1)原则：①根据病原菌选用敏感药物：在使用抗菌药物前应采集合适的呼吸道分泌物进行细菌培养和药物敏感试验，以便指导治疗；在未获培养结果前，可根据经验选择敏感的药物；②选用的药物在肺组织中应有较高的浓度；③早期用药；④联合用药；⑤足量、足疗程。重者患儿宜静脉联合用药。

2)根据不同病原选择抗生素：①肺炎链球菌：青霉素敏感者首选青霉素或阿莫西林；青霉素低度耐药者仍可首选青霉素，但剂量要加大；②金黄色葡萄球菌：甲氧西林敏感者首选苯唑西林钠或氯唑西林钠；③流感嗜血杆菌：首选羧氨苄青霉素加克拉维酸（或加舒巴坦）；④大肠杆菌和肺炎杆菌：首选头孢曲松或头孢噻肟，铜绿假单胞菌（绿脓杆菌）首选替卡西林加克拉维酸；⑤卡他莫拉菌：首选阿莫西林加克拉维酸；⑥肺炎支原体和衣原体：首选大环内酯类抗生素如红霉素、罗红霉素及阿奇霉素。

3)用药时间：一般应持续至体温正常后5～7日，症状、体征消失后3天停药。支原体肺炎至少使用抗菌药物2～3周。葡萄球菌肺炎在体温正常后2～3周可停药，一般总疗程≥6周。

(2)抗病毒治疗 ①利巴韦林：可滴鼻、雾化吸入、肌注和静脉点滴，肌注和静脉点滴剂量为10～15mg/(kg·d)，可抑制多种RNA和DNA病毒；②α-干扰素：5～7日为一疗程，亦可雾化吸入。

3. 对症治疗

(1)氧疗 有缺氧表现，如烦躁、发绀时需吸氧，多用鼻前庭导管给氧，经湿化的氧气的流量为0.5～1L/min，氧浓度不超过40%。新生儿或婴幼儿可用面罩、氧帐、鼻塞给氧，面罩给氧流量为2～4L/min，氧浓度为50%～60%。

(2)保持呼吸道通畅 及时清除鼻痂、鼻腔分泌物和吸痰，以保持气道通畅，改善通气功能。气道的湿化非常重要，有利于痰液的排出。雾化吸入有助于解除支气管痉挛和水肿。分泌物堆积于下呼吸道，经湿化和雾化仍不能排除，使呼吸衰竭加重时，应行气管插管以利于清除痰液。严重病例宜短期使用机械通气（人工呼吸机）。接受机械通气者尤应注意气道湿化、变换体位和拍背，保持气道湿度和通畅。

(3)腹胀的治疗 低钾血症者，应补充钾盐。中毒性肠麻痹时，应禁食和胃肠减压，亦可使用酚妥拉明每次0.3～0.5mg/kg加5%葡萄糖20ml静脉滴注，最大量每次≤10mg。

(4)其他 高热患儿可用物理降温，如乙醇擦浴；冷敷，冰袋放在腋窝、腹股沟及头部；口服对乙酰氨基酚或布洛芬等。若伴烦躁不安可给予氯丙嗪、异丙嗪各0.5～1.0mg/(kg·次)肌注，或苯巴比妥5mg/(kg·次)肌注。

4. 糖皮质激素

糖皮质激素可减少炎症渗出，解除支气管痉挛，改善血管通透性和微循环，降低颅内压。使用指征：①严重憋喘或呼吸衰竭；②全身中毒症状明显；③合并感染中毒性休克；④出现脑水肿。上述情况可短期应用激素。常用地塞米松 0.1～0.3mg/(kg·d)加入液体中静脉点滴，疗程 3～5 天。

5. 并发症的治疗

(1)心力衰竭 吸氧、镇静、利尿、强心、血管活性药物。①利尿：可用呋塞米、依他尼酸，剂量为 1mg/(kg·次)，稀释成 2mg/ml，静注或加滴壶中静点；亦可口服呋塞米、依他尼酸或双氢克尿噻等。②强心药：可使用地高辛或毛花苷 C 静脉注射。③血管活性药物：常用酚妥拉明 0.5～1.0mg/(kg·次)，最大剂量不超过每次 10mg，肌注或静注，必要时隔 1～4 小时重复使用；亦可用巯甲丙脯酸和硝普钠。

(2)中毒性脑病 ①脱水疗法：主要使用甘露醇，根据病情轻重每次 0.25～0.5～1.0g/kg，每 6 小时 1 次。②改善通气：必要时应予人工辅助通气、间歇正压通气，疗效明显且稳定后应及时改为正常通气。③扩血管药物：可缓解脑血管痉挛、改善脑微循环，从而减轻脑水肿，常用酚妥拉明、654－2。酚妥拉明 0.5～1.0mg/(kg·次)，新生儿每次≤3mg，婴幼儿每次≤10mg，静脉快速滴注，每 2～4 小时一次，也可静脉滴注维持。④止痉：一般选用地西泮 0.2～0.3mg/(kg·次)，静脉注射，1～2 小时可重复一次；也可采用人工冬眠疗法。⑤糖皮质激素的使用：可非特异性抗炎、减少血管与血-脑脊液屏障的通透性，故可用于治疗脑水肿。常用地塞米松每次 0.25mg/kg，静脉滴注，每 6 小时一次，2～3 日后逐渐减量或停药。⑥促进脑细胞恢复的药物：常用的有三磷腺苷(ATP)、胞磷胆碱、维生素 B_1 和维生素 B_6 等。

(3)脓胸和脓气胸者 应及时进行穿刺引流，若脓液黏稠，经反复穿刺抽脓不畅或发生张力性气胸时，宜考虑胸腔闭式引流。

(4)并发症 对并存佝偻病、贫血、营养不良者，应给予相应治疗。

6. 生物制剂

血浆和静脉注射用丙种球蛋白含有特异性抗体，可用于重症患儿。

第五节 支气管哮喘

支气管哮喘简称哮喘，是儿童时期最常见的慢性呼吸道疾病。支气管哮喘是由多种细胞，包括炎性细胞(嗜酸性粒细胞、肥大细胞、T 淋巴细胞、中性粒细胞等)、气道结构细胞(气道平滑肌细胞和上皮细胞等)和细胞组分参与的气道慢性炎症性疾病。这种慢性炎症导致易感个体气道高反应性，当接触物理、化学、生物等刺激因素时，发生广泛多变的可逆性气流受限，从而引起反复发作的喘息、咳嗽、气促、胸闷等症状，常在夜间和(或)清晨发作或加剧，多数患儿可经治疗缓解或自行缓解。

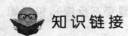

知识链接

诱发哮喘的常见危险因素

①吸入过敏原(室内：尘螨、动物毛屑及排泄物、蟑螂、真菌等；室外：花粉、真菌等)；②食入过敏原(牛奶、鱼、虾、鸡蛋和花生等)；③呼吸道感染(尤其是病毒及支原体感染)；④强烈的情

绪变化；⑤运动和过度通气；⑥冷空气；⑦药物（如阿司匹林等）；⑧职业粉尘及气体。以上为诱发哮喘症状的常见危险因素，有些因素只引起支气管痉挛，如运动及冷空气；有些因素可以突然引起哮喘的致死性发作，如药物及职业性化学物质。

【发病机制】

哮喘的发病机制极为复杂，尚未完全清楚，主要为慢性气道炎症、气流受限和气道高反应性，与免疫、神经、精神、内分泌因素和遗传学背景密切有关。

1. 气道高反应（AHR）

气道高反应（AHR）是哮喘的基本特征之一，指气道对多种刺激因素，如过敏原、理化因素、运动和药物等呈现高度敏感状态，在一定程度上反映了气道炎症的严重性。气道炎症通过气道上皮损伤、细胞因子和炎症介质的作用引起 AHR。

2. 免疫因素

气道慢性炎症被认为是哮喘的本质。通过大量临床病理研究发现，无论病程长短、病情轻重，哮喘患者均存在气道慢性炎症性改变。当机体受到免疫刺激，分泌炎症性细胞因子（包括黏附分子）刺激其他细胞（如上皮细胞、内皮细胞、嗜碱细胞、肥大细胞和嗜酸细胞等）产生一系列炎症介质（如白三烯、内皮素、前列腺素和血栓素 A_2 等），最终诱发速发型（IgE 增高）变态反应和慢性气道炎症。

3. 神经、精神和内分泌因素

哮喘患儿的 β-肾上腺素能受体功能低下和迷走神经张力亢进，或同时伴有 α-肾上腺能神经反应性增强，从而发生气道高反应性（AHR）。气道的自主神经系统除肾上腺素能和胆碱能神经系统外，尚存在第三类神经，即非肾上腺素能非胆碱能（NANC）神经系统。NANC 神经系统又分为抑制性 NANC 神经系统（i-NANC）及兴奋性 NANC 神经系统（e-NANC），两者平衡失调，则可引起支气管平滑肌收缩。

4. 遗传学背景

哮喘具有明显遗传倾向，患儿及其家庭成员患过敏性疾病和特应性体质者明显高于正常人群。哮喘为多基因遗传性疾病，已发现许多与哮喘发病有关的基因（疾病相关基因），如 IgE、IL-4、IL-13、T 细胞抗原受体（TCR）等基因多态性。但是，哮喘发病率在近 30 年来明显增高，不能单纯以基因变异来解释。

【病理和病理生理】

气流受阻是哮喘病理生理改变的核心，支气管痉挛、管壁炎症性肿胀、黏液栓形成和气道重塑均是造成患儿气道受阻的原因。哮喘死亡患儿的肺组织呈肺气肿，大、小气道内填满黏液栓。黏液栓由黏液、血清蛋白、炎症细胞和细胞碎片组成。显微镜显示支气管和毛细支气管上皮细胞脱落，管壁嗜酸性粒细胞和单核细胞浸润，血管扩张和微血管渗漏，基底膜增厚，平滑肌增生肥厚，杯状细胞和黏膜下腺体增生。

1. 支气管痉挛

急性支气管痉挛为速发型哮喘反应，是 IgE 依赖型介质释放所致（Ⅰ型变态反应），包括肥大细胞释放组胺、前列腺素和白三烯等。

2. 管壁炎症性肿胀

抗原对气道刺激后 6～24 小时发生的气道直径减小，是微血管通透性和漏出物增加导致气道黏膜增厚和肿胀所致。伴或不伴平滑肌收缩，为迟发型哮喘反应。

3. **黏液栓形成**

主要发生于迟发型哮喘，黏液分泌增多，形成黏液栓，重症病例黏液栓广泛阻塞细小支气管，引起严重呼吸困难，甚至发生呼吸衰竭。

4. **气道重塑**

因慢性和反复的炎症损害，可以导致气道重塑，表现为气道壁增厚和基质沉积、胶原沉积，上皮下纤维化，平滑肌增生和肥大，肌成纤维细胞增殖及黏液腺杯状细胞化生及增生，上皮下网状层增厚，微血管生成。

【临床表现】

1. **支气管哮喘的典型症状**

反复发作性咳嗽、胸闷、喘息和呼吸困难，常于夜间和清晨加重。

2. **一般表现**

咳嗽和喘息呈阵发性发作，常在夜间和(或)清晨发作或加剧。发作前可有打喷嚏、流清涕、眼痒、干咳等，发作时呼吸频数，呼吸困难、胸闷、咳嗽，呼气相延长伴有双肺弥漫性呼气相哮鸣音。在发作间歇期可无任何症状和体征，有些病例在用力呼气时才可听到哮鸣音。

3. **重症表现**

特别严重的病例，患儿一开始就表现烦躁不安，呈端坐呼吸，面色苍白、鼻翼煽动、口唇及指甲发绀，甚至冷汗淋漓，面色惶恐不安。体格检查可见三凹症、肺部满布哮鸣音；严重者气道广泛堵塞，哮鸣音反可消失，称“闭锁肺”，是哮喘最危险的体征。

【辅助检查】

1. **肺功能检查**

肺功能检查主要用于5岁以上的患儿，采用一秒用力呼气容积(FEV_1)/用力肺活量(FVC)比率及呼气峰流速(PEF)了解有无气流受阻。FEV_1/FVC＜70%～75%提示气流受阻，吸入支气管扩张剂15～20钟后增加≥15%或更多表明为可逆性气流受阻，是诊断哮喘的有利依据。PEF的日间变异率是诊断哮喘和反映哮喘严重程度的重要指标。如日间变异率≥20%、使用支气管扩张剂后变异率增加20%可以诊断为哮喘。也可用组胺或乙酰甲胆碱激发试验观察气道高反应性。

2. **胸部X线检查**

急性期胸片正常或呈间质性改变，可有肺气肿或肺不张。胸片还可排除肺部其他疾病，如肺炎、肺结核、气管支气管异物和先天性畸形等。

3. **过敏原测试**

用多种吸入性过敏原或食物性过敏原提取液所做的过敏原皮肤试验是诊断变态反应的首要工具，提示患者对该过敏原过敏与否。目前常用皮肤点刺试验法和皮内试验法。血清特异性IgE测定也很有价值，血清总IgE测定只能反映是否存在特应质。

【诊断】

1. **诊断**

(1)儿童哮喘诊断标准

1)反复发作喘息、咳嗽、气促、胸闷，多与接触变应原、冷空气、物理、化学性刺激、呼吸道感染以及运动等有关，常在夜间和(或)清晨发作或加剧。

2)发作时在双肺可闻及散在或弥漫性，以呼气相为主的哮鸣音，呼气相延长。

3)上述症状和体征经抗哮喘治疗有效或自行缓解。

4)除外其他疾病所引起的喘息、咳嗽、气促和胸闷。

5)临床表现不典型者(如无明显喘息或哮鸣音),应至少具备以下1项:①支气管激发试验或运动激发试验阳性;②证实存在可逆性气流受限:a.支气管舒张试验阳性:吸入速效 β_2 受体激动剂(如沙丁胺醇)后15分钟,第一秒用力呼气量(FEV_1)增加≥12%且 FEV_1 绝对值增加≥200ml;b.抗哮喘治疗有效:使用支气管舒张剂和口服(或吸入)糖皮质激素治疗1~2周后,FEV_1 增加≥12%;③最大呼气流量(PEF)每日变异率(连续监测1~2周)>20%。

符合第1~4条或第4、5条者,可以诊断为哮喘。

(2)咳嗽变异性哮喘的诊断 咳嗽变异性哮喘(CVA)是儿童慢性咳嗽最常见原因之一,以咳嗽为唯一或主要表现,不伴有明显喘息。诊断依据:①咳嗽持续>4周,常在夜间和(或)清晨发作或加重,以干咳为主;②临床上无感染征象,或经较长时间抗生素治疗无效;③抗哮喘药物诊断性治疗有效;④排除其他原因引起的慢性咳嗽;⑤支气管激发试验阳性和(或)PEF每日变异率(连续监测1~2周)≥20%;⑥个人或一、二级亲属特应性疾病史,或变应原检测阳性。以上1~4项为诊断基本条件。

2.哮喘的分期与病情的评价

(1)5岁以下儿童喘息的评估 80%以上的哮喘起始于3岁前,具有肺功能损害的持续性哮喘患者,其肺功能损害往往开始于学龄前期,因此进行有效早期干预是必要的。喘息儿童如具有以下临床症状特点时高度提示哮喘的诊断:①多于每月1次的频繁发作性喘息;②活动诱发的咳嗽或喘息;③非病毒感染导致的间歇性夜间咳嗽;④喘息症状持续至3岁以后。

哮喘预测指数能有效地用于预测3岁内喘息儿童发展为持续性哮喘的危险性。哮喘预测指数:在过去1年喘息≥4次,具有1项主要危险因素或2项次要危险因素。主要危险因素包括:①父母有哮喘病史;②经医生诊断为特应性皮炎;③有吸入变应原致敏的依据。次要危险因素包括:①有食物变应原致敏的依据;②外周血嗜酸性粒细胞≥4%;③与感冒无关的喘息。如哮喘预测指数阳性,建议按哮喘规范治疗。

尽管存在过度治疗的可能性,但与使用抗生素相比,抗哮喘药物治疗能明显减轻学龄前儿童喘息发作的严重程度和缩短喘息时间。因此,对于反复喘息而抗生素治疗无效的学龄前儿童建议使用抗哮喘药物诊断性治疗2~6周后进行再评估。必须强调,学龄前喘息儿童大部分预后良好,其哮喘样症状随年龄增长可能自然缓解。因此,对这些患儿必须定期(3~6个月)重新评估以判断是否需要继续抗哮喘治疗。

(2)分期与病情的评价

1)分期:①急性发作期:是指突然发生喘息、咳嗽、气促、胸闷等症状,或原有症状急剧加重;②慢性持续期:是指近3个月内不同频度和(或)不同程度地出现过喘息、咳嗽、气促、胸闷等症状;③临床缓解期:系指经过治疗或未经治疗症状、体征消失,肺功能恢复到急性发作前水平,并维持3个月以上。

2)哮喘急性发作严重度分级:哮喘急性发作常表现为进行性加重的过程,以呼气流量降低为其特征,常因接触变应原、刺激物或呼吸道感染诱发。其起病缓急和病情轻重不一,可在数小时或数天内出现,偶尔可在数分钟内即危及生命,故应对病情作出正确评估,以便给予及时有效的紧急治疗。哮喘急性发作时病情严重程度分级见(表9-3)。

表 9-3　哮喘急性发作时病情严重程度分级

参数	轻度	中度	重度	急性呼吸暂停
呼吸急促	走路时	说话时	休息时	
体位	可以平卧	喜坐位	前弓位	
谈话	能成句	成短语	单字	难以说话
精神意识	可	时有焦虑、烦躁	焦虑、烦躁	嗜睡或意识模糊
呼吸频率	轻度增快	增快	明显增快	减慢或暂停
三凹征	一般没有	通常有	通常有	胸腹矛盾呼吸
哮鸣音	散在，呼吸末期出现	响亮、弥漫	响亮、弥漫	减弱乃至消失
脉搏（次/分）	<100	100～120	>120	心动过缓
初始吸入支气管扩张剂后 PEF 占预计值%	>80%	60%～80%	<60%或作用持续时间<2 小时	
PaO_2（吸空气）和（或）$PaCO_2$	正常 <45mmHg	>60mmHg <45mmHg	<60mmHg >45mmHg	
SaO_2%（吸空气）	>95%	91%～95%	<90%	

注：多个参数可同时出现，但不一定全部均有

【鉴别诊断】

1. 毛细支气管炎

此病多为呼吸道合胞病毒引起，多见于 1 岁以内婴儿，冬春两季多发，起病急，先有上呼吸道感染症状，逐渐出现喘憋，其呼吸困难发生比较缓慢，对支气管扩张剂反应较差。

2. 气管、支气管异物

发病前常有进食过程中呛咳或明确异物吸入史，突然出现呛咳，可出现持久或间断的哮喘样呼吸困难，因异物阻塞多在气管或大支气管，主要表现以吸气困难为主，而哮喘主要是呼气性呼吸困难。异物如在一侧气管内，喘鸣音及其他体征仅限于患侧，患侧有时还可听到异物拍击音。既往无反复咳喘史。胸片、胸部 CT 可协助诊断。纤支镜检查可明确诊断并同时作异物取出术。

【治疗】

1. 治疗原则

哮喘控制治疗应越早越好。要坚持长期、持续、规范、个体化治疗原则。治疗包括：①急性发作期：快速缓解症状，如平喘、抗感染治疗；②慢性持续期和临床缓解期：防止症状加重和预防复发，如避免触发因素、抗炎、降低气道高反应性、防止气道重塑，并做好自我管理。注重药物治疗和非药物治疗相结合，不可忽视非药物治疗如哮喘防治教育、变应原回避、患儿心理问题的处理、生命质量的提高、药物经济学等诸方面在哮喘长期管理中的作用。

2. 哮喘的治疗目标

①达到并维持症状的控制；②维持正常活动，包括运动能力；③使肺功能水平尽量接近正常；④预防哮喘急性发作；⑤避免因哮喘药物治疗导致的不良反应；⑥预防哮喘导致的死亡。

3.治疗哮喘的药物

包括缓解药物和控制药物。缓解药物能快速缓解支气管收缩及其他伴随的急性症状，用于哮喘急性发作期，包括：①吸入型速效 β_2 受体激动剂；②全身性糖皮质激素；③抗胆碱能药物；④口服短效 β_2 受体激动剂；⑤短效茶碱等。控制药物是抑制气道炎症需长期使用的药物，用于哮喘慢性持续期，包括：①吸入型糖皮质激素；②白三烯调节剂；③缓释茶碱；④长效 β_2 受体激动剂；⑤肥大细胞膜稳定剂；⑥全身性糖皮质激素等。

(1)哮喘急性发作期治疗

1) β_2 受体激动剂：β_2 受体激动剂是目前临床应用最广的支气管舒张剂。根据起作用的快慢分为速效和缓慢起效两大类，根据维持时间的长短分为短效和长效两大类。吸入型速效 β_2 受体激动剂疗效可维持4～6小时，是缓解哮喘急性症状的首选药物，严重哮喘发作时第1小时可每20分钟吸入1次，以后每2～4小时可重复吸入。药物剂量：每次沙丁胺醇2.5～5.0mg或特布他林2.5～5.0mg。急性发作病情相对较轻时也可选择短期口服短效 β_2 受体激动剂如沙丁胺醇片和特布他林片等。

2)全身性糖皮质激素：病情较重的急性病例应给予口服泼尼松短程治疗（1～7日），每日1～2mg/kg，分2～3次。一般不主张长期使用口服糖皮质激素治疗儿童哮喘。严重哮喘发作时应静脉给予甲基泼尼松龙，每日2～6mg/kg，分2～3次输注，或琥珀酸氢化可的松或氢化可的松，每次5～10mg/kg，必要时可加大剂量。一般静脉糖皮质激素使用1～7日，症状缓解后即停止静脉用药，若需持续使用糖皮质激素者，可改为口服泼尼松。

3)抗胆碱能药物：吸入型抗胆碱能药物如溴化异丙托品，舒张支气管的作用比 β_2 受体激动剂弱，起效也较慢，但长期使用不易产生耐药，不良反应少。

4)短效茶碱：短效茶碱可作为缓解药物用于哮喘急性发作的治疗，主张将其作为哮喘综合治疗方案中的一部分，而不单独应用治疗哮喘。需注意其不良反应，长时间使用者，最好监测茶碱的血药浓度。

(2)哮喘慢性持续期治疗

1)吸入型糖皮质激素：吸入型糖皮质激素（ICS）是哮喘长期控制的首选药物，也是目前最有效的抗炎药物，优点是通过吸入，药物直接作用于气道黏膜，局部抗炎作用强，全身不良反应少。通常需要长期、规范吸入1～3年才能起预防作用。目前临床上常用的吸入型糖皮质激素有布地奈德、丙酸氟替卡松和丙酸倍氯米松。每3个月应评估病情，以决定升级治疗、维持目前治疗或降级治疗。

2)白三烯调节剂：分为白三烯合成酶抑制剂和白三烯受体拮抗剂，该药耐受性好，副作用少，服用方便。白三烯受体拮抗剂包括孟鲁司特和扎鲁司特。

3)缓释茶碱：缓释茶碱用于长期控制时，主要协助ICS抗炎，每日分1～2次服用，以维持昼夜的稳定血药浓度。

4)长效 β_2 受体激动剂：药物包括福莫特罗、沙美特罗、班布特罗及丙卡特罗等。

5)肥大细胞膜稳定剂：肥大细胞膜稳定剂色甘酸钠，常用于预防运动及其他刺激诱发的哮喘，治疗儿童哮喘效果较好，副作用小。

6)全身性糖皮质激素：在哮喘慢性持续期控制哮喘发作过程中，全身性糖皮质激素仅短期在慢性持续期分级为重度持续患儿，长期使用高剂量ICS加吸入型长效 β_2 受体激动剂及其控制药物疗效欠佳的情况下使用。

7)联合治疗:对病情严重度分级为重度持续和单用ICS病情控制不佳的中度持续的哮喘提倡长期联合治疗,如ICS联合吸入型长效β_2受体激动剂、ICS联合白三烯调节剂和ICS联合缓释茶碱。

(3)哮喘持续状态的处理

1)氧疗:所有危重哮喘患儿均存在低氧血症,需用密闭面罩或双鼻导管提供高浓度湿化氧气,初始吸氧浓度以40%为宜,流量4～5L/min。

2)补液、纠正酸中毒:注意维持水、电解质平衡,纠正酸碱紊乱。

3)糖皮质激素:全身应用糖皮质激素作为儿童危重哮喘治疗的一线药物,应尽早使用。病情严重时不能以吸入治疗替代全身糖皮质激素治疗,以免延误病情。

4)支气管扩张剂的使用:①吸入型速效β_2受体激动剂;②氨茶碱静脉滴注;③抗胆碱能药物;④肾上腺素皮下注射,药物剂量:每次皮下注射1∶1000肾上腺素0.01ml/kg,儿童最大不超过0.3ml。必要时可每20分钟使用1次,不能超过3次。

5)镇静剂:可用水合氯醛灌肠,慎用或禁用其他镇静剂;在插管条件下,亦可用地西泮镇静,剂量为每次0.3～0.5mg/kg。

6)抗生素酌情使用:儿童哮喘发作主要由病毒引发,抗生素不作为常规应用,如同时发生下呼吸道细菌感染则选用病原体敏感的抗菌药物。

7)辅助机械通气指征:①持续严重的呼吸困难;②呼吸音减低或几乎听不到哮鸣音及呼吸音;③因过度通气和呼吸肌疲劳而使胸廓运动受限;④意识障碍、烦躁或抑制,甚至昏迷;⑤吸氧状态下发绀进行性加重;⑥$PaCO_2 \geqslant 65mmHg$。

【预防】

1.避免危险因素

应避免接触过敏原,积极治疗和清除感染灶,去除各种诱发因素(吸烟、呼吸道感染和气候变化等)。

2.特异性免疫治疗

在无法避免接触过敏原或药物治疗无效时,可考虑针对过敏原的特异性免疫治疗,需要在有抢救措施的医院进行。对其远期疗效和安全性尚待进一步研究和评价,且过敏原制备的标准化及纯化也有待加强及规范。特异性免疫治疗应与抗炎及平喘药物联用,坚持足够疗程。

3.哮喘的教育与管理

哮喘的教育与管理是提高疗效、减少复发、提高患儿生活质量的重要措施。通过对患儿及家长进行哮喘基本防治知识的教育,调动其对哮喘防治的主观能动性,提高依从性,避免各种危险因素,巩固治疗效果,提高生活质量。

【预后】

儿童哮喘的预后较成人好,病死率约为2/10万～4/10万,约70%～80%年长后症状不再反复,但仍可能存在不同程度气道炎症和高反应性,30%～60%的患儿可完全治愈。

学习小结

本章重点阐述了上感、急性支气管炎、支气管肺炎和支气管哮喘的临床表现、辅助检查及治疗方法;讲述了上感、急性支气管炎、支气管肺炎和支气管哮喘的病因、发病机制。

学习本章应注意:①简要复习小儿呼吸系统解剖生理特点和免疫功能的特点及其与疾病

的关系；②利用流程图讲解支气管肺炎的感染途径、病理生理特点，并将其典型临床表现与病理生理改变相联系，加深学生对临床表现的理解；利用X线胸片，讲解支气管肺炎的典型X线表现和并发症的表现；③结合临床病例讲解支气管哮喘的典型症状及各期的治疗方法。

目标检测

一、简答题

1. 典型支气管肺炎的临床表现？
2. 试述小儿支气管哮喘的诊断标准。
3. 列表比较常见肺炎的鉴别诊断。
4. 简述急性支气管炎、支气管肺炎、支气管哮喘的鉴别诊断。
5. 简述小儿哮喘的概念。

二、案例分析

患儿，男，8个月，因发热、咳嗽3天，呼吸急促伴意识障碍1天入院。入院前3天因受凉后出现发热、咳嗽，体温38～39℃之间，咳嗽开始为干咳，继后喉中痰鸣，给阿莫西林、小儿感冒冲剂，小儿止咳糖浆等口服无好转；1天前病情逐渐加重，出现呼吸急促、口周发绀，嗜睡、呕吐，入院前3小时抽搐1次，为四肢阵发性抽动，伴口吐白沫，持续约2～3分钟后缓解，来我院急诊入院。体格检查：T38.3℃，P172次/分，R70次/分，体重8kg，急性危重病容，嗜睡状，前囟0.8×0.8cm，隆起，张力高，皮肤黏膜及淋巴结无异常，双瞳等圆等大，直径3mm，光反射迟钝，咽部充血，口周发绀，三凹征阳性，双肺闻及大量细湿啰音，心率172次/分，心律齐，心音尚有力，心脏各听诊区未闻杂音，腹平软，无压痛，肝肋下3.0cm，剑突下3.5cm，脾未及，肠鸣音正常，双下肢无水肿，颈软，克氏征阴性、布氏征阴性，双侧巴氏征阴性。血常规：WBC 18×10^9/L，N 0.80，L 0.16，M 0.04，Hb 112g/L；血气分析：pH7.18，PaO_2 45mmHg，$PaCO_2$ 55mmHg，HCO_3^- 13mmol/L，SaO_2 82%，BE －8.5mmol/L。脑脊液检查：压力220mmH_2O，外观清亮，WBC 8×10^6/L，蛋白0.30g/L，糖2.0mmol/L。

(1)该患儿可能的诊断及诊断依据。

(2)该患儿呼吸困难应考虑有哪几种可能的原因引起。

(3)应作哪些必需的辅助检查。

(4)应怎样进行治疗：请开具体医嘱。

第十章　心血管系统疾病

学习目标

【知识要求】

1. 掌握先天性心脏病（先心病）的概念、分类，常见先心病：室间隔缺损、房间隔缺损、动脉导管未闭、法洛四联症的临床表现、诊断及并发症；病毒性心肌炎的临床表现、诊断及治疗。

2. 熟悉正常小儿各年龄心脏、心率与脉率的特点；常见先心病的病因、治疗；病毒性心肌炎的概念、病因。

3. 了解胎儿血液循环的途径和特点及常见先心病：室间隔缺损、房间隔缺损、动脉导管未闭、法洛四联症的病理生理改变；病毒性心肌炎的发病机制。

【能力要求】

能应用本章的理论知识对小儿时期常见先天性心脏病及病毒性心肌炎进行综合分析、做出诊断，并能结合临床病例列出诊治计划。

第一节　小儿心血管系统解剖生理特点

一、胎儿血液循环及出生后的特点

（一）心脏胚胎发育

原始心脏由胚盘的中胚层细胞发育而来，从胚胎的第 2 周开始形成，约于第 4 周起有循环作用，第 8 周房室中隔已完全长成，即成为四腔心脏，随之大血管也发育。因此，胚胎第 2～8 周为心脏发育的关键时期，先天性心血管畸形的形成主要在这个时期。

（二）正常胎儿循环及特点

1. 正常胎儿血液循环

胎儿时期的营养和气体交换是通过脐血管和胎盘与母体之间以弥散方式进行的。由胎盘来的动脉血经脐静脉进入胎儿体内，至肝脏下缘，约 50％流入肝与门静脉血流汇合，另一部分经静脉导管入下腔静脉，与来自下半身的静脉血混合，共同流入右心房。由于下腔静脉瓣的阻隔，使来自下腔静脉的混合血（以动脉血为主）入右心房后，约 1/3 经卵圆孔流入左心房，再经左心室流入升主动脉，主要供应心脏、脑及上肢；其余的流入右心室。从上腔静脉回流的、来自上半身的静脉血，入右心房后绝大部分流入右心室，与来自下腔静脉的血一起进入肺动脉。由于胎儿肺脏处于压缩状态，故肺动脉的血只有少量流入肺脏经肺静脉回到左心房，而约 80％的血液经动脉导管与来自升主动脉的血汇合后，进入降主动脉（以静脉血为主）、供应腹腔器官及下肢，最终经脐动脉至胎盘，换取营养及氧气。故胎儿时期供应脑、心、肝及上肢的血氧量远较下半身为高。右心室在胎儿期不仅要克服体循环的阻力，同时承担着远较左心室多的容量负荷。

2. 正常胎儿血液循环特点

①胎儿的营养和气体交换是通过脐血管和胎盘与母体之间以弥散方式进行的；②胎儿体内大多为混合血，血含氧程度不同，肝含氧最丰富，其次为心、脑和上肢，而腹腔脏器和下肢含氧量最低，这种胎儿的营养供应，引起了胎儿各系统的发育不平衡；③静脉导管、卵圆孔和动脉导管是胎儿血液循环的特殊通道；④由于肺无呼吸功能，故只有体循环而几乎无有效的肺循环。

(三)出生后血循环的改变

1. 脐带结扎

胎儿娩出后，脐循环中断，脐血管在结扎后 6～8 周完全闭锁形成韧带。

2. 卵圆孔关闭

出生后，由于自主呼吸建立，肺泡扩张，肺小动脉管壁肌层逐渐退化，管壁变薄并扩张，肺循环压力下降。从右心经肺动脉流入肺脏的血液增多，使肺静脉回流至左心房的血量也增多，左心房压力因而增高。当左心房压力超过右心房时，卵圆孔瓣膜先在功能上关闭，到出生后 5～7个月，解剖上大多闭合。

3. 动脉导管关闭

自主呼吸使血氧增高，动脉导管壁平滑肌受到刺激后收缩，同时，低阻力的胎盘循环由于脐带结扎而终止，体循环阻力增高，动脉导管处逆转为左向右分流，高的动脉氧分压加上出生后体内前列腺素的减少，使动脉导管逐渐收缩、闭塞，最后血流停止，成为动脉韧带。约 80％的足月儿在生后 10～15 小时形成功能性关闭。约 80％婴儿于生后 3 个月、95％婴儿于生后 1 年内形成解剖上关闭。若动脉导管持续未闭，可认为有畸形存在。

二、正常各年龄小儿心脏大小、心率、血压的特点

(一)心腔大小、位置和形状

1. 心腔大小

四个心腔的容积初生时为 20～22ml，至 1 岁时为其 2 倍，2 岁半时增大到 3 倍，近 7 岁时增至 5 倍，即约 100～110ml。其后增长则相当缓慢，至青春期开始，其容积仅为 140ml，以后增长又渐加速，至 18～20 岁时达 240～250ml。

2. 心脏位置

小儿心脏的位置随年龄而改变，新生儿及 2 岁以下幼儿心脏多呈横位，2 岁以后随着小儿开始站立行走、肺及胸廓的发育以及横膈的下降等，心脏由横位逐渐转为斜位。

3. 心脏形状

小儿心脏的形状也有变化，婴幼儿期为球形、圆锥形或椭圆形，自 6 岁起小儿心脏的形状接近于成人，最常见的为长椭圆形。

(二)心率

小儿的心率较快，主要是由于新陈代谢旺盛，机体组织需要更多的血液供给，而心脏每次搏出量有限，只有增加搏动次数以补偿其不足。同时婴幼儿迷走神经兴奋性低，交感神经占优

势，故心脏搏动较快。心率随年龄增加而逐渐减慢，小儿心率的正常值(表 10－1)随年龄而异，而且次数不稳定。小儿在进食、活动、哭闹和发热时心率可增快，一般体温每增高 1℃，心率每分钟增加约 10～15 次，睡眠时心率每分钟可减少 10～12 次，因此，应在小儿安静时测定心率才更为准确。

表 10－1 各年龄小儿心率数值

年龄	心率(次/分)
新生儿	120～140
1 岁以内	110～130
2～3 岁	100～120
4～7 岁	80～100
8～14 岁	70～90

(三)血压

1. 动脉血压

动脉血压的高低主要取决于心搏出量和外周血管阻力。婴儿由于心脏搏出量较少，血管口径较粗，动脉壁柔软，所以动脉压较低，其后随年龄增长而逐渐升高。为便于推算，可采用下列公式：收缩压＝[(年龄×2)＋80]mmHg，舒张压为收缩压的 2/3。收缩压高于此标准 20mmHg为高血压，低于此标准 20mmHg 为低血压。小儿年龄越小，血压越低，一般收缩压低于 75～80mmHg 为低血压。正常情况下，下肢血压比上肢血压高 20mmHg。

2. 静脉血压

静脉血压的高低与心搏出能力、血管功能及循环血量有关，上、下腔静脉的血液返回右心室受阻也影响静脉压。

通过观察小儿的颈外静脉，可以估量静脉压。正常儿童仰卧床上，背部垫高 45°，颈静脉在胸骨柄上窝的水平上应隐约可见。如颈静脉饱满，超过此水平，示静脉压增高。学龄前儿童颈静脉压一般在 40mmH_2O 左右，学龄儿童约为 60mmH_2O。小儿哭闹、体力活动及改变体位时，静脉压可显著增高。

知识链接

小儿心房、室增长速度与血管特点

小儿心脏与体重呈平行增长，但左、右心的增长不一致。胎儿右心室负荷大，左心室负荷小，故在新生儿期两侧心室壁厚度几乎相等，约 4～5mm。出生以后，随着小儿生长，体循环的量日趋增多，左心室负荷明显增加，而肺循环阻力在生后即明显下降，故左心室壁显然较右侧增厚为快。6 岁时左心室壁厚达 10mm，为新生儿的 2 倍，此时右心室壁厚度尚不足 6mm。15 岁时左心室壁厚度增加到初生时的 2.5 倍，但右心室壁仅增长原来厚度的 1/3。

小儿动脉相对较成人粗。动脉与静脉内径之比在新生儿为 1∶1，而成人为 1∶2，随着年龄的增长，动脉口径相对变窄。10 岁以前，肺动脉直径较主动脉宽，至青春期主动脉直径超过肺动脉。在婴儿期，毛细血管粗大，肺、肾、肠及皮肤的微血管口径较成人粗大，因而对这些器官的新陈代谢起到良好的作用。

第二节 常见先天性心脏病

先天性心脏病(CHD)简称先心病，是指胎儿时期心脏及大血管发育异常而导致的先天畸形，是小儿时期最常见的心脏病。流行病学调查资料显示，先天性心脏病的发病率在活产婴儿中为4.05‰～12.3‰。各类先天性心脏病的发病情况中以室间隔缺损最多见，其次为房间隔缺损、动脉导管未闭和肺动脉瓣狭窄。法洛四联症是存活的发绀型先天性心脏病中最常见者。

近年来随着心导管检查、心血管造影术及超声心动图等技术的应用，介入治疗以及在低温麻醉和体外循环下心脏直视手术的发展，绝大多数先天性心脏病均能获得明确的诊断和手术矫正治疗。部分新生儿时期复杂的心脏畸形如大动脉转位、主动脉缩窄等，也能及时诊断并给以手术治疗。因此，先天性心脏病的预后已大为改观。

【病因】

先天性心脏病的病因尚不清楚。目前认为85%以上的心血管畸形的发生可能由胎儿周围环境因素与遗传因素相互作用所致，以环境因素为多见。

1. 遗传因素

可为染色体异常或多基因突变引起。据统计，由遗传因素所导致的先天性心脏病约占先心病总数的15%左右。

2. 环境因素

较重要的为宫内感染，特别是妊娠早期的病毒感染，如风疹病毒、流行性感冒、流行性腮腺炎和柯萨奇病毒感染等；其他如孕母缺乏叶酸、接触放射线、服用药物(抗癌药、抗癫痫药等)、患有代谢性疾病(糖尿病、高钙血症、苯丙酮尿症等)或胎儿宫内慢性缺氧等均可能与发病有关。

【分类】

先天性心脏病的种类很多，且可有两种以上畸形并存。临床上多根据心脏左、右两侧及大血管之间有无分流将先心病分为三大类。

1. 左向右分流型(潜伏青紫型)

正常情况下由于体循环压力高于肺循环，血液从左向右分流而不出现青紫。当剧哭、屏气或任何病理情况，导致肺动脉或右心室压力增高并超过左心压力时，则可使血液自右向左分流而出现暂时性青紫，如室间隔缺损、动脉导管未闭和房间隔缺损等。

2. 右向左分流型(青紫型)

某些原因(如右心室流出道狭窄)致使右心压力增高并超过左心，使血流从右向左分流；或因大动脉起源异常，使大量静脉血流入体循环，均可出现持续性青紫，如法洛四联症和大动脉转位等。

3. 无分流型(无青紫型)

即心脏左、右两侧或动、静脉之间无异常通路或分流，如肺动脉瓣狭窄和主动脉缩窄等。

一、房间隔缺损

房间隔缺损(ASD)是小儿时期常见的先天性心脏病，该病的发病率约为活产婴儿的1/1500，占先天性心脏病发病总数的5%～10%，女性较多见，男女之比为1∶2。

【病理解剖】

根据胚胎发生，房间隔缺损可分为以下四个类型：①原发孔型房间隔缺损，也称为Ⅰ孔型房间隔缺损，约占15%；②继发孔型房间隔缺损，最为常见，约占75%；③静脉窦型房间隔缺损，约占5%；④冠状静脉窦型房间隔缺损，约占2%。

【病理生理】

出生后左心房压力高于右心房，房间隔缺损时，出现左向右分流，分流量大小与缺损大小、两侧心房压力差以及心室的顺应性有关。出生后初期左、右心室壁厚度相似，顺应性也相近，故分流量不多。随年龄增长，肺血管阻力及右心室压力下降，右心室充盈阻力也较左心室低，故分流量增加，导致右心舒张期容量负荷加重，故右心房、右心室增大。肺循环血量增加，压力增高，晚期可导致肺小动脉肌层及内膜增厚，管腔狭窄，引起肺动脉高压，使左向右分流减少，甚至出现右向左分流，临床出现青紫症状。

【临床表现】

1. **症状**

房间隔缺损的症状随缺损大小而不同。缺损小的可无症状，仅在体格检查时发现胸骨左缘第2～3肋间有收缩期杂音。缺损较大时分流量也大，导致肺充血及体循环血流量不足。典型症状有：

(1)体循环血容量不足的表现　面色苍白、乏力、多汗、活动后气促、体形瘦长、生长发育迟缓等。

(2)肺循环血量增多的表现　易反复呼吸道感染，严重者可早期发生心力衰竭。

(3)潜在发绀　当哭闹、患肺炎或心力衰竭时，右心房压力可超过左心房，出现暂时性右向左分流而呈现发绀。

2. **体征**

多数患儿在婴幼儿期无明显体征，2～3岁后心脏增大，心前区饱满，触诊心前区有抬举冲动感，一般无震颤，少数缺损大分流量大者可出现震颤。听诊有以下五个特点：①第一心音正常或分裂，主要由于二尖瓣关闭音增强所致；②肺动脉瓣延迟关闭，出现不受呼吸影响的肺动脉瓣区第二心音固定分裂；③通过肺动脉瓣的血流增加，造成肺动脉瓣相对狭窄，在左侧第二肋间近胸骨旁可闻及Ⅱ～Ⅲ级收缩期喷射性杂音；④当肺循环血流量超过体循环达一倍以上时，通过三尖瓣血流量增多，在胸骨左下第4～5肋间隙处可听到三尖瓣相对狭窄的舒张期隆隆样杂音；⑤肺动脉扩张明显或有肺动脉高压者，可在肺动脉瓣区听到第二音亢进和收缩早期喀喇音。

【辅助检查】

1. **X线胸片**

对分流较大的房缺具有诊断价值。心脏外形呈轻至中度增大，以右心房及右心室为主。肺动脉段突出，肺门血管影增粗，主动脉影缩小。透视下可见“肺门舞蹈”征，心影略呈梨形(图10-1)。

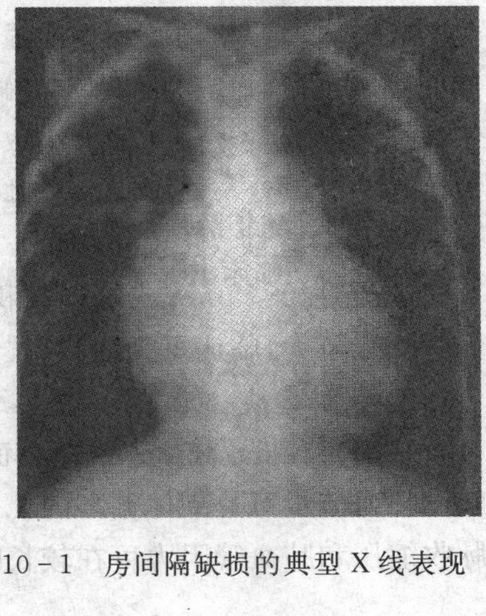

图10-1　房间隔缺损的典型X线表现

2. **心电图**

典型心电图可见电轴右偏，显示右心房和右心室肥大、不完全性右束支传导阻滞的图形。若电轴左偏，提示原发孔型房缺可能性大。

3. **超声心动图**

右心房、右心室增大及室间隔的矛盾运动(室间隔与左心室后壁或室间隔于收缩期呈异常向前运动)。二维超声心动图可直接探测到房缺的位置及大小。彩色多普勒超声可提高诊断的可靠性并可判断分流的方向，估测分流量的大小，估测右心室收缩压及肺动脉压力。

4. **心导管检查**

当合并肺动脉高压、肺动脉瓣狭窄或肺静脉异位引流时需行右心导管检查。检查时可发现导管易通过缺损由右心房进入左心房，右心房血氧含量较腔静脉血氧含量高，右心室和肺动脉压力正常或轻度增高，还可根据所得数据计算出肺动脉阻力和分流量大小。

5. **心血管造影**

一般不做。房缺时造影剂注入右上肺静脉，可见其通过房间隔缺损迅速由左心房进入右心房。

【治疗】

单纯性房间隔缺损有明显临床症状或虽无症状但肺循环血流量为体循环1倍以上者，均应在3～5岁行手术修补治疗。对有反复呼吸道感染、发生心力衰竭或合并肺动脉高压的患儿应尽早手术治疗。也可通过介入性心导管术，应用双面蘑菇伞(Amplatzer 装置)、蚌装伞(CardioSEAL)等关闭缺损。

【预后】

继发孔型房间隔缺损儿童期大多数耐受较好，出现症状通常在20岁左右。肺动脉高压、房性心律失常、三尖瓣或二尖瓣关闭不全及心力衰竭是该病的晚期表现。感染性心内膜炎较罕见。

二、室间隔缺损

室间隔缺损(VSD)简称室缺，由胚胎期室间隔发育不全所致，是最常见的先天性心脏病，约占我国先心病的50%。可单独存在，但绝大多数(约2/3)与其他心脏畸形并存。最多见者为膜周部缺损，约占60%～70%，肌部缺损约占20%～30%。

【病理生理】

正常人右心室的收缩压明显低于左心室，而肺循环阻力仅为体循环的1/10左右。当存在室间隔缺损时，血液自左心室经缺损分流入右心室到肺动脉至肺循环。此时肺循环血流量大于体循环血流量。分流量大小取决于缺损面积、心室间压差及肺小动脉阻力。室间隔缺损的血流动力学改变与缺损大小和肺血管床状况有关。缺损大致可分为3种类型：

1. **小型室缺(Roger 病)**

缺损直径<5mm 或缺损面积<$0.5cm^2/m^2$ 体表面积。缺损小，左向右分流量少，血流动力学变化不大，临床可无症状。

2. **中型室缺**

缺损直径5～15mm 或缺损面积 $0.5 \sim 1.0cm^2/m^2$ 体表面积。缺损较大，分流量亦较多，肺循环血流量可达到体循环的1.5～3.0倍以上，但因肺血管床有很丰富的后备容受量，肺动脉收缩压和肺血管阻力可在较长时期不增高。

3. **大型室间隔缺损**

缺损直径大于 15mm 或缺损面积＞$1.0cm^2/m^2$ 体表面积。由于缺损巨大，缺损口本身对左向右分流量不构成阻力，血液在两心室自由交通，大量左向右分流使肺循环血流量增加，肺小动脉痉挛，形成动力型肺动脉高压，日久肺小动脉中层和内膜层渐增厚，管腔变小、梗阻，则变为不可逆的阻力型肺动脉高压。当右心室收缩压超过左心室收缩压时，左向右分流则逆转为双向分流或右向左分流，出现发绀，即艾森曼格(Eisenmenger)综合征。

【临床表现】

1. **症状**

临床表现取决于缺损大小和心室间压差。

(1)小型缺损　多无明显症状，一般活动不受限制，生长发育不受影响。

(2)缺损较大时　左向右分流量多，可出现：①体循环缺血表现：患儿多生长迟缓，体重不增，有消瘦、喂养困难、活动后乏力、气短、多汗等症状；②肺循环充血表现：易反复患呼吸道感染，导致充血性心力衰竭等。③潜在青紫：一般情况下无青紫，当屏气、剧哭等因素时肺循环阻力增加，出现右向左分流时可发生暂时性青紫。④有时可因扩张的肺动脉压迫喉返神经而引起声音嘶哑。

2. **体格检查**

体格检查可发现心界扩大，心尖搏动弥散，胸骨左缘第 3、4 肋间可闻及Ⅲ～Ⅳ级粗糙响亮的全收缩期杂音，向四周广泛传导，并伴有收缩期震颤。分流量大时在心尖区可闻及较柔和的舒张中期杂音，系由二尖瓣相对狭窄所致。大型缺损伴有明显肺动脉高压时(多见于儿童或青少年期)，右心室压力显著升高，左向右分流逆转为右向左分流，临床出现青紫，并逐渐加重，此时心脏杂音往往减轻，肺动脉瓣第二音显著亢进。

【并发症】

室间隔缺损易并发支气管肺炎、充血性心力衰竭、肺水肿及感染性心内膜炎等。

【辅助检查】

1. **X 线检查**

小型室缺心肺 X 线检查无明显改变。中型及大型缺损者心影增大，左、右心室增大，中型缺损以左室增大为主，大型缺损则多以右心室增大为主；主动脉弓影缩小，肺动脉段明显突出，肺血管影增粗，搏动增强，透视下可见“肺门舞蹈”征(图 10－2)。

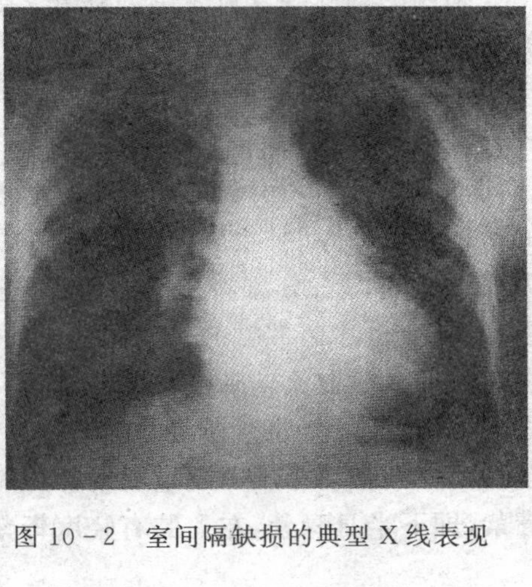

图 10－2　室间隔缺损的典型 X 线表现

2. **心电图**

小型缺损心电图可正常或表现为轻度左心室肥大；中型缺损以左心室肥厚为主；大型缺损为双心室肥厚或右心室肥厚。症状严重合并心力衰竭时，可伴有心肌劳损的心电图改变。

3. **超声心动图**

二维超声可从多个切面显示室间隔缺损回声中断的部位、时相、数目与大小等。彩色多普勒超声可明确分流束的起源、部位、大小、数目及方向。还可利用多普勒技术无创性估测肺动脉压力。

4. **心导管检查**

可进一步证实诊断及进行血流动力学检查。单纯性室间隔缺损者不需行创伤性心导管检查，当有重度肺动脉高压、主动脉瓣脱垂、继发右心室漏斗部狭窄或合并其他心脏畸形时，才需做心导管检查。室缺时可发现右心室血氧含量高于右心房，提示心室水平存在左向右分流。右心室和肺动脉压力增高。

【治疗】

1. **内科治疗**

有临床症状如反复呼吸道感染和充血性心力衰竭时进行抗感染、强心、利尿、扩血管等处理。

2. **手术治疗**

室间隔缺损有自然闭合可能，中小型缺损可先随访至学龄前期。大中型缺损和有难以控制的充血性心力衰竭患儿，肺动脉压力持续升高超过体循环压的1/2或肺循环/体循环之比大于2：1时，应及时处理。可行体外循环直视下室间隔缺损修补术。

3. **介入治疗**

近年来，随着介入医学的发展，应用可自动张开和自动置入的Amplatzer等装置，经心导管堵塞进行非开胸的介入治疗，初步应用表明该方法对关闭肌部、部分膜部室缺是安全有效的，但长远疗效有待进一步的临床实践和随访。

【预后】

室间隔缺损的预后取决于缺损的大小和部位。20%～50%的膜周部和肌部缺损在5岁以内有自然闭合的可能，但多发生于1岁以内，缺损越小自然闭合的可能性越大。

三、动脉导管未闭

动脉导管未闭（PDA）为小儿先天性心脏病的常见类型之一，占先天性心脏病发病总数的15%。胎儿期动脉导管被动开放是血液循环的重要通道，生后随着自主呼吸的建立，动脉血氧分压升高，肺循环阻力降低，大约在出生后15小时即发生功能性关闭，经数月到一年应达到解剖学关闭。若动脉导管持续开放，并产生病理、生理改变，即称为动脉导管未闭。

【病理分型】

未闭的动脉导管位于肺动脉分叉处与降主动脉之间，形态不一，一般分为三型：①管型：导管长度多在1cm左右，直径粗细不等；②漏斗型：长度与管型相似，但其近主动脉端粗大，向肺动脉端逐渐变窄；③窗型：肺动脉与主动脉紧贴，两者之间为一孔道，直径往往较大。

【病理生理】

动脉导管未闭引起的病理生理学改变主要是通过导管引起的分流。分流量的大小与导管的粗细及主、肺动脉之间的压力差有关。由于主动脉在收缩期和舒张期的压力均超过肺动脉，因而形成左向右分流，使肺循环及左心房、左心室、升主动脉的血流量明显增加，左心负荷加重，其排血量达正常时的2～4倍，导致左心房扩大，左心室肥厚扩大，甚至发生充血性心力衰竭。长期大量血流向肺循环的冲击，使肺小动脉产生反应性痉挛，形成动力性肺动脉高压；继之管壁增厚硬化，导致梗阻性肺动脉高压的发生，此时右心室收缩期负荷过重，右心室肥厚甚至衰竭。当肺动脉压力超过主动脉压时，产生肺动脉血流逆向分流入主动脉，患儿呈现差异性青紫：即下半身青紫，左上肢有轻度青紫，而右上肢正常。

【临床表现】

1. 症状

(1)动脉导管细小者 临床上可无症状。

(2)导管粗大分流量大者 可有气急、喂养困难、生长发育落后、咳嗽等症状。如扩大的肺动脉压迫喉返神经则可出现声音嘶哑。合并严重肺动脉高压者,可出现差异性青紫。

2. 体征

胸骨左缘第二肋间可闻及一连续性"机器"样杂音,占整个收缩期与舒张期,于收缩末期最响,杂音向左锁骨下、颈部和背部传导,当肺血管阻力增高时,杂音的舒张期成分可能减弱或消失。

分流量大者因相对性二尖瓣狭窄,在心尖部可闻及较短的舒张期杂音。肺动脉瓣区第二音增强,婴幼儿期因肺动脉压力较高,主、肺动脉压力差在舒张期不显著,因而往往仅听到收缩期杂音,当合并肺动脉高压或心力衰竭时,多仅有收缩期杂音。

由于舒张压降低,脉压增宽,可出现周围血管体征,如水冲脉、毛细血管搏动征等。

【并发症】

常见的并发症为感染性动脉炎、充血性心力衰竭、心内膜炎等。少见的并发症有肺动脉和动脉导管瘤样扩张、动脉导管钙化及血栓形成

【辅助检查】

1. X 线检查

动脉导管细者心血管影可正常。分流量大者心胸比率增大,左心室增大,心尖向下扩张,左心房亦轻度增大。肺血增多,肺动脉段突出,肺门血管影增粗(图 10-3),透视下可见"肺门舞蹈"征。肺动脉高压时,肺门处肺动脉总干及其分支扩大,而远端肺野肺小动脉狭小,右心室有扩大肥厚征象。主动脉结正常或凸出。

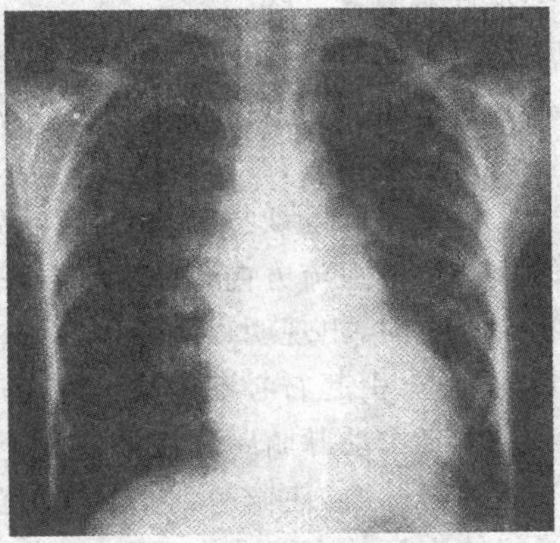

图 10-3 动脉导管未闭 X 线表现

2. 心电图

分流量大者可有不同程度的左心室肥大,偶有左心房肥大,肺动脉压力显著增高者,左、右心室肥厚,严重者甚至仅见右心室肥厚的心电图改变。

3. 超声心动图

对诊断极有帮助。二维超声心动图可直接探查到未闭合的动脉导管。脉冲多普勒在动脉导管开口处可探测到典型的收缩期与舒张期连续性湍流频谱。叠加彩色多普勒可见红色流柱自降主动脉,通过未闭动脉导管沿肺动脉外侧壁流动;在重度肺动脉高压时,当肺动脉压超过主动脉时,可见蓝色流注自肺动脉经未闭动脉导管进入降主动脉。

4. 心导管检查

当肺血管阻力增加或疑有其他并存畸形时,有必要行心导管检查。可发现肺动脉血氧含量高于右心室,有时心导管可从肺动脉通过未闭动脉导管插入降主动脉。

5. 心血管造影

逆行主动脉造影对复杂病例的诊断有重要价值。在主动脉根部注入造影剂可发现主动脉与肺动脉同时显影,未闭动脉导管也显影。

【治疗】

1. **内科治疗**

为防止发生心内膜炎，应有效治疗和控制心功能不全及肺动脉高压。早产儿动脉导管未闭的处理视分流大小、呼吸窘迫综合征情况而定。症状明显者，需抗心力衰竭治疗；生后1周内使用吲哚美辛治疗能促进动脉导管闭合；但仍有10%的患者需手术治疗。

2. **手术及介入治疗**

不同年龄、不同大小的动脉导管均应及时采取手术或经介入方法予以关闭。介入疗法可选择弹簧圈(coil)、蘑菇伞(Amplazer)等关闭动脉导管。

四、法洛四联症

法洛四联症(TOF)是存活婴儿中最常见的青紫型先天性心脏病，约占先天性心脏病总数的10%。1888年法国医生 Etienne Fallot 详细描述了该病的病理改变及临床表现，故而得名。

【病理解剖】

法洛四联症由4种畸形组成：①肺动脉狭窄：以漏斗部狭窄最多见，其次为瓣膜合并漏斗部狭窄，狭窄的严重程度存在较大差异；②室间隔缺损：为膜周部缺损并向流出道延伸，多位于主动脉下，有时可向肺动脉下方延伸，称对位不良型室间隔缺损；③主动脉骑跨：主动脉根部粗大，且顺钟向旋转右移并骑跨在缺损的室间隔上，骑跨范围在15%～95%；④右心室肥厚：属继发性病变。

以上四种畸形中肺动脉狭窄是决定患儿的病理生理改变、病情严重程度及预后的主要因素。狭窄程度可随时间推移而逐渐加重。

【病理生理】

由于室间隔缺损为非限制性，左右心室压力基本相等。肺动脉狭窄的程度决定了室间隔缺损部位的血流方向，肺动脉狭窄较轻者，可有左向右分流，此时患者可无明显的发绀；肺动脉狭窄严重时，出现明显的右向左分流，临床出现明显的发绀。右心室流出道的狭窄使右心室后负荷加重，引起右心室的代偿性肥厚。

由于主动脉骑跨于两心室之上，主动脉除接受左心室的血液外，还直接接受一部分来自右心室的静脉血，使输送到全身各部的血液氧含量降低，出现青紫；同时因肺动脉狭窄，肺循环进行气体交换的血流减少，更加重了缺氧和青紫的程度。此外，由于进入肺动脉的血流减少，增粗的支气管动脉与肺血管之间形成侧支循环。

在动脉导管关闭之前，肺循环血流量减少程度较轻，青紫可不明显，随着动脉导管的关闭和肺动脉狭窄的逐渐加重，青紫日益明显，并出现杵状指(趾)。长期缺氧使红细胞代偿性增多，血液黏稠度高，血流缓慢，可引起脑血栓，若为细菌性血栓，则易形成脑脓肿。

【临床表现】

1. **症状**

临床症状出现的时间及严重性取决于肺动脉狭窄的程度。

(1)**发绀**　为法洛四联症的主要表现，其出现的早晚和程度与肺动脉狭窄的程度有关。多见于唇、指(趾)甲床、球结合膜等毛细血管丰富的浅表部位。因血氧含量下降，活动耐力差，稍一活动如啼哭、情绪激动、体力劳动、寒冷等，即可出现气急及青紫加重。

(2)**蹲踞症状**　患儿多有蹲踞症状，表现为每于行走、游戏时，常主动下蹲片刻，是患儿为缓解缺氧而采取的一种被迫的保护性体位。因蹲踞时下肢屈曲，静脉受压，使静脉回心血量减少，减轻了心脏负荷；同时下肢动脉受压，体循环阻力增加，使右向左分流量减少，动脉血氧含量增高，从而缺氧症状暂时得以缓解。

(3)杵状指(趾)　长期缺氧可使指、趾端毛细血管扩张增生，局部软组织和骨组织也增生肥大，表现为指(趾)端膨大如杵状。

(4)阵发性缺氧发作　多见于婴儿，发生的诱因为吃奶、哭闹、情绪激动、贫血、感染等，表现为阵发性呼吸困难，严重者可突然昏厥、抽搐，甚至死亡。年长儿常诉头痛、头昏。

2. **体征**

生长发育均较迟缓，智能发育亦可落后于正常同龄儿。心前区略隆起，胸骨左缘第2、3、4肋间可闻及Ⅱ～Ⅲ级粗糙的喷射性收缩期杂音，此为肺动脉狭窄所致而非室间隔缺损所致。一般无收缩期震颤。肺动脉瓣第二音减弱。部分患儿可听到亢进的第二心音，系由右跨之主动脉传来。狭窄极严重者或在阵发性呼吸困难发作时，可听不到杂音。有时还可听到侧支循环的连续性杂音。发绀持续6个月以上者，出现杵状指(趾)。

【并发症】

常见的并发症为脑血栓、脑脓肿和感染性心内膜炎。

【辅助检查】

1. **血液检查**

外周血红细胞计数和血红蛋白浓度明显增高，红细胞可达(5.0～8.0)×10^{12}/L，血红蛋白170～200g/L，血细胞比容也增高，血小板降低，凝血酶原时间延长。

2. **X线检查**

心脏大小一般正常或稍增大，心尖圆钝上翘，肺动脉段凹陷，使心影呈“靴状”；肺门血管影缩小，两侧肺纹理减少，透亮度增加，较大患儿可因侧支循环形成，肺野呈网状纹理，有时可见右位主动脉弓阴影(图10-4)。

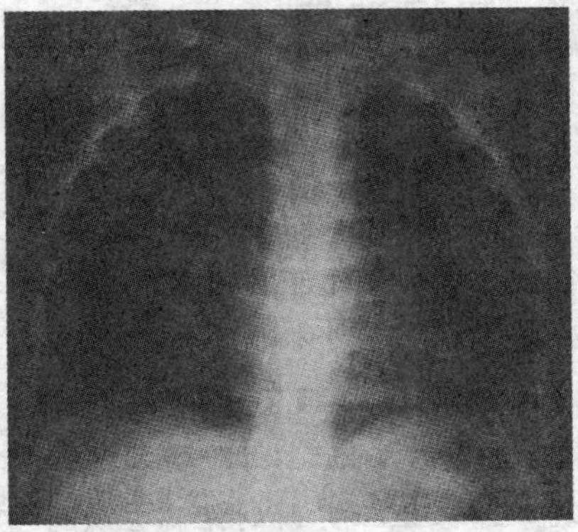

图10-4　法洛四联症的典型X线表现

3. **心电图**

电轴右偏，右心室肥大，狭窄严重者往往出现心肌劳损，可见右心房肥大。

4. **超声心动图**

二维超声左心室长轴切面可见到主动脉内径增宽，骑跨于室间隔之上，室间隔中断；大动脉短轴切面可见到右心室流出道及肺动脉狭窄。此外，右心室、右心房内径增大，左心室内径缩小。彩色多普勒血流显像可见室水平双向分流，右心室直接将血液注入骑跨的主动脉内。

5. **心导管检查**

可见：①右心室压力明显增高，可与体循环压力相等，而肺动脉压力明显降低；②心导管较容易从右心室进入主动脉或左心室，提示主动脉右跨与室间隔缺损的存在；③导管不易进入肺动脉，提示肺动脉狭窄较重；④股动脉血氧饱和度降低，常小于89%，提示右向左分流的存在。

6. **心血管造影**

典型表现是在选择性右心室造影时可见到主动脉与肺动脉几乎同时显影；通过造影剂能

显示室间隔缺损的位置；可见主动脉阴影增粗，且位置偏前、稍偏右；还可了解肺动脉狭窄的部位和程度以及肺动脉分支的形态。选择性左心室及主动脉造影可进一步了解左心室发育的情况及冠状动脉的走向。此外，通过造影可发现伴随的畸形，这对制订手术方案和估测预后至关重要。

【治疗】

1. **内科治疗**

(1)一般护理 平时除注意预防感染外，应摄入足够水分，如遇高热、呕吐、腹泻等情况，更需注意及时补液，防止血液过于浓缩而发生脑栓塞等并发症。婴幼儿则需特别注意护理，及时去除引起缺氧发作的诱因如贫血、感染，尽量保持患儿安静，以避免阵发性缺氧发作的发生。

(2)缺氧发作的治疗 发作轻者使其取胸膝位即可缓解。重者应立即吸氧；同时给予去氧肾上腺素每次 0.05mg/kg 静注，或普萘洛尔每次 0.1mg/kg 静脉注射，必要时也可皮下注射吗啡每次 0.1～0.2mg/kg；纠正酸中毒，给予 5%碳酸氢钠 1.5～5.0ml/kg 静注。既往常有缺氧发作者，可口服普萘洛尔 1～3mg/(kg·d)。经上述处理后仍不能有效控制发作者，应考虑急症外科手术修补。

2. **外科治疗**

随着外科手术水平的不断提高，本病根治术的死亡率在不断下降。轻症患者可考虑于5～9岁行一期根治手术，但临床症状明显者应在生后 6～12 个月行根治术。对重症患儿也可先行姑息手术，待一般情况改善，肺血管发育好转后，再作根治术。目前常用的姑息手术有：锁骨下动脉-肺动脉吻合术、上腔静脉-右肺动脉吻合术等。

知识链接

心血管疾病介入治疗适应证

- **动脉导管未闭堵闭术适应证** 单纯动脉导管未闭及动脉导管未闭结扎术后再通者。
- **房间隔缺损闭合术适应证** ①有手术指征的继发孔型房缺(直径<30mm，房间隔边缘>4mm，房间隔大于缺损口最大延伸直径的 2 倍)；②卵圆孔未闭；③外科手术后残余分流的房缺；④二尖瓣球囊扩张术后遗留明显的心房水平分流。
- **室间隔缺损闭合术适应证** 适用于肌部或部分膜部室缺。Rashkind 法适用于室缺<8mm，体重>12kg。要求：①缺口上缘距主动脉瓣的距离应大于缺口最大伸展直径 1/2；②缺口边缘距三尖瓣的距离应大于室缺最大伸展直径的 1/2；③不伴右向左分流的肺动脉高压者。
- **人工心脏起搏术适应证** ①任何水平永久性或间歇性三度或二度Ⅱ型房室传导阻滞；②持续性或间歇性三束支阻滞；③病态窦房结综合征；④颈动脉窦高敏综合征等。

第三节 病毒性心肌炎

病毒性心肌炎是由病毒侵犯心肌所致的以心肌炎症病变为主的疾病，其病理特征为心肌细胞的坏死或变性，有时病变也可累及心包或心内膜。任何年龄均可发病，儿童期的发病率尚不确切。

【病因】

常见的引起儿童心肌炎的病毒有柯萨奇病毒(B组和A组)、埃可病毒、脊髓灰质炎病毒、腺病毒、传染性肝炎病毒、流感和副流感病毒、麻疹病毒、单纯疱疹病毒以及流行性腮腺炎病毒等。值得注意的是,新生儿期柯萨奇病毒B组感染可导致群体流行,其死亡率可高达50%以上。

【发病机制】

本病的发病机制尚不完全清楚。目前揭示出病毒性心肌炎发病机制涉及两个方面:①病毒直接损害被感染的心肌细胞:在病毒性心肌炎急性期,柯萨奇病毒和腺病毒通过心肌细胞的相关受体侵入心肌细胞,在细胞内复制,并直接损害心肌细胞,导致变性、坏死和溶解;②病毒触发人体自身免疫反应而引起心肌损害:机体受病毒的刺激,激活细胞和体液免疫反应,产生抗心肌抗体、白细胞介素-Iα、肿瘤坏死因子α和γ-干扰素等,诱导产生细胞黏附因子,促使细胞毒性T细胞($CD8^+$)有选择地向受损心肌组织黏附、浸润和攻击。

【临床表现】

1. **症状**

起病前多有呼吸道或消化道病毒感染的前驱症状。其临床表现轻重不一,取决于年龄和感染的急性或慢性过程,预后大多良好。部分患者起病隐匿,有乏力、活动受限、心悸、胸痛等症状,少数重症患者可发生心力衰竭并发严重心律失常、心源性休克,甚至猝死。部分患者呈慢性进程,可逐渐演变为扩张性心肌病。新生儿患病时病情进展快,常见高热、反应低下、呼吸困难和发绀,常有神经、肝脏和肺的并发症。

2. **体征**

心脏有轻度扩大,伴心动过速、心音低钝及奔马律,可导致心力衰竭及昏厥等。反复心衰者,心脏明显扩大,肺部出现湿啰音及肝、脾肿大,呼吸急促和发绀。重症患者可突发心源性休克,脉搏细弱,血压下降。

【辅助检查】

1. **心电图**

可见严重心律失常,包括各种期前收缩,室上性和室性心动过速,房颤和室颤,Ⅱ度或Ⅲ度房室传导阻滞。心肌受累明显时可见T波降低、ST-T段的改变,但是心电图缺乏特异性,强调动态观察的重要性。

2. **心肌损害的血生化指标**

磷酸激酶(CPK)在早期多有增高,其中以来自心肌的同工酶(CK-MB)为主。血清乳酸脱氢酶(SLDH)同工酶增高在心肌炎早期诊断有提示意义。近年来通过随访观察发现心肌肌钙蛋白(cTnI或cTnT)的变化对心肌炎诊断的特异性更强。

3. **超声心动图检查**

可显示心房、心室的扩大,心室收缩功能受损程度,探查有无心包积液以及瓣膜功能。

4. **病毒学诊断**

疾病早期可从咽拭子、咽冲洗液、粪便、血液中分离出病毒,但需结合血清抗体测定才更有意义。恢复期血清抗体滴度比急性期有4倍以上增高、病程早期血中特异性IgM抗体滴度在1∶128以上,利用聚合酶链反应或病毒核酸探针原位杂交自血液或心肌组织中查到病毒核酸可作为某一型病毒存在的依据。

5. **心肌活体组织检查**

仍被认为是诊断的金标准，但由于取样部位的局限性，阳性率仍然不高。

【诊断】

1. **临床诊断依据**

①心功能不全、心源性休克或心脑综合征；②心脏扩大(X线、超声心动图检查具有表现之一)；③心电图改变：以R波为主的2个或2个以上主要导联(Ⅰ，Ⅱ，aVF，V_5)的ST-T改变持续4天以上伴动态变化，窦房、房室传导阻滞，完全右或左束支传导阻滞，成联律、多型、多源、成对或并行期前收缩，非房室结及房室折返引起的异位性心动过速，低电压(新生儿除外)及异常Q波；④CK-MB升高或心肌肌钙蛋白(cTnI或cTnT)阳性。

2. **病原学诊断依据**

(1)确诊指标　自心内膜、心肌、心包(活体组织检查、病理)或心包穿刺液检查发现以下之一者可确诊：①分离到病毒；②用病毒核酸探针查到病毒核酸；③特异性病毒抗体阳性。

(2)参考依据　有以下之一者结合临床表现可考虑心肌炎由病毒引起。①自粪便、咽试子或血液中分离到病毒，且恢复期血清同型抗体滴度较第一份血清升高或降低4倍以上；②病程早期血中特异性IgM抗体阳性；③用病毒核酸探针自患儿血中查到病毒核酸。

3. **确诊依据**

具备临床诊断依据两项，可临床诊断。发病同时或发病前1～3周有病毒感染的证据支持诊断者：①同时具备病原学确诊依据之一者，可确诊为病毒性心肌炎；②具备病原学参考依据之一者，可临床诊断为病毒性心肌炎；③凡不具备确诊依据，应给予必要的治疗或随诊，根据病情变化，确诊或除外心肌炎。

【鉴别诊断】

应与风湿性心肌炎、中毒性心肌炎、先天性心脏病、由风湿性疾病以及代谢性疾病引起的心肌损害、甲状腺功能亢进症、原发性心肌病、原发性心内膜弹力纤维增生症、先天性房室传导阻滞、心脏自主神经功能异常、β受体功能亢进及药物引起的心电图改变等进行鉴别。

【治疗】

1. **一般治疗**

急性期需卧床休息，减轻心脏负荷。

2. **药物治疗**

(1)抗病毒治疗　对于仍处于病毒血症阶段的早期患者，可选用抗病毒治疗，但疗效不确定。

(2)改善心肌营养　①1,6-二磷酸果糖有益于改善心肌能量代谢，促进受损细胞的修复，常用剂量为100～250mg/kg，静脉滴注，疗程10～14日；②大剂量VitC，100～200mg/(kg·d)，溶于10%葡萄糖液10～30ml内静脉注射，每日1次，15～30日为一疗程；③泛醌(CoQ10)、VitE和VitBco；④中药生脉饮、黄芪口服液等。

(3)大剂量丙种球蛋白　通过免疫调节作用减轻心肌细胞损害，剂量2g/kg，2～3日内分次静脉滴注。

(4)糖皮质激素　通常不主张使用。对重型患者合并心源性休克、致死性心律失常(Ⅲ度房室传导阻滞、室性心动过速)者、心肌活体组织检查证实慢性自身免疫性心肌炎症反应者应足量、早期应用。

(5)纠正心律失常　应根据心律失常的不同类型，分别应用抑制性或兴奋性抗心律失常药，严重者最好在心电监护下选用有关药物。

(6)控制心力衰竭　心肌炎时，心肌对洋地黄敏感性增高，耐受性差，易发生中毒，在应用洋地黄时，剂量应偏小，一般用常用量的 1/3～1/2 即可，并注意补充氯化钾，以避免洋地黄中毒。

学习小结

本章重点讲述了先天性心脏病的分型，临床常见的先天性心脏病如室间隔缺损、房间隔缺损、动脉导管未闭及法洛四联症的病理解剖、血流动力学改变、临床表现、体征、并发症、辅助检查特点及治疗方法；讲述了病毒性心肌炎的病因、发病机制、临床表现、诊断及治疗。

学习本章时应注意：①复习正常心脏及大血管的解剖学知识、正常的体循环与肺循环途径等基础知识，能帮助理解先心病时心脏与血液循环的异常改变及其所导致的血流动力学变化；②依照先心病的分类将常见先心病进行归类，同一类先心病往往具有相似的临床表现及辅助检查特点，但因病理改变不同，也存在部分差异，归纳其相同点与不同点，可帮助理解及记忆相关知识。

目标检测

一、简答题

1. 试述先天性心脏病的病因及分型。

2. 试述小儿病毒性心肌炎的诊断标准。

二、病例分析

1. 2 岁女孩，出生后反复患呼吸道感染，平时少活动，2 日前出现发热、咳嗽、气促症状。体格检查：T38.2℃，P180 次/分，R68 次/分，颜面水肿，口唇发绀，双肺可闻及大量细湿啰音；心前区稍隆起，胸骨左缘 3、4 肋间闻及Ⅲ级粗糙的全收缩期吹风样杂音、伴震颤，P_2 亢进；肝右肋下 3cm 可触及。

(1)作出初步诊断；确诊还需做什么检查？

(2)写出诊断依据。

(3)制订治疗方案。

2. 患儿 4 岁，自 6 个月出现口唇青紫，活动后加剧，喜坐少动，游戏时常下蹲休息，平素易患肺炎。查体：发育营养较差，体格矮小，面色口唇发绀，胸骨左缘 2～4 肋间可闻及收缩期杂音，有震颤，P_2 减弱，可见杵状指。血常规示：白细胞总数 9.6×10^{9}/L，血红蛋白 155g/L，红细胞数 6.0×10^{12}/L。脑电图无异常。动脉血氧饱和度 75%。胸片示右心室肥大，心影呈"靴型"。

(1)作出初步诊断。应做什么检查以确诊？

(2)写出诊断依据。

(3)如何做好健康教育。

第十一章　泌尿系统疾病

学习目标

【知识要求】

1. 掌握急性肾小球肾炎、肾病综合征的概念、临床表现、并发症、诊断及治疗。

2. 熟悉急性肾小球肾炎、肾病综合征的病因；泌尿道感染的概念、病因、临床表现、诊断及治疗。

3. 了解小儿泌尿系统解剖生理特点；小儿排尿及尿液检查特点；急性肾小球肾炎、肾病综合征、泌尿系感染的发病机制。

【能力要求】

能应用所学理论知识对急性肾小球肾炎、肾病综合征进行综合分析、做出诊断，并能结合临床病例列出诊治计划。

第一节　小儿泌尿系统解剖生理特点

一、解剖特点

(一)肾脏

位于腹膜后脊柱两侧，左右各一，形似蚕豆。小儿年龄越小，肾脏相对越重(新生儿两肾重量约为体重的 1/125，而成人两肾重量约为体重的 1/220)。婴儿肾脏位置较低，其下极可低至髂嵴以下第 4 腰椎水平，2 岁以后始达髂嵴以上，右肾稍低于左肾。由于腹壁肌肉薄而松弛，2 岁以内健康小儿腹部触诊时容易扪及肾脏。婴儿肾脏表面呈分叶状，至 2～4 岁时，分叶完全消失。

(二)输尿管

婴幼儿输尿管长而弯曲，管壁肌肉和弹力纤维发育不良，容易受压、扭曲而导致梗阻，易发生尿潴留而诱发感染。

(三)膀胱

婴儿膀胱位置比年长儿高，尿液充盈时，膀胱顶部常在耻骨联合之上，容易触到，随年龄增长逐渐下降至盆腔内。

(四)尿道

新生女婴尿道长仅 1cm(性成熟期 3～5cm)，外口暴露而又接近肛门，易受细菌污染。男婴尿道虽较长，但常有包茎，尿垢积聚时也易引起上行性细菌感染。

二、生理特点

肾脏的主要生理功能：①排泄体内代谢终末产物如尿素、有机酸等；②调节机体水、电解质、酸碱平衡，维持内环境相对稳定；③内分泌功能，产生激素和生物活性物质如促红细胞生成素、肾素、前列腺素等。肾脏主要通过肾小球滤过和肾小管重吸收、分泌及排泄完成其生理活动。在胎龄36周时肾单位数量已达成人水平，小儿肾脏也已具备大部分成人肾的功能，但其发育是由未成熟逐渐趋向成熟。婴儿期肾脏调节能力较弱，贮备能力差，一般至1～2岁时接近成人水平。

（一）肾小球滤过率（GFR）

婴儿肾小球滤过率低，新生儿出生时GFR平均约20ml/(min·1.73m²)，早产儿更低，生后一周为成人的1/4，3～6个月为成人的1/2，6～12个月为成人3/4，2岁方达成人水平，故婴儿不能有效地排出过多的水分和溶质。造成小儿GFR低的原因：①新生儿滤过膜表面积较成人小，滤过量少；②心搏出量少，动脉血压低，肾灌注不足；③入球和出球小动脉阻力高；④肾小球毛细血管通透性低。

（二）肾小管重吸收及排泄功能

新生儿葡萄糖、氨基酸和磷的肾阈较成人低，易出现糖尿，一过性的生理性高氨基酸尿。新生儿血浆中醛固酮浓度较高，近端肾小管回吸收钠较少，而远端肾小管回吸收钠相应增加，加之新生儿排钠能力较差，如输入过多钠，容易发生钠潴留和水肿。生后数周近端肾小管功能发育成熟，钠的吸收与成人相似，此时醛固酮分泌也相应减少。生后10日内的新生儿，钾排泄能力较差，故血钾偏高。

（三）浓缩和稀释功能

新生儿及幼婴由于髓袢短，尿素形成量少（婴儿蛋白合成代谢旺盛）以及抗利尿激素分泌不足，使肾浓缩功能不足，在应激状态下保留水分的能力低于年长儿和成人。婴儿每从尿中排出1mmol溶质时需水分1.4～2.4ml，成人仅需0.7ml。脱水时幼婴尿渗透压最高不超过700mmol/L，而成人可达1400mmol/L，故入量不足时易发生脱水甚至诱发急性肾功能不全。新生儿及幼婴尿稀释功能接近成人，可将尿稀释至40mmol/L，但因GFR较低，入液量过多或输液过快时易出现水肿。

（四）酸碱平衡调节

新生儿及婴幼儿易发生酸中毒，主要原因：①肾保留 HCO_3^- 的能力差，碳酸氢盐的肾阈低，仅为19～22mmol/L，成人为25～27mmol/L；②泌 NH_3 和泌 H^+ 的能力低；③尿中排磷酸盐量少，故排出可滴定酸的能力受限。

（五）肾脏的内分泌功能

新生儿的肾脏已具有内分泌功能，其血浆肾素、血管紧张素和醛固酮均等于或高于成人，生后数周内逐渐降低。新生儿肾血流量低，因而前列腺素合成速率较低。由于胎儿血氧分压较低，故胚肾合成促红细胞生成素较多，生后随着血氧分压的增高，促红细胞生成素合成减少。婴儿血清1,25-$(OH)_2D_3$ 水平高于儿童期。

（六）小儿排尿及尿液特点

1.排尿次数

93%新生儿在生后24h内，99%在生后48h内排尿。生后头几天内，因摄入量少，每日排尿仅 4～5 次；1 周后因新陈代谢旺盛，进水量较多而膀胱容量小，排尿突增至每日 20～25 次；1 岁时每日排尿 15～16 次，至学龄前和学龄期每日 6～7 次。

2. 排尿控制

正常排尿机制在婴儿期由脊髓反射完成，以后建立脑干-大脑皮层控制，至 3 岁已能控制排尿。在 1.5～3 岁之间，小儿主要通过控制尿道外括约肌和会阴肌控制排尿，若 3 岁后仍保持这种排尿机制，不能控制膀胱逼尿肌收缩，则出现不稳定膀胱，表现为白天尿频尿急，偶然尿失禁和夜间遗尿。

3. 尿量

小儿尿量个体差异较大，新生儿生后 48 小时正常尿量一般为 1～3ml/(kg·h)，婴儿为 400～500ml/d，1～3 岁为 500～600ml/d，3～5 岁为 600～700ml/d，5～8 岁为 600～1000ml/d，8～14岁为 800～1400ml/d，>14 岁为 1000～1600ml/d。新生儿尿量<1.0ml/(kg·h)为少尿，<0.5ml/(kg·h)为无尿。学龄儿童排尿量<400ml/d，学龄前儿童<300ml/d，婴幼儿<200ml/d为少尿；每日尿量<50ml 为无尿。每日尿量超过正常 3 倍以上为多尿。

4. 尿的性质

(1)尿色 生后头 2～3 日尿色深，稍混浊，放置后有红褐色沉淀，此为尿酸盐结晶。数日后尿色变淡。正常婴幼儿尿液淡黄透明，但遇寒冷季节尿液放置后可有盐类结晶析出而变混浊，尿酸盐加热后、磷酸盐加酸后可溶解，可与脓尿或乳糜尿鉴别。

(2)酸碱度 生后头几天因尿内含尿酸盐多而呈强酸性，以后接近中性或弱酸性，pH 多为 5～7。

(3)尿渗透压和尿比重 新生儿尿渗透压平均为 240mmol/L，尿比重为 1.006～1.008，随年龄增长逐渐增高；婴儿尿渗透压为 50～600mmol/L，1 岁后接近成人水平，儿童通常为 500～800mmol/L，尿比重范围为 1.003～1.030，通常为 1.011～1.025。

(4)尿蛋白 正常小儿尿中仅含微量蛋白，通常≤100mg/(m^2·24h)，定性为阴性；一次随意尿的尿蛋白(mg/dL)/尿肌酐(mg/mg)≤0.2。若尿蛋白含量>150mg/d 或>4mg/(m^2·h)，或>100mg/L，定性检查阳性为异常。尿蛋白主要来自血浆蛋白，2/3 为白蛋白，1/3 为 Tamm-Horsfall 蛋白和球蛋白。

(5)尿细胞和管型 正常新鲜尿液离心后沉渣镜检，红细胞<3 个/HP，白细胞<5 个/HP，偶见透明管型。12h 尿细胞计数：红细胞<50 万，白细胞<100 万，管型<5000 个为正常。

第二节 儿童肾小球疾病的临床分类

(一)原发性肾小球疾病

1. 肾小球肾炎

(1)急性肾小球肾炎(AGN) 急性起病，多有前驱感染，以血尿为主，伴不同程度蛋白尿，可有水肿、高血压或肾功能不全，病程多在 1 年内。可分为：①急性链球菌感染后肾小球肾炎(APSGN)：有链球菌感染的血清学证据，起病 6～8 周内有血补体低下；②非链球菌感染后肾小球肾炎。

(2)急进性肾小球肾炎(RPGN) 起病急，有尿液改变(血尿、蛋白尿、管型尿)、高血压、水肿，并常有持续性少尿或无尿，进行性肾功能减退。若缺乏积极有效的治疗措施，预后严重。

(3)迁延性肾小球肾炎 有明确急性肾炎病史，血尿和/或蛋白尿迁延达1年以上，或没有明确急性肾炎病史，但血尿和蛋白尿超过半年，不伴肾功能不全或高血压。

(4)慢性肾小球肾炎 病程超过1年，或隐匿起病，有不同程度的肾功能不全或肾性高血压的肾小球肾炎。

2. **肾病综合征（NS）**

大量蛋白尿（尿蛋白＋＋＋～＋＋＋＋，1周内3次，24小时尿蛋白定量≥50mg/kg）；血浆白蛋白低于30g/L；血浆胆固醇高于5.7mmol/L；不同程度的水肿。以上四项中以大量蛋白尿和低白蛋白血症为必要条件。

(1)依临床表现分为两型 单纯型肾病和肾炎型肾病。

凡具有以下四项之一或多项者属于肾炎型肾病：①2周内分别3次以上离心尿检查RBC≥10个/HPF，并证实为肾小球源性血尿者；②反复或持续高血压，学龄儿童≥130/90mmHg，学龄前儿童≥120/80mmHg，并除外糖皮质激素等原因所致；③肾功能不全，并排除由于血容量不足等所致；④持续低补体血症。

(2)按糖皮质激素反应分为 ①激素敏感型肾病：以泼尼松足量治疗≤8周尿蛋白转阴者；②激素耐药型肾病：以泼尼松足量治疗8周尿蛋白仍阳性者；③激素依赖型肾病：对激素敏感，但减量或停药1个月内复发，重复2次以上者；④肾病复发与频复发：复发（包括反复）是指尿蛋白由阴转阳＞2周；频复发是指肾病病程中半年内复发≥2次；或1年内复发≥3次。

3. **孤立性血尿或蛋白尿**

指仅有血尿或蛋白尿，而无其他临床症状，化验改变及肾功能改变者。

(1)孤立性血尿 指肾小球源性血尿，分为持续性和再发性。

(2)孤立性蛋白尿 分为体位性和非体位性。

（二）继发性肾小球疾病

(1)紫癜性肾炎

(2)狼疮性肾炎

(3)乙肝病毒相关性肾炎

(4)其他 毒物、药物中毒或其他全身性疾患所致的肾炎及相关性肾炎。

（三）遗传性肾小球疾病

(1)先天性肾病综合征 指生后3个月内发病，临床表现符合肾病综合征，可除外继发所致者（如TORCH或先天性梅毒等），分为：①遗传性：芬兰型，法国型（弥漫性系膜硬化）。②原发性：指生后早期发生的原发性肾病综合征。

(2)遗传性进行性肾炎（Alport综合征）

(3)家族性再发性血尿

(4)其他 如甲-髌综合征。

第三节 急性肾小球肾炎

急性肾小球肾炎（AGN）简称急性肾炎，是指一组病因不一，临床表现为急性起病，多有前驱感染，以血尿为主，伴不同程度蛋白尿，可有水肿、高血压，或肾功能不全等特点的肾小球疾患。可分为急性链球菌感染后肾小球肾炎(APSGN)和非链球菌感染后肾小球肾炎。本节急性肾炎主要是指 APSGN。

本病在我国是一常见的儿科疾患,占小儿泌尿系统疾病的首位。多见于儿童和青少年,以 5～14 岁多见,小于 2 岁者少见,男女之比为 2∶1。

【病因】

本病绝大多数由 A 组 β 溶血性链球菌感染后引起。其他细菌(如草绿色链球菌、肺炎球菌、金黄色葡萄球菌、流感杆菌等)、病毒(如柯萨基病毒、ECHO、麻疹病毒、腮腺炎病毒、乙型肝炎病毒等)、原虫、肺炎支原体等也可导致急性肾炎,但较少见。

【发病机制】

目前认为急性肾炎主要与 A 组溶血性链球菌中的致肾炎菌株感染有关,所有致肾炎菌株均有共同的致肾炎抗原性,包括菌壁上的 M 蛋白内链球菌素和"肾炎菌株协同蛋白"。

主要发病机制为抗原抗体免疫复合物引起肾小球毛细血管炎症病变,包括:①循环免疫复合物学说;②原位免疫复合物形成学说;③某些链球菌菌株可通过神经氨酸苷酶的作用或其产物如某些菌株产生的唾液酸酶,与机体的 IgG 结合,从而改变了 IgG 的化学组成或其免疫原性,产生自家源性免疫复合物。上述链球菌有关抗原诱发的免疫复合物或链球菌的菌体外毒素激活补体系统,在肾小球局部造成免疫病理损伤,引起炎症过程。急性链球菌感染后肾炎的发病机制见图 11-1。

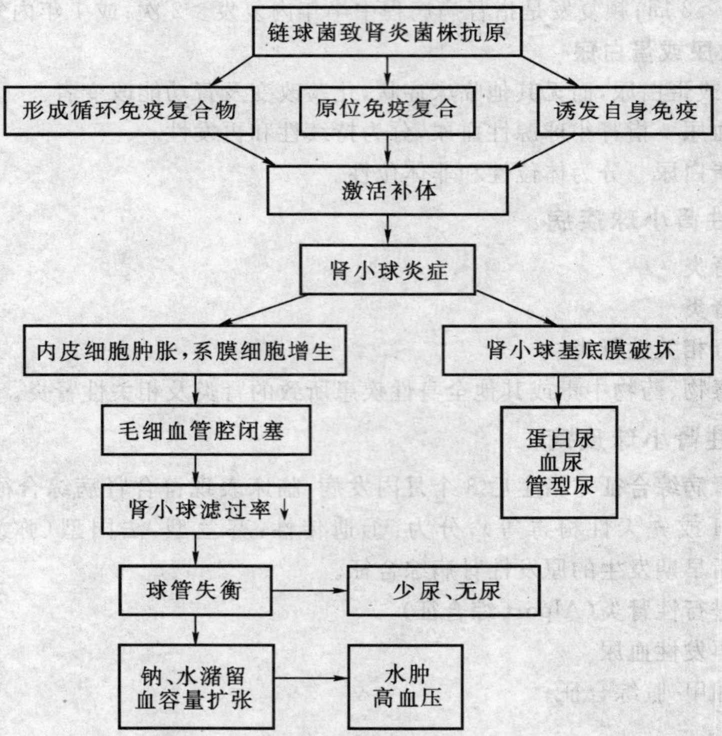

图 11-1 急性链球菌感染后肾炎发病机制示意图

【病理】

在疾病早期,肾脏病变典型,呈毛细血管内增生性肾小球肾炎改变。

光镜下肾小球表现为程度不等的弥漫性增生性炎症及渗出性病变。肾小球增大、肿胀，内皮细胞和系膜细胞增生，炎性细胞浸润。毛细血管腔狭窄甚或闭锁、塌陷。肾小球囊内可见红细胞、球囊上皮细胞增生。部分患者可见到新月体。肾小管病变较轻，呈上皮细胞变性，间质水肿及炎症细胞浸润。

电镜检查可见内皮细胞胞浆肿胀呈连拱状改变，使内皮孔消失。电子致密物在上皮细胞下沉积，呈散在的圆顶状驼峰样分布。基膜有局部裂隙或中断。

免疫荧光检查在急性期可见弥漫一致性纤细或粗颗粒状的 IgG、C3 和备解素沉积，主要分布于肾小球毛细血管袢和系膜区，也可见到 IgM 和 IgA 沉积。系膜区或肾小球囊腔内可见纤维蛋白原和纤维蛋白沉积。

【临床表现】

急性肾炎临床表现轻重悬殊，轻者全无临床症状仅发现镜下血尿，重者可呈急进性过程，短期内出现肾功能不全。

1. 前驱感染

90%病例有链球菌的前驱感染，以呼吸道及皮肤感染为主。在前驱感染后经 1～3 周无症状的间歇期而急性起病。咽炎引起者间歇期 6～12 天(平均 10 天)。皮肤感染引起者间歇期 14～28 天(平均 20 天)。

2. 典型表现

急性期常有全身不适、乏力、食欲缺乏、发热、头痛、头晕、咳嗽、气急、恶心、呕吐、腹痛及鼻出血等。

(1)**水肿**　70%的病例有水肿，一般仅累及眼睑及颜面部，重者 2～3 天遍及全身，呈非凹陷性。

(2)**血尿**　50%～70%患儿有肉眼血尿，酸性尿呈烟灰水样或茶褐色，中性或弱碱性尿呈鲜红色或洗肉水样，持续 1～2 周即转为镜下血尿。镜下血尿可持续 1～3 个月，少数可持续半年或更久。

(3)**蛋白尿**　程度不等，有 20%可达肾病水平。

(4)**高血压**　30%～80%病例有血压增高，一般呈轻中度增高，为 120～150/80～110mmHg，1～2周后随尿量增加血压恢复正常。

(5)**尿量减少**　肉眼血尿严重者可伴有排尿困难。

3. 严重表现

少数患儿在疾病早期(2 周之内)可出现下列严重症状：

(1)**严重循环充血**　常发生在起病一周内，由于水、钠潴留，血浆容量增加而出现循环充血。当肾炎患儿出现呼吸急促和肺部出现湿啰音时，应警惕循环充血的可能性，严重者可出现呼吸困难、端坐呼吸、颈静脉怒张、频咳、咳粉红色泡沫痰、两肺满布湿啰音、心脏扩大、甚至出现奔马律、肝大压痛、水肿加剧。少数可突然发生，病情急剧恶化。

(2)**高血压脑病**　由于脑血管痉挛，导致缺血、缺氧、血管渗透性增高而发生脑水肿。也有人认为是脑血管扩张所致。常发生在疾病早期，血压突然上升之后，血压可高达 150～160/100～110mmHg 以上，年长儿可诉剧烈头痛、呕吐、复视或一过性失明，严重者可突然出现惊厥、昏迷。

(3)**急性肾功能不全**　常发生于疾病初期，出现尿少、尿闭等症状，引起暂时性氮质血症、电解质紊乱和代谢性酸中毒，一般持续 3～5 日，不超过 10 日。

【辅助检查】

1. **尿液检查**

尿液镜检除多少不等的红细胞外，尿蛋白可在＋～＋＋＋之间，且与血尿的程度相平行，可有透明、颗粒或红细胞管型，疾病早期可见较多的白细胞和上皮细胞，并非感染。

2. **血液检查**

(1)**血常规**　可有轻度贫血，与血容量增高、血液稀释有关。外周血白细胞一般轻度升高或正常。

(2)**血沉**　加快。

(3)**抗链球菌溶血素O(ASO)**　咽炎病例通常10～14日开始升高，3～5周达高峰，3～6个月恢复正常。皮肤感染后APSGN者ASO升高者不多。

(4)**补体**　80%～90%的患者血清补体C3下降，94%的病例至第8周恢复正常。

(5)**肾功能检查**　血尿素氮和肌酐一般正常，明显少尿时可升高。肾小管功能正常。持续少尿无尿者，血肌酐升高，内生肌酐清除率降低，尿浓缩功能也受损。

3. **肾活组织病理检查**

急性肾炎出现以下情况时考虑肾活检：①持续性肉眼血尿在3个月以上者；②持续性蛋白尿和血尿在6个月以上者；③发展为肾病综合征者；④肾功能持续减退者。

【诊断】

根据①有前期链球菌感染史，急性起病；②具备血尿、蛋白和管型尿、水肿及高血压等特点；③急性期血清ASO滴度升高，C3浓度降低；即可临床诊断急性肾炎。肾穿刺活检只在考虑有急进性肾炎或临床、化验不典型或病情迁延者才进行以确定诊断。

【鉴别诊断】

1. **其他病原体感染的肾小球肾炎**

多种病原体可引起急性肾炎，如细菌、病毒、支原体、原虫等，可从原发感染灶及各自临床特点相区别。如病毒性肾炎，一般前驱期短，约3～5日，临床症状轻，以血尿为主，无明显水肿及高血压，补体C3不降低，ASO不升高。

2. **IgA肾病**

以血尿为主要症状，表现为反复发作性肉眼血尿，多在上呼吸道感染后24～48小时出现血尿，多无水肿、高血压、血补体C3正常。确诊靠肾活检免疫病理诊断。

3. **慢性肾炎急性发作**

既往肾炎史不详，无明显前期感染，除有肾炎症状外，常有贫血，肾功能异常，低比重尿，尿改变以蛋白增多为主。

4. **原发性肾病综合征**

具有肾病综合征表现的急性肾炎需与原发性肾病综合征鉴别。若患儿呈急性起病，有明确的链球菌感染的证据，血清C3降低，肾活检病理为毛细血管内增生性肾炎者有助于急性肾炎的诊断。

5. **其他**

还应与急进性肾炎或其他系统性疾病引起的肾炎如紫癜性肾炎、狼疮性肾炎、乙肝病毒相关性肾炎等相鉴别。

【治疗】

本病无特异治疗。

1.**休息**

急性期需卧床2～3周，直到肉眼血尿消失，水肿减退，血压正常，方可下床轻微活动。血沉正常可上学，但仅限于完成课堂作业。3个月内应避免重体力活动。尿沉渣细胞绝对计数正常后，方可恢复体力活动。

2.**饮食**

对有水肿高血压者应限盐、限水。食盐以60mg/(kg·d)为宜。水分一般以不显性失水加尿量计算。有氮质血症者应限蛋白，可给优质动物蛋白0.5g/(kg·d)。

3.**抗感染**

有感染灶时用青霉素10～14天。

4.**对症治疗**

(1)利尿　经控制水盐入量后仍水肿、少尿者可用氢氯噻嗪1～2mg/(kg·d)，分2～3次口服。无效时需用呋塞米，口服剂量2～5mg/(kg·d)，注射剂量1～2mg/(kg·次)，每日1～2次，静脉注射剂量过大时可有一过性耳聋。

(2)降压　凡经休息，控制水盐摄入、利尿而血压仍高者均应给予降压药。

1)硝苯地平：系钙通道阻滞剂。开始剂量为0.25mg/(kg·d)，最大剂量1mg/(kg·d)，分3次口服。在成人此药有增加心肌梗死发生率和死亡率的危险，一般不单独使用。

2)卡托普利：系血管紧张素转换酶抑制剂。初始剂量为0.3～0.5mg/(kg·d)，最大剂量5～6mg/(kg·d)，分3次口服，与硝苯地平交替使用降压效果更佳。

5.**严重循环充血的治疗**

纠正水、钠潴留，恢复正常血容量，可使用呋塞米注射。表现有肺水肿者除一般对症治疗外可加用硝普钠，5～20mg加入5%葡萄糖液100ml中，以1μg/(kg·min)速度静滴，用药时严密监测血压，随时调节药液滴速，每分钟不宜超过8μg/kg，以防发生低血压。滴注时针筒、输液管等须用黑纸覆盖，以免药物遇光分解。对难治病例可采用腹膜透析或血液滤过治疗。

6.**高血压脑病的治疗**

原则为选用降压效力强而迅速的药物。

(1)首选硝普钠　用法同上。通常用药1～5分钟内可使血压明显下降，原有抽搐停止。同时静注呋塞米每次2mg/kg。

(2)有惊厥者应及时止痉　首选地西泮，每次0.3mg/kg，总量不大于10mg，缓慢静脉注射。如在静脉注射苯巴比妥钠后再静脉注射地西泮，应注意发生呼吸抑制的可能。

7.**急性肾衰竭的治疗**

治疗原则：保持水、电解质及酸碱平衡，供给足够热量，防治并发症，争取时间等待肾功能恢复。具体措施：严格控制液体入量，每日液体入量＝前一日尿量＋每日不显性失水量(每日400ml/m^2)＋异常丢失量－内生水量(每日100ml/m^2)；必要时及早采取血液透析治疗。

【预后】

急性肾炎急性期预后好。95%APSGN病例能完全恢复，小于5%的病例可有持续尿异常，死亡病例在1%以下，目前主要死因是急性肾衰竭。

远期预后小儿比成人佳，一般认为80%～95%终将痊愈。转入慢性者多呈自身免疫反应参与的进行性肾损害。影响预后的因素可能有：①与病因有关，一般病毒所致者预后较好；②散发者较流行性者差；③成人比儿童差，老年人更差；④急性期伴有重度蛋白尿且持续时间久，肾功能受累者预后差；⑤组织形态学上呈系膜显著增生者、40%以上肾小球有新月体形成者、"驼峰"不典型（如过大或融合）者预后差。

【预防】

防治感染是预防急性肾炎的根本。减少呼吸道及皮肤感染，对急性扁桃体炎、猩红热及脓疱疮患儿应尽早、彻底地用青霉素或其他敏感抗生素治疗。另外，感染后1～3周内应注意反复检查尿常规，及时发现和治疗本病。

第四节　肾病综合征

肾病综合征（NS）是一组由多种原因引起的肾小球基膜通透性增加，导致血浆中大量蛋白质从尿中丢失的临床综合征。临床有四大特点：①大量蛋白尿；②低白蛋白血症；③高脂血症；④明显水肿。其中第①、②两项为必备条件。

肾病综合征在小儿肾脏疾病中发病率仅次于急性肾炎。发病年龄多为学龄前期，3～5岁为发病高峰。男女比例为3.7∶1。按病因可分为原发性、继发性和先天性三种类型。原发性肾病综合征（PNS）约占儿童时期NS总数的90%。本节主要介绍PNS。

【病因和发病机制】

目前尚未完全阐明。近年来研究已证实：①肾小球毛细血管壁结构或电荷变化可导致蛋白尿；②非微小病变型常见免疫球蛋白和（或）补体成分肾内沉积，局部免疫病理过程可损伤滤过膜正常屏障作用而发生蛋白尿；③患者外周血淋巴细胞培养上清液经尾静脉注射可致小鼠发生大量蛋白尿和肾病综合征的病理改变，表明T淋巴细胞异常参与本病的发病。

肾病综合征的发病具有遗传基础，还有家族性表现，且绝大多数是同胞患病。流行病学调查还发现，黑人患肾病综合征症状表现重，对糖皮质激素反应差。提示肾病综合征的发病与人种及环境有关。

【病理生理】

1. 蛋白尿

原发性肾损害使肾小球通透性增加引起蛋白尿，而低蛋白血症、高脂血症及水肿是继发的病理生理改变。其中大量蛋白尿是NS最主要的病理生理改变，也是导致本病其他三大特点的根本原因。

2. 低蛋白血症

低蛋白血症是NS病理生理改变的中心环节。血浆蛋白由尿中大量丢失和从肾小球滤出后被肾小管吸收分解是造成肾病综合征低蛋白血症的主要原因；肝脏合成蛋白的速度和蛋白分解代谢率的改变也使血浆蛋白降低。患儿胃肠道也可有少量蛋白丢失。

3. 高脂血症

高脂血症是NS的实验室特征。患儿血清总胆固醇、甘油三酯、低密度、极低密度脂蛋白增高。其主要机制是低蛋白血症促进肝脏合成脂蛋白增加，其中的大分子脂蛋白难以从肾脏排出而蓄积于体内，导致了高脂血症。血中胆固醇和低密度脂蛋白，尤其α脂蛋白持续升高，而高密度脂蛋白却正常或降低，促进了动脉硬化的形成；持续高脂血症，脂质从肾小球滤出，可导致肾小球硬化和肾间质纤维化。

4. 水肿

水肿是NS的主要临床表现。水肿的发生与下列因素有关：①低蛋白血症使血浆胶体渗透压降低，当血浆白蛋白低于25g/L时，液体将在间质区潴留；低于15g/L则可有腹水或胸水形成；②血浆胶体渗透压降低使血容量减少，刺激渗透压和容量感受器，促使抗利尿激素和肾素-血管紧张素-醛固酮分泌增加，心钠素减少，使远端肾小管钠、水吸收增加，导致钠、水潴留；③低血容量使交感神经兴奋性增高，近端肾小管Na^+吸收增加；④某些肾内因子改变了肾小管管周体液平衡机制，使近曲小管Na^+吸收增加。

5. 其他

①患儿体液免疫功能降低与血清IgG和补体系统B、D因子从尿中大量丢失有关，也与T淋巴细胞抑制B淋巴细胞IgG合成转换有关。②抗凝血酶Ⅲ丢失，而Ⅳ、Ⅴ、Ⅷ因子和纤维蛋白原增多，使患儿处于高凝状态。③由于钙结合蛋白降低，血清结合钙可以降低；当25(OH)D_3结合蛋白同时丢失时，使游离钙也降低。④另一些结合蛋白降低，可使结合型甲状腺素(T_3、T_4)、血清铁、锌和铜等微量元素降低，转铁蛋白减少则可发生低色素小细胞性贫血。

知识链接

PNS的病理改变

根据国际儿童肾脏病研究组(1979)对521例小儿PNS的病理观察有以下类型：微小病变(76.4%)，局灶性节段性肾小球硬化(6.9%)，膜性增生性肾小球肾炎(7.5%)，单纯系膜增生(2.3%)，增生性肾小球肾炎(2.3%)，局灶性球性硬化(1.7%)，膜性肾病(1.5%)，其他(1.4%)。因此，儿童肾病综合征最主要的病理变化是微小病变型。

【临床表现】

一般起病隐匿，常无明显诱因。大约30%有病毒感染或细菌感染病史，70%肾病复发与病毒感染有关。

1. 单纯型肾病

较多见，约占68.4%。临床上常表现为：

(1)水肿　是最主要的临床表现，开始见于眼睑，以后逐渐遍及全身，呈凹陷性。严重者可有腹水或胸腔积液。

(2)尿液改变　常伴有尿量减少，尿色变深，一般无明显血尿。

(3)高血压　大多数血压正常，约15%的患儿可见轻度高血压。

2. 肾炎型肾病

约占31.6%。发病年龄多为7岁以上小儿。水肿不如单纯型肾病明显，多伴有血尿、不同程度的高血压和氮质血症。

此外，蛋白质的长期丢失可引起蛋白质营养不良，出现面色苍白、皮肤干燥、精神萎靡、倦怠无力等症状。部分病例晚期可有肾小管功能障碍，出现低血磷性佝偻病、肾性糖尿、氨基酸尿和酸中毒等。

【并发症】

1. **感染**

感染是 NS 患儿最常见的并发症。常见为呼吸道、皮肤、泌尿道感染和原发性腹膜炎等，尤以上呼吸道感染最多见，占 50%以上。其中病毒感染常见。细菌感染中以肺炎链球菌为主，结核杆菌感染亦应引起重视。此外肾病患儿的医院内感染不容忽视，以呼吸道感染和泌尿道感染最多见，致病菌以条件致病菌为主。

2. **电解质紊乱和低血容量**

常见的电解质紊乱有低钠、低钾、低钙血症。可因不恰当长期禁盐或长期食用不含钠的食盐代用品、过多使用利尿剂以及感染、呕吐、腹泻等因素导致低钠血症。临床表现有厌食、乏力、懒言、嗜睡、血压下降甚至出现休克、抽搐等。另外，由于低蛋白血症，血浆胶体渗透压下降、显著水肿而常有血容量不足，尤其在各种诱因引起低钠血症时易出现低血容量性休克。

3. **血栓形成**

肾病综合征高凝状态易致各种动、静脉血栓形成，以肾静脉血栓形成常见，表现为突发腰痛、出现血尿或血尿加重，少尿甚至发生肾衰竭。但临床以不同部位血管血栓形成的亚临床型更多见，包括下肢动脉或深静脉血栓、肺栓塞和脑栓塞等。

4. **急性肾衰竭**

5%微小病变型肾病可并发急性肾衰竭。

5. **肾小管功能障碍**

除原有肾小球的基础病可引起肾小管功能损害外，由于大量尿蛋白的重吸收，可导致肾小管(主要是近曲小管)功能损害。可出现肾性糖尿或氨基酸尿，严重者呈 Fanconi 综合征。

【辅助检查】

1. **尿液分析**

(1)常规检查　尿蛋白定性多在＋＋＋，约 15%有短暂镜下血尿，大多可见透明管型、颗粒管型和卵圆脂肪小体。

(2)蛋白定量　24 小时尿蛋白定量检查超过 $40mg/(h \cdot m^2)$或$>50mg/(kg \cdot d)$为肾病范围的蛋白尿。尿蛋白/尿肌酐(mg/mg)＞3.5(正常儿童上限为 0.2)。

2. **血清蛋白、胆固醇和肾功能测定**

血清白蛋白浓度为 30g/L(或更少)可诊断为肾病综合征的低白蛋白血症。由于肝脏合成增加，α_2、β 球蛋白浓度增高，IgG 降低，IgM、IgE 可增加。胆固醇＞5.7mmol/L 和甘油三酯升高，LDL 和 VLDL 增高，HDL 多正常。尿素氮、肌酐在肾炎性肾病综合征可升高，晚期可有肾小管功能损害。

3. **血清补体测定**

肾炎性肾病综合征患儿补体可下降。

4. **经皮肾穿刺组织病理学检查**

多数儿童肾病综合征不需要进行诊断性肾活检。肾病综合征肾活检指征：①对糖皮质激素治疗耐药或频繁复发者；②临床或实验室证据支持肾炎性肾病或继发性肾病综合征者。

【诊断】

凡具备肾病“三高一低”的四大特点即可诊断肾病综合征，其中大量蛋白尿和低白蛋白血症为必备条件。

【鉴别诊断】

原发性肾病综合征还需与继发于全身性疾病的肾病综合征鉴别。部分非典型链球菌感染后肾炎、系统性红斑狼疮性肾炎、过敏性紫癜性肾炎、乙型肝炎病毒相关性肾炎及药源性肾炎等均可有肾病综合征样表现。临床上须排除继发性肾病综合征后方可诊断原发性肾病综合征。有条件的医疗单位应开展肾活体组织检查以确定病理诊断。

【治疗】

1.一般治疗

(1)休息　除水肿显著或并发感染，或严重高血压外，一般不需卧床休息。病情缓解后逐渐增加活动量。

(2)饮食　显著水肿和严重高血压时应短期限制水、钠摄入，病情缓解后不必继续限盐。活动期病例供盐1～2g/d。蛋白质摄入1.5～2g/(kg·d)，以高生物价的动物蛋白(乳、鱼、蛋、禽、牛肉等)为宜。在应用糖皮质激素过程中每日应给予维生素D400IU及适量钙剂。

(3)防治感染　应积极预防各种感染。对于诱导缓解、避免病情加重、减少复发都很重要。

(4)利尿　对糖皮质激素耐药或未使用糖皮质激素，而水肿较重伴尿少者可配合使用利尿剂，但需密切观察出入水量、体重变化及电解质紊乱。

(5)对家属的教育　使父母及患儿很好地了解肾病的有关知识，积极配合治疗和随访。

2.糖皮质激素

(1)初治病例诊断确定后应尽早选用泼尼松治疗

1)短程疗法：泼尼松2mg/(kg·d)(按身高标准体重，以下同)，最大量60mg/d，分次服用，共4周。4周后不管效应如何，均改为泼尼松1.5mg/kg隔日晨顿服，共4周，全疗程共8周，然后骤然停药。短程疗法易于复发，国内少用。

2)中、长程疗法：可用于各种类型的肾病综合征。先以泼尼松2mg/(kg·d)，最大量60mg/d，分次服用。若4周内尿蛋白转阴，则自转阴后至少巩固两周方始减量，以后改为隔日2mg/kg早餐后顿服，继用4周，以后每2～4周减总量2.5～5mg，直至停药，疗程必须达6个月(中程疗法)。开始治疗后4周尿蛋白未转阴者可继服至尿蛋白阴转后二周，一般不超过8周。以后再改为隔日2mg/kg早餐后顿服，继用4周，以后每2～4周减量一次，直至停药，疗程9个月(长程疗法)。

(2)复发和糖皮质激素依赖性肾病的其他激素治疗

1)调整糖皮质激素的剂量和疗程：糖皮质激素治疗后或在减量过程中复发者，原则上再次恢复到初始疗效剂量或上一个疗效剂量，或改隔日疗法为每日疗法，或将激素减量的速度放慢，延长疗程。同时注意查找患儿有无感染或影响糖皮质激素疗效的其他因素存在。

2)更换糖皮质激素制剂：对泼尼松疗效较差的病例，可换用其他糖皮质激素制剂，如地塞米松、阿赛松、康宁克通A等。

3)甲基泼尼松龙冲击治疗：慎用，宜在肾脏病理基础上，选择适应证。

(3)激素治疗的副作用　长期超生理剂量使用糖皮质激素可见以下副作用：①代谢紊乱，可出现明显库欣貌、肌肉萎缩无力、伤口愈合不良、蛋白质营养不良、高血糖、尿糖、水钠潴留、高血压、尿中失钾、高尿钙和骨质疏松；②消化性溃疡和精神欣快感、兴奋、失眠甚至呈精神病、癫痫发作等；还可发生白内障、无菌性股骨头坏死、高凝状态、生长停滞等；③易发生感染或诱发结核灶的活动；④急性肾上腺皮质功能不全，戒断综合征。

3. 免疫抑制剂

主要用于肾病综合征频繁复发，糖皮质激素依赖、耐药或出现严重副作用者。在小剂量糖皮质激素隔日使用的同时可选用下列免疫抑制剂。

(1)环磷酰胺 一般剂量 2.0～2.5mg/(kg·d)，分 3 次口服，疗程 8～12 周，总量不超过 200mg/kg。或用环磷酰胺冲击治疗，剂量 10～12mg/(kg·d)，加入 5%葡萄糖盐水 100～200ml 内静滴 1～2 小时，连续 2 日为一疗程。用药日嘱多饮水，每 2 周重复一疗程，累积量＜150～200mg/kg。副作用：白细胞减少，秃发，肝功能损害，出血性膀胱炎等，少数可发生肺纤维化。注意远期性腺损害。病情需要者可小剂量、短疗程，间断用药，避免青春期前和青春期用药。

(2)其他免疫抑制剂 可根据病例需要选用苯丁酸氮芥、环孢素 A、硫唑嘌呤、霉酚酸酯及雷公藤多甙片等。

4. 抗凝及纤溶药物疗法

由于肾病往往存在高凝状态和纤溶障碍，易并发血栓形成，需加用抗凝和溶栓治疗。

(1)肝素钠 1mg/(kg·d)，加入 10%葡萄糖液 50～100ml 中静脉点滴，每日 1 次，2～4 周为一疗程。亦可选用低分子肝素。病情好转后改口服抗凝药维持治疗。

(2)尿激酶 有直接激活纤溶酶溶解血栓的作用。一般剂量 3 万～6 万 U/d，加入 10%葡萄糖液 100～200ml 中静脉滴注，1～2 周为一疗程。

(3)口服抗凝药 双嘧达莫 5～10mg/(kg·d)，分 3 次饭后服，6 个月为一疗程。

5. 免疫调节剂

一般作为糖皮质激素辅助治疗，适用于常伴感染、频复发或糖皮质激素依赖者。左旋咪唑 2.5mg/kg，隔日用药，疗程 6 个月。副作用可有胃肠不适，流感样症状、皮疹、中性粒细胞下降，停药即可恢复。

6. 血管紧张素转换酶抑制剂（ACEI）

对改善肾小球局部血流动力学，减少尿蛋白，延缓肾小球硬化有良好作用，尤其适用于伴有高血压的肾病综合征。常用制剂有卡托普利、依那普利、福辛普利等。

7. 中医药治疗

肾病综合征属中医“水肿”、“阴水”、“虚劳”的范畴，可根据辨证施治原则立方治疗。

【预后】

肾病综合征的预后转归与其病理变化和对糖皮质激素治疗反应关系密切。微小病变型预后最好，局灶节段性肾小球硬化预后最差。微小病变型 90%～95%的患儿对首次应用糖皮质激素有效，其中 85%可有复发，复发在第一年比以后更常见。3～4 年未复发者，其后有 95%的机会不复发，预后较好，但要注意严重感染或糖皮质激素的严重副作用。局灶阶段性肾小球硬化者如对糖皮质激素敏感，可改善其预后。

第五节 泌尿道感染

泌尿道感染(UTI)是指病原体直接侵入尿路，在尿液中生长繁殖，并侵犯尿路黏膜或组织而引起损伤。按病原体侵袭的部位不同，分为肾盂肾炎、膀胱炎、尿道炎。肾盂肾炎又称上尿路感染，膀胱炎及尿道炎合称下尿路感染。由于小儿时期感染局限在尿路某一部位者较少，且临床定位较困难，故常不加区别统称为泌尿道感染。可根据有无临床症状，分为症状性泌尿道感染(UTI)和无症状性菌尿。

泌尿道感染是小儿时期常见疾病之一，是继慢性肾炎之后，引起儿童慢性肾功能不全的主要原因之一。据我国1987年全国21省市儿童尿过筛检查统计，泌尿道感染占儿童泌尿系疾病的12.5%。女性发病率普遍高于男性，但新生儿或婴幼儿早期，男性发病率却高于女性。

无症状性菌尿是儿童泌尿道感染的一个重要组成部分，见于各年龄、性别的儿童，甚至3个月以下的小婴儿，但以学龄女孩更常见。

【病因】

任何致病菌均可引起泌尿道感染，但绝大多数为革兰阴性杆菌，如大肠杆菌、副大肠杆菌、变形杆菌、克雷白杆菌、绿脓杆菌，少数为肠球菌和葡萄球菌。大肠杆菌是泌尿道感染中最常见的致病菌，约占60%～80%。初次患泌尿道感染的新生儿、所有年龄的女孩和1岁以下的男孩，主要的致病菌都是大肠杆菌；而在1岁以上男孩主要致病菌多为变形杆菌。对于10～16岁的女孩，白色葡萄球菌亦常见；克雷白杆菌和肠球菌多见于新生儿泌尿道感染。

【发病机制】

细菌引起泌尿道感染的发病机制错综复杂，是宿主内在因素与细菌致病性相互作用的结果。

1. **感染途径**

(1)**上行性感染**　是泌尿道感染最主要的感染途径。主要致病菌是大肠杆菌，其次是变形杆菌或其他肠道杆菌。致病菌从尿道口上行并进入膀胱，引起膀胱炎，膀胱内的致病菌再经输尿管移行至肾脏，引起肾盂肾炎。膀胱输尿管反流(VUR)常是细菌上行性感染的直接通道。

(2)**血源性感染**　经血源途径侵袭尿路的致病菌主要是金黄色葡萄球菌。

(3)**淋巴感染和直接蔓延**　结肠内的细菌和盆腔感染可通过淋巴管感染肾脏，肾脏周围邻近器官和组织的感染也可直接蔓延。

2. **宿主内在因素**

(1)**生理因素**　新生儿和小婴儿抗感染能力差，易患泌尿道感染。尿布、尿道口常受细菌污染，且局部防卫能力差，加上女婴尿道短、直而宽，男婴包皮，故易致上行感染。尿道周围菌种的改变及尿液性状的变化，为致病菌入侵和繁殖创造了条件。细菌黏附于尿路上皮细胞(定植)是其在泌尿道增殖引起泌尿道感染的先决条件。先天性或获得性尿路畸形，增加尿路感染的危险性。

(2)**免疫因素**　泌尿道感染患者分泌型IgA的产生存在缺陷，使尿中分泌型IgA浓度减低，增加发生泌尿道感染的机会。

(3)**全身性因素**　糖尿病、高钙血症、高血压、慢性肾脏疾病、镰刀状细胞贫血及长期使用糖皮质激素或免疫抑制剂的患儿，其泌尿道感染的发病率可增高。

3. **细菌毒力**

宿主无特殊易感染的内在因素(如泌尿系结构异常)，则微生物的毒力是决定细菌能否引起上行性感染的主要因素。

【临床表现】

1. **急性泌尿道感染**

临床症状随患儿年龄组的不同存在着较大差异。

(1)新生儿 症状极不典型，多以全身症状为主，如发热或体温不升、面色苍白、吃奶差、呕吐、腹泻等。多有生长发育停滞，体重增长缓慢或不增，伴有黄疸者较多见。部分患儿可有嗜睡、烦躁甚至惊厥等神经系统症状。常伴有败血症，但其局部尿路刺激症状多不明显，30%的患儿血和尿培养的致病菌一致。

(2)婴幼儿 临床症状也不典型，仍以全身症状为主。常以发热为突出表现。拒食、呕吐、腹泻等症状也较明显。局部排尿刺激症状可不明显，但细心观察可发现有排尿时哭闹不安，尿布有臭味和顽固性尿布疹等。

(3)年长儿 以发热、寒战、腹痛等全身症状突出，常伴有腰痛和肾区叩击痛，肋脊角压痛等。同时尿路刺激症状明显，患儿可出现尿频、尿急、尿痛、尿液浑浊，偶见肉眼血尿。

2. 慢性泌尿道感染

指病程迁延或反复发作伴有贫血、消瘦、生长迟缓、高血压或肾功能不全者。

3. 无症状性菌尿

在常规的尿过筛检查中，可以发现健康儿童中存在着有意义的菌尿，但无任何尿路感染症状。这种现象可见于各年龄组，以学龄女孩常见。常同时伴有尿路畸形和既往有症状的尿路感染史。病原体多为大肠杆菌。

【辅助检查】

1. 尿液检查

(1)尿常规检查及尿细胞计数 ①尿常规检查：如清洁中段尿离心沉渣中白细胞>10个/HP，即可怀疑为泌尿系感染。血尿也很常见。肾盂肾炎患者有中等蛋白尿、白细胞管型尿及晨尿的比重和渗透压减低。②1小时尿白细胞排泄率测定：白细胞数>30×10^4/h为阳性，可怀疑泌尿道感染；<20×10^4/h为阴性，可排除泌尿道感染。

(2)尿培养细菌学检查 尿细菌培养及菌落计数是诊断尿路感染的主要依据。①通常认为中段尿培养菌落数>10^5/ml可确诊。10^4～10^5/ml为可疑，<10^4/ml系污染。但结果分析应结合患儿性别、有无症状、细菌种类及繁殖力综合评价临床意义。由于粪链球菌一个链含有32个细菌，故其菌落数在10^3～10^4/ml之间即可诊断。②通过耻骨上膀胱穿刺获取的尿培养，只要发现有细菌生长，即有诊断意义。③至于伴有严重尿路刺激症状的女孩，如果尿中有较多白细胞，中段尿细菌定量培养≥10^2/ml时，且致病菌为大肠杆菌类或腐物寄生球菌等，也可诊断为泌尿道感染。④临床高度怀疑泌尿道感染而尿普通细菌培养阴性的，应作L-型细菌和厌氧菌培养。

(3)尿液直接涂片法找细菌 油镜下如每个视野都能找到一个细菌，表明尿内细菌数>10^5/ml以上。

(4)亚硝酸盐试纸条试验 大肠杆菌、副大肠杆菌和克雷白杆菌呈阳性；产气杆菌、变形杆菌、绿脓杆菌和葡萄球菌为弱阳性；粪链球菌、结核菌为阴性。如采用晨尿，可提高其阳性率。

(5)其他 如尿沉渣找闪光细胞(甲紫沙黄染色)2万～4万个/小时可确诊。新生儿上尿路感染血培养可阳性。

2. 其他检查

凡经抗菌治疗4～6周，病情迁延或反复感染，疑有尿路结构异常者，应进一步做以下检查。

(1)肾功能测定 包括血尿素氮、肌酐和肌酐清除率。注意肾小管功能的检测，如尿浓缩稀释试验等。必要时测定血、尿β_2微球蛋白，有利于感染的定位。

(2)**影像学检查**　常用的影像学检查有B型超声检查,静脉肾盂造影加断层摄片(检查肾瘢痕形成),排泄性膀胱尿路造影(检查膀胱输尿管反流),动态、静态肾核素造影,CT扫描等。检查目的:①检查泌尿系有无先天性或获得性畸形;②了解以前由于漏诊或治疗不当所引起的慢性肾损害或瘢痕进展情况;③辅助上尿路感染的诊断。

【诊断】

①年长儿尿路刺激症状明显,结合实验室检查,可立即得以确诊。②婴幼儿、特别是新生儿,由于尿路刺激症状不明显或缺如,而常以全身表现较为突出,易致漏诊。故对病因不明的发热患儿都应反复作尿液检查,争取在用抗生素治疗前进行尿培养、菌落计数和药敏试验;凡具有真性菌尿者,即清洁中段尿定量培养菌落数$\geqslant 10^5$/ml或球菌$\geqslant 10^3$/ml,或耻骨上膀胱穿刺尿定性培养有细菌生长,即可确立诊断。

凡已确诊者,应进一步明确:①本次感染系初染、复发或再感;②确定致病菌的类型并做药敏试验;③有无尿路畸形如膀胱输尿管反流(VUR)、尿路梗阻等,如有VUR,还要进一步了解"反流"的严重程度和有无肾脏瘢痕形成;④感染的定位诊断,即上尿路感染或下尿路感染。

【鉴别诊断】

需与肾小球肾炎、肾结核及急性尿道综合征鉴别。急性尿道综合征的临床表现为尿频、尿急、尿痛、排尿困难等尿路刺激症状,但清洁中段尿培养无细菌生长或为无意义性菌尿。

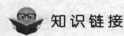

知识链接

膀胱输尿管反流(VUR)和反流性肾病(RN)

膀胱输尿管反流(VUR)是指排尿时尿液从膀胱反流至输尿管和肾盂。引起VUR的主要原因是膀胱输尿管连接部异常,在排尿时导致尿液进入输尿管。分为原发性和继发性。临床上可无任何症状和体征,也可合并反复的泌尿道感染,迁延难治;甚至引起高血压和肾功能不全。确诊依靠排尿性膀胱尿路造影。

反流性肾病(RN)是由于VUR和肾内反流(IRR)伴反复尿路感染,导致肾脏形成瘢痕、萎缩、肾功能异常的综合征。如不及时治疗和纠正可发展到慢性肾衰竭。大量资料表明RN是终末期肾衰的重要原因之一。

【治疗】

治疗目的是控制症状,根除病原体,去除诱发因素,预防再发。

1. **一般处理**

急性期需卧床休息,鼓励患儿多饮水以增加尿量,促进细菌、细菌毒素及炎性分泌物排出。女孩还应注意外阴部的清洁卫生。供给足够的热卡、丰富的蛋白质和维生素,以增强机体的抵抗力。对高热、头痛、腰痛的患儿应给予解热镇痛剂缓解症状。尿路刺激症状明显者,可用阿托品、山莨菪碱等药物治疗或口服碳酸氢钠碱化尿液,以减轻尿路刺激症状。

2. **抗菌药物治疗**

选用抗生素的原则:①感染部位:对肾盂肾炎应选择血浓度高的药物,对膀胱炎应选择尿浓度高的药物。②感染途径:对上行性感染,首选磺胺类药物治疗。如发热等全身症状明显或属血源性感染,多选用青霉素类、氨基糖苷类或头孢菌素类单独或联合治疗。③根据尿培养及药敏试验结果,结合临床疗效选用抗生素。④药物在肾组织、尿液、血液中都应有较高的浓度。⑤选用的药物抗菌能力强,抗菌谱广,最好选用强效杀菌剂,且不易使细菌产生耐药菌株。⑥对肾功能损害小的药物。

(1)症状性泌尿道感染 对单纯性泌尿道感染，在进行尿细菌培养后，初治首选复方磺胺异噁唑(SMZco)，按 SMZ50mg/(kg·d)，TMP10mg/(kg·d)计算，分 2 次口服，疗程 7～10 日。待尿细菌培养结果出来后依药敏试验结果选用抗菌药物。

对上尿路感染或有尿路畸形的患儿，在进行尿细菌培养后，一般选用两种抗菌药物。新生儿和婴儿用氨苄西林 75～100mg/(kg·d)静注，加头孢噻肟钠 50～100mg/(kg·d)静注，连用 10～14 日；1 岁后小儿用氨苄西林 100～200mg/(kg·d)分 3 次滴注，或用头孢噻肟钠，也可用头孢曲松钠 50～75mg/(kg·d)静脉缓慢滴注，疗程 10～14 日。治疗开始后应连续 3 天送尿细菌培养，若 24 小时后尿培养阴转，提示所用药物有效，否则按尿培养药敏试验结果调整用药。停药 1 周后再作尿培养一次。

(2)无症状菌尿 单纯无症状菌尿一般无需治疗。但若合并尿路梗阻、膀胱输尿管反流或存在其他尿路畸形，或既往感染使肾脏留有陈旧性瘢痕者，则应积极选用上述抗菌药物治疗，疗程 7～14 日，继之给予小剂量抗菌药物预防，直至尿路畸形被矫治为止。

(3)再发泌尿道感染 再发泌尿道感染有两种类型，即复发和再感染。复发是指原来感染的细菌未完全杀灭，在适宜的环境下细菌再度滋生繁殖。绝大多数患儿复发多在治疗后 1 月内发生。再感染是指上次感染已治愈，本次是由不同细菌或菌株再次引发泌尿道感染。再感染多见于女孩。多在停药后 6 月内发生。

再发泌尿道感染的治疗在进行尿细菌培养后选用 2 种抗菌药物治疗，疗程 10～14 日为宜，然后给予小剂量药物维持，以防再发。

3.积极矫治尿路畸形

要及时矫正和治疗尿路畸形。

4.泌尿道感染的局部治疗

经全身给药治疗无效的顽固性慢性膀胱炎患者，可采用膀胱内药液灌注治疗。

【预后】

急性泌尿道感染经合理抗菌治疗，多数于数日内症状消失、治愈，但有近 50%患者可复发或再感染。因此，急性疗程结束后，应每月随访一次，共 3 次，如无复发可认为治愈。反复发作者，每 3～6 个月复查一次，共 2 年或更长。

再发病例多伴有尿路畸形，其中以输尿管膀胱反流最常见。输尿管膀胱反流与肾瘢痕关系密切，肾瘢痕的形成是影响儿童泌尿道感染预后的最重要因素。肾瘢痕在学龄期儿童最易形成，10 岁后进展不明显。一旦肾瘢痕引起高血压，如不能被有效控制，最终将发展至慢性肾衰竭。

【预防】

注意个人卫生，不穿紧身内裤，勤洗外阴以防止细菌入侵；及时发现和处理男孩包茎、女孩处女膜伞、蛲虫感染等；及时矫治尿路畸形，防止尿路梗阻和肾瘢痕形成。

学习小结

本章讲述了小儿泌尿系统解剖生理特点、肾小球疾病的分类，重点讲述了急性肾小球肾炎和肾病综合征的概念、病因、发病机制、临床表现、并发症、诊断与治疗及预后；阐述了小儿泌尿道感染的概念、病因、发病机制、临床表现、诊断及治疗。

学习本章时应注意：①应与内科学相关内容进行横向比较，区分相同点与不同点，促进医学临床知识的融会贯通；②在学习急性肾小球肾炎时，利用书中发病机制示意图可帮助我们更直观地理解与记忆其发病机制及临床表现特点，从而推理出其治疗要点；③对于肾病综合征的学习，掌握其“三高一低”的典型病理生理改变与临床表现、并发症、实验室检查特点之间的因果关系，能帮助我们对疾病的理解。

目标检测

一、简答题

1. 急性肾小球肾炎有哪些临床表现？

2. 试述肾病综合征的辅助检查特点。

3. 简述小儿泌尿道感染的治疗方案。

二、案例分析

1. 患儿，男，7岁，因水肿、少尿、肉眼血尿3天就诊。10天前曾患“感冒”。体检：颜面及眼睑均明显水肿，非凹陷性，血压140/95mmHg，双肺呼吸音清，心率90次/分，腹软，肝肋下未触及。尿常规示：红细胞20～30/HP，白细胞0～3/HP，尿蛋白（＋＋），颗粒管型1～2个/HP；血补体C3降低；抗“O”500U。

(1)该患儿最可能的诊断。试分析其病因。

(2)列出诊断要点和治疗措施。

(3)入院3天水肿加重，频咳，气急，端坐呼吸。体检：体温37.5℃，呼吸30次/分，心率128次/分，血压20/13kpa(150/100mmHg)，眼睑及下肢水肿，两肺闻及水泡音，心率116次/分，心音低钝，肝右肋下2.5cm可触及，并有压痛，请考虑目前发生了什么情况？如何紧急处理？

2. 男孩6岁，近20天水肿，呈凹陷性。血压100/70mmHg，尿检示：尿蛋白＋＋＋，红细胞1～2/HP，24小时尿蛋白定量为1.7g。血浆白蛋白25g/L，胆固醇9.2mmol/L。

(1)该患儿的诊断是什么？尚需完善哪些相关检查以明确诊断？

(2)制订治疗方案。

(3)该患儿在治疗一月后出现腹胀，软弱无力，膝反射减弱等表现。心电图示：T波低平，且有U波。请考虑发生了什么情况？形成原因可能是什么？如何处理？

第十二章　造血系统疾病

学习目标

【知识要求】

1. 掌握缺铁性贫血，营养性巨幼红细胞贫血的病因、发病机制、诊断及防治的方法；小儿贫血的定义、程度和分类方法。

2. 熟悉正常儿童各年龄阶段造血和血液的特点；小儿白血病的临床分型、分型标准和临床表现。

3. 了解溶血性贫血的临床特点。

【能力要求】

能应用小儿造血系统疾病的相关知识对常见儿科造血系统疾病进行诊断，并能结合临床制定出疾病的治疗方案。

第一节　小儿造血系统特点

一、造血特点

小儿造血可分为胚胎期造血及生后造血。

(一)胚胎期造血

胚胎期造血首先开始于卵黄囊，然后在肝(脾)，最后在骨髓。因此可将小儿胚胎期造血分为三个阶段。

1. 中胚叶造血期

在胚胎 3 周左右开始出现卵黄囊造血，之后在中胚叶组织中出现广泛的原始造血成分，主要为原始的有核红细胞。至胚胎 6 周以后，这种造血活动开始减少。

2. 肝脾造血期

自胚胎 6 周开始，肝脏出现造血活动，4～5 个月达到高峰。6 个月后逐渐减退，肝脏造血主要产生有核红细胞，也可产生少量粒细胞和巨核细胞。

约于胚胎第 8 周左右，脾脏也开始造血，主要生成红细胞、粒细胞、淋巴细胞和单核细胞。胚胎 5 个月后脾脏造红细胞和粒细胞的功能开始逐渐减退，至出生后成为终生的造血淋巴器官。此外，胚胎期胸腺及淋巴结亦有短暂的造血功能。

3. 骨髓造血期

胚胎 6 周开始出现骨髓，至胎儿 4 个月时才开始造血活动，并迅速成为主要的造血器官，直至出生 2～5 周后成为唯一的造血场所。

(二)生后造血

1.**骨髓造血**

出生后主要由骨髓造血。婴幼儿期所有的骨髓均为红骨髓,全部参与造血,以满足小儿生长发育的需求。5～7岁开始,长骨干中开始出现脂肪细胞(黄骨髓),随着年龄的增长,黄骨髓逐渐增加,而红骨髓相应减少。因此年长儿和成人红骨髓仅限于肋骨、胸骨、脊椎、骨盆、颅骨、锁骨和肩胛骨。但黄骨髓仍有潜在造血功能,但造血需要增加时,可重新转变为红骨髓,恢复造血功能。小儿在出生后头几年缺少黄骨髓,故造血的代偿能力小,如果造血需要增加时,就会出现髓外造血。

2.**骨髓外造血**

在正常情况下,骨髓外造血极少。出生后,尤其在婴儿期,当发生严重感染或溶血性贫血等造血需要增加时,肝、脾和淋巴结可随时适应需要,恢复到胚胎期造血的状态,临床即出现肝、脾及淋巴结肿大。同时,在外周血中可出现有核红细胞或(和)幼稚中性粒细胞。这是小儿造血器官的一种特殊反应,成为"髓外造血",感染和贫血得到纠正后即恢复正常。

二、血象特点

小儿血象有明显的年龄特点。

(一)红细胞和血红蛋白量

由于胎儿期处于相对缺氧的状态,促红细胞生成素合成增加,故红细胞和血红蛋白的量高。出生时红细胞数约为 $5.0 \sim 7.0 \times 10^{12}/L$,血红蛋白量为150～220g/L。少数早产儿可稍低。

生后6～12小时,由于进食少及不显性失水多,红细胞及血红蛋白数量往往比出生时高。生后随着呼吸的建立,血氧含量增加,且红细胞寿命较短等因素,有较多的红细胞于短期内大量破坏(生理性溶血),至生后10天左右红细胞及血红蛋白的量减少约20%。之后由于生长发育迅速,循环量快速增加,但肾脏合成促红细胞生成素减少,骨髓造血功能暂时性降低,故在小儿生后2～3个月红细胞降至 $3.0 \times 10^{12}/L$ 左右,血红蛋白量降至100g/L,出现轻度贫血,称为"生理性贫血"。3个月后红细胞及血红蛋白量又逐渐增加,至12岁左右接近成人水平。

(二)白细胞数与分类

初生时白细胞总数为 $15 \sim 20 \times 10^9/L$,出生后6～12小时可高达 $21 \sim 28 \times 10^9/L$。然后逐渐下降,1周时平均为 $12 \times 10^9/L$;婴儿期白细胞总数维持在 $10 \times 10^9/L$ 左右;8岁以后接近成人水平。

白细胞分类主要是中性粒细胞与淋巴细胞比例的变化。出生时中性粒细胞约占0.65,淋巴细胞约占0.30。随着白细胞总数的下降,中性粒细胞比例逐渐下降,出生后4～6天时,两者比例约相等;至1～2岁时淋巴细胞比例约占0.60,中性粒细胞约占0.35,之后中性粒细胞比例逐渐上升,至4～6岁时两者比例又几乎相等;以后白细胞分类与成人相似。

(三)血小板数

血小板数与成人相似,约为 $150 \sim 300 \times 10^9/L$。

(四)血红蛋白种类

构成血红蛋白的多肽链共有6种,分为α、β、γ、δ、ε、ζ,故正常情况下红细胞内可有6种不同的血红蛋白分子。

(五)血容量

小儿血容量相对较成人多，新生儿血容量约占体重的10%，平均为300ml；儿童占体重的8%～10%；成人血容量约占体重的6%～8%。

第二节　小儿贫血概述

贫血是指外周血中单位容积内红细胞数和血红蛋白量低于正常。婴儿和儿童年龄不同，红细胞和血红蛋白量随年龄不同而有差异，根据世界卫生组织（WHO）的资料，血红蛋白的低限值在6个月～6岁者为110g/L，6岁～14周岁为120g/L，海拔每增加1000米，血红蛋白值上升4%，低于此值者为贫血。6个月以下的婴儿由于生理性贫血等因素，血红蛋白变化很大，目前我国暂定标准：血红蛋白在新生儿期＜145g/L；1～4个月时＜90g/L；4～6个月时＜100g/L者为贫血。

一、贫血的分类

(一)贫血的程度分类

根据外周血中血红蛋白含量或红细胞数可分为轻、中、重、极重度贫血。根据血红蛋白含量进行小儿贫血的分度详见表12-1。

表12-1　根据血红蛋白含量进行小儿贫血的分度(单位 g/L)

年龄	轻度	中度	重度	极重度
新生儿	144～120	～90	～60	＜60
生后29天～14周岁	正常下限～90	～60	～30	＜30

(二)病因分类

根据造成贫血的原因可将其分为三类。

1.红细胞或血红蛋白生成不足

(1)造血物质的缺乏　如营养性缺铁性贫血（铁缺乏），营养性巨幼红细胞贫血（叶酸及维生素B_{12}缺乏）、维生素B_6缺乏性贫血、铜缺乏、维生素C缺乏、蛋白质缺乏等。

(2)骨髓造血功能障碍　如再生障碍性贫血，单纯红细胞再生障碍性贫血等。

(3)其他　感染性及炎症性贫血，慢性肾病所致贫血，癌症性贫血等。

2.溶血性

(1)红细胞内在缺陷症　①红细胞膜结构缺陷：如遗传性球形红细胞增多症、遗传性椭圆形红细胞增多症、阵发性睡眠性血红蛋白尿等；②红细胞酶缺乏：如葡萄糖6-磷酸脱氢酶（G-6-PD）缺乏、丙酮酸激酶（PK）缺乏；③血红蛋白合成和结构异常：如地中海贫血、血红蛋白病等。

(2)红细胞外在因素　①免疫因素：如新生儿溶血、自身免疫溶血性贫血、药物所致免疫性溶血性贫血等；②非免疫因素：如感染、物理、化学因素、毒素、脾功能亢进、弥散性血管内凝血等。

3.失血性

①急性失血：外伤所致失血、出血性疾病等。②慢性失血：如溃疡病、钩虫病、肠息肉、痔疮等。

（三）形态分类

根据红细胞数、血红蛋白量和血细胞比容计算红细胞平均容积（MCV）、红细胞平均血红蛋白量（MCH）和红细胞平均血红蛋白浓度（MCHC）的结果可将贫血分为四类，见表 12－2。

表 12－2　贫血的细胞形态分类

	MCV(fl)	MCH(pg)	MCHC(%)
正常值	80～94	28～32	32～38
大细胞性	＞94	＞32	32～38
正细胞性	80～94	28～32	32～38
小细胞性	＜80	＜28	32～38
小细胞低色素性	＜80	＜28	＜32

二、临床表现

红细胞的主要功能是运输氧气，贫血时机体会因贫血而产生一系列的症状。贫血的临床表现与其病因、发生急缓、程度轻重等因素有关。如急性失血或溶血时，虽贫血程度轻，亦可引起严重的症状甚至引起休克；而慢性贫血时由于机体的代偿功能，早期可无症状或症状轻微，只在机体代偿不全时才出现症状。

（一）一般症状

皮肤、黏膜苍白为突出表现。重症贫血患者皮肤往往呈蜡黄色，容易误诊。当伴有黄疸、发绀或其他皮肤黏膜色素改变时可掩盖贫血表现。此外，病程较长的患儿还常有易疲倦、毛发干枯、体格发育迟缓、营养不良等症状。

（二）造血器官反应

当小儿出现贫血时，特别是婴儿期，往往出现骨髓外造血（再生障碍性贫血除外），引起肝、脾、淋巴结肿大。外周血中可出现有核红细胞、幼稚粒细胞。

（三）各系统症状

1. 循环和呼吸系统

贫血时可出现呼吸加速、心率加快、脉搏加强、血压增高等机体对于缺氧的代偿反应。重度贫血失代偿时，则出现心脏扩大、心前区收缩期杂音，甚至出现心力衰竭。

2. 消化系统

胃肠蠕动及消化酶分泌功能均受影响，出现食欲减退、恶心、腹胀和便秘等。偶有舌炎、舌乳头萎缩等。

3. 神经系统

由于脑组织缺氧，功能低下，常表现精神不振、注意力不集中、情绪易激动等。年长儿可诉头痛、眩晕、耳鸣或眼前有黑点等。

三、诊断要点

贫血是小儿常见的症状或综合征，必须查明贫血的原因，才能进行合理有效的治疗。因此，对贫血患儿应详细询问病史、全面体格检查和进行必要的实验室检查。

(一)病史

1. 发病年龄

可提供诊断线索。不同年龄发生贫血的病因不同。如出生后即有严重贫血者要考虑产前或产时出血；生后48小时内出现贫血并伴黄疸者，以新生儿溶血症可能性最大；生后2～3个月出现贫血者有可能为“生理性贫血”；婴儿期生长发育迅速，营养物质需求量大，若出现贫血，应多考虑营养性贫血；对学龄前及学龄儿童应多考虑慢性失血、再生障碍性贫血及其他造血系统或全身性疾病引起的贫血。

2. 病程经过和伴随症状

起病急、病程短者，提示为急性失血或急性溶血；起病缓慢者，提示营养性贫血、慢性失血、慢性溶血等。若贫血伴有黄疸及血红蛋白尿提示溶血；伴有呕血、便血、血尿、皮下出血等提示出血性疾病；伴胸骨疼痛者提示白血病或其他骨髓浸润性疾病。

3. 喂养史

详细了解婴幼儿的喂养方法及饮食种类、性质、数量等对病因的研究和疾病的诊断有重要意义。如单纯母乳喂养而未及时添加辅食的婴儿，则易患营养性缺铁性贫血或巨幼红细胞贫血；幼儿及年长儿饮食质量差且搭配不合理者，可能为缺铁性贫血。

4. 既往史

详细询问有无寄生虫感染史尤其是钩虫病史；询问既往有无消化系统疾病、慢性肾病、严重结核病、慢性炎症性疾病等可引起贫血的有关疾病。

5. 家族史

主要询问与贫血有关的家族遗传病史，如G-6-PD缺乏、地中海贫血等。

(二)体格检查

1. 生长发育

慢性贫血患儿常常伴有生长发育障碍。婴幼儿巨幼红细胞贫血常有体格发育、智力发育落后以及有体格发育的“倒退现象”；重型β地中海贫血除有发育障碍以外，还有特殊面貌，如颧、额突出、眼距增宽、鼻梁低平、下颌宽大等。

2. 营养状况

营养不良与慢性贫血常并存，互为因果。

3. 皮肤、黏膜

皮肤、黏膜的苍白程度一般与贫血的程度成正比。小儿因自主神经功能不稳定，故皮肤的潮红及苍白不一定能正确反映有无贫血，观察甲床、口唇黏膜及结合膜的颜色比较可靠。如慢性贫血患者皮肤颜色呈苍黄色、甚至古铜色；反复输血者皮肤可有色素沉着；伴有黄疸者考虑溶血性黄疸；有皮肤瘀斑、瘀点、皮下出血者应排除出血性疾病及白血病可能。

4. 指甲和毛发

缺铁性贫血患者指甲菲薄、脆弱、严重者指甲扁平、甚至出现匙状指；巨幼红细胞贫血患儿毛发干枯、稀疏、无光泽。

5. 肝脾及淋巴结肿大

这是婴幼儿贫血的常见体征。肝脾轻度肿大提示有骨髓外造血；肝脾明显肿大特别以脾脏肿大为主者，多提示遗传性溶血性贫血；伴有淋巴结明显肿大者，应考虑造血系统恶性病变，如白血病、恶性淋巴瘤等。

(三)实验室检查

血液检查是贫血诊断及鉴别诊断必不可少的检查项目,临床上应由简入繁的进行。一般贫血患儿,大多通过病史询问、体格检查和初步的实验室检查结果分析,都能得出初步诊断或明确诊断。对于病情复杂者,亦可根据初步线索进一步选择必要的检查。

1.外周血象

外周血象是一项简单而又重要的检查项目。根据红细胞及血红蛋白量的检查结果,初步判断有无贫血及贫血的程度,通过红细胞形态检查可协助分析贫血病因。如缺铁性贫血患者,血红蛋白的减少比红细胞减少更加明显,红细胞体积小、染色浅、中央淡染区扩大;细胞大小不等、以大细胞为主,染色饱满则提示巨幼红细胞贫血;红细胞大小不等,染色浅并有异形、靶形和碎片者,多提示地中海贫血;红细胞呈球形(超过20%)或椭圆形(超过25%)则提示遗传性球形红细胞增多症或椭圆形红细胞增多症;红细胞形态正常者多见于急性失血或急性溶血患者。

网织红细胞增多提示骨髓造血功能活跃,如失血性贫血、急慢性溶血;减少则提示造血功能低下,可见于营养性贫血、再生障碍性贫血等。

白细胞和血小板计数可协助诊断或初步诊断,排除造血系统其他疾病(如白血病)以及感染性疾病所致的贫血。

2.骨髓检查

可直接了解骨髓造血细胞生成的质和量的变化,对某些贫血的病因诊断具有决定性意义(如白血病、再生障碍性贫血、营养性巨幼红细胞贫血等)。骨髓活体检查对白血病、转移瘤等骨髓病变具有诊断价值。

3.其他检查

应根据患者的具体情况选择性进行。如缺铁性贫血患者可进行血清铁、铁蛋白、红细胞游离原卟啉等检查;对遗传性球形红细胞增多症患者可进行红细胞脆性试验;对地中海贫血患者进行血红蛋白分析;对自身免疫性溶血患者选择抗人球蛋白试验;先天性红细胞酶缺陷所致溶血性贫血患者可进行红细胞酶活力测定。

(四)治疗原则

1.去除病因

去除病因是治疗贫血的关键。

2.一般治疗

加强护理、预防感染、纠正不当的喂养方式、改善饮食质量和搭配等。

3.药物治疗

针对贫血的病因选择有效的药物进行治疗。如缺铁性贫血患者给予铁剂治疗;巨幼红细胞贫血患者给予维生素 B_{12} 及叶酸治疗;自身免疫性溶血性贫血患者可给予肾上腺皮质激素治疗。

4.输血治疗

重度贫血或因贫血引起心功能不全时,输血是抢救措施。长期慢性贫血者,若代偿功能好,则可不必输血。必需输血时应注意输血量及速度。严重贫血时,应输给浓缩红细胞,一次输血量应少且速度宜慢,以免引起心力衰竭和肺水肿。

5. **造血干细胞移植**

这是目前根治严重遗传性溶血性贫血和再生障碍性贫血的有效方法。但受到 HLA 相配的造血干细胞来源的限制。

6. **并发症治疗**

婴幼儿贫血易合并急、慢性感染，营养不良，消化功能紊乱等，除给予积极的治疗外，还应考虑贫血与并发症相互影响的特点，如贫血患儿在消化功能紊乱时对于体液失衡的调节能力较无贫血患儿差，在输液治疗时应予重视。

第三节　营养性贫血

一、缺铁性贫血

缺铁性贫血是指由于体内铁缺乏导致血红蛋白合成减少的一种贫血。临床以小细胞低色素性贫血、血清铁减少、铁剂治疗有效为特点。本病婴幼儿发病率最高，严重危害小儿健康，是我国重点防治的小儿常见病之一。

【铁的代谢】

1. **人体内铁元素的含量及其分布**

正常人体内的含铁总量随年龄、体重、性别和血红蛋白水平不同而异。铁元素在体内的分布见图 12-1。

体内总铁量参考值：	正常成人男性	约 50mg/kg
	正常成人女性	约 35mg/kg
	新生儿	约 75mg/kg

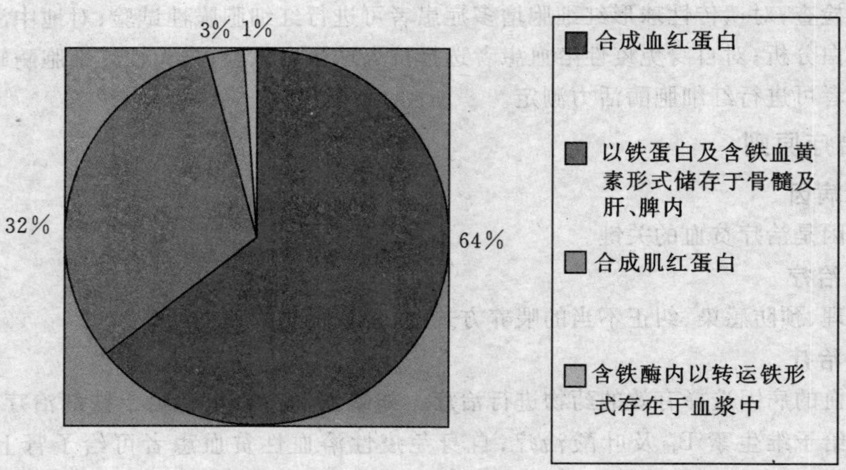

图 12-1　铁元素在体内的分布

2. **铁的来源**

(1)**外源性铁**　主要来自食物，占人体铁摄入量的 1/3。动物性食物尤其是精肉、血、内脏含铁量高，吸收率达10%～25%；母乳与牛乳含铁量均低，但母乳铁的吸收率较牛乳高。植物性食物如大豆、木耳、海带等铁的吸收率约为1.7%～7.9%。

(2)**内源性铁**　体内红细胞衰老破坏后释放的血红蛋白铁，占人体铁摄入量的2/3，几乎能全部被再利用。

3. 铁的吸收和运转

食物中的铁主要以Fe^{2+}形式在十二指肠和空肠上段被吸收，肠黏膜细胞对铁的吸收有调节作用，当体内储铁充足或造血功能减退时铁吸收减少，在缺铁和造血功能增强时，铁通过肠黏膜细胞进入血液的量增多。铁进入肠黏膜细胞后，一部分与细胞内的去铁蛋白结合，形成铁蛋白；另一部分通过肠黏膜进入血液，与血浆中转铁蛋白相结合，随血循环运送到骨髓等需铁和储铁组织。

肠腔内的一些因素可影响铁的吸收。维生素C、稀盐酸、果糖、氨基酸等还原物质等使Fe^{3+}变成Fe^{2+}，有利于铁的吸收；磷酸、草酸等可与铁形成不溶性铁酸盐，难于吸收；植物纤维、茶、咖啡、蛋、牛奶、抗酸药等可抑制铁的吸收。长期消化功能紊乱、腹泻、呕吐均可直接影响铁的吸收。

【病因】

1. 铁的摄入量不足

铁的摄入量不足是缺铁性贫血发病的主要原因。婴儿的主要食品是乳类，人乳、牛乳、谷物中含铁量均低，如不及时添加含铁较多的辅食，容易发生缺铁性贫血。幼儿及年长儿因偏食、挑食也可导致铁不足而发病。

2. 先天储铁不足

胎儿通过胎盘从母体获得铁，以孕后期3个月获铁量最多，故早产儿、双胎或多胎及孕母严重缺铁等因素均可使胎儿体内铁的储备不足而发病。

3. 生长发育因素

年龄越小，生长发育越快，血容量增加越快，需铁量越多。如不及时添加含铁量丰富的食物，则容易发生缺铁性贫血。

4. 铁的吸收障碍

食物搭配不合理可影响铁的吸收。慢性腹泻患儿不仅铁的吸收不良，而且铁的排泄也多。

5. 铁的丢失过多

正常婴儿每天排泄的铁量相对比成人多。长期慢性失血可致缺铁，如肠息肉、梅克尔憩室、膈疝、钩虫病等。用不经加热处理的鲜牛奶喂养的婴儿可因对牛奶过敏而致肠出血。

【发病机制】

1. 缺铁对血液系统的影响

铁是合成血红蛋白的重要原料，缺铁将导致血红蛋白生成减少，导致新生的红细胞内血红蛋白含量不足，细胞浆减少，细胞变小；而缺铁对于细胞的增殖影响较小，故红细胞数量减少程度不如血红蛋白的减少明显，形成小细胞低色素性贫血。

缺铁常经过以下三个阶段才发生贫血：①铁减少期(ID)：此阶段体内储铁不足，血清铁蛋白减少，但供给合成血红蛋白的铁尚未减少；②红细胞生成缺铁期(IDE)：此期储存的铁被进一步消耗，供给合成血红蛋白的铁也开始不足，血清铁降低，总铁结合率增加，血红蛋白量处于正常低限；③缺铁性贫血期(IDA)：供给合成血红蛋白的铁不足，形成小细胞低色素性贫血。红细胞游离原卟啉明显升高。

2. **缺铁对其他系统的影响**

缺铁可影响肌红蛋白的合成，亦可使多种含铁的酶活性降低，细胞功能紊乱。如细胞色素C、单胺氧化酶、核糖核苷酸还原酶、过氧化酶、琥珀酸脱氢酶等。这些酶与生物氧化、组织呼吸、胶原合成、卟啉代谢、淋巴细胞及粒细胞功能、神经介质合成与分解、躯体及神经组织的发育有关。因此，缺铁时会出现一系列非血液系统的表现，如体力减弱、易疲劳、表情淡漠、注意力难以集中、记忆力减退和智能减低等。其次，缺铁还可引上皮细胞退变、萎缩，出现舌炎、口腔炎；引起胃酸缺乏、小肠黏膜变薄而致消化功能减退，反甲；引起细胞免疫及中性粒细胞功能下降致抗感染能力减低等。

【临床表现】

任何年龄均可发病，以6个月～2岁最多见。起病缓慢，临床表现随病情轻重而有不同。

1. **一般表现**

皮肤、黏膜苍白，以口唇、口腔黏膜及甲床较明显。易疲乏、不爱活动、体力减弱等。年长儿可诉头昏、眼前发黑、耳鸣等。

2. **骨髓外造血表现**

肝、脾及淋巴结轻度肿大。年龄越小，病情越重，病程越久，肝脾肿大越明显。

3. **非造血系统症状**

(1)**消化系统症状**　患儿食欲减退，少数有异食癖，如喜食泥土、墙皮、煤渣等；常有呕吐、腹泻；可出现口腔炎、舌炎或舌乳头萎缩；重者可出现萎缩性胃炎或吸收不良综合征。

(2)**神经系统症状**　常有烦躁不安或精神萎靡，年长儿精神不集中、注意力降低，记忆力减退，智能多数低于正常同龄儿。

(3)**心血管系统症状**　明显贫血时心率增快，严重者心脏扩大甚至出现心力衰竭。

(4)**其他**　因细胞免疫力低下，常合并感染。可因上皮组织的异常而出现反甲。

【辅助检查】

1. **外周血象**

红细胞及血红蛋白数减少，以后者降低更为明显。外周血涂片可见红细胞大小不等，以小细胞为多，中央淡染区扩大。呈小细胞低色素性贫血，MCV＜80fl、MCH＜26pg、MCHC＜0.31。网织红细胞数正常或轻度减少，白细胞、血小板一般无变化。

2. **骨髓象**

红细胞系增生活跃，以中、晚幼红细胞增生为主。各期红细胞均较小，胞浆少，染色偏蓝，显示胞浆成熟程度落后于胞核。粒细胞和巨核细胞系一般无明显变化。

3. **铁代谢检查**

(1)**血清铁蛋白(SF)**　SF值是诊断缺铁ID期的重要指标。因其可较敏感地反映体内储存铁的情况，在缺铁的ID期即已降低，IDE和IDA降低更为明显。用免疫放射法测定参考值：＜3个月婴儿为194～238μg/L；3个月后为18～91μg/L；若＜12μg/L则提示缺铁。当合并感染、肿瘤、肝脏和心脏疾病时SF可增高，因此机体虽有缺铁但SF可不降低。此时测定不受这些因素影响的红细胞内碱性铁蛋白有助于诊断。

(2)**红细胞游离原卟啉(FEP)**　FEP增高是缺铁性贫血较敏感的检测指标，当FEP＞0.9μmol/L(500μg/dl)时即提示细胞内缺铁。如SF值降低、FEP增高而未出现贫血，这是IDE期的典型表现。另外，FEP增高还可见于铅中毒，慢性炎症和先天性原卟啉增多症，应注意鉴别。

(3)血清铁(SI)、总铁结合力(TIBC)和转铁蛋白饱和度(TS) 这三项检查反映血浆中铁含量,通常在IDA期才出现异常:即SI和TS降低,TIBC升高。SI正常值为12.8～31.3μmol/L(75～175μg/dl),＜9.0～10.7μmol/L(50～60μg/dl)有意义,但其生理变异性大,并且在感染、恶性肿瘤、类风湿性关节炎等疾病时可降低。TIBC＞62.7μmol/L(350μg/dl)时有意义,其生理变异性小,在病毒性肝炎时可增高。TS＜15%有诊断意义。

(4)骨髓可染铁 这是一项反映体内储存铁敏感而可靠的指标。观察红细胞内铁粒幼细胞数＜15%提示储存铁减少,即细胞内铁减少。

【诊断】

根据:①病史特别是喂养史;②相应临床表现;③血象特点,一般可作出初步诊断,进一步作有关铁代谢的检查有确诊意义。必要时作骨髓检查。用铁剂治疗有效可证实诊断。

【鉴别诊断】

应注意与其他的引起小细胞低色素性贫血的疾病,如地中海贫血、维生素B_6缺乏性贫血等作出鉴别。

【治疗】

主要原则是去除病因和铁剂治疗。

1.一般治疗

加强护理、预防感染、保证患儿充足的睡眠、改善喂养方式、合理安排饮食、逐渐增高富含铁质的食物。重度贫血患儿应注意保护心功能。

2.去除病因

去除病因是根治的关键。如对饮食不当引起缺铁性贫血者,应纠正饮食习惯及食物搭配。如有慢性失血性疾病,如钩虫病、肠息肉等,应予积极治疗原发病。

3.铁剂治疗

铁剂是治疗缺铁性贫血的特效药。

(1)口服铁剂 若无特殊原因,应采用口服法给药。二价铁容易吸收,常用的制剂有硫酸亚铁(含元素铁20%)、富马酸亚铁(含元素铁33%)、葡萄糖酸亚铁(含元素铁12%),琥珀酸亚铁(含元素铁35%)等。口服铁的剂量为元素铁4～6mg/(kg·d),分3次口服,一次剂量不应超过元素铁1.5～2mg/kg。以两餐之间服用为宜,从小剂量开始,可减少胃肠道不良反应,同时服用维生素C可增加铁的吸收。不宜与牛奶、茶、咖啡及抗酸药物等同时服用,以免影响铁的吸收。

(2)注射铁剂 因较易出现不良反应,甚至可发生过敏性休克导致死亡,故应慎用。适用于不能口服铁剂、口服铁剂吸收不良、胃肠不良反应严重或诊断明确但是口服铁剂无治疗反应者。常用的注射制剂包括:山梨醇枸橼酸铁复合物、右旋糖酐铁复合物、葡萄糖氧化铁等。

(3)治疗效果 经铁剂治疗后若有效,网织红细胞于服药后2～3天开始上升,5～7日达高峰,2～3周后下降至正常。一般在补给铁剂后12～24小时后,细胞内含铁酶开始恢复,烦躁等精神症状开始减轻,食欲增加,血红蛋白通常于治疗3～4周后达正常水平。若治疗效果满意,血红蛋白恢复正常后应再继续服用铁剂6～8周,以补充铁储存。

4.输红细胞治疗

一般病例无需输红细胞治疗。其治疗适应证:①贫血严重,尤其是发生心力衰竭者;②合并感染者;③急需外科手术者。贫血越严重,每次输注的量应越少。Hb＜30g/L者,应采用等量换血方法；Hb在30～60g/L者，每次可输注浓缩红细胞4～6ml/kg；Hb＞60g/L者，不必输红细胞。

【预防】

预防的关键在于做好卫生宣传工作，使全社会尤其是家长认识到缺铁对于小儿的危害性及做好预防工作的重要性，使之成为儿童保健工作中的重要内容。主要的预防措施：①提倡母乳喂养；②做好喂养指导：婴儿应及时添加辅食及富含铁的食物；若以鲜牛乳喂养者，必须加热处理以防发生牛乳过敏导致肠道失血；年长儿合理搭配饮食；③婴幼儿食品（谷类制品、牛奶制品等）应适当加入铁剂以强化；④早产、双胎、多胎及低出生体重儿，由于出生时体内储铁量少，则应在生后1～2个月给予铁剂预防。

二、营养性巨幼细胞贫血

营养性巨幼细胞贫血是由于维生素B_{12}或（和）叶酸缺乏所致的一种大细胞性贫血。主要临床特点是贫血、神经精神症状、红细胞的胞体变大，骨髓中出现巨幼红细胞、用维生素B_{12}或（和）叶酸治疗有效。

【病因】

1. 摄入量不足

维生素B_{12}和叶酸主要存在于动物肉类、肝脏、肾脏、海产品、禽蛋及绿叶蔬菜等食物中。常见于单纯母乳喂养而未及时添加辅食、人工喂养不当及严重偏食的婴幼儿，可致维生素B_{12}和叶酸缺乏。孕母或乳母严格素食可致胎儿或婴儿缺乏维生素B_{12}。羊乳中叶酸含量很低，故单纯以羊乳喂养的小儿易导致叶酸缺乏。

2. 需要量增加

婴儿特别是早产儿生长发育快，对维生素B_{12}和叶酸的需求量也增加。严重感染者，维生素B_{12}消耗快，需要量也相应增加。

3. 吸收或转运障碍

食物中的维生素B_{12}进入胃中必须先与胃底部壁细胞分泌的糖蛋白结合后才能在回肠末端被吸收，进入血循环后需与转钴胺素蛋白结合再被运往肝脏储存。慢性腹泻可影响叶酸吸收，先天性叶酸代谢障碍也可致叶酸缺乏。

【发病机制】

维生素B_{12}和叶酸均为细胞核DNA合成所需。叶酸被吸收后被叶酸还原酶还原成四氢叶酸，在此过程中维生素B_{12}起着非常重要的催化作用。四氢叶酸是细胞核DNA合成必需的辅酶。叶酸及维生素B_{12}的缺乏均可导致四氢叶酸减少，细胞核DNA合成减少，幼稚红细胞分裂和增殖的时间延长，使红细胞胞核的发育落后于胞浆。由于血红蛋白的合成不受影响，故红细胞胞体变大，形成巨幼红细胞。由于红细胞生成速度减慢，红细胞寿命变短，加之巨幼红细胞在骨髓内容易遭受破坏，从而出现贫血。

DNA合成减少也导致粒细胞胞核成熟障碍，出现巨大幼稚粒细胞及中性粒细胞分叶过多现象。而且亦可使巨核细胞的核发育障碍出现巨大血小板。

维生素B_{12}还与神经髓鞘中脂蛋白的形成有关，可保持中枢和外周髓鞘神经纤维功能的完整性。当维生素B_{12}缺乏时，可致中枢和外周神经髓鞘受损，从而出现神经精神症状。除此之外，维生素B_{12}缺乏还可以使中性粒细胞和巨噬细胞杀菌作用减弱，而易发生感染，特别是结核杆菌的感染，故维生素B_{12}缺乏患儿还易患结核病。

【临床表现】

缓慢起病，以 6 个月～2 岁小儿多见。

1. 一般表现

多呈虚胖或颜面轻度水肿，毛发稀疏、纤细、色黄，严重者皮肤有出血或瘀斑。

2. 贫血表现

皮肤呈蜡黄色。睑结膜、口唇、甲床等处苍白。偶有轻度黄疸；疲乏无力；因贫血而引起骨髓外造血，故常伴肝、脾及淋巴结肿大。

3. 精神、神经症状

可出现烦躁不安，易怒等症状。维生素 B_{12} 缺乏者可表现为表情呆滞，嗜睡，对外界反应差，目光发直，少哭不笑，条件反射不易形成，智力发育和动作发育落后甚至有倒退的现象。重者病例还常出现手、唇和舌等部位、肢体、躯干、头部甚至全身颤抖；感觉异常；共济失调；踝阵挛及巴宾斯基征阳性。单纯叶酸缺乏不发生神经系统症状，但可导致神经精神异常。

4. 消化系统症状

常出现较早，如厌食、恶心、呕吐、腹泻和舌炎等。

【辅助检查】

1. 外周血象

RBC 及 Hb 计数均减少，以前者减少更加明显。MCV＞94fl，MCH＞32pg，呈大细胞性贫血。血涂片检查可见红细胞大小不等，以大细胞为多，易见嗜多色性和点彩红细胞，可见巨幼变的有核红细胞，中性粒细胞呈分叶过多现象。网织红细胞、白细胞、血小板计数常减少。

2. 骨髓象

增生明显活跃，以红细胞系增生为主，粒、红系统均出现巨幼变。表现为胞体变大，核染色质粗松，副染色质明显，显示细胞核的发育落后于胞浆。中性粒细胞分叶过多，巨核细胞也有过度分叶现象。

3. 血清维生素 B_{12} 和叶酸测定

血清维生素 B_{12} 的正常值为 200～800ng/L，＜100ng/L 为缺乏。血清叶酸正常值为 5～6μg/L，＜3μg/L 为缺乏。

【诊断】

根据：①发病年龄，病史采集特别是喂养史的询问；②相关临床表现；③实验室检查，即可诊断。当患儿有明显的精神神经症状，则考虑为维生素 B_{12} 缺乏所致。有条件时可进一步测定血清中维生素 B_{12} 和叶酸的量。

【治疗】

1. 一般治疗

加强护理，防止交叉感染。改善喂养，增强食欲，及时添加辅食。

2. 去除病因

对引起维生素 B_{12} 和叶酸缺乏的病因应予去除。

3. 维生素 B_{12} 和叶酸治疗

(1)维生素 B_{12}　有精神神经症状者，应以维生素 B_{12} 治疗为主，如单用叶酸反而有加重症状的可能。维生素 B_{12} 每次肌注 100μg，每周 2～3 次，连续肌注 2 周以上；或用维生素 B_{12} 500～1000μg 一次肌注，直至临床症状好转，血象恢复正常为止。当有神经系统受累表现时，可予每日 1mg，连续肌注 2 周以上。维生素 B_{12} 吸收缺陷者，每月肌注 1mg，长期应用。

用维生素 B_{12} 治疗后 6～7 小时骨髓内巨幼红细胞开始转变为正常幼红细胞；2～4 天网织红细胞开始上升，6～7 天达高峰，2 周后降至正常；2～4 天后精神症状好转，但精神神经症状恢复较慢。

(2)叶酸 每次 5mg，口服，每日 3 次，连续数周至临床症状好转、血象恢复为止。同时口服维生素 C 有助于叶酸的吸收。因使用抗叶酸代谢药物而致病者，可用亚叶酸钙治疗。先天性叶酸吸收障碍者，口服叶酸剂量应增至每日 15～50mg 才有效。服用叶酸 1～2 天后，食欲开始好转，骨髓中巨幼红细胞转为正常；2～4 天网织红细胞开始上升，4～7 天达高峰；2～6 周红细胞和血红蛋白恢复正常。

(3)治疗初期，由于大量新生红细胞，使细胞外钾转移至细胞内，可引起低血钾，应预防性补钾。

【预防】

预防措施的关键在于改善喂养及加强一般性保健工作：①加强孕母及乳母营养；②合理喂养、及时添加富含维生素 B_{12} 和叶酸的辅食；③早期诊治营养缺乏、婴幼儿腹泻等疾病；④早期发现本病，及时治疗。

第四节 急性白血病

白血病是造血组织中某一血细胞系统过度增生、浸润到各组织和器官，从而引起一系列临床表现的恶性血液病，是我国最常见的小儿恶性肿瘤。我国 10 岁以下小儿白血病的发病率为 3～4/10 万，男性发病率高于女性。急性白血病占 90%～95%，慢性白血病仅占 3%～5%。

【病因和发病机制】

病因及发病机制目前尚未完全明确。研究表明，白血病的发病可能与病毒感染（主要为 RNA 病毒的反转录病毒）、物理和化学因素（电离辐射、苯及其衍生物、氯霉素、保泰松、乙双吗啉和细胞毒药物）以及遗传因素等引起人体内多种基因突变及细胞凋亡受抑制有关。

【分类和分型】

急性白血病的分类和分型对于诊断、治疗和提示预后都有意义。根据增生的白细胞种类不同，可分为急性淋巴细胞白血病（简称为急淋，ALL）和急性非淋巴细胞白血病（简称为急非淋，ANLL）两大类，其中前者占小儿白血病的 70%～85%。目前常采用形态学（M），免疫学（I）和细胞遗传学（C），即 MIC 综合分型。

1. **急性淋巴细胞白血病（ALL）**

(1)按形态学分型(FAB) 根据原淋巴细胞形态学不同可分为 L1、L2、L3 三种类型（表 12-3）。

表 12-3 形态学分型(FAB)

分类	特点
L1(约占 80%)	以小细胞为主，其平均直径约为 6.6μm，核染色质均匀，核型规则；核仁很小，胞质少，细胞质空泡不明显
L2	以大细胞为主，大小不一，其平均直径为 8.7μm，核染色质不均匀，核型不规则，核仁一个或数个，胞质量中等，胞质空泡不定
L3(约占 4%)	以大细胞为主，细胞大小一致，核染色质细点状，均匀，核型规则，核仁一个或多个，胞质量中等，胞质空泡明显

(2)免疫学分型　应用单克隆抗体检测淋巴细胞表面抗原标记，一般将急性淋巴细胞白血病分为 T、B 两大系列(表 12－4)。

表 12－4　免疫学分型

分型	特点
T 系急性淋巴细胞白血病 (约占小儿 ALL 的 10%～15%)	具有阳性的 T 淋巴细胞标志，如 CD1、CD3、CD5、CD8 和 TdT 阳性
B 系急性淋巴细胞白血病 约占小儿 ALL 的 80%～90%	早期前 B 细胞型 HLA－DR、CD79a、CD19、和(或)Cy－CD22 阳性，SmIg、CyIg 阴性 前 B 细胞型 CyIg 阳性，SmIg 阴性，其他 B 系标志及 HLA－DR 阳性 成熟 B 细胞型 SmIg 阳性，CyIg 阴性，其他 B 系标志及 HLA－DR 阳性

(3)细胞遗传学改变　主要有：①染色体数目异常：如≤45 条的低二倍体，或≥47 条的高二倍体；②染色体核型异常：如 12 号和 21 号染色体易位，即 t(12;21)/AMLI－TEL(ETV6－CBFA2)融合基因；9 号和 22 号染色体易位，即 t(9;22)/BCR－ABL 融合基因；或 t(4;11)/MLL－AF4 融合基因等。

(4)临床危险度分型

1)高危型急性淋巴细胞白血病(HR－ALL)：①年龄<12 个月的婴儿白血病；②诊断时外周血 WBC 计数≥100×10^9/L；③染色体核型为 t(9;22)/BCR－ABL 融合基因；t(4;11)/MLL－AF4 融合基因；④泼尼松试验不良效应者(泼尼松每日 $60mg/m^2$ 诱导 7 日，第 8 日外周血白血病细胞>1×10^9/L)；⑤初治诱导缓解治疗失败(标准化疗方案 6 周未获完全缓解)，具备上述一项或几项危险因素者则为 HR－ALL。

2)中危型急性淋巴细胞白血病(MR－ALL)：①年龄≥10 岁；②诊断时外周血 WBC 计数≥50×10^9/L；③诊断时已发生中枢神经系统白血病和(或)睾丸白血病；④免疫表型为 T 细胞白血病；⑤染色体数目为<45 条的低二倍体，或 t(12;21)、t(9;22)核型以外的其他异常染色体核型，或 t(4;11)以外的其他 MLL 基因重排，具备上述一项或几项危险因素者则为MR－ALL。

3)低危型急性淋巴细胞白血病(SR－ALL)：不具备上述任何一项危险因素者。

2. 急性非淋巴细胞白血病 ANLL

目前有 FAB 分型、免疫学分型、细胞遗传学和分子生物学分型等，下面简单介绍 FAB 分型(表 12－5)。

表 12－5 FAB分型

分型	特点
原粒细胞白血病未分化型（M_1）	骨髓中原粒细胞≥90%，早幼粒细胞很少，中幼粒以下各阶段细胞极少见，可见 Auer 小体
原粒细胞白血病部分分化型（M_2）	骨髓中原粒和早幼粒细胞共占 50%以上，可见多少不一的中幼粒、晚幼粒和成熟粒细胞，可见 Auer 小体；M_2b 型即以往命名的亚急性粒细胞白血病，骨髓中有较多的核、浆发育不平衡的中幼粒细胞
颗粒增多的早幼粒细胞白血病（M_3）	骨髓中颗粒增多的异常早幼粒细胞占 30%以上，胞浆多少不一，胞浆中的颗粒形态分为粗大密集和细小密集两类，据此又可分为两型，即粗颗粒型（M_3a）和细颗粒型（M_3b）
粒-单核细胞白血病（M_4）	骨髓中幼稚的粒细胞和单核细胞同时增生，原始及幼稚粒细胞＞20%；原始、幼稚单核和单核细胞≥20%；或原始、幼稚和成熟单核细胞＞30%，原粒和早幼粒细胞＞10%。除以上特点外，骨髓中异常嗜酸粒细胞增多
单核细胞白血病（M_5）	骨髓中以原始、幼稚单核细胞为主。可分为两型：未分化型，原始单核细胞为主，＞80%；部分分化型，骨髓中原始及幼稚单核细胞＞30%，原始单核细胞＜80%
红白血病（M_6）	骨髓中有核红细胞＞50%，以原始及早幼红细胞为主，且常有巨幼样变；原粒及早幼粒细胞＞30%。外周血可见幼红及幼粒细胞；粒细胞中可见 Auer 小体
急性巨核细胞白血病（M_7）	骨髓中原始巨核细胞＞30%；外周血有原始巨核细胞

【临床表现】

各型急性白血病大多起病较急，少数缓慢，其临床表现基本相同。

1. 一般表现

患儿早期可出现面色苍白、精神不振、疲乏无力、食欲低下等。少数患儿以发热和类似风湿热的骨关节痛为首发症状。

2. 发热

多数患儿起病初即有发热，且热型、热度不定。低热患儿多为白血病性发热，此类发热抗生素治疗无效；高热多由感染引起。

3. 贫血

由于骨髓造血干细胞受到抑制故出现贫血，出现时间较早，并随病情发展而加重。表现为皮肤、黏膜苍白、虚弱无力、活动后气促等。

4. 出血

白血病细胞浸润使血小板生成受到抑制、肝细胞合成凝血因子及酶不足、血管通透性增加等，造成出血。以皮肤及黏膜出血多见，表现为紫癜、瘀斑、鼻出血、牙龈出血、消化道出血及血尿等。颅内出血是本病死亡的重要原因之一。各型白血病中以 M_3 型出血最为显著。

5. 白血病细胞浸润引起的症状及体征

(1)肝、脾、淋巴结肿大 白血病细胞浸润使得肝、脾肿大，尤以急性淋巴细胞性白血病最为显著。肿大的肝脾质地柔软，表面光滑，可有压痛。全身浅表淋巴结轻度肿大，但多局限于颈部、颌下、腋下和腹股沟等处。其肿大程度以急性淋巴细胞性白血病较为显著。有时会因纵隔淋巴结肿大引起压迫症状而发生呛咳、呼吸困难和静脉回流受阻等。

(2)**骨和关节浸润** 多见于急性淋巴细胞白血病。由于骨髓腔内白血病细胞大量增生、压迫和破坏邻近骨质以及发生骨膜浸润,且小儿骨髓多为红髓,易被白血病细胞侵犯,故患儿常出现骨、关节疼痛。约25%的患儿以四肢长骨、肩、膝、腕、踝等关节疼痛为首发症状。其中部分患儿呈游走性关节痛,局部红肿现象不明显,并常伴有胸骨压痛。

(3)**中枢神经系统浸润** 白血病细胞侵犯脑实质和(或)脑膜时即引起中枢神经系统白血病(CNSL)。由于多种化疗药物不能透过血-脑脊液屏障,故中枢神经系统成为白血病细胞的“庇护所”,造成CNSL的发生率增高。多见于急性淋巴细胞白血病及化疗后缓解期,是导致白血病复发的主要原因。常见症状:由于颅内压增高常引起头痛、视乳头水肿、呕吐、嗜睡等;浸润脑膜时,可出现脑膜刺激征;浸润脑神经核和神经根时,可引起脑神经麻痹;脊髓浸润可引起横贯性损害而致截瘫。此外,还有惊厥、昏迷。脑脊液检查可确诊。

(4)**睾丸浸润** 白血病细胞浸润睾丸时引起睾丸白血病(TL),表现为局部肿大、触痛、及阴囊部皮肤呈黑红色。由于药物亦不能进入睾丸,因此常为白血病复发的另一重要因素。

(5)**绿色瘤** 是急性粒细胞白血病的一种特殊的类型。由于白血病细胞浸润,在患儿眼眶、颅骨、胸骨、肋骨或肝、肾、肌肉等处有局部块状隆起而形成绿色瘤。该瘤切面呈绿色,暴露在空气中绿色很快消失。绿色瘤偶可由急性单核细胞白血病引起。

(6)**其他部位浸润** 皮肤浸润可表现为丘疹、斑疹、结节或肿块;心脏浸润可引起心脏肿大、传导阻滞、心包积液和心力衰竭等;消化系统浸润可引起食欲缺乏、腹痛、腹泻、便血等;肾脏浸润可引起肾肿大、蛋白尿、血尿等;齿龈和口腔黏膜浸润可引起局部肿胀和口腔溃疡等。

【辅助检查】

1.外周血象

RBC及Hb均减少,大多数为正细胞正色素性贫血,网织红细胞数大多降低。偶在外周血中见到有核红细胞,WBC增高者约占50%以上,其余正常或减少,WBC分类以原始及幼稚细胞占多数,PLT减少。

2.骨髓象

骨髓检查是明确诊断和评定疗效的重要依据。典型的骨髓象为该类型白血病的原始及幼稚细胞极度增生,幼红细胞及巨核细胞减少。但小部分患儿的骨髓象可表现为增生低下。

3.组织化学染色

常用以下组织染色以协助鉴别细胞类型。

(1)**过氧化酶** 在早幼阶段的粒细胞为阳性;幼稚及成熟单核细胞为弱阳性;淋巴细胞和浆细胞为阴性。各类型分化较低的原始细胞均为阴性。

(2)**酸性磷酸酶** 原始粒细胞大多为阴性,早幼粒阶段后各阶段粒细胞均为阳性;原始淋巴细胞弱阳性,T细胞强阳性,B细胞阴性;原始和幼稚单核细胞呈强阳性。

(3)**碱性磷酸酶** 成熟粒细胞中此酶的活性在急性粒细胞白血病时明显降低,积分极低或为0;在急性淋巴细胞白血病时积分增加;在急性单核细胞白血病时积分大多正常。

(4)**苏丹黑** 结果与过氧化酶染色相似。

(5)**糖原** 原始粒细胞为阴性,早幼粒细胞以后各阶段粒细胞为阳性;原始及幼稚淋巴细胞约半数为强阳性,余为阳性;原始及幼稚单核细胞多为阳性。

(6)非特异性酯酶 此酶为单核细胞的标记酶，幼稚单核细胞强阳性；原始粒细胞和早幼粒细胞以下各阶段细胞为阳性或弱阳性；原始淋巴细胞阴性或弱阳性。

4. 溶菌酶检查

正常人血清含量为4～20mg/L，尿液中不含此酶。如在急性粒细胞白血病时，患者的血清及尿液的溶菌酶浓度中度增高；在急性单核细胞白血病时，明显增高；急性淋巴细胞白血病时则减少或正常。

【诊断】

典型病例根据患儿的临床表现、血象及骨髓象检查结果不难作出诊断，在有条件的医院，还可组织化学染色检查以明确诊断。

【鉴别诊断】

1. 传染性单核细胞增多症

由于此病常出现肝、脾及淋巴结肿大；白细胞计数增高或出现异常的淋巴细胞故极易与急性淋巴细胞白血病相混淆。但本病病程经过一般良好，通过血象及骨髓象检查常可鉴别。

2. 类白血病反应

当机体受到感染、中毒或溶血等因素刺激时，外周血检查常可见到幼稚白细胞或白血病细胞计数增高，但亦可见到白细胞中有中毒颗粒及空泡形成。另外，通过血小板检查正常，中性粒细胞碱性磷酸酶积分显著增高等即可鉴别。

3. 再生障碍性贫血

除有贫血及出血症状外，常有呼吸道、消化道、泌尿生殖道及皮肤黏膜感染等表现。但根据本病患儿肝、脾及淋巴结无肿大；血象检查呈全血细胞减少；骨髓有核细胞增生低下，无幼稚白细胞增生等即可鉴别。

【治疗】

急性白血病的治疗主要是以化疗为主的综合疗法，其原则：早期诊断、早期治疗；应严格区分白血病类型，按照不同类型的白血病制定不同的化疗方案和进行相应的药物治疗，采取早期连续适度化疗和分阶段长期规范治疗的方针。

1. 支持疗法

①注意增加患者饮食营养；有发热、出血时卧床休息；注意口腔卫生，防止黏膜糜烂；有明显贫血者应进行成分输血。②在化疗早期应注意水分的补充，防止尿酸结石梗阻、少尿或急性肾衰竭的发生。③在化疗阶段还应积极防治感染。若患者合并感染，应根据病情选用强力的抗生素或抗病毒药物进行治疗。

2. 化学药物治疗

简称化疗，其目的是杀灭白血病细胞，解除白血病细胞浸润引起的症状，使病情缓解、并巩固治疗效果减少耐药，以至治愈。HR、MR、SR－ALL患儿的化疗通常分为三个阶段：

(1)诱导治疗 需联合多种化疗药物，最大程度的杀灭白血病细胞，是使患儿尽快达到完全缓解、长期无病生存的关键。

1)HR－ALL：推荐使用长春新碱(VCR)1.5mg/m^2，静脉注射，每周1次，共4次，于化疗的第8日、第15日、第22日及第29日使用；柔红霉素(DNR)30mg/m^2，静滴，于第8日起每周1次，共用3次；门冬酰胺酶(L－ASP)6000～10000U/m^2，静滴或肌注，于第11日起隔日或隔两日1次，共用10次；泼尼松(Pred)第1日～第28日为60mg/(m^2·d)，分次口服，第29日开始减量至第36日时停药。

2)MR－ALL:参照 HR－ALL 方案,仅减少门冬酰胺酶(L－ASP)2 次。

3)SR－ALL:在 HR－ALL 方案上减少柔红霉素(DNR)1 次,门冬酰胺酶(L－ASP)减少 4 次。

(2)巩固治疗　采用环磷酰胺(CTX)1000mg/m^2,快速静滴,第 1 日;阿糖胞苷(Ara－C)1g/m^2,每 12 小时 1 次,共 6 次,第 2 日～第 4 日静滴;6－硫基嘌呤(6－MP)50mg/(m^2·d),于第 1 日～第 7 日,晚间 1 次口服。

(3)预防髓外白血病　髓外白血病是白血病复发、治疗失败的重要原因,因此预防髓外白血病是提高患儿长期生存率的关键步骤之一。预防性治疗的常用的方法有以下 7 种:

1)三联鞘内注射法(IT)　常用的有 MTX、Ara－C、地塞米松(Dex)3 种药物联合鞘内注射,剂量详见表 12－6。

表 12－6　不同年龄小儿三联鞘注药物剂量(mg/次)

年龄(月)	MTX	Ara－C	Dex
<12	5	12	2
12～24	7.5	15	2
25～35	10	25	5
≥36	12.5	35	5

2)大剂量甲氨蝶呤－四氢叶酸钙(HDMTX－CF)疗法:10 日为 1 疗程,每疗程用 MTX 2～5g/m^2,共用 3～4 疗程。取 1/6 量为突击量,于 30 分钟内快速静脉滴入,余量于 12～24 小时内匀速滴入;突击量滴入后 0.5～2 小时内行三联鞘内注射 1 次;开始滴入 MTX 36 小时后用 CF 解救,剂量为每次 15mg/m^2,首剂静脉注射,以后每 6 小时口服或肌内注射,共 6～8 次。

3)颅脑放射治疗:常用于>4 岁的 HR－ALL 患儿,诊断时 WBC 计数>100×10^9/L、T－ALL、或有 CNSL、或多种原因不宜进行 HDMTX－CF 治疗者。通常在小儿 ALL 达到完全缓解后 6 个月进行。在放射治疗的同时,每周鞘内注射 1 次。

4)早期强化治疗或再诱导治疗:常用的有 VDLDex 方案:长春新碱(VCR)、柔红霉素(DNR)均于第 1 日,第 8 日各 1 次,剂量和用法同诱导治疗。门冬酰胺酶(L－ASP)6000～10000U/m^2,于第 1 日起隔日或隔两日 1 次,共用 6～8 次。Dex6mg/(m^2·d)第 1 日～第 14 日。休息 1～2 周后,按巩固治疗方案,其中 Ara－C 为 75mg/(m^2·d),用药时间为:第 1 日～第 4 日,第 8 日～第 11 日。

5)维持治疗和加强治疗:对 ALL 一般主张使用 6－硫基嘌呤(6－MP)+MTX 维持治疗,以巩固疗效、达到长期缓解或治愈的目的。

6)中枢神经系统白血病(CNSL)的治疗:初诊患者已发生 CNSL 者,应照常进行诱导治疗,同时给予三联鞘内注射,第 1 周 3 次,第 2、3 周各 2 次,第 4 周 1 次。在完成诱导缓解、巩固及骨髓外白血病防治和早期强化后,作颅脑放射治疗。颅脑放射后,坚持三联鞘内注射每 8 周进行 1 次,直至治疗结束。若 CNSL 发生在完全缓解后的维持巩固期中,也可按上述方式进行治疗,但完成 5 次三联鞘内注射后,必须作全身强化治疗以免骨髓复发。全身强化治疗完成后,紧接着进行颅脑放射治疗。此后每 8 周进行三联鞘内注射 1 次,直至治疗终止。

7)睾丸白血病(TL)治疗：初诊时已诊断为 TL 的患儿，可先诱导治疗到完全缓解后作睾丸放射治疗(双侧)或行单侧睾丸切除术。此后继续进行巩固治疗、骨髓外白血病防治和早期强化治疗。如患儿在缓解维持治疗期发生 TL，除用上法于予治疗外，还可接着给予 VDLDex 和 VP16＋Ara－C 方案各治疗一疗程。

3. **急性非淋巴细胞白血病的治疗**

(1)诱导治疗 与 ALL 相比，ANLL 的并发症更多，治疗难度更大。每个患者都必须经过骨髓抑制期才可能完全缓解。

(2)缓解后治疗 常用方法包括：①采用原有效的诱导方案进行巩固治疗；②对于不能根治性治疗者，给予骨髓抑制性维持治疗；③可给予造血干细胞移植、或用含中、大剂量 Ara－C 的化疗方案进行根治性强化治疗；④中枢白血病患儿可用三联鞘内注射进行治疗等。

4. **造血干细胞移植(HSCT)**

造血干细胞移植(HSCT)是通过大剂量放化疗预处理，清除受者体内的肿瘤或异常细胞，再将自体或异体造血干细胞移植给受者，使受者重建正常造血及免疫系统。目前广泛应用于恶性血液病、非恶性难治性血液病、遗传性疾病和某些实体瘤治疗。但鉴于 HSCT 存在手术风险高，患者经济负担重，且部分患者接受移植后再复发等特点的制约，故临床应用时需严格掌握移植时机。

【预后】

目前大多数 ALL 和部分 ANLL 患者可通过联合化疗等治疗手段进行根治。急性 ALL 已不再被认为是致死性疾病。随着医疗水平的不断进步，急性 ALL 5 年无病生存率可达 70%～80%；ANLL 的初治完全缓解率亦达 80%，5 年无病生存率达 40%～60%。

第五节 溶血性贫血

一、遗传性球形红细胞增多症

遗传性球形红细胞增多症(HS)是由红细胞膜先天性缺陷而引起的溶血性贫血。临床上以不同程度的贫血，反复出现的黄疸、脾脏肿大、球形红细胞增多及红细胞渗透脆性增加为主要特点。

【病因】

本病多为常染色体显性遗传，少数为常染色体隐性遗传。男女均可发病。

【发病机制】

正常红细胞膜由双层脂质和膜蛋白组成，膜蛋白之间相互盘绕，维持着红细胞的盘状形态，因此正常红细胞表面面积较大、变形能力也强。当血液流经脾脏时，红细胞才能通过变形的方式穿越比它直径小得多的脾微循环结构。当调控红细胞膜蛋白的基因突变造成膜骨架蛋白单独或联合缺陷时，红细胞膜双层脂质蛋白丢失，红细胞表面积减少，表面积与体积的比值下降，从而红细胞呈球形改变；这种缺陷还使得红细胞膜蛋白磷酸化功能下降，过氧化酶增加，与膜结合的血红蛋白增加，导致红细胞变形能力减弱，脆性增加，即使少量水分进入细胞都会引起细胞破裂。另外，球形的红细胞在穿越脾脏毛细血管时变得十分困难，容易被脾脏破坏，从而导致溶血的发生。

【临床表现】

贫血、黄疸及脾脏肿大是本病的三大特征。发病年龄越小,症状越重。

1. 贫血

新生儿期起病者出现急性溶血性贫血和高胆红素血症;婴幼儿患者贫血的程度差异较大,大多数为轻至中度贫血。

2. 黄疸

大部分患者可见轻度黄疸。

3. 脾脏肿大

几乎所有患者均有脾脏肿大,且随年龄增长而逐渐显著,肝脏多轻度肿大。

4. 溶血危象

患儿在慢性病程中,常因感染、劳累或情绪紧张等因素引起"溶血危象",表现为贫血、黄疸突然加重,并伴发热、寒战、呕吐、脾大显著且有压痛。

【并发症】

可出现胆石症、痛风、顽固的踝部溃疡或下肢红斑性溃疡等并发症。

【辅助检查】

1. 外周血象

贫血多为轻至中度,发生溶血危象时可呈重度;网织红细胞升高;MCV 和 MCH 多正常,MCHC 可增高;WBC 及 PLT 计数多正常。血涂片检查可见细胞呈球形,胞体变小,染色深,中心浅染区消失。仅少数患者球形红细胞数量少或红细胞形态改变不明显。

2. 骨髓象

红细胞系统增生明显,有核红细胞形态无异常。

3. 红细胞渗透脆性试验

大多病例红细胞渗透脆性增加。24 小时孵育脆性试验则 100%病例阳性。

4. 其他

血清间接胆红素和游离血红蛋白增加,结合珠蛋白降低,尿中尿胆原增加。采用十二磺酸钠聚丙烯酰胺凝胶电泳或放射免疫法测定膜蛋白含量有助于判断膜蛋白的缺陷。分子生物学方法可确定基因突变位点。

【诊断】

根据:①患儿的临床表现;②阳性家族史;③血象检查,红细胞渗透脆性试验等即可诊断。对少数球形红细胞数量不多者,可作 24 小时孵育脆性试验和自身溶血试验,如为阳性则有诊断意义。

【鉴别诊断】

自身免疫性溶血患者既有溶血的临床变现,亦有球形红细胞增多,易与本病混淆。Coombs 试验阳性,肾上腺皮质激素治疗有效可资鉴别。

【治疗】

注意防治感染,避免劳累和情绪紧张,适当补充叶酸。防治高胆红素血症,贫血轻者无需输注红细胞,重度贫血或发生溶血危象时应输红细胞。

脾切除是 HS 主要的治疗方法。一般切脾后数天黄疸消退、血红蛋白增高、红细胞寿命延长,但红细胞膜缺陷不能根除,且脾切除后机体免疫力降低可产生多种并发症以严重感染最多见，故手术应于5岁以后进行，尽量避免在2～3岁以下手术。对于反复发生再障危象或依赖输血维持而必须进行脾切除的患者应给予肺炎球菌疫苗和预防性抗生素治疗。切除脾脏时，需注意有无副脾，如有应同时切除。为防止术后感染，对于所有脾切除患者应进行预防性抗生素治疗重点预防肺炎球菌性败血症，可应用长效青霉素，术后持续使用1～2年。脾切除后血小板常于短期内增高，应予抗血小板凝集药物如双嘧达莫等。

二、红细胞葡萄糖-6-磷酸脱氢酶缺乏症

红细胞葡萄糖-6-磷酸脱氢酶（G-6-PD）缺乏症，是一种性连锁不完全显性红细胞酶缺陷病。本病分布遍及世界各地，全世界大约有2亿人患有此种疾病。在我国以云南、贵州、海南、广东、广西、福建等地发病率较高。

【病因】

本病是由于调控G-6-PD的基因突变所引起，为X连锁不完全显性遗传病，男性的发病率高于女性，男性半合子和女性纯合子均发病；女性杂合子亦可发病，取决于其缺乏G-6-PD的红细胞数量在细胞群中所占的比例。

【发病机制】

具体机制尚不明确，目前认为服用氧化性药物（如伯氨喹）诱发溶血的机制：G-6-PD是6-磷酸葡萄糖（G-6-P）转变为6-磷酸葡萄糖酸（G-6-PG）反应中必需的酶。G-6-PD缺乏时，使还原型三磷酸吡啶核苷（NADPH）减少，不能维持生理浓度的还原型谷胱甘肽（GSH）从而使红细胞膜蛋白和酶蛋白中巯基遭受氧化，破坏了红细胞膜的完整性。NADPH的减少，使红细胞膜变硬，在通过脾脏时，易被破坏，导致溶血。蚕豆诱发溶血的机制尚不明确，研究认为蚕豆中所含的多巴、多巴胺、蚕豆嘧啶类、异脲咪等类似氧化剂物质，可能与蚕豆病的发病有关。

【临床表现】

1.伯氨喹型药物性溶血性贫血

伯氨喹型药物性溶血性贫血是由于服用某些具有氧化特性的药物而引起的急性溶血。此类药物包括：抗疟药（伯氨喹、奎宁等），镇痛退热药（安替比林、非那西汀等），硝基呋喃类（呋喃西林、呋喃唑酮等），磺胺类药，砜类药（氨苯砜等），萘苯胺，维生素K_3、K_4，奎尼丁，丙磺舒等。常于服药后1～3日出现急性血管内溶血。有头晕、恶心、呕吐、厌食、乏力等症状，继而出现黄疸、血红蛋白尿，严重者可有少尿、无尿、酸中毒和急性肾衰竭。本病的重要特点是溶血过程呈自限性。轻症患儿溶血持续1～2日或1周左右症状逐渐改善而自愈。

2.蚕豆病

常见于10岁以下小儿，男孩多见，常在蚕豆成熟季节流行，进食蚕豆或蚕豆制品（如粉丝）均可致病，母亲食蚕豆后哺乳可使婴儿发病。通常于进食蚕豆或其制品后24～48小时内发病，表现为急性血管内溶血，其临床表现与伯氨喹型药物性溶血相似。

3.新生儿黄疸

在本病高发地区由G-6-PD缺乏引起的新生儿黄疸并不少见。感染、病理产、缺氧、给新生儿哺乳的母亲服用氧化剂药物、或新生儿穿戴有樟脑丸气味的衣服等均可诱发溶血，但也有不少病例无诱因可查。主要症状为面色苍白、黄疸，大多于出生2～4日后达高峰，半数患儿可有肝脾肿大。贫血大多为轻度或中度。血清胆红素含量增高，重者可导致胆红素脑病。

4. **感染诱发的溶血**

细菌、病毒感染如沙门氏菌感染、细菌性肺炎、病毒性肝炎和传染性单核细胞增多症等均可诱发 G－6－PD 缺乏者发生溶血，一般于感染后几天之内突然发生溶血，溶血程度大多较轻，黄疸多不显著。

5. **先天性非球形细胞性溶血性贫血**

G－6－PD 缺乏所致者称为Ⅰ型，较为常见。患儿自婴儿期发病，无明显诱因出现慢性溶血性贫血，表现为贫血、黄疸、脾肿大；可因感染或服药而诱发急性溶血。

【辅助检查】

1. **红细胞 G－6－PD 缺乏的筛选试验**

常用 3 种方法：①高铁血红蛋白还原试验；②荧光斑点试验；③硝基四氮唑蓝（NBT）纸片法。

2. **红细胞 G－6－PD 活性测定**

红细胞 G－6－PD 活性测定是特异性的直接诊断方法。

3. **变性珠蛋白小体生成试验**

在溶血时阳性细胞＞0.05；溶血停止时呈阴性。不稳定血红蛋白病患者此试验亦可为阳性。

【诊断】

根据：①小儿红细胞葡萄糖－6－磷酸脱氢酶缺乏症阳性家族史或过去病史；②病史中有急性溶血特征；③有食蚕豆或服药物史，或新生儿黄疸，或自幼即出现原因未明的慢性溶血者；④结合实验室检查即可确诊。

【治疗】

1. **去除诱因**

对急性溶血者，应去除诱因。

2. **一般治疗**

为防止血红蛋白在肾小管内沉积，在溶血期应供给足够水分，注意纠正电解质失衡，口服碳酸氢钠，使尿液保持碱性。

3. **输血**

贫血较轻者不需要输血，去除诱因后溶血大多于 1 周内自行停止；贫血较重时，可输给 G－6－PD正常的红细胞 1～2 次。

4. **对症治疗**

应密切注意肾功能，如出现肾衰竭，应及时采取有效措施。新生儿黄疸可用蓝光治疗，个别严重者应考虑换血疗法，以防止胆红素脑病的发生。

【预防】

在 G－6－PD 缺陷高发地区，应进行群体 G－6－PD 缺乏症的普查；已知为 G－6－PD 缺乏者，应避免进食蚕豆及其制品，忌服有氧化作用的药物，并加强对各种感染的预防。

三、地中海贫血

地中海贫血又称珠蛋白生成障碍性贫血或海洋性贫血，是遗传性溶血性贫血的一组疾病。本病的临床表现轻重不一，以地中海沿岸国家和东南亚各国多见，我国长江以南各省均有报道，以广东、广西、海南、四川、重庆等地发病率较高，在北方较少见。

【病因】

正常人血红蛋白中的珠蛋白含有4种肽链，即α、β、γ和δ。根据珠蛋白肽链组合的不同形成三种血红蛋白，即HbA($\alpha_2\beta_2$)、HbA_2($\alpha_2\delta_2$)和HbF($\alpha_2\gamma_2$)。本病是由于遗传缺陷时，珠蛋白基因的缺失或点突变所致珠蛋白肽链合成障碍。根据肽链合成障碍的不同，分别成为α、β、δβ和δ等地中海贫血，其中以α和β地中海贫血较多见。

【发病机制】

1. β地中海贫血

其病因主要为位于人类第11号染色体短臂1区2节(11pl.2)上的β珠蛋白基因簇发生点突变，少数为基因缺失。基因缺失和有些点突变可致β链的生成完全受到抑制；而有些点突变和缺失使β链的生成部分受到抑制。染色体上两个等位基因突变点相同者称为纯合子；同源染色体上只有一个突变点者称为杂合子；等位基因突变点不同者称为双重杂合子。

重型β地中海贫血因β链生成完全或几乎完全受到抑制，以致含有β链的HbA合成减少或消失，而多余的α链则与γ链结合而成为HbF，使HbF生成明显增加，由于HbF氧亲和力高，故会导致患者组织缺氧；还使得红细胞膜变硬，在骨髓内大多就被破坏，尽管小部分能释放入外周血中，在通过脾脏微循环时，也易被破坏。故临床上患儿常表现为慢性溶血性贫血，贫血和缺氧导致促红细胞生成素分泌增多，骨髓造血增加，常引起骨骼病变。贫血还会导致含铁血黄素沉着症，主要是由于肠道对铁的吸收增多，加之治疗过程中反复输血而造成。轻症β地中海贫血β链的合成仅轻度减少，故其生理病理改变十分轻微。中间型β地中海贫血，其生理病理改变介于重症与轻症之间。

2. α地中海贫血

主要是由于位于人体第16号染色体短臂末端(16pl3.3)上的α珠蛋白基因簇的缺失所致，少数由基因点突变造成。重型α地中海贫血因α珠蛋白基因均缺失或缺陷，以致完全无α链生成，因而含有α链的HbA、HbA_2及HbF的合成均减少，患儿在胎儿期即发生大量γ链合成γ4即(Hb Bart's)，此物质对氧的亲和力极高，故而造成组织缺氧，引起胎儿水肿综合征。

中间型α地中海贫血患者仅能合成少量的α链，其多余的β链即合成HbH，HbH对氧具有较高的亲和力，又是一种不稳定的血红蛋白，容易在红细胞内变性、沉淀而形成包涵体，造成红细胞膜僵硬使红细胞寿命缩短。轻型α地中海贫血病理改变轻微。

【临床表现和实验室检查】

1. β地中海贫血

(1)重型 又称Cooley贫血。患儿出生时无症状，至3～12个月开始发病，呈慢性进行性贫血，表现为面色苍白，肝脾大，发育不良，常有轻度黄疸，症状随年龄增长而日益明显。常由于骨髓代偿性增生导致骨骼变大，髓腔增宽。患儿1岁后颅骨改变明显，形成地中海贫血特殊面容，表现为头颅变大、额部隆起、颧高、鼻梁塌陷，两眼距增宽。患儿常并发气管炎或肺炎。发生含铁血黄素沉着症时，常造成心力衰竭，是导致患儿死亡的重要原因之一。本病如不治疗，多于5岁前死亡。

实验室检查：①外周血象呈小细胞低色素性贫血，红细胞大小不等，中央浅染区扩大，出现异形、靶形、碎片红细胞和有核红细胞、点彩红细胞、嗜多染性红细胞、豪-周氏小体等；②网织红细胞正常或增高；③骨髓象呈红细胞系统增生明显活跃，以中、晚幼红细胞占多数，成熟红细胞改变与外周血相同；④红细胞渗透脆性明显减低；⑤HbF含量明显增高，大多＞0.40，这是诊断重型β地中海贫血的重要依据；⑥1岁以后小儿颅骨X线片可见颅骨内外板变薄，板障增宽，在骨皮质间出现垂直短发样骨刺改变。

(2)轻型 本病易被忽略，患者无症状或轻度贫血，脾不大或轻度大。病程经过良好，能存活至老年。

实验室检查：HbA_2 含量增高，HbF 含量正常。

(3)中间型 多于幼童期出现症状，常呈中度贫血，脾脏轻或中度大，部分患儿可有黄疸，骨骼改变较轻。

2. α地中海贫血

(1)重型 常发生胎儿水肿综合征，表现为流产、死胎或胎儿娩出半小时内即死亡，胎儿重度贫血、黄疸、水肿、肝脾肿大、出现腹水及胸水等。胎盘质脆且巨大。

实验室检查：外周血中成熟红细胞形态改变如重型β地中海贫血，有核红细胞和网织红细胞明显增高。血红蛋白中无 HbA、HbA_2 和 HbF，几乎全是 Hb Bart's 或同时有少量 HbH。

(2)轻型 患者无症状。

实验室检查：红细胞形态有轻度改变，如大小不等、中央浅染、异形等；红细胞渗透脆性降低；变性珠蛋白小体阳性；HbA_2 和 HbF 含量正常或稍低。

(3)中间型 又称血红蛋白H病，此型临床表现差异较大，出现贫血的时间和贫血轻重不一。大多在婴儿期以后逐渐出现贫血、疲乏无力、肝脾大、轻度黄疸；年龄较大患者可出现类似重型β地中海贫血的特殊面容。合并呼吸道感染或服用氧化性药物、抗疟药物等可诱发急性溶血而加重贫血，甚至发生溶血危象。

实验室检查：外周血象和骨髓象的改变类似重型β地中海贫血；红细胞渗透脆性减低；变性珠蛋白小体阳性；HbA_2 及 HbF 含量正常。包涵体生成试验阳性。

【诊断】

根据临床表现、实验室检查，结合阳性家族史，一般不难作出诊断。有条件者还可进行基因诊断以进一步确诊。

【鉴别诊断】

1. 缺铁性贫血

轻型地中海贫血因其临床表现与血象检查与缺铁性贫血相似，故易混淆。缺铁性贫血常有缺铁诱因，有关铁代谢的检查及铁剂治疗有效常可鉴别。

2. 球形红细胞增多症

见本节。

3. 传染性肝炎或肝硬化

因 HbH 病贫血常伴肝脾肿大，黄疸，少数病例还会出现肝功能损害，故易被误诊为传染性肝炎或肝硬化。通过病史询问、特殊家族史、红细胞形态观察、血红蛋白电泳检查、肝功能检查可鉴别。

【治疗】

轻型地中海贫血无需特殊治疗，中型、重型地中海贫血应采取以下一项或几项措施：

1. 一般治疗

注意休息和营养，积极预防感染。适当补充叶酸和维生素E。

2. 输血治疗

重型β地中海贫血应先反复输注浓缩红细胞，使患儿血红蛋白含量达120～150g/L，后每隔2～4周输注浓缩红细胞10～15ml/kg，使血红蛋白含量维持在90～105g/L以上，以使患儿生长发育接近正常和防止骨骼病变。中间型α和β地中海贫血采用少量输注法。

3. 去铁治疗

输血治疗后，患儿常会出现含铁血黄色沉着，故可用铁螯合剂如去铁胺进行去铁治疗。临床常用维生素C与去铁胺合用以加强排铁作用。

4. 脾切除

对血红蛋白H病及中间型β地中海贫血疗效较好，重症β地中海贫血疗效差。脾切除后导致机体免疫力低下，故容易并发多种并发症，临床需慎重。

5. 其他方法

造血干细胞移植是目前治疗重症β地中海贫血的首选方法，而基因活化治疗目前尚在研究、探索中。

【预防】

预防的关键在于进行做好卫生宣传，积极开展人群普查与遗传咨询、作好婚前指导以避免地中海贫血基因携带者之间联姻等，对预防本病有积极作用。在产前检查中，积极应用基因分析法，在妊娠早期对重型α和β地中海贫血胎儿作出诊断，及早终止妊娠。

学习小结

本章重点讲述了缺铁性贫血及营养性巨幼红细胞贫血。详细阐述了小儿缺铁性贫血及营养性巨幼细胞贫血的概念、病因、发病机制、临床表现、实验室检查及治疗方法等。其次，在本章中还讲述了急性白血病的概念、临床分型、临床表现及治疗方案；最后还简单讲述了溶血性贫血中三个疾病（遗传性球形红细胞增多症、红细胞G－6－PD缺乏症及地中海贫血）的概念、病因、临床表现、诊断与治疗，以及预防措施等。

在学习本章节时，应注意：①复习相关生理学、病理学等学科知识，帮助理解与记忆；②熟悉小儿造血系统的解剖生理特点、小儿贫血的分度及分类方法；③学习缺铁性贫血及营养性巨幼细胞贫血时，应结合内科学相关内容进行分析比较，找出儿科特点，并结合临床病案进行分析、实践，从而牢固掌握相关理论知识；④学习急性白血病时，应注意掌握白血病的临床分型、临床表现及其治疗方法；⑤学习溶血性贫血时，应熟悉三种常见的溶血性贫血的概念、临床表现、治疗及预防的措施。

目标检测

一、简答题

1. 胚胎期造血最旺盛的是什么时期？
2. 何谓骨髓外造血？其临床表现是什么？
3. 小儿血象的特点有哪些？
4. 白血病在临床上有哪些分型？
5. 何谓中枢神经系统白血病？
6. β地中海贫血的临床表现有哪些？

二、病例分析

1.1岁2个月男婴，面色苍白3个月，母乳喂养，不规律添加辅食，平时易感冒，双肺无异常，心律整，肝脾肋下未及。

(1)该患者应首选的检查是什么？

(2)若该患者血象检查示：RBC4.0$\times 10^{12}$/L，Hb80g/L，MCV72fl，MCH25pg，MCHC28%，则该患者进一步应进行哪些检查？

(3)进一步检查结果示：血常规：RBC4.0$\times 10^{12}$/L，Hb80g/L，MCV72fl，MCH25pg，MCHC28%；血清铁蛋白检查11μg/L，最可能的诊断是什么？

(4)该病最佳的治疗是什么？

2.6个月女婴，其母素食，母乳喂养，辅食添加少。查体：面色苍黄、表情呆滞、心肺无异常、肝肋下0.5cm，脾未及。血常规：RBC4.0$\times 10^{12}$/L，Hb80g/L，MCV96fl，MCH34pg，MCHC38%；血涂片检查：成熟红细胞以大细胞为主。

(1)该患儿最有可能的诊断是什么？诊断依据是什么？

(2)引起本例贫血的病因是什么？

(3)若要确诊该病例，还需进行何种检查？检查结果如何才支持诊断？

(4)若该患者用叶酸治疗2周后，症状非但无改善，反而加重，其原因是什么？

(5)请您简单地为该患者制订一套治疗方案。

第十三章　神经系统疾病

学习目标

【知识要求】

1. 掌握惊厥、化脓性脑膜炎、病毒性脑炎的临床表现、诊断及治疗；颅内常见感染性疾病的脑脊液检查特点；化脓性脑膜炎、病毒性脑炎、结核性脑膜炎的鉴别。

2. 熟悉化脓性脑膜炎、病毒性脑炎的并发症以及小儿常见的痫性发作类型。

3. 了解小儿神经系统疾病检查方法、脑瘫的临床表现与分型、小儿常见的癫痫及癫痫综合征、注意力缺陷多动症的临床表现及治疗。

【能力要求】

能应用相关知识对小儿神经系统疾病进行综合分析，并能结合临床病例列出小儿热性惊厥、化脓性脑膜炎、病毒性脑炎的诊治计划。

第一节　神经系统疾病检查方法

一、神经系统体格检查

小儿神经系统的检查原则上与成人相同，但由于小儿神经系统发育尚未成熟，各年龄的正常标准和异常表现也有所不同，检查方法及对结果的判断也有其特点，检查顺序也应灵活掌握。

(一)一般检查

1. 意识和精神行为状态

可根据小儿对各种刺激的反应来判断意识水平有无障碍，由轻而重分为嗜睡、昏睡、半昏迷和昏迷等。少数主要表现为谵妄、定向力丧失和精神行为异常等意识内容的减少或异常。智力低下者常表现为交流困难、脱离周围环境的异常情绪与行为等。

2. 头颅

头围可粗略反映颅内组织容量。头围过大时要注意脑积水、硬膜下血肿、巨脑症等。头围过小警惕脑发育停滞或脑萎缩，但大约2%～7%的小头围儿童，智力仍可能正常。注意囟门和颅骨缝，过早闭合见于小头畸形。囟门增大伴膨隆、张力增高以及颅缝开裂等均提示颅压增高，颅骨叩诊时尚可有“破壶音”。对疑有硬膜下积液、脑穿通畸形的婴儿，可在暗室内用电筒紧贴颅骨做透照试验，前额部光圈＞2cm，枕部＞1cm，或两侧不对称有提示诊断意义。

3. 皮肤

某些先天性神经系统疾病常伴有特征性皮肤异常，如皮肤色素脱失斑、面部血管纤维瘤、皮肤牛奶咖啡斑或面部血管痣等。

(二)颅神经检查

1. 嗅神经

反复观察对香水、薄荷或某些不适气味的反应。嗅神经损伤常见于先天性节细胞发育不良或额叶、颅底病变者。

2. 视神经

(1)视力　未成熟儿已能对强光表现皱眉或不安。3个月婴儿开始用双眼注视并跟随移动中物体。检查幼儿可使其辨认细小物品,也可在不同距离模仿手指数,年长儿可用视力表。

(2)视野　年长儿可直接用视野计检查。对婴幼儿,检查者可站在婴儿背后,或与其面对面地将色彩鲜艳的玩具(对婴儿)或白色视标,由侧面远端缓慢移入视野内,注意婴儿眼和头是否转向玩具或患儿见到视标的表情,并以检查者自己视野作比较,粗测有无视野异常。

(3)眼底　检查婴幼儿眼底较困难,必要时扩瞳后进行。正常新生儿因血管少,视乳头颜色较白,不要误为视神经萎缩。慢性颅内高压时可见视乳头水肿和视网膜静脉淤血。

3. 动眼、滑车和展神经

此三对颅神经共同支配眼球的全部运动以及瞳孔反射。观察有无眼睑下垂、眼球震颤、斜视等。检查眼球向上、向下和向两侧的眼外肌运动。注意瞳孔大小、形状以及对光反射、会聚和调节反应等。

4. 三叉神经

运动纤维支配咀嚼肌。当瘫痪时,做咀嚼运动时扪不到咀嚼肌收缩;运动纤维受刺激时,咀嚼肌强直,出现牙关紧闭。感觉纤维司面部感觉,可用大头针和细棉条分别测试面部两侧的痛、触觉,并作上下、内外的比较。角膜反射可以了解三叉神经感觉支是否受损。

5. 面神经

观察随意运动或表情运动(如哭或笑)时双侧面部是否对称。周围性面神经麻痹时,患侧上、下面肌均受累,表现为病变同侧皱额不能,眼睑不能闭合、鼻唇沟变浅,口角向健侧歪斜。中枢性面瘫时,病变对侧鼻唇沟变浅,口角向病变侧歪斜,但无皱额和眼睑闭合功能的丧失。

6. 听神经和前庭神经

观察小儿对突然响声或语声的反应,以了解有无听力损害。突然响声可引发新生儿惊跳或哭叫。3个月起婴儿头可转向声源方向。凡疑有听力障碍者,应进行特殊听力测验。

测定前庭功能,可选用旋转试验或冷水试验。旋转试验时,检查者面对面地将婴儿平举,并原地旋转4～5圈,休息5～10分钟后用相同方法向另一侧旋转;冷水试验是在外耳道注冷水2～4ml,此法测定单侧前庭功能,其结果较旋转试验准确。正常小儿在旋转中或冷水灌注后均出现眼球震颤,前庭神经病变时则不能引出眼球震颤。

7. 舌咽和迷走神经

舌咽神经损害引起咽后壁感觉减退和咽反射消失,临床上常合并迷走神经损害,共同表现为吞咽困难、声音嘶哑、呼吸困难及鼻音等。

8. 副神经

主要支配斜方肌和胸锁乳突肌。检查胸锁乳突肌和斜方肌的肌力、肌容积。病变时患侧肩部变低,耸肩、向对侧转头力减弱。

9. 舌下神经

其主要作用是将舌伸出。检查时,嘱患儿伸舌,注意观察伸舌有无偏斜、舌肌有无萎缩及肌束震颤。单侧舌下神经麻痹伸舌时舌尖偏向患侧,双侧麻痹则伸舌受限或不能。

(三)运动功能检查

1.肌容积

有无肌肉萎缩或假性肥大。

2.肌张力

肌张力指静止状态时肌肉的紧张度。检查时触摸肌肉硬度并做伸屈、旋前旋后、内收外展等被动运动,以体会肌紧张度与阻力。小婴儿肌张力可通过内收肌角、腘窝角、足跟碰耳试验、足背屈角、围巾征等观察。

3.肌力

肌力是指肌肉做主动收缩时的力量。观察小儿力所能及的粗大和精细运动,以判断各部位肌群的肌力。年长儿则可按指令完成各种对抗运动,令小儿完成登楼梯、从蹲位或仰卧位站起等动作,可重点测试髋带和下肢近端肌力。用足尖或足跟走路分别反映小腿后群或前群肌肉肌力。一般把肌力分为0~5级:

0级:完全瘫痪,无任何肌收缩活动;

1级:可见轻微肌收缩但无肢体移动;

2级:肢体能在床上移动但不能抬起;

3级:肢体能抬离床面但不能对抗阻力;

4级:能做部分对抗阻力的运动;

5级:正常肌力。

4.共济运动

可观察小儿持物、玩耍、行走时动作是否协调。年长儿则能和成人一样完成指鼻、闭目难立、跟膝胫和轮替运动等检查。然而,当患儿存在肌无力或不自主运动时,也会出现随意运动不协调,不要误认为共济失调。

5.姿势和步态

观察小儿卧、坐、立、走的姿势有无异常。常见的异常步态包括:剪刀式步态、偏瘫性痉挛性步态、足间距增宽的小脑共济失调步态、感觉性共济失调步态(高举腿、落足重),髋带肌无力的髋部左右摇摆"鸭步"等。

6.不自主运动

主要见于锥体外系疾病,常表现为舞蹈样运动、扭转痉挛、手足徐动症或一组肌群的抽动等。每遇情绪紧张或进行主动运动时加剧,入睡后消失。

(四)感觉功能检查

检查各种不同的感觉,并注意两侧对比。较大儿童尽可能地取得患儿合作,婴幼儿则难于准确判断,可根据患儿对刺激的反应估计。①浅感觉:包括痛觉、触觉和温度觉。痛觉正常者可免去温度觉测试。②深感觉:位置觉、音叉震动觉。③皮层感觉:闭目状态下测试两点辨别觉,或闭目中用手辨别常用物体的大小、形态或轻重等。

(五)反射检查

小儿的反射检查可分为两大类,第一类为终身存在的反射,即浅反射和腱反射;第二类为暂时性反射,或称原始反射。

1.浅反射和腱反射

(1)**浅反射**　腹壁反射要到1岁后才比较容易引出，最初的反应呈弥散性。提睾反射要到出生4～6个月后才明显。

(2)**腱反射**　新生儿期已可引出肱二头肌、膝和踝反射。腱反射减弱或消失提示神经、肌肉、神经肌肉接合处或小脑疾病。反射亢进和踝阵挛提示上运动神经元疾患。恒定的一侧性反射缺失或亢进有定位意义。

2.小儿时期暂时性反射

生后最初数月婴儿存在许多暂时性反射。随年龄增大，各自在一定的年龄期消失（表13-1）。当它们在应出现的时间内不出现，或该消失的时间不消失，或两侧持续不对称都提示神经系统异常。

表13-1　正常小儿暂时性反射的出现和消失年龄

反射	出现年龄	消失年龄
拥抱反射	初生	3～6个月
吸吮反射和觅食反射	初生	4～7个月
掌握持反射	初生	3～4个月
颈肢反射	2个月	6个月
支撑反射	初生	2～3个月
迈步反射	初生	2个月
颈拨正反射	初生	6个月

另外，正常小儿9～10个月出现降落伞反射，此反射可持续终生。如不能按时出现，则提示有脑瘫或发育迟缓的可能。

(六)病理反射

包括巴宾斯基(Babinski)征、卡道克(Chaddock)征、戈登(Gordon)征和奥本海姆(Oppenheim)征等，检查和判断方法同成人。

正常2岁以下婴儿可呈现巴宾斯基征阳性，多表现为拇趾背伸但少有其他脚趾的扇形分开。检查者用拇指紧压婴儿足底也可引出同样阳性反应。若该反射恒定不对称或2岁后继续阳性时，提示锥体束损害。

(七)脑膜刺激征

包括颈强直、屈髋伸膝试验(Kernig征)和抬颈试验(Brudzinski征)，检查方法同成人。

二、神经系统辅助检查

(一)脑脊液检查

通过腰椎穿刺取得脑脊液(CSF)标本进行常规、生化、病原学等检查，对神经系统疾病，特别是神经系统感染有重要诊断和鉴别诊断意义。对严重颅内压增高的患儿，在未有效降低颅内压之前，腰椎穿刺有诱发脑疝的危险，应特别谨慎。颅内几种常见感染性疾病的脑脊液改变特征见表13-2。

表 13－2 颅内常见感染性疾病的脑脊液改变特点

	压力（kPa）	常规分析			生化分析			其他
		外观	潘氏试验	白细胞（$\times10^6$/L）	蛋白（g/L）	糖（mmol/L）	氯化物（mmol/L）	
正常	0.69～1.96 新生儿： 0.29～0.78	清亮透明	－	0～10 婴儿： 0～20	0.2～0.4 新生儿： 0.2～1.2	2.8～4.5 婴儿： 3.9～5.0	117～127 婴儿： 110～122	
化脓性脑膜炎	升高	米汤样混浊	＋～＋＋＋	数百～数千，多核为主	明显增高	明显降低	多数降低	涂片 Gram 染色和培养可发现致病菌
结核性脑膜炎	升高阻塞时低	微浑，毛玻璃样	＋～＋＋＋	数十～数百，淋巴为主	增高，阻塞时明显降低	明显降低	多数降低	薄膜涂片抗酸染色及培养可见抗酸杆菌
病毒性脑炎、脑膜炎	正常或升高	清亮，个别微浑	－～＋	正常～数百，淋巴为主	正常或轻度增高	正常	正常	特异性抗体阳性，病毒分离可能阳性
隐球菌性脑膜炎	高或很高	微浑，毛玻璃样	＋～＋＋＋	数十～数百，淋巴为主	增高或明显增高	明显降低	多数降低	涂片墨汁染色和培养可发现致病菌

(二)脑电图和主要神经电生理检查

1.脑电图（EEG）

脑电图是对大脑皮层神经元电生理功能的检查。包括：

(1)常规 EEG 借助电子和计算机技术从头皮记录皮层神经元的生物电活动。主要观察：①有无棘波、尖波、棘-慢复合波等癫痫样波，以及它们在不同脑区的分布，是正确诊断癫痫、分型与合理选药的主要实验室依据；②清醒和睡眠记录的背景脑电活动是否正常。

(2)动态 EEG(AEEG) 连续进行 24 小时甚至数日的 EEG 记录，通过增加描记时间而提高异常阳性率。若同时获得发作期 EEG，更有助癫痫的诊断和分型。

(3)录像 EEG 不仅可长时程地记录 EEG，更可实时录下患者发作中的表现以及同步的发作期 EEG，对癫痫的诊断、鉴别诊断和分型有更大帮助。

2.诱发电位

分别经听觉、视觉和躯体感觉通路，刺激中枢神经诱发相应传导通路的反应电位。

(1)脑干听觉诱发电位 以耳机声刺激诱发。可用于包括新生儿在内任何不合作儿童的听力筛测，以及昏迷患儿脑干功能评价。

(2)视觉诱发电位(VEP) 以图像视觉刺激诱发称 PVEP，可分别检出单眼视网膜、视神经、视交叉、视交叉后和枕叶视皮质间视通路各段的损害。婴幼儿不能专心注视图像，可改闪光刺激诱发，称 FVEP，但特异性较差。

(3)体感诱发电位(SEP) 以脉冲电流刺激肢体混合神经，沿体表记录感觉传入通路反应电位。脊神经根、脊髓和脑内病变者可出现异常。

3. 周围神经传导功能

习称神经传导速度(NCV)。帮助了解被测周围神经有无损害、损害性质(髓鞘或轴索损害)和严重程度。

4. 肌电图(EMG)

帮助了解被测肌肉有无损害和损害性质(神经源性或肌源性)。

(三)神经影像学检查

1. 电子计算机断层扫描(CT)

可显示不同层面脑组织、脑室系统、脑池和颅骨等结构形态。必要时注入造影剂以增强扫描分辨率。CT能较好地显示病变中较明显的钙化影和出血灶，但对脑组织分辨率不如磁共振成像高，且对后颅窝、脊髓病变因受骨影干扰难以清楚辨认。

2. 磁共振成像(MRI)

无放射线。对脑组织和脑室系统分辨率较CT高，能清楚显示灰、白质和基底核等脑实质结构。由于不受骨影干扰，能很好地发现后颅窝和脊髓病灶。同样可作增强扫描进一步提高分辨率。

3. 其他

如磁共振血管显影(MRA)、数字减影血管显影(DSA)可用于脑血管疾病诊断。单光子发射断层扫描(SPECT)和正电子发射断层扫描(PET)均属于功能影像学，是根据放射性示踪剂在大脑组织内的分布或代谢状况，显示不同脑区的血流量或代谢率，对癫痫放电源的确认有重要帮助。

第二节 惊 厥

惊厥为痫性发作的常见形式，是由多种原因引起的全身或局部骨骼肌群突然发生的不自主收缩，常伴意识障碍，是儿科常见的急症之一，婴幼儿多见。

【病因】

1. 感染性

(1)颅内感染 包括由细菌、病毒、寄生虫(肺吸虫、血吸虫、囊虫、包虫等)、真菌引起的脑膜炎、脑炎、脑膜脑炎、脑脓肿等。

(2)颅外感染 非颅内感染性疾病引起的惊厥发作。①热性惊厥，是儿科最常见的急性惊厥；②感染中毒性脑病，多并发于败血症、重症肺炎、细菌性痢疾等严重细菌性感染疾病。与感染和细菌毒素导致急性脑水肿有关。通常于原发病极期出现反复惊厥、意识障碍与颅内压增高症状。检查脑脊液除发现压力增高外，常规、生化均正常。

2. 非感染性

(1)颅内疾病 ①颅脑损伤与出血；②先天发育畸形(如颅脑发育异常、脑积水、神经皮肤综合征等)；③颅内占位性病变(如幕上、大脑半球的肿瘤、囊肿或血肿等)；④各种特发性癫痫等。

(2)颅外(全身性)疾病 ①缺氧缺血性脑病；②水、电解质紊乱：重度脱水、水中毒、低血钙、低血镁、低血钠、高血钠等；③肝肾衰竭和Reye综合征；④遗传代谢性疾病：如苯丙酮尿症、半乳糖血症等；⑤中毒：如杀鼠药、农药和中枢神经兴奋药中毒；⑥其他全身性疾病，如急性心源性脑缺氧综合征、高血压脑病、低血糖、尿毒症等。

【临床表现】

1. 典型表现

患儿突然意识丧失，全身骨骼肌不自主性、持续性、强直性收缩，呼吸暂停，头后仰或斜向一侧、两眼凝视，继之阵挛性收缩，肢体及躯干有节律地抽动或眼睑反复抖动、口吐泡沫；持续数十秒钟至数分钟，之后深呼吸、肌肉松弛，抽搐缓解，呼吸恢复但浅促、不规则，可出现尿失禁；发作后入睡或哭泣，年长儿醒后可出现头痛、疲乏，对发作不能回忆。常见于癫痫大发作、热性惊厥、药物中毒、中毒性脑病、破伤风等。

2. 不典型表现

婴幼儿惊厥常不典型，常表现为肢体阵挛性抽动，但破伤风只以强直性惊厥为主。新生儿惊厥更不典型，多表现为呼吸暂停、两眼凝视、眼睑反复抖动或频繁眨眼、吸吮或咀嚼动作、上肢划船样动作等。早产儿惊厥可表现为阵发性面红、苍白、流涎、出汗或呼吸暂停而无抽搐，但早产儿颅内出血可表现为强直性惊厥。

3. 惊厥持续状态

惊厥持续 30 分钟以上，或两次发作间歇期意识不能完全恢复者称为惊厥持续状态，为惊厥的危重型，多表现为强直-阵挛性发作。由于惊厥时间过长可引起高热、缺氧性脑损害、脑水肿，甚至脑疝，死亡率较高。

【辅助检查】

除血、尿、便常规检查外，还应进行血生化、脑脊液、血气分析等检查，有助于诊断和指导治疗。颅脑 X 线平片、颅脑超声波、脑电图、头颅 CT、磁共振（MRI）等均有助于诊断和鉴别诊断，可根据临床需要而选择。可根据需要进行眼底检查、硬脑膜下穿刺等以协助诊断。

【诊断】

惊厥仅是一个症状，应通过对病史、体格检查及辅助检查的综合分析尽快找出病因，做出病因诊断。

【鉴别诊断】

惊厥需与屏气发作、晕厥、抽动症、癔症等相鉴别（详见本章第六节）。

【热性惊厥】

热性惊厥（FS）是小儿时期最常见的惊厥性疾病，儿童期患病率 3%～4%，男孩稍多于女孩，绝大多数 5 岁后不再发作。热性惊厥的发作均与发热性疾病中体温骤然升高有关，由于有明显的诱发原因，国际抗癫痫联盟新近不主张把热性惊厥诊断为癫痫。

1. 单纯性热性惊厥（又称典型热性惊厥，FS）

①初发年龄在 6 个月～3 岁，6 岁后罕见，患儿往往体质较好；②惊厥多发生于病初体温骤升期，常发热 38.5℃以上；③发作多呈全身性强直-阵挛性发作、时间短（＜10 分钟）、次数少（一次热程发作≤2 次）、恢复快、无神经系统异常体征；④约 50%的患儿会在今后发热时再次或多次发生热性惊厥（复发总次数≤4 次）；⑤可有热性惊厥家族史；⑥预后较好。

2. 复杂性热性惊厥（CFS）

少数热性惊厥呈不典型经过，称之为复杂性热性惊厥。其主要特征包括：①初发年龄＜6 个月或＞6 岁；②起初为高热惊厥，发作数次后低热甚至无热时也可发生惊厥；③全身性惊厥发作持续 15 分钟以上，或反复多次发作（24 小时内反复发作≥2 次），或局灶性发作；④反复频繁的发作，累计发作总数 5 次以上；⑤可有癫痫家族史；⑥预后较差。

知识链接

癫痫危险因素

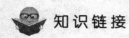

若干因素使热性惊厥患儿发生癫痫的危险性增加，称为癫痫危险因素，主要包括：①复杂性热性惊厥；②直系亲属中癫痫病史；③首次热性惊厥前已有神经系统发育延迟或异常体征。具有其中 2～3 个危险因素者，7 岁时癫痫发生率平均达 9%以上，而无危险因素的热性惊厥患儿癫痫发生率不到 1%。

【治疗】

1. 控制惊厥

首选地西泮，每次 0.3～0.5mg/kg，最大量每次≤10mg，静脉注射，30 分钟后可重复使用，静脉注射困难时用同样剂量经直肠注入比肌注见效快，大多数 5～10 分钟可止惊；或氯硝西泮 0.03～0.05mg/kg，缓慢静脉注射。惊厥持续状态者，予劳拉西泮 0.05～0.1mg/kg，缓慢静脉注射，或苯巴比妥钠负荷量 15～20mg/kg，按 1mg/(kg·min)静脉注射，次日给维持量 5mg/(kg·d)静脉注射。

2. 治疗脑水肿

反复惊厥小儿可出现脑水肿，可给予①20%甘露醇：为首选药物，新生儿 0.25～0.5g/kg，45～90 分钟静脉滴注完毕；婴幼儿 0.5～1g/kg，45 分钟左右静脉滴注完毕；>3 岁者 5～10ml/kg，30 分钟静推完毕，一般 4～8 小时一次。②重症或脑疝患儿可合并使用呋塞米、血清蛋白、地塞米松等。呋塞米每次 0.5～2mg/kg 静脉注射，每日 2～6 次；20%血清蛋白每次 0.4g/kg，每日 1～2 次静脉滴注；地塞米松：每次 0.2～1mg/kg 静脉注射，每 6 小时一次，用 2～4次。

3. 一般治疗

①监测生命体征；②保持呼吸道通畅，积极纠正缺氧；③积极纠正酸中毒；④维持水、电解质平衡，注意营养供给。

4. 治疗原发病

积极治疗原发病，针对病因治疗是控制惊厥的关键。

5. 热性惊厥的防治

①单纯性热性惊厥，针对原发病处理，发热时及时应用退热药物和其他物理降温措施即可。但对有复发倾向者，可于发热开始即使用地西泮 1mg/(kg·d)，分 3 次口服，连服 2～3 日，或直到本次原发病体温恢复正常为止。②复杂性热性惊厥或总发作次数已达 5 次以上者，若以地西泮临时口服未能阻止新的发作，可长期口服丙戊酸或苯巴比妥，剂量见本章第六节（表 13-5），疗程 1～2 年，个别需适当延长。其他传统抗癫痫药对热性惊厥发作的预防作用较差。

第三节　脑性瘫痪

脑性瘫痪（简称脑瘫）是指出生前到生后 1 个月内由各种原因所致的非进行性脑损伤，临床主要表现为中枢性运动障碍和姿势异常，可伴有智力低下、癫痫、语言及精神行为异常等，是引起小儿机体运动残疾的主要疾病之一。本病并不少见，发达国家患病率为1‰～4‰，我国2‰左右。

【病因】

脑瘫的致病因素较多，但目前仍有部分病例难以确定其原因。许多围生期危险因素被认为可能与脑瘫的发生有关，主要包括：①早产与低出生体重；②产伤、缺氧缺血性脑病；③先天性脑发育异常；④核黄疸和先天性感染等。

知识链接

脑瘫病因的研究进展

近年来对脑瘫的病因作了更深入的研究，认为受孕前后内、外环境因素、遗传因素及孕期疾病引起妊娠早期胎盘羊膜炎症等造成的胚胎早期发育异常很可能是导致上述围生期危险因素发生的重要原因。因此，对脑瘫病因学的研究应关注胚胎发育生物学领域，重视对受孕前后有关的环境和遗传因素的研究。

【临床表现】

1. **基本表现**

脑瘫以出生后非进行性运动发育异常为特征，一般都有以下4种表现：

(1)**运动发育落后和瘫痪肢体主动运动减少** 患儿不能完成相同年龄正常小儿应有的运动发育进程，包括抬头、坐、站立、独走等大运动以及手指的精细动作。

(2)**肌张力异常** 是脑瘫患儿的特征之一。痉挛型表现为肌张力增高；肌张力低下型则表现为瘫痪肢体松软，但仍可引出腱反射；而手足徐动型表现为变异性肌张力不全。

(3)**姿势异常** 受异常肌张力和原始反射延迟消失等情况的影响，患儿可出现多种肢体异常姿势，并因此影响其正常运动功能的发挥。体格检查中将患儿分别置于俯卧位、仰卧位、直立位以及由仰卧牵拉成坐位时，即可发现瘫痪肢体的异常姿势和非正常体位。

(4)**反射异常** 多种原始反射消失延迟。痉挛型脑瘫患儿腱反射活跃，Babinski征阳性，可引出踝阵挛。

2. **临床分型**

按瘫痪累及部位分类，分为四肢瘫（四肢和躯干均受累）、双瘫（也是四肢瘫，但双下肢相对较重）、截瘫（双下肢受累，上肢及躯干正常）、偏瘫、三肢瘫和单瘫等。按运动障碍性质分类，可分为：

(1)**痉挛型** 最常见，约占全部病例的50%～60%。因锥体系受累，出现上肢肘、腕关节屈曲，拇指内收，手紧握拳状，下肢内收交叉呈剪刀腿和尖足等表现（图13－1）。

(2)**手足徐动型** 主要病变在锥体外系，表现为难以用意志控制的不自主运动，紧张时加重，安静时减少，入睡后消失。

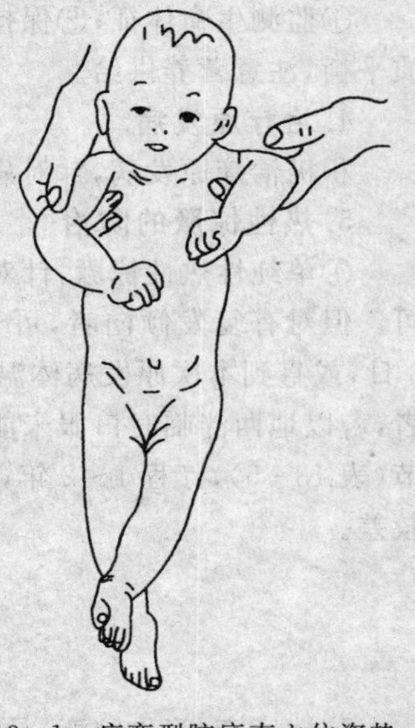

图13－1 痉挛型脑瘫直立位姿势

(3)强直型　此型少见，全身肌张力显著增高、身体僵硬、运动减少，系锥体外系苍白球或黑质受损所致，常伴有严重智力低下。

(4)共济失调型　表现为小脑性共济失调，步态不稳，走路时两足间距加宽，四肢动作不协调，上肢常有意向性震颤，肌张力低下，腱反射不亢进。

(5)震颤型　很少见，表现无四肢震颤，多为静止性震颤。

(6)肌张力低下型　肌张力低下，四肢软瘫，自主运动很少，但可引出腱反射。本型常为过渡形式，婴儿期后大多转为痉挛型或手足徐动型。

(7)混合型　上述类型中，同时存在两种或两种以上类型，称为混合型。其中，痉挛型与手足徐动型常同时存在。

3. **伴随症状和疾病**

除运动障碍外，常合并智力低下、癫痫、视力障碍、听力障碍、语言发育障碍及精神行为异常等。有的伴随症状如流涎、关节脱位则与脑瘫自身的运动功能障碍相关。

【诊断】

脑瘫的诊断主要依靠病史及体格检查。神经系统影像学检查，可发现颅脑结构有无异常，对探讨脑瘫的病因及判断预后可能有帮助。合并癫痫者，应行脑电图检查，以确定癫痫发作类型和指导治疗。此外，诊断脑瘫同时，需对患儿同时存在的伴随症状和疾病如智力低下、癫痫、语言障碍、关节脱位等做出判断，为本病的综合治疗创造条件。

【鉴别诊断】

诊断脑瘫时需除外进行性疾病（如各种代谢病或变性疾病）所致的中枢性瘫痪及正常小儿一过性发育落后，还应注意与先天性肌营养不良及其他各种进行性神经肌肉疾病相鉴别。

【治疗】

主要目的是促进各系统功能的恢复和发育，纠正异常姿势，减轻其伤残程度。

1. **治疗原则**

①早期发现和早期治疗：婴儿运动系统正处发育阶段，早期治疗容易取得较好疗效。②促进正常运动发育，抑制异常运动和姿势。③采取综合治疗手段：除针对运动障碍外，应同时控制其癫痫发作，以阻止脑损伤的加重。对存在的语言障碍、关节脱位、听力障碍等也需同时治疗。④医师指导和家庭训练相结合：以保证患儿得到持之以恒的正确治疗。

2. **主要治疗措施**

(1)功能训练　①体能运动训练：针对各种运动障碍和异常姿势进行物理学手段治疗；②技能训练：重点训练上肢和手的精细运动，提高患儿的独立生活技能；③语言训练：包括听力、发音、语言和咀嚼吞咽功能的协同矫正。

(2)矫形器的应用　功能训练中，配合使用一些支具或辅助器械，有帮助矫正异常姿势，抑制异常反射的功效。

(3)手术治疗　主要用于痉挛型，目的是矫正畸形，恢复或改善肌力与肌张力的平衡。

(4)其他　如高压氧舱、水疗、电疗等，对功能训练起辅助作用。

第四节　化脓性脑膜炎

化脓性脑膜炎（简称化脑）是小儿、尤其是婴幼儿时期常见的中枢神经系统感染性疾病。

临床以急性发热、惊厥、意识障碍、颅内压增高和脑膜刺激征以及脑脊液化脓性改变为特征。随着诊疗水平不断发展，本病发病率和死亡率明显下降。约 1/3 幸存者遗留各种神经系统后遗症，6 个月以下幼婴患本病预后更为严重。早期诊断和及时治疗是改善本病预后的关键。

【致病菌和入侵途径】

1. 病原菌

许多化脓性细菌能引起本病。在我国脑膜炎球菌、肺炎链球菌和流感嗜血杆菌脑膜炎占小儿化脑的 2/3 以上。2 个月以下幼婴和新生儿以及原发性或继发性免疫缺陷病者，易发生肠道革兰阴性杆菌(以大肠杆菌最多见，其次如变形杆菌、绿脓杆菌或产气杆菌等)和金黄色葡萄球菌脑膜炎。由脑膜炎球菌引起的脑膜炎呈流行性。

2. 感染途径

(1)通过血液感染 是最常见的途径，即菌血症抵达脑膜微血管。当小儿免疫防御功能降低时，细菌穿过血脑脊液屏障到达脑膜。致病菌大多由上呼吸道侵入血流，新生儿的皮肤、胃肠道黏膜或脐部也常是感染的侵入门户。

(2)邻近组织器官感染 如中耳炎、乳突炎等扩散波及脑膜。

(3)与颅腔存在直接通道 如颅骨骨折、皮肤窦道或脑脊膜膨出，细菌可由此直接进入蛛网膜下腔。

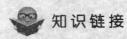

知识链接

化脓性脑膜炎的病理改变

在细菌毒素和多种炎症相关细胞因子作用下，形成以软脑膜、蛛网膜和表层脑组织为主的炎症反应，表现为广泛性血管充血、大量中性粒细胞浸润和纤维蛋白渗出，伴有弥漫性血管源性和细胞毒性脑水肿。在病初或轻型病例，炎性渗出物主要在大脑顶部表面，逐渐蔓延至大脑基底部和脊髓表面。严重者可有血管壁坏死和灶性出血，或发生闭塞性小血管炎而致灶性脑梗死。感染蔓延至脑室内膜可致脑室管膜炎。少数可侵犯脑实质，导致脑实质充血、出血、坏死而形成脑膜脑炎。炎症分泌物阻塞以及由炎症所致的粘连可引起脑脊液循环障碍而出现脑积水。经脑膜间的桥静脉发生栓塞性静脉炎，可导致硬膜下积液或积脓。炎症波及周围脑神经，则可引起相应的脑神经损害，如失明、面瘫、耳聋等。

【临床表现】

大多急性起病，一年四季均可发生，但肺炎链球菌以冬、春季多见，而脑膜炎球菌和流感嗜血杆菌引起的化脑分别以春、秋季发病多。部分患儿病前数日有上呼吸道或胃肠道感染病史。

1. 感染中毒症状

主要表现为发热、年长儿可有肌肉痛、关节酸痛、精神萎靡、疲乏无力等；婴幼儿表现为易激惹、不安，或反应低下等；脑膜炎双球菌感染常有皮肤瘀点、瘀斑和感染性休克。

2. 神经系统症状

(1)颅内压增高表现 年长儿较典型，主要表现为头痛及喷射状呕吐，婴儿则出现前囟饱满与张力增高、颅缝增宽、头围增大等。合并脑疝时，则有呼吸不规则、突然意识障碍加重及瞳孔不等大等体征。

(2)惊厥 30%以上的患儿有反复的全身或局限性惊厥发作。

(3)脑膜刺激征　以颈强直最常见，Kernig 征和 Brudzinski 征阳性。

(4)意识障碍　进行性加重的意识障碍。患儿逐渐从精神萎靡、嗜睡、昏睡、昏迷到深度昏迷。

(5)局灶体征　部分患儿出现第Ⅱ、Ⅲ、Ⅵ、Ⅶ、Ⅷ对脑神经受累或肢体瘫痪症状。

新生儿和 3 个月以下的小婴儿化脑表现多不典型，主要差异：①发热可有可无，甚至体温不升；②颅内压增高表现可不明显，幼婴不会诉头痛，可能仅有吐奶、尖叫或颅缝分裂；③惊厥可不典型，如仅见面部、肢体局灶或多灶性抽动、局部或全身性肌阵挛、或呈眨眼、呼吸不规则、屏气等各种不显性发作；④脑膜刺激征不明显，与婴儿肌肉不发达，肌力弱和反应低下有关。

3. **并发症和后遗症**

(1)硬膜下积液　约 30%～60%的化脑可并发硬膜下积液，1 岁以内婴儿多见。多发生在化脑起病 7～10 日后，其临床特征：①积极治疗 48～72 小时后仍体温不退或热退后复升者；②病程中出现进行性前囟饱满、颅缝分离、头围增大、呕吐、惊厥、意识障碍，或叩诊有破壶音等。为协助诊断，怀疑硬膜下积液时可进行头颅透光检查和 CT 扫描。但最后确诊仍有赖于硬膜下穿刺放出积液，同时也达到治疗目的。正常婴儿硬脑膜下积液量不超过 2ml，蛋白定量低于 0.4g/L。硬膜下积液时，液体量增多，蛋白含量增加，偶可呈脓性，涂片可找到细菌。

(2)脑积水　炎症导致脑脊液循环障碍，发生脑积水。多见于未能早期正确治疗、小于 6 个月的婴儿。表现为颅内压增高、脑功能障碍、前囟扩大饱满、头颅进行性增大甚至颅缝分离，头颅破壶音和头皮静脉扩张，额大面小，眼呈落日状。至疾病晚期，持续的颅内高压使大脑皮层退行性萎缩，患儿出现进行性智力减退和其他神经功能倒退。

(3)脑室管膜炎　多见于诊断治疗不及时的革兰阴性杆菌感染的婴儿。一旦发生则病情较重，发热持续不退，频繁惊厥、意识障碍不改善，出现进行性加重的颈项强直甚至角弓反张，脑脊液始终无法正常化以及 CT 见脑室扩大时，需考虑本症。确诊依赖侧脑室穿刺，若脑室内脑脊液显示白细胞数≥5×10^6/L、糖＜1.6mmol/L、蛋白质＞0.4g/L 或细菌学检查阳性，即可诊断。治疗大多困难，病死率和致残率高。

(4)抗利尿激素异常分泌综合征　如果炎症刺激神经垂体，则可导致抗利尿激素过量分泌，引起低钠血症和血浆低渗透压，加剧脑水肿，致使惊厥和意识障碍加重。

(5)各种神经功能障碍　由于炎症波及耳蜗迷路，可并发神经性耳聋。其他还可出现智力低下、癫痫、视力障碍和行为异常等。

【辅助检查】

1. **外周血象**

白细胞总数明显增高，可达$(20\sim40)\times10^9$/L，以中性粒细胞为主，占 85%～90%以上，可见中毒颗粒。但在感染严重时，特别是新生儿化脑时，可能出现白细胞总数减少的现象。

2. **脑脊液检查**

是确诊本病的重要依据，参见本章第一节(表 13-2)。

(1)脑脊液常规检查　典型病例表现为脑脊液压力增高，外观混浊似米汤样。白细胞总数显著增多，多在 1000×10^6/L 以上，分类以中性粒细胞为主；糖含量明显降低，常在 1.1mmol/L 以下；蛋白显著增高，多在 1g/L 以上。

(2)脑脊液涂片找菌　确认致病菌对明确诊断和指导治疗均有重要意义，涂片革兰染色检查致病菌简便易行，检出阳性率甚至较细菌培养高。

(3)**脑脊液细菌培养** 是确定病原菌最可靠的方法，在做脑脊液常规检查同时必须做培养，细菌培养阳性者应做药物敏感试验。

(4)**特异性细菌抗原检测** 多种免疫学方法(乳胶颗粒凝集试验、对流免疫电泳法、免疫荧光试验等)可检测出脑脊液中致病菌的特异性抗原，对经涂片和培养未能检测到致病菌的患者诊断有参考价值。

3. **其他**

(1)**血培养及局部病灶分泌物培养** 血培养、眼部分泌物培养、皮肤脓液培养、或新生儿脐炎分泌物培养等，对确定病原菌有参考价值。

(2)**皮肤瘀斑、瘀点涂片** 是发现脑膜炎双球菌重要而简便的方法。

(3)**影像学检查** 对于出现神经系统定位体征、治疗效果不理想、持续发热、头围增大、显著颅内压增高等情况疑有并发症的患儿应尽早进行颅脑 CT 及 MRI 检查。

【诊断】

诊断要点：①急性发热起病；②出现反复惊厥、意识障碍或颅内压增高表现等神经系统异常症状和体征；③脑脊液检查有明确改变者。但对有明显颅内压增高者，应先适当降低颅内压后再行腰椎穿刺，以防腰穿后发生脑疝。早期诊断和及时治疗是决定预后的关键。

婴幼儿患者和经不规则治疗者临床表现常不典型，其脑脊液改变也可不明显，病原学检查往往阴性，诊断时应仔细询问病史、详细进行体格检查，结合脑脊液中病原的特异性免疫学检查及治疗后病情转变，综合分析后确立诊断。

【鉴别诊断】

(1)**病毒性脑炎** 一般全身感染中毒症状较轻。病程自限，大多不超过 2 周。脑脊液外观清亮，白细胞数 0～数百$\times10^6$/L，分类以淋巴细胞为主，糖含量正常。脑脊液中特异性抗体和病毒分离有助诊断。

(2)**结核性脑膜炎** 需与不规则治疗的化脑相鉴别。结核性脑膜炎呈亚急性起病，常有结核接触史、PPD 阳性或存在肺部等其他部位结核病灶，有结核中毒症状。脑脊液外观呈毛玻璃样，白细胞数多$<500\times10^6$/L，分类以单核细胞为主，薄膜涂片抗酸染色和结核菌培养可帮助确立诊断。

(3)**隐球菌性脑膜炎** 临床和脑脊液改变与结核性脑膜炎相似，但病情进展可能更缓慢，头痛等颅内压增高表现更持续和严重。诊断有赖于脑脊液涂片墨汁染色和培养找到致病真菌。

【治疗】

1. **抗生素治疗**

(1)**用药原则** 应选择对病原菌敏感且能较高浓度透过血脑屏障的药物。急性期静脉用药，做到早期用药、足量和足疗程。

(2)**药物选择**

1)病原菌未明者：包括诊断初步确立但致病菌尚未明确，或院外不规则治疗者。目前主要选择能快速在患儿脑脊液中达到有效灭菌浓度的第三代头孢菌素，包括头孢噻肟 200mg/(kg·d)，或头孢曲松 100mg/(kg·d)，疗效不理想时可联用万古霉素 40mg/(kg·d)。对β-内酰胺类药物过敏的患儿，可改用氯霉素 100mg/(kg·d)，但氯霉素副作用大，应慎用。

2)病原菌明确者：参照细菌药物敏感试验结果选用抗生素。①肺炎链球菌：由于目前半数以上的肺炎球菌对青霉素耐药，故应继续按上述病原菌未明确方案选药。仅当药敏试验提示致病菌对青霉素敏感时，可改用青霉素20～40万U/(kg·d)。②脑膜炎球菌：与肺炎链球菌不同，目前该菌大多数对青霉素依然敏感，故首选，剂量同前。少数对青霉素耐药者需选用上述第三代头孢菌素。③流感嗜血杆菌：对敏感菌株可选用氨苄西林200mg/(kg·d)。耐药者使用上述第三代头孢菌素或氯霉素。④其他：致病菌为金黄色葡萄球菌者应参照药敏试验选用乙氧奈青霉素、万古霉素或利福平等。革兰阴性杆菌者除考虑上述第三代头孢菌素外，可加用氨苄西林或氯霉素。

(3)抗生素疗程　对肺炎链球菌和流感嗜血杆菌脑膜炎，其抗生素疗程应是静脉滴注有效抗生素10～14日，脑膜炎双球菌脑膜炎7日，金黄色葡萄球菌和革兰阴性杆菌脑膜炎应21日以上。若出现并发症，还应适当延长抗生素疗程。

2.肾上腺皮质激素

可抑制多种炎症因子的产生，减轻中毒症状，还可减轻脑水肿、降低颅内压。常用地塞米松0.6mg/(kg·d)，分4次静脉注射。一般连续用2～3日。

3.对症和支持治疗

(1)急性期严密监测生命体征　如意识、瞳孔和呼吸节律的改变等，以便及时给予相应的处理。

(2)及时处理高热、惊厥和感染性休克　高热时予物理降温，必要时给予药物降温。有惊厥者及时给予抗惊厥药物地西泮、苯巴比妥等。重症易发生感染性休克，应积极给予扩容、纠酸、血管活性药物等抗休克治疗。

(3)降低颅内压　有颅内压增高者，应及时给予脱水药物。一般用20%甘露醇每次0.25～0.5g/kg，每4～8小时一次。对于颅内压增高严重者，可加大剂量(每次不超过2g/kg)或加用利尿药物，以防脑疝的发生。

(4)监测并维持体内水、电解质和酸碱平衡　对有抗利尿激素异常分泌综合征表现者，积极控制脑膜炎同时，适当限制液体入量，对低钠血症症状严重者酌情补充钠盐。

4.并发症的治疗

(1)硬膜下积液　少量积液无需处理。如积液量多引起颅内压增高时，应作硬脑膜下穿刺放液，每日或隔日1次，放液量每次、每侧不超过15ml，放液时应任其自然流出，不能抽吸。1～2周后酌情延长穿刺间隔时间。反复穿刺放液无效者，需外科手术引流。

(2)脑室管膜炎　除全身治疗外，可进行侧脑室穿刺引流以缓解症状。同时，针对病原菌并结合用药安全性，选择适宜抗生素脑室内注入。

(3)脑积水　主要依赖手术治疗，包括正中孔粘连松解、导水管扩张和脑脊液分流术。

第五节　急性病毒性脑炎

急性病毒性脑炎是指由多种病毒引起的脑实质急性炎症，若炎症同时累及脑膜，则称为病毒性脑膜脑炎，是小儿时期常见的中枢神经系统感染性疾病。主要发生于夏秋季，大多数患儿病程呈自限性。

【病因】

多数病毒可引起脑炎，其中80%为肠道病毒(埃可病毒、柯萨奇病毒、轮状病毒等)，其次为虫媒病毒(流行性乙型脑炎病毒、蜱传播脑炎病毒等)、腺病毒、单纯疱疹病毒、腮腺炎病毒和其他病毒等。

【发病机制】

病毒经肠道、呼吸道或经昆虫叮咬进入人体，在淋巴系统内增殖后经血流（此时为病毒血症期）感染颅外某些脏器，此时患者可有发热等全身症状。若病毒在定居脏器内进一步繁殖，即可能入侵脑或脑膜组织，出现中枢神经症状。因此，颅内急性病毒感染的病理改变主要是大量病毒对脑组织的直接入侵和破坏，此外，若宿主对病毒抗原发生强烈免疫反应，则将进一步导致脱髓鞘、血管与血管周围脑组织的损害。

知识链接

急性病毒性脑炎的病理改变

受累脑组织和脑膜广泛充血、水肿，可见淋巴细胞和浆细胞浸润。炎症细胞在小血管周围呈袖套样分布，血管周围组织神经细胞变性、坏死和髓鞘崩解。病理改变大多弥漫分布，也可在某些脑叶突出，呈相对局限倾向，如单纯疱疹病毒常引起以颞叶为主的脑部病变。部分患者可见到明显的脱髓鞘病理表现，但相关神经元和轴突却相对完好。此种病理特征，代表病毒感染激发的机体免疫应答，提示“感染后”或“过敏性”脑炎的病理学特点。

【临床表现】

病情轻重差异很大，临床表现多样，取决于脑膜或脑实质受累的严重程度。轻者预后良好，重者可遗留后遗症甚至死亡。

1.前驱症状

常先有上呼吸道感染或胃肠道症状，如发热、头痛、呕吐、腹痛、腹泻、肌痛等。年长儿会诉头痛，婴儿则烦躁不安，易激惹。

2.神经系统表现

（1）颅内压增高　主要表现为头痛、呕吐、血压升高、心动过缓、婴儿前囟饱满等，严重时可呈现去脑强直状态，甚至出现脑疝而危及生命。

（2）意识障碍　轻者无意识障碍，重者可出现不同程度的意识障碍、精神症状和异常行为。少数患儿精神症状非常突出。

（3）惊厥　常出现全身性或局灶性惊厥。

（4）病理征和脑膜刺激征　可阳性。

（5）局灶性症状体征　如肢体瘫痪、失语、颅神经障碍等。一侧大脑病变为主者可出现小儿急性偏瘫；小脑受累明显时可出现共济失调；脑干受累可出现交叉性瘫痪及中枢性呼吸衰竭；后组颅神经受累出现吞咽困难、声音低微；自主神经受累可出现汗腺分泌异常及大小便功能障碍；锥体外系受累则出现不自主运动。

3.其他系统症状

单纯疱疹病毒脑炎可伴有口唇或角膜疱疹；柯萨奇病毒脑炎可伴有心肌炎和各种不同类型的皮疹；腮腺炎脑炎常伴有腮腺肿大；肠道病毒脑炎可伴随手足口病或疱疹性咽峡炎。

【辅助检查】

1.脑脊液检查

外观清亮，压力正常或增加。白细胞数正常或轻度增多，分类计数以淋巴细胞为主，蛋白质大多正常或轻度增高，糖含量正常。涂片和培养无细菌发现，见表13-2。

2. 病毒学检查

①病毒分离与鉴定：从脑脊液、脑组织中分离出病毒，具有确诊价值，但需时间较长；②血清学检查：采集患儿急性期和恢复期双份血清，恢复期血清特异性抗体滴度高于急性期4倍以上有诊断价值；③分子生物学技术：PCR技术可从患儿呼吸道分泌物、血液、脑脊液中检测病毒DNA序列，从而确定病原。

3. 血常规

外周血白细胞总数正常或偏低，但伴有持续高热病例白细胞总数可升高。

4. 脑电图

以弥漫性或局限性异常慢波背景活动为特征，少数伴有棘波、棘-慢综合波。慢波背景活动只能提示异常脑功能，不能证实病毒感染性质。部分患者脑电图也可正常。

5. 影像学检查

CT和MRI均可发现病变的部位、范围及性质。但在病毒性脑炎的早期或轻症病例多不能发现明显异常改变。重者可表现为非特异性炎性改变，如脑水肿、低密度灶改变等。

【诊断】

一般根据患儿的病史、临床表现、CSF检查结果可做出初步诊断。在病原学检查结果明确以前，临床上依靠排除其他中枢神经系统疾病做出诊断。少数患者若明确并发于某种病毒性传染病，或脑脊液检查证实特异性病毒抗体阳性者，可支持颅内病毒感染的诊断。

【鉴别诊断】

1. 颅内其他病原感染

应与化脓性、结核性、隐球菌脑膜炎相鉴别，可根据脑脊液外观、常规、生化和病原学检查以鉴别。合并硬膜下积液者支持婴儿化脓性脑膜炎。发现颅外结核病灶和皮肤PPD阳性有助于结核性脑膜炎的诊断。

2. Reye综合征

因急性脑病表现和脑脊液无明显异常使两病容易混淆，但依据Reye综合征无黄疸而有明显的肝功能异常、起病后3～5日病情不再进展、部分患者血糖降低等特点，可与病毒性脑炎鉴别。

【治疗】

本病无特异性治疗，但由于病程呈自限性，急性期正确的对症与支持治疗，是保证病情顺利恢复、降低病死率和致残率的关键。

1. 一般治疗

密切观察病情变化，加强护理，维持水、电解质平衡与合理营养供给，对营养状况不良者给予静脉营养或白蛋白。

2. 对症治疗

①控制高热：给予物理或药物降温；②控制惊厥：可给予止惊剂如地西泮、苯巴比妥等。如止惊剂无效，可在控制性机械通气下给予肌肉松弛剂；③控制脑水肿、降低颅内压：严格限制液体入量；应用脱水剂，如20%甘露醇等。

3. 抗病毒治疗

抗病毒药物对单纯疱疹病毒作用最强，对水痘-带状疱疹病毒、巨细胞病毒，EB病毒也有抑制作用。①疱疹病毒脑炎：阿昔洛韦，每次5～10mg/kg，静脉滴注，每8小时1次；也可给予更昔洛韦，静脉滴注，每次5mg/kg，每12小时1次；两种药物均需连用10～14日；②其他病毒感染：可酌情选用干扰素、更昔洛韦、利巴韦林、中药等。

4. **抗生素**

对于重症婴幼儿或继发细菌感染者，应给予抗生素治疗。

5. **康复治疗**

对于恢复期或留有后遗症的患儿可给予吡拉西坦、脑活素、胞磷胆碱等脑代谢激活剂治疗，并应进行功能训练，可给予针灸、按摩、高压氧治疗等，以促进神经功能的恢复。

第六节 癫 痫

癫痫是由多种病因引起的大脑神经元反复发作性异常放电而导致的突发性和短暂性脑功能障碍，是脑部的一种慢性疾患。我国癫痫的累计患病率约3.5‰～4.8‰，其中60%的患者起源于小儿时期。因此，做好小儿时期的癫痫防治工作具有重要意义。

知识链接

癫痫与癫痫发作（痫性发作）的区别

癫痫发作（痫性发作）是大脑神经元异常放电引起发作性脑功能异常而致的一组临床症状。发作多短暂并有自限性，由于异常放电所累及的脑功能区不同，可有多种发作表现。惊厥是指伴有骨骼肌强烈收缩的痫性发作。一些痫性发作如典型失神及感觉性发作等，发作过程中并不伴有骨骼肌收缩，因而属于非惊厥性的痫性发作。无论是惊厥性还是非惊厥性的痫性发作，都既可以是癫痫的临床表现，又可以出现在许多非癫痫性疾病（如热性惊厥、颅内感染、颅脑损伤、代谢异常或中毒等）中，此时，由于不具备癫痫患者慢性和反复发作的基本特征，不能诊断为癫痫。因此，癫痫发作和癫痫是两个不同的概念，前者是指一组临床症状，而后者是指临床表现呈长期反复痫性发作的疾病过程。

【病因】

根据病因，一般将癫痫分为三大类：①特发性（原发性）癫痫：是指由遗传因素决定的长期反复癫痫发作，不存在症状性癫痫可能性者；②症状性（继发性）癫痫：痫性发作与脑内器质性病变密切关联；③隐原性癫痫：未能证实有肯定的脑内病变，但很可能为症状性者。

【发病机制】

1. **遗传因素**

近年来认为与遗传因素（包括单基因遗传、多基因遗传、染色体异常等）相关者约占癫痫总数的20%～30%。

2. **脑部结构异常**

多数患儿为症状性或隐原性癫痫，其发作与脑内存在的或可能存在的结构异常（如各种脑发育畸形、染色体和先天性代谢性疾病所致的脑发育障碍、脑变性和脱髓鞘性疾病、脑外伤后遗症等）有关。

3. **诱发因素**

很多因素可促发癫痫的临床发作，如遗传性癫痫常好发于某一特定年龄阶段；部分癫痫则主要发生在睡眠或初醒时；女性患者青春期来临时易有癫痫发作的加重等。此外，饥饿、疲劳、睡眠不足、过度换气、预防接种等均可能成为某些癫痫的诱发因素。

【临床分类】

1.癫痫发作的分类

国内目前多采用1984年的癫痫发作分类建议(表13-3)。

表13-3　癫痫发作分类建议

局灶性(部分性、局限性)发作	全面性(全身性、广泛性、弥漫性)发作	其他分类不明的各种发作
单纯局灶性发作(不伴意识障碍)	强直-阵挛性发作	
运动性发作	强直性发作	
感觉性发作	阵挛性发作	
植物神经性发作	失神发作	
精神性发作	典型失神	
复杂局灶性发作(伴意识障碍)	不典型失神	
单纯局灶性发作继发意识障碍	肌阵挛发作	
发作起始既有意识障碍的局灶性发作	失张力发作	
局灶性发作继发全身性发作	婴儿痉挛	

2.癫痫和癫痫综合征的分类

某些癫痫患者,无论其病因是否相同,因具有一组相同的发作症状和体征,临床上称为特殊癫痫综合征,在治疗和预后的估计上有其特殊性。为此,国际抗癫痫联盟于1989年提出了癫痫和癫痫综合征的分类,2001年又有许多新的补充。

【临床表现】

1.癫痫发作的临床表现

(1)局灶性(局限性、部分性)发作　发作期脑电图(EEG)可见某一脑区的局灶性痫性放电。

1)单纯局灶性发作:发作中无意识丧失,也无发作后不适现象。持续时间平均10～20秒,其中以局灶性运动性发作最常见,表现为面、颈或四肢某部位的强直或阵挛性抽动,特别是头、眼持续性同向偏斜的旋转性发作多见。年长儿可能会诉说发作初期有头痛、胸部不适等先兆。部分患儿于局限性运动发作后,抽搐后肢体可出现短暂麻痹,持续数分钟至数小时后消失,称为Todd麻痹。局灶性感觉性发作(发作性躯体感觉或特殊感觉异常)、局灶性植物神经性发作(发作时可出现各种植物神经症状,如上腹不适、呕吐、面色苍白、潮红、出汗、竖毛、瞳孔散大、肠鸣或尿失禁等)和局灶性精神症状性发作(可表现幻觉、错觉、记忆障碍、认知障碍、情感障碍或语言障碍等)在小儿时期少见,部分与其年幼无法表达有关。

2)复杂局灶性发作:见于颞叶和部分额叶癫痫。该类发作与简单局灶性发作的根本区别是伴有不同程度的意识障碍。可从简单局灶性发作发展而来,或一开始即有意识部分丧失伴精神行为异常。50%～75%的病例伴有意识混浊情况下的自动症,如咀嚼、吞咽、解衣扣、摸索行为、自言自语等。少数患者表现为发作性视物过大或过小、听觉异常、冲动行为等。

3)局灶性发作演变为全面性发作:由单纯局灶性或复杂局灶性发作扩展为全面性发作。

(2)全面性发作 指发作中两侧半球同步放电，均伴有程度不等的意识丧失。

1)失神发作：典型失神发作时起病突然、没有先兆、突然停止正在进行的活动，两眼凝视，意识丧失但不摔倒，手中物品不落地，持续数秒钟后意识恢复，对发作不能回忆。过度换气往往可以诱发其发作。EEG有典型的全脑同步3Hz棘-慢复合波。不典型失神发作与典型失神发作表现类似，但起止均较典型失神发作慢，EEG表现为1.5～2.5Hz的全脑慢-棘慢复合波。多见于伴有广泛性脑损害的患儿。

2)强直-阵挛发作：又称大发作，是临床最常见的发作类型，包括原发性以及从局灶性发作扩展而来者。发作分为三期：①强直期：开始为全身骨骼肌强直性收缩伴意识丧失、呼吸暂停与发绀；②阵挛期：紧接着强直期出现全身反复、短促的猛烈屈曲性抽动；③恢复期：常有头痛、嗜睡、疲乏等发作后现象。发作中EEG呈全脑棘波或棘-慢复合波发放，继发性者从局灶放电扩散到全脑。

3)强直性发作：突发的全身肌肉强直收缩伴意识丧失，使患儿固定于某种姿势，持续时间约5～60秒。常见到角弓反张、伸颈、头仰起、头躯体旋转或强制性张嘴、睁眼等姿势，通常有跌倒和发作后症状。发作间期EEG背景活动异常，伴多灶性棘-慢或多棘慢波爆发。

4)阵挛性发作：发作时肢体、躯干或面部肌肉节律性抽动而无强直发作成分。发作时脑电图为10Hz或10Hz以上的快活动及慢波，有时为棘慢波。

5)肌阵挛发作：系突发的全身或部分骨骼肌触电样短暂收缩(<0.35秒)，常表现为突然点头、前倾或后仰，两臂快速抬起等。轻者感到患儿"抖"了一下，重者可致跌倒，发作中通常伴有全脑棘-慢或多棘慢波爆发。大多见于有广泛性脑损伤的患儿。

6)失张力发作：指全身或躯体某部分的肌肉张力突然短暂性丧失伴意识障碍，可导致患儿突然跌倒、头着地甚至头部碰伤。部分性失张力发作者表现为点头样或肢体突然下垂动作。EEG见节律性或不规则、多灶性棘-慢复合波。

7)痉挛：最常见于婴儿痉挛，表现为同时出现点头、伸臂(或屈肘)、弯腰、踢腿(或屈腿)或过伸样等动作，其肌肉收缩的整个过程大约1～3秒，肌收缩速度比肌阵挛发作慢，持续时间较长，但比强直性发作短。

2. 小儿时期常见的癫痫和癫痫综合征

(1)伴中央颞区棘波的儿童良性癫痫 是儿童最常见的一种癫痫综合征，占小儿时期癫痫的15%～20%，约30%患者有类似家族史，多数认为属常染色体显性遗传，通常2～14岁发病，男略多于女。发作与睡眠关系密切，多在入睡后不久及睡醒前发作。发作大多起始于口面部，呈局灶性发作，如唾液增多、喉头发声、不能主动发声或言语以及面部抽搐等，常很快继发全身性强直-阵挛发作，意识丧失。大多数患儿发作持续时间较短，体检无异常。发作间期EEG背景正常，在中央区和颞中区可见棘波、尖波或棘-慢复合波，部分患儿仅在睡眠记录中出现异常。本病预后良好，药物易于控制，生长发育不受影响，大多在12～16岁前停止发作，仅不足2%的病例可能继续有癫痫发作。

(2)儿童失神癫痫 大多于3～13岁发病，近2/3为女孩，有明显遗传倾向，表现为频繁的失神发作，每日数次甚至上百次。每次发作数秒钟，不超过30秒，因而不跌倒，也无明显体位改变。患儿不能回忆发作中的情况，无头痛、嗜睡等发作后症状，体格检查无异常。脑电图为特征性全部性 3Hz 棘-慢复合波爆发，过度换气可诱发临床发作及特征性脑电图爆发图形。药物易于控制，预后大多良好。

(3)婴儿痉挛　又称 West 综合征。1 岁前起病（生后 4～8 月为高峰），以频繁的痉挛发作、特异性高幅失律脑电图以及发病后精神运动发育倒退为其基本临床特征。痉挛发作主要表现为屈曲性、伸展性和混合性三种形式，以混合性和屈曲性多见。痉挛多成串地发作，每串连续数次或数十次，动作急速，可伴尖叫。思睡和苏醒期加重。高幅失律脑电图对本病有诊断价值。在不同步、不对称并有爆发抑制交替倾向的高波幅慢波背景中，混有不规则、多灶性棘、尖与多棘慢波爆发。其病因复杂，治疗效果差，80%以上存在遗留智力低下的危险，若早期治疗，40%患儿可望获得基本正常的智力和运动发育。

(4)Lennox-Gastaut 综合征（简称 LGS）　1～8 岁起病，男多于女。以频繁而多样的发作形式（每天同时有多种形式发作，以强直性最多见，其次为不典型失神、失张力发作，还可有强直-阵挛、肌阵挛等）、智力、运动发育倒退以及脑电图在异常慢波背景活动上重叠 1.5～2.5Hz 慢-棘慢复合波为基本特征。25%以上有婴儿痉挛病史。治疗困难，1/3 以上患儿对多种抗癫痫药物无效，是儿童期最常见的一种难治性癫痫综合征。

(5)全面性癫痫伴热性惊厥附加症（GEFS＋）　是一种临床表型多样的癫痫综合征，具有明显的家族史，属常染色体显性遗传。患者于儿童时期起病，表现为 6 岁后仍有热性惊厥或者不伴发热的全面性强直-阵挛发作，即热性惊厥附加症（FS＋），还可出现 FS＋伴失神、FS＋伴肌阵挛、FS＋伴失张力等发作类型。除个别发作类型外，GEFS＋一般呈良性经过，智能运动发育正常，大多在 25 岁前或儿童后期停止发作。

3. 癫痫持续状态

凡一次癫痫发作持续 30 分钟以上，或反复发作而间歇期意识不能恢复超过 30 分钟者，称为癫痫持续状态（SE）。各种癫痫发作均可发生持续状态，临床以强直-阵挛持续状态最常见。全身性发作的 SE 常伴有不同程度的意识、运动功能障碍，严重者还有脑水肿和颅内压增高的表现，即使积极抢救，病死率仍达 3.6%。同时，智力低下、瘫痪和更严重癫痫发作等神经系统后遗症发生率高达 9%～20%。

突然停药、药物中毒或高热等是癫痫持续状态的常见诱因。各种因素引起的脑部病变、热性惊厥等非癫痫患儿有时也可发生持续状态。

【辅助检查】

1. 脑电图检查

脑电图是诊断癫痫最重要的辅助检查，不仅对癫痫的确认，而且对临床发作分型和转归分析都有重要价值。脑电图中出现棘波、尖波、棘-慢复合波等痫样放电者，有利于癫痫的诊断。但由于多数痫性波的发放是间歇性的，若仅作常规清醒描记，阳性率不到 40%，故必要时可进一步作动态脑电图（AEEG）或录像脑电图（VEEG），连续作 24 小时或更长时程记录，可使阳性率提高至 80%～85%。

2. 影像学检查

当临床表现或脑电图提示为局灶性发作或局灶性继发全面性发作的患儿，应作颅脑影像学包括 CT、MRI 甚至功能影像学检查。

3. **其他检查**

根据需要选做血生化、脑脊液检查，必要时可选做遗传代谢病筛查、基因分析、染色体检查等。

【诊断】

确立癫痫诊断，应力求弄清以下三个问题：①其发作究竟是痫性发作，还是非痫性发作；②若系痫性发作，进一步弄清其发作类型，抑或属于某一特殊的癫痫综合征；③尽可能明确或推测癫痫发作的病因。一般按以下步骤搜集诊断依据：

(1)病史与体格检查 应详细询问起病年龄、发作时的表现、起始部位、意识状态、发作次数及持续时间、治疗经过等，还要询问出生史、生长发育史、既往病史、家族史。查体应全面仔细，特别是与脑部疾患相关的阳性体征，如头围、智力低下、瘫痪、锥体束征或各种神经皮肤综合征等。

(2)辅助检查 根据需要选做以上相关检查。

【鉴别诊断】

1. **婴幼儿屏气发作**

6～18个月婴儿多见。典型表现是当任何不愉快引起啼哭时，立即出现呼吸停止、青紫和全身肌张力低下，之后可有短暂意识障碍，一般不超过1分钟，再现自主呼吸后随即恢复正常，EEG无异常。随年龄增大发作逐渐减少，5岁后不再发作。

2. **晕厥**

是暂时性脑血流灌注不足引起的一过性意识障碍。年长儿多见，尤其是青春期。常发生在患儿持久站立，或从蹲位骤然起立，以及剧痛、劳累、阵发性心律不齐、家族性QT间期延长等情况。晕厥前，患儿常先有眼前发黑、头晕、苍白、出汗、无力等，继而出现短暂意识丧失，偶有肢体强直或抽动，清醒后有疲乏感，EEG正常。

3. **婴幼儿擦腿综合征**

女孩多见，发作时小儿双腿用力内收或相互摩擦，神情专注，凝视，伴面红、出汗，无意识丧失，可随时被人为中断。发作期和发作间期EEG正常。

4. **癔症性发作**

易发生于10岁以上儿童，女孩多见。常因受到精神刺激、躯体疾病等引起精神紧张和恐怖而发病。发作时并无真正的意识丧失，发作中慢慢倒下，不会有躯体受伤，无大小便失禁或舌咬伤，面色正常，抽搐动作杂乱无规律，瞳孔无散大，深、浅反射存在，无神经系统阳性体征，无发作后嗜睡，常有夸张色彩。发作期与发作间期EEG正常，暗示治疗有效。

5. **抽动性疾患**

抽动是指不随意的、突发的、无节律的、反复出现的肌群异常收缩或发声。临床可表现为运动性抽动、发声性抽动和抽动-秽语综合征。与精神因素有关。患者能有意识地暂时控制其发作，睡眠中消失，情绪紧张可导致发作加重。EEG不会有癫痫样放电，也不会出现全部性慢波背景异常。

6. **其他**

如小儿偏头痛、睡眠障碍等，均须与癫痫相鉴别。

综上所述，除晕厥和屏气发作外，非痫性发作均无意识丧失和发作后症状；同时，发作中EEG均无痫性发作波出现。

【治疗】

早期合理的治疗，能使90%以上患儿的癫痫发作得到完全或大部控制。多数患儿可望癫痫不再复发。家长、学校及社会应树立信心，批驳"癫痫是不治之症"这一错误观念。在帮助患儿接受正规治疗的同时，注意其安全，合理安排生活、学习和作息。

1. 药物治疗

合理使用抗癫痫药物是目前治疗癫痫的主要手段。

(1)抗癫痫药物使用原则　遵从以下原则是实现合理用药的基础。

1)早期治疗：反复的癫痫发作将导致新的脑损伤，早期规则治疗者成功率高。但首次发作轻微，且无其他脑损伤等发作因素者，也可待第二次发作后再用药。

2)按照发作类型选药：见表13-4。

表13-4　不同癫痫发作类型的药物选择*

发作类型	抗癫痫药物*	
	常用抗癫痫药物	抗癫痫新药
强直-阵挛性发作	VPA、CBZ、PB、PHT、CZP	TPM、LTG
肌阵挛、失张力、强直性或不典型失神发作	VPA、CZP、NZP	TPM、LTG
失神发作	ESM、VPA、CZP	LTG
局灶性发作，继发性强直-阵挛发作	CBZ、VPA、PHT、PB、CZP	TPM、OCBZ
婴儿痉挛	ACTH、NZP、CZP、VPA	VGB、TPM、LTG

注：* 表中各种抗癫痫药物的英文缩写参见表13-5

3)单药或联合用药的选择：近3/4的病例仅用一种抗癫痫药物即能控制其发作。但经2～3种单药合理治疗无效，尤其多种发作类型患儿，应考虑2～3种作用机制互补的药物联合治疗。

4)用药剂量个体化：从小剂量开始，逐渐增加并调整剂量，达最大疗效或最大血药浓度时为止。一般经5个半衰期的服药时间可达该药的稳态血浓度。

5)长期规则服药以保证稳定血药浓度：一般应在服药后完全不发作2～4年，再经3～6月逐渐减量过程才能停药。不同发作类型的疗程也不同，失神发作在停止发作2年，复杂性局灶性发作、LGS综合征等则要停止发作后4年才考虑停药。婴幼儿期发病、不规则服药、EEG持续异常以及同时合并大脑功能障碍者，停药后复发率高。青春期来临易致癫痫复发或加重，故应避免在这个年龄期减量与停药。

6)定期复查：密切观察疗效与药物不良反应。除争取持续无临床发作外，至少每年应复查1次常规EEG。针对所用药物主要副作用，定期监测血常规、血小板计数或肝、肾功能。在用药初期、联合用药、病情反复或更换新药时，均应监测血药浓度。

(2)**传统抗癫痫药物与抗癫痫新药** 见表 13-5。

表 13-5 传统抗癫痫药物与抗癫痫新药

	药物	剂量 Mg/(kg·d)	有效血浓度 μg/ml	消除半衰期	主要不良反应
传统抗癫痫药物	丙戊酸(VPA)	15～40	50～100	6～16h	食欲和体重增加、肝功损害等
	卡马西平(CBZ)	10～30	4～12	8～20h	头晕、皮疹、白细胞减少、肝功能损害等
	苯妥英钠(PHT)	3～8	10～20	22h	齿龈增生、共济失调、皮疹、白细胞减少
	苯巴比妥(PB)	3～5	20～40	4d	多动、注意力不集中、皮疹
	乙琥胺(ESM)	20～40	40～120	55h	胃肠道反应、头痛、白细胞减少
	氯硝基安定(CZP)	0.01～0.2	20～80	20～30h	嗜睡、共济失调、流涎、全身松软
	硝西泮(NZP)	0.2～1	—	8～36h	同 CZP
	促肾上腺皮质激素(ACTH)	25～40 单位(4～6 周)	—	—	肾上腺皮质功能亢进
抗癫痫新药	妥泰(托吡酯)(TPM)	2～5	—	15h	嗜睡、思维慢、食欲减退、体重减低、少汗
	拉莫三嗪(LTG)	5～15[与 VPA 合用时为 1～5mg/(kg·d)]	1.5～3	20～30h	皮疹、嗜睡、头痛、共济失调、胃肠道反应
	氨己烯酸(VGB)	40～80	—	5～6h	嗜睡、精神压抑、视野缺失
	奥卡西平(OCBZ)	10～40	—	6～8h	嗜睡、头痛、皮疹、共济失调

2. 手术治疗

主要适用于对各种抗癫痫药物治疗无效、其中有明确局灶性癫痫发作起源的难治性癫痫，并且病灶不位于重要的功能区（如语言中枢）者。手术方式包括病灶切除术以及不切除癫痫灶的替代手术。

3. 癫痫持续状态的急救处理

(1)**尽快控制 SE 发作** 立即静脉注射有效而足量的抗癫痫药物，通常首选地西泮静脉推注，每次 0.3～0.5mg/kg，一次总量不超过 10mg，速度不超过 1～2mg/min（新生儿 0.2mg/min），大多在 1～2 分钟内止惊。必要时 0.5～1 小时后可重复一次，24 小时内可用 2～4 次。静推过程中要密切观察有无呼吸抑制。

与地西泮同类的有效药物还有劳拉西泮、氯硝西泮、咪哒唑仑等。此外，苯巴比妥、苯妥英钠都属于抢救 SE 的第一线药物，其作用各有特色，单独或联合应用。

(2)**支持治疗** ①生命体征监测，重点注意呼吸循环衰竭或脑疝体征；②保持呼吸道畅通，吸氧，必要时人工机械通气；③监测与矫治血气、血糖、血渗透压及血电解质异常；④防治颅内压增高。

第七节 注意力缺陷多动症

注意力缺陷多动症（ADHD）是以智力基本正常，但有注意力不集中、动作过多、冲动行为、参与事件能力差等表现为特征的一组临床综合征。约1/3～1/2患儿伴有学习困难及心理异常。14岁以下儿童患病率为7%～9%，男女之比约为(4～6)：1。

【病因】

尚不清楚，一般认为与多种因素有关，如遗传因素、脑部器质性病变、社会心理因素、铅中毒、食物添加剂及某些药物(如长期服用某些抗癫痫药物)等。

【发病机制】

尚不清楚。已知ADHD患儿全脑、尤其是运动前回及前额皮层处葡萄糖代谢率低，而前脑与注意力形成有关；此外，ADHD亦与神经递质代谢异常有关。

【临床表现】

1. 活动过度

该表现大多开始于幼儿期，入学后表现更突出。幼儿表现为粗大动作过多，如坐不稳、过分跑跳；到学龄期小动作多，在课堂上不时翻弄书本、玩文具、撕纸；不听命令、不守纪律、常惹人生气。多动现象随年龄增长而逐渐减少。

2. 注意力不集中

主动注意功能明显减弱，小儿的注意很容易受环境的影响而分散，对无关的刺激给予过分的注意，表现为分心、涣散、上课不专心听讲，有时看电视也难坚持到最后，做作业时做时停。这种现象可持续到青春期。

3. 冲动行为

冲动行为是多动症的突出而又经常出现的症状。表现为缺乏自制力、情绪不稳、冲动任性，对愉快或不愉快的事件常作出过度兴奋或愤怒的反应，行动不顾后果，没有耐心，做任何事情都急急匆匆，好与同学争吵等。

4. 其他

ADHD患儿多有学习困难，学业成绩落后，越到高年级越明显。部分患儿可合并抽动症、认知功能障碍、行为问题和社会适应问题。

5. 体格检查

约半数患儿有协调功能不良、临摹图形困难、轮替运动笨拙等。

【辅助检查】

1. 智力测验

智商一般正常或接近正常。

2. 脑电图检查

脑电图正常或非特异性改变，如慢波增多等。

3. 其他

CT、MRI、血清电解质检查、遗传代谢病筛查试验等对诊断原发疾病有帮助。

【诊断】

①7岁以前起病，病程在6个月以上；②根据父母及幼儿园、学校老师的连续性观察记录，具备ADHD诊断标准(表13-6)方能确诊。

若患儿在前6个月的症状都符合A(1)和A(2)，则为ADHD混合型；若符合A(1)，但不符合A(2)，则系ADHD注意力分散为主型；若仅符合A(2)，但不符合A(1)，则系ADHD多动为主型。

表 13－6 ADHD 的诊断标准

A.(1)或(2)

(1)注意分散：以下症状≥6 条，持续 6 个月以上且达到与发育阶段不相适应和不一致的程度：

a. 常常不注意细节问题或经常在作业、工作或其他活动中犯一些粗心大意的错误；

b. 在完成任务或游戏中难以保持注意集中；

c. 别人和他说话时常似听非听；

d. 常不能按别人的指示完成作业、家务或工作(不是由于违抗行为或未能理解所致)；

e. 常难以组织工作和游戏；

f. 常逃避、讨厌或不愿做要求保持注意集中的工作(如学校作业或家庭作业)；

g. 常常丢失学习和活动要用的物品(如玩具、学校指定的作业、铅笔、书本或工具)；

h. 常容易受外界刺激而分散注意力；

i. 日常活动中容易忘事。

(2)多动/冲动：以下症状≥6 条，持续 6 个月以上且达到与发育阶段不相适应和不一致的程度：

a. 经常手或脚动个不停或在座位上不停扭动；

b. 在课堂上或其他要求保持坐位的环境中常离开座位；

c. 常在不适当的情况下乱跑或乱爬；

d. 常难以安静的玩耍或从事闲暇活动；

e. 经常忙个不停像是被迫地活动过分；

f. 经常话多；

g. 常常别人问话未完就抢着回答；

h. 经常难以按顺序排队等待；

i. 常打断或干扰别人的活动(如插话或干扰别人的游戏)。

B. 7 岁前就有一些造成损害的多动/冲动或注意力障碍症状。

C. 一些症状造成的损害出现在两种或两种以上的环境中(如在学校、工作单位或家庭)。

D. 必须有明确的社会功能、学习功能或职业功能损害的临床证据。

E. 排除广泛性发育障碍、精神分裂症、心理障碍或其他精神疾病引起的多动、淡漠、个性改变、行为怪异、思维离奇等表现。

【鉴别诊断】

注意除外以下情况：活动较多的正常儿童、智力低下小儿类似 ADHD 者、听力障碍导致类似 ADHD 表现、抽动-秽语综合征、孤独症和儿童精神分裂症等。

【治疗】

1. 心理教育和行为治疗

采用支持性心理治疗，注意教育方法，减少对患儿的不良刺激，如歧视、辱骂等。安排合理的教学计划，严格作息制度，通过训练的方法来增进全身协调动作和延长注意集中的时间，纠正不良行为，鼓励取得的任何进步。

2. **药物治疗**

6 岁以下不主张药物治疗。

(1)中枢兴奋药物　①哌甲酯(利他林):为首选药,起始量 0.3mg/(kg·d),总量 5～10mg/d,无效时逐步加至 0.6mg/(kg·d),约每 3 日增加 0.5mg,最大量 0.8mg/(kg·d),总量不超过 30～40mg/d,分 2 次,晨起和中午服,通常仅在开学期间使用,周末及寒暑假停用;②苯丙胺:0.15～0.3mg/(kg·d),晨服 1 次;③匹莫林:2.25mg/(kg·d),晨服 1 次。

(2)三环类抗抑郁药物　最常用的是丙咪嗪,每次 12.5mg/kg,早晚各 1 次,必要时每周增加 12.5mg/kg,最大量 50mg/(kg·d)。适用于对中枢兴奋剂无效的患儿,与中枢兴奋药合用可有协同效果。

【预后】

至青春期各种症状大多消失,认知力正常,部分患者注意力不集中和冲动行为仍可持续,约 1/3 至成人后仍有症状。

学习小结

本章讲述了小儿神经系统疾病检查方法、重点讲述了小儿惊厥的概念、病因、临床表现、治疗,热性惊厥的分型与治疗、预防;化脓性脑膜炎、病毒性脑炎的概念、病因、发病机制、临床表现、并发症、脑脊液改变特点、诊断与治疗;阐述了癫痫的概念、癫痫发作的分类、小儿常见的癫痫及癫痫综合征及癫痫的治疗;简述了脑性瘫痪、注意力缺陷多动症的概念、病因、临床表现、诊断及治疗。

神经系统解剖和生理机能复杂,内容抽象,而学习时间相对较短,掌握一定的方法就比较重要。在学习时应注意:①复习小儿神经系统解剖生理特点及发育规律,可帮助理解与记忆本章内容;②学习小儿神经系统疾病检查方法时应结合诊断学相关内容进行横向比较,区分相同点与不同点,以促进知识的理解与记忆;③化脓性脑膜炎、病毒性脑炎是本章的重点疾病,可通过病因、临床表现及脑脊液改变特点进行对比学习,有助于理解及掌握;④惊厥是儿科的常见急症,癫痫是小儿时期常见病,正确区分惊厥、癫痫发作和癫痫几个概念并注意其相互关系,有助于惊厥性疾病及癫痫和癫痫综合征的诊断与治疗。

目标检测

一、简答题

1. 列表比较化脑、病毒脑、结核脑的脑脊液特点。

2. 试述化脑的病因及临床表现、治疗要点。

3. 试述惊厥、癫痫发作、癫痫的概念及相互关系。

4. 简述脑性瘫痪的临床表现与分型。

5. 简述注意力缺陷多动症的临床表现。

二、案例分析

1. 2 岁男孩,流涕、发热 2 日,惊厥 1 次,惊厥时患儿头后仰,双眼上翻凝视,继之四肢阵挛性抽动,口吐泡沫,持续约 3 分钟停止,患儿疲乏入睡。急来院就诊,途中耗时约 10 分钟。患儿既往无惊厥史,家族中无类似病史。查体:T 39℃,P 130 次/分,神志清楚,睡眠状态,双侧瞳孔等大等圆，对光反射灵敏，咽部充血，扁桃体Ⅱ°肿大，心、肺、腹及神经系统查体均未见异常。

(1)该患儿最可能的诊断。

(2)列出诊断要点和治疗措施。

(3)如果患儿再次出现惊厥，该如何紧急处理？

2. 患儿，男，6个月。发热、咳嗽5日，伴喷射状呕吐1日，惊厥2次。曾静点抗生素3日，已接种卡介苗。查体：T 39℃，嗜睡，呼吸促，前囟饱满，张力较高，双肺闻及少许中小水泡音，心脏听诊无异常，双侧巴氏征(+)。X线片：右下肺少许斑片状阴影；血常规：白细胞 22×10^9/L，中性粒细胞81%；脑脊液：压力高，外观混浊，白细胞 700×10^6/L，蛋白2g/L，糖1.8mmol/L，氯化物100mmol/L；PPD试验硬结直径为0.5cm。

(1)对疾病做出诊断并分析其病因。

(2)列出诊断要点和治疗措施。

(3)该患儿经治疗1周后热退，停药2日后再次出现发热、呕吐、惊厥、前囟隆起。可能发生了哪种并发症？进一步如何检查？如何处理？

第十四章　内分泌疾病

学习目标

【知识要求】

1. 掌握生长激素缺乏症、性早熟、先天性甲状腺功能减低症、儿童糖尿病的定义；各种常见内分泌疾病的诊断与治疗要点。

2. 熟悉正常儿童内分泌的特点及各种儿童常见内分泌疾病的临床表现。

3. 了解各种常见内分泌疾病的病因与发病机制。

【能力要求】

能应用儿童内分泌疾病的相关知识对其进行综合分析，并能结合临床病例列出各种常见儿童内分泌疾病的诊治计划。

第一节　生长激素缺乏症

生长激素缺乏症，又称垂体性侏儒症，是由于腺垂体合成和分泌的生长激素(GH)部分或完全缺乏，导致小儿生长发育障碍，致使小儿身高低于正常同年龄者两个标准差(－2SD)或在同年龄、同性别正常儿童生长曲线第3百分位数以下。生长激素缺乏症是临床常见的内分泌激素缺乏症之一。

知识链接

生长激素的合成与分泌

人生长激素由腺垂体细胞合成和分泌，它的释放受下丘脑分泌的促生长激素释放激素(GHRH)和生长激素释放抑制激素(GHIH)的调节。而中枢神经系统则通过多巴胺、5－羟色胺等神经递质，控制下丘脑GHRH和GHIH的分泌。

生长激素的自然分泌呈脉冲分泌模式，并存在昼夜节律，一般在夜间深睡眠后的早期分泌值最高。当下丘脑、垂体功能障碍或靶细胞对生长激素无反应时均可造成生长激素缺乏而出现小儿生长发育落后。

【病因和发病机制】

1. 原发性

包括：①垂体发育异常，如不发育、发育不良等均可引起生长激素合成和分泌障碍；②下丘脑功能缺陷，造成生长激素缺乏；③遗传性生长激素缺乏，约占5%～30%，称为家族性单纯性生长激素缺乏症，属常染色体隐性或显性遗传病。

2. **继发性**

多为器质性，常继发于下丘脑、垂体或其他颅内肿瘤、感染、放射性损伤、细胞浸润和头颅创伤等；都可引起生长发育迟缓，其中产伤是我国生长激素缺乏症最主要的病因。

3. **暂时性**

体质性青春期生长延迟、社会心理性生长抑制、原发性甲状腺功能降低等均可造成暂时性生长激素分泌功能低下。在外界不良因素消除或原发病治疗后即可恢复正常。

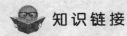

知识链接

生长激素的基本功能

①促生长效应：促进人体各种组织细胞增大和增殖，使骨骼、肌肉和各系统器官生长发育，促进骨骺软骨细胞增殖并合成基质，骨骼的生长即身体长高。②促代谢效应：促进蛋白质的合成，促进氨基酸的转运和摄取，表现正氮平衡；促进肝糖原分解，减少外周组织对葡萄糖的利用，降低细胞对胰岛素的敏感性，使血糖升高；促进脂肪组织分解和游离脂肪酸的氧化生酮过程。

【临床表现】

1. **原发性生长激素缺乏症**

(1)**生长障碍**　多见于男孩，男∶女为3∶1。患儿出生时身长和体重均正常，1岁以后出现生长速度减慢，身高落后比体重低下更显著。其外观明显小于实际年龄，面容幼稚，身材矮小，但比例正常，体型匀称。至成年后其身长多不超过130厘米。

(2)**骨成熟延迟**　出牙及囟门闭合明显延迟，牙齿排列不整，手足亦较小。骨化中心发育迟缓，骨龄小于实际年龄2岁以上。骨骺融合较晚。

(3)**青春发育期推迟**　多数患儿性腺发育不全，第二性征缺乏，发音如童音。男性阴茎小，女性常有闭经、子宫小等。

(4)**智力正常**　患儿智能发育正常。

2. **继发性生长激素缺乏症**

可发生于任何年龄。在原发病后生长发育缓慢，如颅内肿瘤者可见头痛、呕吐、视野缺损或缩小等颅内高压和视神经受压的症状及体征，甚至由于垂体后叶或下丘脑受损害而并发尿崩症。

【辅助检查】

1. **生长激素刺激试验**

生理性试验包括运动和睡眠试验，用作可疑患儿的筛查。药物刺激试验是借助于胰岛素、精氨酸、可乐定、高血糖素、左旋多巴等药物促进生长激素分泌而进行的(表14－1)。如有两项以上药物刺激试验结果都不正常时，才可确诊为生长激素缺乏症。

为排除外源因素的影响，刺激试验前应禁食、卧床休息，于试验前30分钟放好留置针头，在上午8～10时进行试验。一般认为生长激素的峰值在试验过程中＜10μg/L即为分泌功能不正常。GH峰值＜5μg/L，即为GH完全缺乏；GH峰值5～9μg/L，即为GH部分缺乏；≥10μg/L，即为GH不缺乏。

表 14-1　生长激素分泌功能试验

试验	方法	采血时间
生理性		
1.运动	禁食 4～8 小时后，剧烈活动 15～20 分钟	开始活动后 20～40 分钟
2.睡眠	晚间入睡后用脑电图监护	Ⅲ～Ⅳ期睡眠时
药物刺激		
1.胰岛素	0.075U/kg，静脉注射	0,15,30,60,90 分钟测血糖、GH
2.精氨酸	0.5/kg，用注射用水配成 5%～10%溶液，30 分钟静滴完	0,30,60,90,120 分钟测 GH
3.可乐定	0.004mg/kg，1 次口服	同上
4.左旋多巴	10mg/kg，1 次口服	同上

2.促生长激素释放激素（GHRH）刺激试验

用于区别病变部位是在下丘脑还是在垂体。

3.染色体检查

用于排查常见的染色体疾病，如 Turner 综合征等。

4.其他检查

X 线片评定骨龄；头颅 CT 或 MRI 检查有助于了解下丘脑-垂体有无器质性病变。

【诊断】

诊断要点：①匀称性身材矮小，身高落后于正常同年龄者两个标准差（－2SD）或在同年龄、同性别正常儿童生长曲线第 3 百分位数以下；②生长缓慢，生长速率＜5cm/年；③骨龄小于实际年龄 2 年以上；④两种以上药物刺激试验结果均示生长激素峰值低下；⑤智能正常，与年龄相称；⑥排除其他影响生长的疾病。

【鉴别诊断】

1.家族性矮身材

父母身高均矮，身高常在第三百分位数左右，但其年增长速率＞5cm，骨龄与年龄相称，智能与性发育均正常。

2.体质性青春期延迟

属正常发育中的一种变异，极为常见，多见于男孩。青春期开始发育的时间比正常儿童延迟 3～5 年。青春期前生长缓慢，骨龄也相对落后，但身高与骨龄一致，其最终身高正常。父母一方大多有类似既往史。

3.先天性甲状腺功能减低症

该病基础代谢率低，智能低下，同时还有生长发育落后、骨龄明显落后。当鉴别有困难时，需借助血 T_4 降低，TSH 升高等指标进行鉴别。

4.骨骼发育障碍

各种骨、软骨发育不全等，均有特殊的面容和体态，可选择性进行骨骼 X 线片检查予以鉴别。

5.先天性卵巢发育不全综合征（Turner 综合征）

女孩身材矮小，第二性征不发育，出现颈短、颈蹼、肘外翻、后发际低、乳距宽、色素痣多等特殊的躯体特征，鉴别一般不难。进行染色体核型分析可以确诊。

6. 其他

包括心、肝、肾等慢性疾病，长期营养不良，遗传代谢病（如糖原累积症、黏多糖病等），以及精神心理压抑等因素导致者，均需通过对病史、体检资料分析和相应的特殊检查予以鉴别。

【治疗】

1. 生长激素替代治疗

基因重组人生长激素（rhGH）已经被广泛应用。目前大多采用 0.1U/kg，每晚临睡前皮下注射一次的方案。疗效与初始年龄相关，年龄愈小，疗效愈佳。以第一年效果最好，身高增长每年可达到 10～12cm，以后生长速度逐渐下降。在用基因重组人生长激素治疗过程中可能出现甲状腺素水平低下，需同时监测甲状腺功能，必要时予以补充治疗。对恶性肿瘤或有潜在肿瘤恶变者及严重糖尿病患者禁用。

2. 生长激素释放激素

对由于下丘脑功能缺损，使生长激素释放激素（GHRH）释放不足的本病患儿，可采用 GHRH 治疗。但对垂体性生长激素缺乏症者无效。剂量一般为每日 8～30μg/kg，每日早晚各一次皮下注射或 24 小时皮下微泵连续注射。

3. 性激素治疗

同时伴有性腺轴功能障碍的生长激素缺乏症患儿，骨龄达 12 岁时，可开始用性激素治疗。男性可注射长效庚酸睾酮 25mg，每月 1 次，每 3 个月增加 25mg，直至每月 100mg。女性可用炔雌醇 1～2μg/日，或妊马雌酮，自每日 0.3mg 起酌情逐渐增加，同时监测骨龄，以防骨龄过快成熟而有损最终身高。

第二节 性早熟

儿童性发育启动年龄显著提前（较正常儿童提前 2 个标准差以上），女孩在 8 岁以前、男孩在 9 岁以前出现第二性征者，临床可判断为性早熟。

【病因和发病机制】

1. 中枢性性早熟

又称真性性早熟。由于下丘脑-垂体-性腺轴功能过早启动，促性腺激素释放激素（GnRH）脉冲分泌增强，患儿除有第二性征发育外，还有卵巢或睾丸的发育。

（1）特发性性早熟　又称体质性性早熟，是由于下丘脑对性激素的负反馈敏感性下降、促性腺激素释放激素过早增加分泌所致。女性多见，占女孩中枢性性早熟的 80%以上。

（2）继发性性早熟　继发于中枢神经系统病变，常见于：①下丘脑错构瘤、囊肿等；②中枢神经系统感染；③脑外伤、放疗或化疗；④先天性发育异常（脑积水等）。

（3）其他疾病　少数未经治疗的原发性甲状腺功能减低患儿可伴发中枢性性早熟。

2. 外周性性早熟

又称假性性早熟。有第二性征发育和性激素水平升高，但下丘脑-垂体-性腺轴不成熟，无性腺的发育。常见于：①性腺疾病（睾丸间质细胞瘤、畸胎瘤等）；②肾上腺疾病（肾上腺肿瘤等）；③外源性（服用含雌激素的药物、食物等）。

3. 部分性性早熟

如单纯性乳房发育、单纯性阴毛早现、单纯性早初潮等。

知识链接

青春发育的生理过程

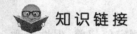

青春发育的生理过程即青春发育开始至具有生育能力的性成熟序贯过程。表现为：①神经内分泌系统的启动而导致下丘脑-垂体-性腺轴功能增强；②第二性征的出现、发育到成熟；③由青春期身高“蹿长”至骨骺愈合而停止生长；④生殖器官发育成熟，并有成熟的生殖功能；⑤精神与心理逐渐成熟。一般女孩整个过程约需2～6年，平均4年；男孩整个过程约需5年以上。青春期身高加速女孩较男孩出现早。

【临床表现】

本病女孩较多见，男女之比约为1∶4，而男孩性早熟者的中枢神经系统异常（如肿瘤）发生率较高。

1. 中枢性性早熟

性征发育提前，但青春期发育程序与正常发育程序相似，且临床表现个体差异较大。症状发展快慢不一，在青春期前的各个年龄组均可发病。在性发育的过程中，男孩和女孩都有身高和体重过快增长和骨骼成熟加速。早期患儿身高较同龄儿童高，但由于骨骼生长加速，骨龄提前，骨骺融合过早，可造成终身高滞后。青春期成熟后，患儿除终身高矮于一般群体，其余均正常。

2. 外周性性早熟

性发育过程与中枢性性早熟迥异。颅内肿瘤所致者在病程早期仅呈性早熟表现，后期始见颅压增高、视野缺损等定位征象。

【辅助检查】

1. 骨龄测定

根据手和腕部X线片评定骨龄，判断骨骼发育是否超前。

2. B超检查

根据临床需要，选择检查女孩卵巢、子宫发育情况；男孩睾丸和肾上腺皮质等部位。

3. CT或MRI检查

对疑有脑肿瘤和肾上腺皮质病变患儿应进行脑部或腹部CT或MRI扫描。

4. 促性腺激素释放激素（GnRH）兴奋试验

通过补充GnRH刺激垂体分泌黄体生成素（LH）和卵泡刺激素（FSH），从而评价垂体促性腺激素细胞储备功能，对鉴别中枢性与外周性性早熟具有重要意义。一般采用静脉注射GnRH，按2.5μg/kg（最大剂量=100μg），于注射前（基础值）和注射后30、60、90及120分钟分别采血测定血清LH和FSH。当LH峰值＞12U/L（女），或＞25U/L（男）；或LH/FSH峰值＞0.6～1.0，可以认为其性腺轴功能已经启动。

5. 其他检查

根据患儿临床表现可选择其他检查，如怀疑甲状腺功能低下需另测定T_3、T_4、TSH；先天性肾上腺皮质增生症患儿的17-羟孕酮、ACTH和脱氢异雄酮明显增高；性腺肿瘤患儿的睾酮和雌二醇浓度增高。

【诊断】

诊断要点：①青春期前儿童；②出现第二性征的临床表现；③有骨龄测定值超前、促性腺激素释放激素(GnRH)兴奋试验阳性、B超等辅助检查阳性；④寻找病因。

【鉴别诊断】

1. 单纯性乳房早发育

单纯性乳房早发育是女孩不完全性性早熟的特殊表现。起病年龄小，常小于2岁，乳腺仅轻度发育，常呈周期性变化。无生长加速和骨龄提前，无阴道出血，血清雌二醇和FSH基础值常轻度增高，GnRH兴奋试验中FSH峰值增高。由于部分患儿可逐步演变为真性性早熟，故应注意追踪检查。

2. 单纯性阴毛早发育

属性早熟的特殊类型，两性均可发病，多见于6岁左右。出现阴毛和腋毛发育，但无其他副性征出现，无性腺发育，亦不发生男性化。部分患儿可有轻度生长加速和骨龄提前，常有家族史。可能与肾上腺功能早现、过早分泌大量雄激素有关。

3. 外周性性早熟

误服含有性激素的药物、食物，或接触含雌激素的化妆品，是导致本病的常见原因。女孩常有不规则阴道出血，且与乳房发育不相称，乳头、乳晕着色加深，应详细询问病史和随访加以确诊。女孩单纯出现阴道出血时，应注意排除阴道感染、异物或肿瘤等。对男孩出现性发育征象而睾丸容积仍与其年龄相称者，应考虑先天性肾上腺皮质增生症、肾上腺肿瘤。单侧睾丸增大者，需排除性腺肿瘤。

4. 原发性甲状腺功能减低伴性早熟

仅见于少数未经治疗的原发性甲状腺功能减低者。多见于女孩，临床除甲低症状外，还同时有性早熟的表现。如女孩出现乳房增大、泌乳和阴道流血等，不出现或极少出现阴毛或腋毛发育，给予甲状腺素替代治疗使甲低症状缓解或控制后，性早熟症状也随之消失。

【治疗】

本病的治疗根据病因而定。中枢性性早熟的治疗目的：①抑制或减缓性发育，延迟性成熟过程；②抑制骨骼成熟，防止骨骺早闭，改善成人期最终身高；③同步进行适当的心理和行为指导，预防与性发育有关的精神社会问题。

1. 病因治疗

甲状腺功能减低者给予甲状腺激素补充治疗；肿瘤引起者应手术摘除或进行化疗和放疗；先天性肾上腺皮质功能增生症患者可用肾上腺皮质激素治疗等。

2. 药物治疗

促性腺激素释放激素类似物(GnRHa)的作用是通过下降调节，抑制垂体-性腺轴，使LH、FSH和性腺激素分泌减少，从而控制性发育，延迟骨骼成熟，最终改善成人期身高。目前应用的缓释剂主要有曲普瑞林和亮丙瑞林，国内推荐剂量：每次80～100μg/kg，或通常应用每次3.75mg，每4周肌内注射1次，用至患者骨龄达11～12岁。如开始应用GnRHa治疗较晚或预测其成年期身高显著低于其遗传靶身高者，或应用GnRHa后生长速率明显减慢者，可同步应用重组人生长激素以改善终身高。

第三节　先天性甲状腺功能减低症

先天性甲状腺功能减低症，简称“甲低”，是由于患儿甲状腺激素合成或分泌不足引起，又称呆小病或克汀病，是小儿时期最常见的内分泌疾病之一。根据病因的不同可分为：①散发性：系先天性甲状腺发育不良、异位或甲状腺激素合成途径中酶缺陷所造成，发生率约为1/7000；②地方性：多见于甲状腺肿流行的山区，由于该地区水、土和食物中缺乏碘所致。随着我国碘化食盐的广泛应用，其发病率显著下降。

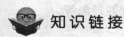

知识链接

甲状腺激素的合成、分泌和功能

甲状腺的主要功能是合成甲状腺素(T_4)和三碘甲腺原氨酸(T_3)。甲状腺激素的主要原料是碘和酪氨酸。碘离子被摄取进入甲状腺上皮细胞后，经一系列酶的作用与酪氨酸结合成单碘酪氨酸及双碘酪氨酸，两者再分别偶联生成 T_3 和 T_4。甲状腺素的合成与释放受垂体分泌的促甲状腺激素(TSH)和下丘脑分泌的促甲状腺素释放激素(TRH)控制，而血清中 T_3 可通过负反馈作用降低垂体对 TRH 的反应性，减少 TSH 分泌。

甲状腺素的主要生理功能是加速细胞内氧化过程，促进新陈代谢；促进蛋白质合成，增强酶活性；增进糖的吸收和利用；加速脂肪分解氧化；促进钙、磷在骨质中的合成代谢；促进中枢神经系统的生长发育。所以，当甲状腺功能不足时，可引起代谢障碍、生理功能低下、生长发育迟缓、智能障碍。

【病因和发病机制】

1. 散发性先天性甲低

(1)甲状腺不发育、发育不全或异位(亦称原发性甲低)　是造成先天性甲低的最主要的原因，约占 90%。多见于女孩，男女之比约为 1∶2。其中 13 病例为甲状腺完全缺如，其余为发育不全或在下移过程中停留在异常部位形成异位甲状腺，部分或完全丧失其功能。造成甲状腺发育异常的原因可能与遗传与免疫介导机制有关。

(2)甲状腺激素合成障碍(亦称家族性甲状腺激素合成障碍)　是造成先天性甲低的第二位的常见原因。多见于甲状腺激素合成和分泌过程中酶的缺陷，造成甲状腺素不足。多为常染色体隐性遗传病。

(3)TSH、TRH 缺乏(亦称下丘脑-垂体性甲低或中枢性甲低)　是因垂体分泌 TSH 障碍而造成的甲状腺功能低下，常见于特发性垂体功能低下或下丘脑发育缺陷。

(4)母亲因素(亦称暂时性甲低)　母亲在妊娠期服用抗甲状腺药物或母亲患有自身免疫性疾病，存在抗 TSH 受体抗体，均可通过胎盘而影响胎儿，造成甲低，通常在 3 个月后好转。

(5)甲状腺或靶器官反应低下　由于甲状腺细胞质膜上的 GSα 蛋白缺陷，使 cAMP 生成障碍而对 TSH 不反应；或是由于末梢组织对 T_3 和 T_4 不反应所致；与甲状腺素受体基因缺陷有关。均为罕见病。

2. 地方性先天性甲低

多因孕妇饮食中缺碘，致使胎儿在胚胎期即因碘缺乏而导致甲状腺功能低下，可造成不可逆的神经系统损害。

【临床表现】

本病症状的出现早晚及轻重程度与患儿体内残留的甲状腺组织的多少及甲状腺功能低下的程度有关。先天性无甲状腺组织的患儿，在出生后1～3个月内出现症状；甲状腺发育不良者常在生后3～6个月时出现症状，甚至4～5岁才渐显症状。主要临床特征为生长发育迟缓、智能落后和生理功能低下。

1. **新生儿期甲低**

患儿常为过期产，出生体重较大，身长和头围可正常，前、后囟大；胎便排出延迟，生后常有腹胀、便秘与脐疝。生理性黄疸时间延长达2周以上，常处于睡眠状态，同时伴反应迟钝、吮奶差、哭声低、体温低(常＜35℃)、四肢冷、末梢循环差、皮肤出现斑纹或有硬肿现象等。

2. **婴幼儿期甲低**

多数先天性甲低患儿常在出生半年后出现典型症状。

(1)**特殊面容** 头大、颈短，面色苍黄、皮肤粗糙，毛发稀疏、无光泽，眼睑水肿，眼距宽，鼻梁低平，唇厚，舌大而宽厚、常伸出口外。

(2)**生长发育落后** 身材矮小，躯干长而四肢短小，上部量/下部量＞1.5；囟门闭合延迟、出牙延迟。

(3)**智能低下** 表情呆板、淡漠，神经反射迟钝，智能发育低下；运动发育迟缓，翻身、说、爬、走等均落后于同龄儿童。

(4)**生理功能低下** 精神、食欲差，嗜睡、少哭、懒动，体温低而怕冷，脉搏、呼吸缓慢，心音低钝，肌张力低，腹胀、便秘等。

3. **地方性甲低**

出生时就有明显的症状。临床表现有两种类型，一种为“神经性”综合征，主要表现为共济失调、痉挛性瘫痪、聋哑和智力低下，但身材正常，甲状腺功能正常或轻度减低；另一种为“黏液水肿性”综合征，临床上有显著的生长发育和性发育落后、智能低下、黏液性水肿等。血清T_4降低、TSH增高。

4. **TSH、TRH分泌不足**

患儿常保留部分甲状腺激素分泌功能，因此临床症状较轻，但常有其他垂体激素缺乏的症状如低血糖、尿崩症等。

【辅助检查】

1. **甲状腺功能检查**

(1)**新生儿筛查** 出生后2～3天新生儿，用干血滴纸片检测TSH浓度，结果大于15～20mU/L时，再检测血清T_4、TSH以确诊。

(2)**血清T_3、T_4、TSH测定** 任何新生儿筛查结果可疑或临床可疑的小儿都应检测血清T_3、T_4、TSH浓度，如T_4降低，TSH明显升高即可确诊。血清T_3浓度可降低或正常。

2. **TRH刺激试验**

若血清T_4、TSH浓度均低，则可疑TRH、TSH分泌不足，需进一步做TRH刺激试验。静脉注射TRH7μg/kg，正常者在注射20～30分钟内出现TSH峰值，90分钟后回至基础值。若未出现高峰，应考虑垂体病变；若TSH峰值甚高或出现时间延长，则提示下丘脑病变。

3. **骨龄测定**

手和腕部X线摄片可见骨龄落后。

4. **放射性核素检查**

可检查甲状腺的大小、形状和位置，检测甲状腺发育情况。

【诊断】

诊断要点：①新生儿、婴幼儿期；②有可诱发本病的疾病史；③有生长发育迟缓、智能落后和生理功能低下等临床表现；④新生儿筛查，血清 T_3、T_4、TSH 测定等辅助检查阳性。

【鉴别诊断】

1. **先天性巨结肠**

患儿出生后即开始便秘、腹胀，并常有脐疝，但其面容、精神反应及哭声等均正常，X 线钡灌肠可见结肠痉挛段与扩张段。

2. **21-三体综合征**

患儿智能及动作发育落后，但有特殊面容：眼距宽、外眼眦上斜、鼻梁低、舌伸出口外，皮肤及毛发正常，常伴其他先天性畸形。染色体核型分析可鉴别。

3. **佝偻病**

患儿有动作发育迟缓、生长落后等表现，但智能、皮肤正常，有佝偻病体征，血生化和 X 线片可鉴别。

4. **骨骼发育障碍的疾病**

如骨软骨发育不良、黏多糖病等都有生长迟缓症状，骨骼 X 线片和尿中代谢物检查可资鉴别。

【治疗】

1. **治疗原则**

本病应早期确诊，尽早治疗，以避免或减少对脑发育的损害。一旦诊断确立，应终身服用甲状腺制剂，不能中断，否则前功尽弃。饮食中应富含维生素、蛋白质和矿物质。

2. **甲状腺素替代治疗**

常用 L-甲状腺素钠，半衰期为一周，每日口服一次。一般起始剂量为每日 8～9μg/kg，大剂量为每日 10～15μg/kg。替代治疗参考剂量见表 14-2，用药量应根据甲状腺功能及临床表现进行适当调整。

表 14-2　甲状腺素替代治疗参考剂量

年龄	μg/d	μg/(kg·d)
0～6 个月	25～50	8～10
6～12 个月	50～100	5～8
1～5 岁	75～100	5～6
6～12 岁	100～150	4～5
12 岁～成人	100～200	2～3

疗效监测指标：①新生儿甲低开始治疗 2～4 周内血清 T_4 浓度上升至正常高限，6～9 周内血清 TSH 浓度水平降至正常范围；②消化系统等临床表现好转，智能及体格发育改善；③药物过量可出现烦躁、多汗、消瘦、发热等；④定期随访。治疗开始时每 2 周随访 1 次，血清 TSH、T_4 浓度正常后，每 3 个月 1 次；服药 1～2 年后，每 6 个月 1 次。在随访过程中根据血清 TSH、T_4 浓度水平，及时调整药物剂量，同时监测智能、体格发育情况。

【预后】

新生儿筛查阳性者确诊后立即开始正规治疗，预后良好。如果出生后 3 个月开始治疗，预后尚可，智能绝大多数可达到正常；如未能及早诊断而在 6 个月后才开始治疗，虽然给予甲状腺素可以改善生长状况，但智能仍会受到严重损害。

第四节　儿童糖尿病

糖尿病是由多种病因引起的、胰岛素缺乏所造成的、以慢性高血糖为特征的全身代谢性疾病。儿童糖尿病是指 15 岁以前发生的糖尿病，分为原发性和继发性两大类。原发性糖尿病又分为：①1 型糖尿病：由于胰岛细胞破坏，胰岛素分泌绝对不足所造成，必须使用胰岛素治疗，又称胰岛素依赖性糖尿病；②2 型糖尿病：由于胰岛细胞分泌胰岛素不足或靶细胞对胰岛素不敏感所致，又称非胰岛素依赖性糖尿病；③其他特殊类型糖尿病：如青年成熟期发病型糖尿病，属常染色体显性遗传，儿童期发病罕见。儿童糖尿病 98％为 1 型糖尿病，2 型糖尿病很少，但随儿童肥胖症的增多有增加趋势。本节主要叙述 1 型糖尿病。

【病因】

1 型糖尿病的确切病因尚不清楚。目前认为是在遗传易感基因的基础上，由外界环境因素的作用引起的自身免疫反应，导致了胰岛细胞的损伤和破坏，当胰岛素分泌减少至正常的 10％时，即出现临床症状。

【发病机制】

1. 遗传易感性

本病有多个基因与糖尿病的遗传易感性有关，故属多基因遗传病。

2. 环境因素

1 型糖尿病与病毒感染（可直接破坏胰岛或损伤胰岛诱发自身免疫反应，进一步破坏胰岛引起糖尿病）、化学毒物以及食物中的某些成分有关，它们可能会激发易感性基因者体内免疫功能的变化，产生胰岛细胞毒性作用，最后导致发病。

3. 自身免疫因素

约 90％的 1 型糖尿患者在初次诊断时血液中出现胰岛细胞自身抗体、胰岛细胞膜抗体、胰岛素自身抗体以及胰岛素受体自身抗体等多种抗体，并已经证实这些抗体在补体和 T 淋巴细胞的协同作用下具有对胰岛细胞的毒性作用。

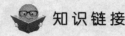

知识链接

胰岛素的生理功能与糖尿病的病理生理

胰岛素的生理功能：胰岛素可促进葡萄糖分解，促进糖原合成、储存，抑制糖原异生；促进组织细胞摄取和利用葡萄糖，促进蛋白质合成，减弱蛋白质分解代谢；增进脂肪组织摄取葡萄糖，促进脂肪合成。

糖尿病的病理生理：糖尿患者胰岛素分泌不足或缺如，使葡萄糖利用减少，而反调节激素如胰高血糖素、生长激素、皮质醇等增高，又促进肝糖原分解和葡萄糖异生作用，使脂肪和蛋白质分解加速，造成血糖和细胞外液渗透压增高，细胞内液向细胞外转移。当血糖浓度超过肾阈值（10mmol/L）时即产生糖尿。自尿中排出的葡萄糖可达到 200～300g/d，导致渗透性利尿，出现多尿症状，每日约丢失水分3～5L，钠和钾200～400mmol，造成严重的电解质失衡和慢性脱水。此时机体代偿，患儿渴感增强、饮水增多；因组织不能利用葡萄糖，能量不足而产生饥饿感，引起多食。

【临床表现】

1.一般表现

4～6岁和10～14岁为1型糖尿病的高发年龄，1岁以下小儿发病较少见。患者起病较急骤，多有感染或饮食不当等诱因。典型症状为“三多一少”，即多饮、多食、多尿和体重下降。但婴儿多饮、多尿不易被发觉，很快即可发生脱水和酮症酸中毒。儿童因为夜尿增多可发生遗尿。年长儿还可出现消瘦、精神不振、倦怠乏力等体质显著下降症状。少数患儿起病缓慢，以精神呆滞、软弱、体重下降等为主。

2.特殊自然病程

(1)急性代谢紊乱期　从出现症状到临床确诊，时间多在1个月以内。约20%患儿表现为糖尿病酮症酸中毒；20%～40%为糖尿病酮症，无酸中毒；其余仅为高血糖、糖尿和酮尿。

(2)暂时缓解期　约75%的患儿经胰岛素治疗后，临床症状消失、血糖下降、尿糖减少或转阴，即进入缓解期。此时胰岛细胞恢复分泌少量胰岛素，对外源性胰岛素需要量减至0.5U/(kg·d)以下，少数患儿甚至可以完全不用胰岛素。这种状况一般可持续数周，最长可达半年以上。此期应定期监测血糖、尿糖水平。

(3)强化期　经过缓解期后，患儿出现血糖增高和尿糖不易控制的现象，胰岛素用量逐渐或突然增多，称为强化期。在青春发育期，由于性激素增多等变化，增强了对胰岛素的拮抗，故此期病情不稳定，胰岛素用量较大。

(4)永久糖尿病期　青春期后，病情逐渐稳定，胰岛素用量比较恒定，称为永久糖尿病。

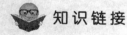

知识链接

糖尿病酮症酸中毒病理生理

当体内胰岛素不足和反调节激素的增高可促进脂肪分解，血中脂肪酸增高，肌肉和胰岛素依赖组织即利用这类游离脂肪酸供能，以弥补细胞内葡萄糖不足，而过多的游离脂肪酸在进入肝脏后，在胰高血糖素等生酮激素作用下加速氧化，导致乙酰辅酶A增加，超过了三羧酸循环的氧化代谢能力，致使乙酰乙酸、β-羟丁酸和丙酮酸等酮体长期累积在各种体液中，形成酮症酸中毒。

【并发症】

1.急性并发症

(1)糖尿病酮症酸中毒　约40%糖尿病患儿在就诊时即处于酮症酸中毒状态。常因急性感染、过食、诊断延误、突然中断胰岛素治疗等因素诱发，多表现为起病急，进食减少，恶心、呕吐，腹痛、关节或肌肉疼痛，皮肤黏膜干燥，呼吸深长，呼气中有酮味(烂苹果味)，血压下降等，严重者出现神志改变。常易误诊为肺炎、败血症、急腹症或脑膜炎等。通常血糖甚高，血生化有程度不同酸中毒，血尿酮体增高。

(2)低血糖　由于胰岛素用量过多或用药后未按时进食而引起，表现为心悸、出汗、饥饿感、头晕或震颤等，严重者可致昏迷，若不及时抢救可致死亡。反复低血糖发作可引起脑功能障碍。

(3)感染 各种感染、结核病等常与糖尿病共存，严重感染可发生中毒性休克。

(4)糖尿病高渗性非酮症性昏迷 在儿童中较少见，表现为糖尿病昏迷伴高血糖，无酸中毒，血尿酮体无明显增高。

2. 中期并发症

①骨骼和关节异常：表现为关节活动受限；②生长障碍：表现为面色苍白、皮肤增厚、腹部膨隆、肝大，可有库欣氏样面容；③性成熟延迟；④智力发育受损；⑤白内障等。上述并发症若持续时间不长则为可逆性，主要与治疗不当有关。

3. 慢性并发症

①糖尿病视网膜病：是糖尿病微血管病变最常见的并发症，90%患者最终将出现此并发症，造成视力障碍，甚至失明。②糖尿病肾病：随病程而增加患病率，30%～40%的本病患儿有明显的肾病，表现为水肿、蛋白尿和高血压等，最后导致肾衰竭。③糖尿病周围神经病变：较少见。

【辅助检查】

1. 血液检查

①血糖：增高，空腹血糖≥7.0mmol/L，随机血糖≥11.1mmol/L；②血脂：血胆固醇、甘油三酯均可明显增高；③血电解质：发生酮症酸中毒时血电解质紊乱，应测血 Na、K、CI、pH、血浆渗透压等；④血酮体：可增高；⑤血常规检查 WBC 可增高。

2. 尿液检查

①尿糖：定性试验一般阳性，通过监测尿糖可粗略反映血糖水平，有利于胰岛素剂量的调整；②尿酮体：糖尿病酮症酸中毒时阳性；③尿蛋白：监测尿微量白蛋白，可了解肾脏的病变情况。

3. 糖化血红蛋白

可以作为患儿在以往 2～3 个月期间血糖是否得到满意控制的指标。

4. 口服葡萄糖耐量试验（OGTT）

仅用于无明显症状、尿糖偶尔阳性而血糖正常或稍增高的患儿。试验前应避免剧烈运动、精神紧张，停服双氢克尿噻、水杨酸等影响糖代谢的药物。

【诊断】

诊断要点：①有典型糖尿病症状，并且餐后随机血糖≥11.1mmol/L；②空腹血糖≥7.0mmol/L；③2 小时后口服葡萄糖耐量试验（OGTT）血糖水平≥11.1mmol/L，符合上述任一标准即可诊断为糖尿病。

【鉴别诊断】

1. 婴儿暂时性糖尿

病因不明，多在出生后 6 周内发病。表现为发热、呕吐、体重不增、脱水等症状，血糖增高，尿糖及酮体阳性。经补液等一般处理或给予小量胰岛素(1U/kg)即可恢复。对这些患儿应进行葡萄糖耐量试验和长期随访，以便与 1 型糖尿病鉴别。

2. 非糖尿病性葡萄糖尿

某些先天性代谢病如肾小管酸中毒、胱氨酸尿症或重金属中毒等患儿都可发生糖尿。需依靠空腹血糖或葡萄糖耐量试验进行鉴别。

3. 其他还原糖尿症

尿液中果糖和戊糖等其他还原糖均可使班氏试液呈色，用葡萄糖氧化酶法检测尿液可以鉴别。

4. 其他发生酸中毒、昏迷的疾病

如尿毒症、感染中毒性休克、低血糖症、急腹症、颅内感染、重症肺炎等。

【治疗】

糖尿病是终生的内分泌代谢性疾病，其治疗是综合性的，包括胰岛素治疗、运动、饮食管理、糖尿病教育与监控等。

1. 治疗目的

①消除临床症状；②预防与避免低血糖和糖尿病酮症酸中毒发生；③保证患儿正常生长发育，防止肥胖；④防止和纠正情绪障碍；⑤防治并发症。

2. 胰岛素治疗

胰岛素是治疗1型糖尿病最主要的药物。胰岛素的种类、剂量、注射方法都与疗效有关。

(1)胰岛素制剂 目前胰岛素制剂有正规胰岛素(RI)、中效珠蛋白胰岛素(NPH)、长效的鱼精蛋白锌胰岛素(PZI)等(表14-3)。

表14-3 胰岛素的种类和作用时间

胰岛素种类	开始作用时间(h)	作用最强时间(h)	作用最长时间(h)
短效RI	0.5	3～4	6～8
中效NPH	1.5～2	4～12	18～24
长效PZI	3～4	14～20	24～36

(2)胰岛素治疗方案 胰岛素需要量婴儿偏小，年长儿偏大。新诊断的患儿，轻症者胰岛素一般用量为每日0.5～1.0U/kg，出现明显临床症状以及酮症酸中毒恢复期开始治疗时胰岛素需要量往往大于1U/kg。每日皮下注射2次，早餐前30分钟，2/3总量；晚餐前30分钟，1/3总量。注射部位选择腹壁、大腿和上臂等处。

(3)胰岛素剂量的调整 应根据监测血糖或尿糖结果，调整胰岛素用量。开始每2～3日调整剂量一次，直至尿糖不超过＋＋；待血糖、尿糖稳定后，在一定时期内不用再调整。

(4)使用胰岛素注意事项 ①胰岛素不足：使用胰岛素不足可致清晨现象。因晚间胰岛素不足，在清晨5～9时出现血糖和尿糖增高，可加大晚间注射剂量或将NPH注射时间稍往后移即可。持久的胰岛素用量不足，可使患儿长期处于高血糖状态，症状不能完全消除，导致生长停滞、肝脾肿大、高血糖、高血脂，并易并发酮症酸中毒。②胰岛素过量：使用胰岛素过量可致Somogyi现象。这是由于胰岛素过量，在午夜至凌晨时发生低血糖，在反调节激素作用下使血糖升高，即低血糖-高血糖反应。对于尿量增加，同时有低血糖出现或一日内血糖波动较大，胰岛素用量每日＞1.5U/kg者，应测午夜后1～3时血糖，以及时诊断。③胰岛素耐药：患儿在无酮症酸中毒情况下，胰岛素每日用量＞2U/kg者，仍不能控制高血糖时，在排除Somogyi现象后，称为胰岛素耐药。可换用纯度更高的基因重组胰岛素。

3. 运动治疗

运动时组织对胰岛素的敏感性增强，可增加对葡萄糖的利用，有利于血糖的控制。运动的种类和剧烈程度应根据年龄和运动能力进行安排。运动前减少胰岛素的用量或运动前后适当加餐，防止发生低血糖。运动应在血糖控制良好后才开始，并坚持每日固定时间运动。

4.饮食治疗

与胰岛素治疗同步进行。①热量需要：应适合患儿的年龄，满足儿童生长发育和日常生活需要。每日所需热能(卡)为1000+(年龄×80～100)，对年幼儿宜稍偏高。②食物的成分：糖类50%～55%，蛋白质15%～20%，脂肪30%。蛋白质应选动物蛋白，脂肪宜用含不饱和脂肪酸的植物油。③热量分配：早餐1/5，中餐和晚餐分别为2/5，每餐中留出少量(5%)作为餐间点心。每日进食应定时，饮食量在一段时间内应固定不变。

5.糖尿病教育与监控

由于糖尿病是慢性终生疾病，而小儿糖尿病的病情不稳定，易于波动，需要医生、家长和患儿密切配合。

(1)糖尿病教育 进行糖尿病知识的健康宣教，向患儿和家长详细介绍有关知识，帮助患儿和家长树立信心，使其能坚持有规律的生活和治疗。

(2)糖尿病监控 ①血糖测定：每日常规测量血糖4次(三餐前与临睡前)，每周测一次凌晨2～3时血糖。②糖化血红蛋白测定：每3～4月检测一次。③尿微量白蛋白排泄率测定：每年检测1～2次。

6.糖尿病酮症酸中毒治疗

(1)纠正脱水、酸中毒及电解质紊乱 ①补液：酮症酸中毒时脱水量约为100ml/kg，一般为等渗性脱水。输液开始的第一小时，按20ml/kg(最大量1000ml)快速静滴0.85%氯化钠溶液，以纠正血容量、改善血循环和肾功能。第2～3小时，按10ml/kg静滴0.45%氯化钠溶液。当血糖<17mmol/L后，改用含有0.2%氯化钠的5%葡萄糖溶液静滴。要求在开始的12小时内至少补足累积损失量的一半。余量在后12小时输入。②补钾：随着液体的输入，患儿开始排尿后，即加入氯化钾溶液，一般按每日2～3mmol/kg(150～225mg/kg)补给，同时监测心电图或血钾浓度。③纠正酸中毒：当血pH<7.1，可按2mmol/kg给予1.4%碳酸氢钠溶液静滴，先补半量；当血pH≥7.2时即停用，避免酸中毒纠正过快加重脑水肿。

(2)胰岛素的应用 采用小剂量胰岛素静脉滴入，首先静脉推注胰岛素0.1U/kg，然后将胰岛素25U加入生理盐水250ml中，按每小时0.1U/kg，由另一静脉通道缓慢匀速输入。当血糖<17mmol/L后，改用含有0.2%氯化钠的5%葡萄糖溶液静滴时，停止静滴胰岛素，改为胰岛素皮下注射，每次0.25～0.5U/kg，每4～6小时一次，直至患儿开始进食、血糖稳定为止。

(3)控制感染 酮症酸中毒时常并发感染，应同时采用有效抗生素治疗。

(4)监测病情，防治并发症 严密监测生命体征，监测血糖、电解质等变化，随时调整治疗计划，防治脑水肿、低血糖、低血钾、心力衰竭或肾衰竭等并发症。

学习小结

本章重点讲述正常儿童内分泌的特点，详细阐述生长激素缺乏症、性早熟、先天性甲状腺功能减低症、儿童糖尿病的概念、临床表现、诊断与治疗；讲述生长激素缺乏症、性早熟、先天性甲状腺功能减低症、儿童糖尿病的病因和发病机制。

在学习本章节时，应注意：①复习人体解剖学、生理学、病理学与药理学等与内分泌疾病相关的知识，帮助理解与记忆；②熟悉正常儿童内分泌的生理特点，在本时期常见病的发病情况，重视各种疾病的早期发现和早期诊断；③学习先天性甲状腺功能减低症、儿童糖尿病时，应结合内科学相关内容进行横向比较，区分相同点与不同点，促进医学临床知识的融会贯通；④学习各种疾病治疗方法时，应注意掌握儿童内分泌疾病临床特点，学会如何观察儿童内分泌疾病的发生、发展以及缓解的临床演变过程，并能做出准确的判断。

目标检测

一、简答题

1. 简述生长激素缺乏症诊断要点。
2. 何谓性早熟？列出中枢性性早熟的治疗目的。
3. 简述新生儿期甲低、婴幼儿期甲低的主要临床特征。
4. 阐述先天性甲状腺功能减低症患儿使用甲状腺素替代治疗时的疗效监测。
5. 如何判断儿童糖尿病患儿发生了酮症酸中毒？

二、病例分析

男孩，5 岁，发现夜尿增多，经常遗尿数个月，同时渐消瘦，精神不振，倦怠乏力。患儿食欲好，爱喝水。

(1)该患儿最可能的诊断是什么？

(2)如需确诊儿童糖尿病应该做哪些检查有助于诊断？

第十五章　小儿传染病

学习目标

【知识要求】

1. 掌握小儿传染病的管理、预防、主动免疫、被动免疫、计划免疫的定义，麻疹、水痘、流行性腮腺炎、手足口病、猩红热、中毒型痢疾的潜伏期、前驱期、发病期、恢复期的临床特点及常见并发症、诊断与治疗要点，常见几种出疹性疾病的鉴别。

2. 熟悉计划免疫的程序、禁忌证、免疫接种反应及处理原则，麻疹、水痘、流行性腮腺炎、手足口病、猩红热、中毒型痢疾的病原学特点、实验室检查、鉴别诊断及管理与预防。

3. 了解各种常见传染病的发病机制与病理改变。

【能力要求】

能应用小儿传染病的管理与免疫知识对常见的小儿传染病进行处置，提出合理的控制传染源、切断传播途径、保护易感儿的方案和措施。能对麻疹、水痘、流行性腮腺炎、手足口病、猩红热、中毒型痢疾临床病例列出诊治计划。

第一节　小儿传染病概述

传染性疾病属感染性疾病，在儿科较常见。临床上依据传染病致病病原微生物不同(按由小到大顺序)可分为病毒、衣原体、支原体、立克次体、细菌(包括螺旋体)、真菌和寄生虫(包括线虫、蠕虫、原虫等)感染等。2003 年以来先后出现的“非典”、高致病性禽流感、手足口病、甲型 H1N1 流感等传染性疾病在很多地区、国家甚至世界范围内流行，威胁人类的健康，因此传染病的防治任务还很艰巨。

熟悉传染性疾病发展的阶段性，对于传染病的诊断和治疗，以及传染性疾病的控制与管理意义重大。传染性疾病一般都要经过以下四个阶段。

1. 潜伏期

指病原体侵入机体之后至出现临床症状之前的一段时期，短者数小时至数日，长者可数月至数十年。此期无症状，但传染性疾病从潜伏期后期开始具有传染性。了解此期最重要的意义是可以确定检疫期限，并有助于传染病的诊断和流行病学的调查。

2. 前驱期

指起病至开始出现该病典型症状之前的时期，通常 1～3 日，多表现为非特异症状，如发热、乏力、头痛、食欲减退等。也有些传染病此期有特异性表现如麻疹黏膜斑。发病特别急骤者可无此期。

3. **发病期**

出现感染性疾病所特有的症状、体征，由轻到重，然后逐渐缓解、消退。

4. **恢复期**

患儿症状、体征逐渐消失，如较长时间机体功能仍不能恢复正常则为后遗症。传染性疾病的传染期多从潜伏期后期开始持续到发病期结束、恢复期前，有些疾病的个别患者还有可能成为病原体的终生携带者，具有传染性。多数患者在传染病痊愈后可获得对该病原体的特异性免疫。

第二节　传染病管理与计划免疫

一、传染病的管理

传染病的流行就是传染病在人群中发生、发展和转归的过程。传染病在人群中的传播必须具备 3 个基本环节，即传染源、传播途径和易感者。传染病的预防原则是针对传染病流行过程的 3 个基本环节采取综合性措施，同时根据不同传染病的流行特点，针对其主要环节采取适当措施。

1. **管理传染源**

发现传染病患者或疑似患者，应立即予以隔离治疗，隔离期限依据该传染病的传染期或化验结果而定，尽可能做到五早，即早发现、早诊断、早报告、早隔离、早治疗。建立健全疫情报告和登记制度。

2. **切断传播途径**

根据传染病的不同传播途径采取相应措施，如消化道传染主要应采取管理饮食、管理粪便、保护水源、消灭苍蝇、饭前便后洗手、加强个人卫生等措施；呼吸道传染病则要保持室内空气新鲜、加强通风、空气消毒、外出戴口罩及流行期间避免大型集会等；虫媒传染病则以防虫、杀虫和驱虫措施为主。

3. **保护易感人群**

①提高人群非特异性免疫力的措施，如合理营养，增强体质，参加体育活动，养成个人良好的卫生习惯，改善居住条件等；②提高人群特异性免疫力的措施，如预防接种；③药物预防。

二、特异性免疫与计划免疫

特异性免疫分为主动免疫和被动免疫两种（图 15－1）。

1. **主动免疫**

人体通过感染病原微生物、或接种疫苗或菌苗，刺激机体产生特异性抗体，而具备的针对某感染特异的免疫力，称为主动免疫。

2. **被动免疫**

通过异体直接获得特异性抗体，因此具备针对某感染特异的免疫力，称为被动免疫。如通过胎盘从母体获得 IgG、还有通过母乳从母体获得 SIgA；注射含特异性抗体的血清、抗毒素、免疫球蛋白等。

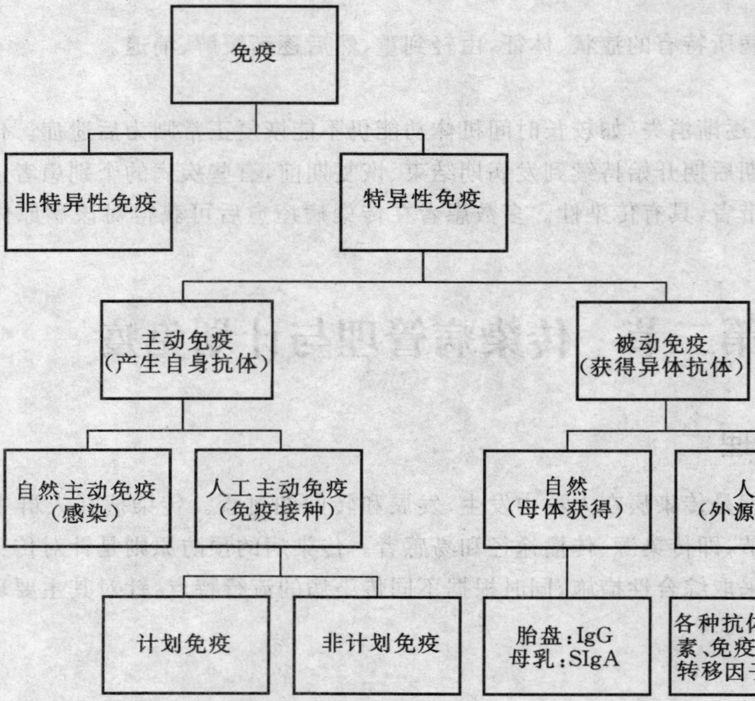

图 15-1 人体免疫图示

3. 计划免疫

计划免疫是一种主动免疫，属疾病三级预防中的一级预防。

(1)定义 是根据小儿的免疫特点和传染病发生的情况制定的免疫程序，有计划地使用生物制品进行预防接种，以提高人群的免疫水平，达到控制和消灭传染病的目的。对15岁以下儿童按年龄进行全程足量基础免疫，并适时加强的免疫措施。

(2)计划免疫程序 小儿计划免疫程序见附录。

(3)注意事项

1)严格遵照计划免疫程序和规定：接种时严格遵照疫苗说明书规定的接种方法，包括剂量、途径、次数、间隔时间、消毒方法、注意事项等。

2)正确掌握每种疫苗的接种对象、禁忌证：①一般禁忌证：急性传染病的潜伏期、前驱期、发病期、恢复期，严重的慢性消耗性疾病（如活动性肺结核）、肝肾疾病、免疫缺陷病、过敏体质（如严重的湿疹、哮喘、荨麻疹、血小板减少性紫癜）、中枢神经系统疾患（如癫痫、惊厥）等。②相对禁忌证：发热或一周内每日腹泻4次以上；正在接受免疫抑制剂治疗；近1个月内注射过丙种球蛋白（不能接种活疫苗）；每种（菌）疫苗制品使用说明提示的特殊禁忌证。

(4)免疫接种反应及处理原则

1)局部反应：一般在疫苗注射后1～2日局部可出现红、肿、热、痛等现象，还可引起附近淋巴结肿大疼痛。一般不需做特殊处理，可适当局部热敷。

2)全身反应：症状多较轻。主要表现为发热，接种疫苗后8～24小时体温在37.1～37.5℃为弱反应，37.6～38.5℃为中度反应，≥38.6℃为强反应，还可有恶心、呕吐、腹痛、腹泻等。轻者无需做特殊处理，对中等以上反应者采取对症处理。

3)异常反应:少见。可以有过敏性皮疹、活菌(疫)苗接种后感染、过敏性休克等,可给予对症处理。

知识链接

出疹性疾病概述

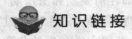

出疹性疾病是小儿常见的一类疾病。许多传染病在发热的同时可伴有出疹,包括皮疹和黏膜疹,为很多传染病的特征之一。不同传染病皮疹的形态、出疹时间、分布部位、出疹顺序、皮疹的消退及伴随症状等方面有其特点,这些特点对传染病的诊断及鉴别有重要参考价值。

小儿常见的出疹性疾病中最具传染性的是水痘和麻疹。根据皮疹的特征及流行病学特点对患儿尽早做出诊断,排除传染病;针对传染病患儿及早采取隔离措施,切断传播途径,保护易感儿。

第三节 麻 疹

麻疹是麻疹病毒所致的一种极具传染性的急性出疹性呼吸道传染病。临床上以发热、上呼吸道炎(咳嗽、流涕)、结膜炎、口腔麻疹黏膜斑(又称柯氏斑 Koplik's spots)及皮肤特殊的斑丘疹、疹退后糠麸样脱屑及色素沉着为特征。本病可伴有肺炎等多种严重并发症,也是本病主要的死亡原因。病后免疫力持久,大多终身免疫。由于麻疹减毒活疫苗广泛使用,目前麻疹发病率和病死率均显著降低。

【病原学】

麻疹病毒属 RNA 病毒,分类上属副黏液病毒科麻疹病毒属,只有一个血清型,抗原性稳定。人是其唯一宿主。麻疹病毒在外界生存力弱,不耐热,对日光、紫外线和消毒剂均敏感,但耐低温,在低温下能长期存活。

【发病机制】

麻疹病毒侵入易感小儿体内后出现两次病毒血症。第一次病毒血症是麻疹病毒侵入呼吸道上皮细胞及局部淋巴结,在这些部位繁殖,同时有少量病毒侵入血液而形成,此时已有传染性;第二次病毒血症是此后病毒在全身单核-巨噬细胞系统复制,大量病毒再次进入血液,此即为临床前驱期,引起全身广泛性损害而出现一系列临床表现,如皮疹、高热等,此时传染性最强。

小儿患麻疹时自身免疫反应会受到严重抑制,故易继发细菌性感染,常继发鼻窦炎、中耳炎和肺炎;还可使结核病复燃,阳性的结核菌素反应变成阴性;由于麻疹病毒感染过程中,机体反应明显降低,可使湿疹、哮喘、肾病综合征患儿病情得到暂时缓解,但患者也易继发细菌感染。

【病理】

麻疹系全身性疾病,可见于各个系统,主要见于皮肤、淋巴结、呼吸道、肠道等处。病变部位单核细胞浸润、增生及形成多核巨细胞,也称"华-佛细胞",是麻疹的病理特征。麻疹黏膜斑(Koplik 斑)是颊黏膜下层的微小分泌腺发炎,其病变由浆液性渗出及内皮细胞增殖形成。麻疹是真皮毛细血管内皮细胞对病毒的免疫反应所致,表现内皮增生、血浆渗出、红细胞相对增多形成淡红色斑丘疹。疹退后,表皮细胞坏死、角化形成脱屑。由于皮疹处红细胞裂解,疹退后形成棕色色素。麻疹病毒引起的间质性肺炎为 Hecht 巨细胞肺炎。

【流行病学】

麻疹的传染源主要是急性期患者和亚临床型带病毒者。麻疹患者的传染期自出疹前5日至出疹后5日均有传染性，如合并肺炎，传染期可延长至出疹后10日。即在前驱期和出疹期，患者口、鼻、咽、气管及眼部的分泌物中均含有麻疹病毒。本病传染性极强，传播方式主要通过喷嚏、咳嗽和说话时飞沫传播。从未接受过免疫接种，以及未感染过麻疹获得主动免疫的儿童及成年人，接触麻疹病毒均可发病，好发年龄为6个月至5岁的小儿。发生季节以春季发病数较多，高峰在2～5月份。

【临床表现】

1.典型麻疹

典型麻疹患者病程分为四期，即潜伏期、前驱期、出疹期、恢复期。未接种过麻疹疫苗、或接种失败及免疫功能正常、未用过免疫球蛋白的小儿，患麻疹才有典型表现，多有并发症且危重，需高度重视。

(1)潜伏期 大多数为6～18日(平均10日左右)。潜伏期末可有低热、全身不适。

(2)前驱期 也称发疹前期，一般为3～4日。主要表现：①发热：多为中度以上，热型不一。发热贯穿后面出疹期及恢复期整个病程，也能反映病情的发展及变化。②上呼吸道感染表现：在发热同时出现咳嗽、流涕、喷嚏、咽部充血等卡他症状与上呼吸道感染不易区别，但结膜充血、流泪、畏光及眼睑水肿是本病特点。呼吸道症状亦贯穿后面出疹期及恢复期整个病程，如果咳嗽明显加剧常提示肺炎的出现。③麻疹黏膜斑(Koplik斑)：在发疹前24～28小时出现，开始仅在两侧下磨牙相对的颊黏膜上，可见直径约0.5～1.0mm灰白色小点，外有红晕，常在1～2日内迅速增多并融合，可累及整个颊黏膜并蔓延至唇部黏膜，于出疹后1～2日迅速消失，可留有暗红色小点。④部分病例可有一些非特异症状，如全身不适、食欲减退、精神不振等。婴儿尚有呕吐、腹泻、腹痛等消化系统症状。偶见在出现典型麻疹前，皮肤有荨麻疹、隐约斑疹或猩红热样皮疹，但在典型皮疹出现时即消失。

(3)出疹期 一般持续3～5日。皮疹多在发热3～4日后按顺序出现，先现于耳后、发际、颈部到颜面部，逐渐由上向下蔓延至躯干及四肢，最后达手掌、足底。皮疹为斑丘疹，颜色初为淡红，继之色加深呈鲜红、最后呈暗红，皮疹数量由稀少逐渐增多密集，可融合成片，压之退色，疹间可见正常皮肤，同一部位皮疹持续2～3日，不伴痒感。出疹期全身毒血症症状加重，体温增高至40～40.5℃，多有厌食、呕吐、腹泻、咳嗽、嗜睡或烦躁不安，甚至谵妄、抽搐。此期肺部有少量湿性啰音，X线检查可见肺纹理增多或轻重不等弥漫性肺部浸润。此期易并发肺炎、喉炎等并发症。

(4)恢复期 一般持续3～5日。皮疹出齐后按出疹先后顺序开始消退。若无并发症发生，体温、食欲、精神等其他症状也随之好转。疹退后，皮肤有糠麸状脱屑及棕色色素沉着，7～10日痊愈。

2.非典型麻疹

(1)轻型麻疹 见于有一定免疫力的患儿，曾接种过麻疹疫苗，或近期(潜伏期内)接受过丙种球蛋白，或<8个月的婴儿。潜伏期长、前驱期短、临床症状轻。发热、呼吸道症状均轻，常无麻疹黏膜斑，皮疹稀疏、色淡，疹退后无色素沉着或脱屑，病程短，无并发症。

(2)重型麻疹 见于体弱、先天或后天免疫功能低下疾病，以及肾病等免疫抑制剂类药物治疗的其他疾病，或治疗护理不当者等。此类病儿病情凶险，中毒症状重，并发症严重，死亡率高。一种弥散性血管内凝血的表现，被称为“黑麻疹”，体温持续 40℃以上、惊厥、昏迷，皮疹密集融合呈紫蓝色，常有血小板减少鼻出血、呕血、咯血、血尿。另一种循环衰竭的表现，皮疹少、色暗淡，或皮疹骤退，四肢冰冷、血压下降。

(3)异型麻疹　(非典型麻疹综合征)较少见。主要见于接种过麻疹灭活疫苗或减毒活疫苗再次感染麻疹者。

(4)无皮疹型麻疹　主要见于用免疫抑制剂的患儿，或体内尚有母体抗体的婴儿，或近期接受过被动免疫者。

【并发症】

麻疹并发症多发生在出疹期。最常见的是肺炎，亦为麻疹患儿死亡主要原因，其次有麻疹心肌炎、喉炎、脑炎等并发症。

1. 肺炎

肺炎是麻疹最常见的并发症，多见于 5 岁以下儿童，占麻疹患儿死因的 90%以上。出疹期如出现高热不退、咳嗽加剧、呼吸困难及肺部啰音为并发肺炎，重症者可致心力衰竭。肺炎的症状较重、体征明显，预后差。病原体多为细菌性，常为金黄色葡萄球菌、肺炎链球菌等，易并发脓胸和脓气胸。部分为病毒性，多为腺病毒感染。

2. 喉炎

麻疹患儿常有轻度喉炎表现，随皮疹消退、体温下降其症状随之消失。如出现声音嘶哑、犬吠样咳嗽、吸气性呼吸困难及三凹征等，为继发细菌感染所致的喉炎。

3. 心肌炎

表现为心悸、气短、胸闷、面色苍白、心音低钝、心率增快、一过性心电图改变，重者可出现心力衰竭、心源性休克等。

4. 脑炎及亚急性硬化性全脑炎

表现为头痛、呕吐、共济失调、抽搐、嗜睡、昏迷等麻疹脑炎及亚急性硬化性全脑炎。

5. 营养不良与维生素 A 缺乏症

胃肠功能紊乱、喂养护理不当者，可致营养不良和维生素缺乏，常见维生素 A 缺乏引起眼干燥症，重者出现视力障碍，甚至角膜穿孔、失明。

【辅助检查】

1. 一般检查

白细胞总数减少，淋巴细胞相对增多。淋巴细胞严重减少提示预后不好。若白细胞数增加，尤其是中性粒细胞增加，提示继发细菌感染。

2. 多核巨细胞、包涵体细胞

于出疹前 2 日至出疹后 1 日，患者鼻、咽分泌物或尿沉渣涂片，瑞氏染色后直接镜检可见。

3. 血清学检查

(1)抗体检测　ELISA 测定血清特异性 IgM 和 IgG 抗体，敏感性和特异性均好。麻疹病毒特异性 IgM 抗体的阳性率与取血时间有关，在出皮疹 3 日内取血，阳性率只有 77%或更低，而在出皮疹后 3 日至 4 周内取血，阳性率可达 97%。

(2)抗原检测　用免疫荧光方法检测鼻咽部脱落细胞内的麻疹病毒抗原是一种早期快速的诊断方法。

4. **病毒分离**

感染早期从鼻咽分泌物中分离出病毒。

【诊断】

诊断要点：①有麻疹接触史或来自疫区；②临床特点：前驱期出现 koplik 斑、皮疹形态和出现顺序、出疹与发热关系、退疹后皮肤脱屑及色素沉着等特点；③前驱期鼻咽分泌物找到多核巨细胞及尿中检测包涵体细胞有助于早期诊断。麻疹 IgM 抗体可确诊。

【鉴别诊断】

包括各种发热、出疹性疾病，见表 15－1。

表 15－1 小儿出疹性疾病的鉴别诊断

病名	病因	全身症状及其他特征	皮疹特点	发热与皮疹关系
麻疹	麻疹病毒	呼吸道卡他性炎症，结膜炎，发热第 2～3 日口腔黏膜斑	红色斑丘疹，自头面部-颈-躯干-四肢，退疹后有色素沉着及细小脱屑	发热 3～4 日，出疹期热更高
猩红热	乙型溶血性链球菌	高热，中毒症状重，咽峡炎，杨梅舌，环口苍白圈，扁桃体炎	皮肤弥漫充血，上有密集针尖大小丘疹，持续 3～5 日退疹，1 周后全身大片脱皮	发热 1～2 日出疹，出疹时高热
风疹	风疹病毒	全身症状轻，耳后、枕部淋巴结肿大并触痛	面部-躯干-四肢，斑丘疹，疹间有正常皮肤，退疹后无色素沉着及脱屑	发热后半天至 1 日出疹
幼儿急疹	人疱疹病毒 6 型	一般情况好，高热时可有惊厥，耳后枕部淋巴结亦可肿大	红色斑丘疹，颈及躯干部多见，一天出齐，次日消退	高热 3～5 日，热退疹出
水痘	水痘-带状疱疹病毒	一般情况好，发热、不适，流涕、咳嗽呼吸道症状	向心性分布，头面部、躯干多，四肢少，瘙痒感重。初为红色斑丘疹或斑疹，数小时后小水泡，周围红晕，1 日变混浊，脐凹现象，破溃，2～3 日结痂。陆续分批出现，三种形态皮疹同时存在。黏膜水痘少，如有疱疹破溃形成溃疡，痛感明显	发热后当天至 1 日出疹
手足口病	柯萨奇病毒 A 组 CoxA16	一般情况好，病情轻，发热、不适，流涕、咳嗽呼吸道症状	离心性分布，口腔、肛周、四肢远端、手足掌心多，面部、躯干少。皮肤为斑丘疹-痘疹-结痂，分批出现，痒感；口腔斑丘疹-疱疹-溃疡，痛感明显	发热后当天至 1 日出疹
	肠道病毒 EV71	病情危重，很快进入不同程度的病毒性脑炎、中枢性循环衰竭、心肌炎、周围循环衰竭，重者可致死亡	皮疹同上	部分患者可在未出现皮疹前先出现危重情况
药物疹	与用药有关	原发病症状	皮疹痒感，摩擦及受压部位多，斑丘疹、疱疹、猩红热样皮疹、荨麻疹	有或无发热，多无固定关系

【治疗】

无特殊治疗，治疗原则：加强护理，对症支持治疗，预防并发症。

1. 一般治疗

卧床休息，保持室内空气流通，注意温度和湿度。保持眼、鼻、口腔和耳的清洁，避免强光刺激。给予容易消化富有营养的食物，补充足量水分。

2. 对症治疗

(1)预防超高热、高热惊厥　在前驱期及出疹期不宜强行为患儿过度降温，不超过40℃者一般不退热。尤其禁用冰袋及酒精擦浴。对于有高热惊厥危险的患儿需镇静预防惊厥；对于超高热(40℃以上)患儿给予适当降温，采取物理降温(如额部湿敷、温水擦浴)或小剂量(常规量的1/2至2/3)药物降温，常用对乙酰氨基酚、布洛芬。急于降温退热的做法不利于皮疹透发(即出透出齐)，易使病程延长，更增加罹患麻疹肺炎等并发症的危险。

(2)镇咳　频繁剧咳可用非麻醉镇咳剂或超声雾化吸入。

(3)继发细菌感染　可给抗生素。

3. 并发症的治疗

有并发症者给予相应治疗。

知识链接

小儿麻疹的维生素A应用

维生素A预防并发症：WHO推荐补充高剂量维生素A治疗小儿麻疹，有利于疾病的恢复，可减少并发症的发生。剂量是20万～40万U，每日口服一次，连服2剂。

【传染病管理和预防】

预防麻疹的关键措施是对易感者接种麻疹疫苗，以提高其免疫力。

1. 控制传染源

早发现、早报告、早隔离、早治疗麻疹患者，一般隔离至出疹后5日，合并肺炎者可延长至出疹后10日。接触麻疹的易感者应检疫观察3周，并给予被动免疫。

2. 切断传播途径

患者住过的房间应通风并用紫外线照射，患者衣物应在阳光下暴晒。流行季节易感儿尽量少去公共场所。

3. 保护易感人群

(1)计划免疫　接种麻疹疫苗属计划免疫程序。采用麻疹减毒活疫苗预防接种，初种年龄国内规定为生后8个月，7岁时复种一次。

(2)主动免疫　易感者在接触患者2日内若接种疫苗，仍有可能预防发病或减轻病情。

(3)被动免疫　接触麻疹后5日内给予血清免疫球蛋白0.25mg/kg可预防发病。如用量不足或接触麻疹后第5～9日使用，仅可减轻症状。被动免疫只能维持3～8周，以后采取主动免疫。

第四节　水　痘

水痘是一种传染性极强的儿童期出疹性疾病，冬春季多发。病原体为水痘-带状疱疹病毒，通过飞沫或接触传染。易感儿接触水痘患儿后，几乎均被感染发病，感染后可获得持久的免疫力，但以后仍有可能发生带状疱疹。

【病原学】

病原体为水痘-带状疱疹病毒（VZV），即人类疱疹病毒3型。该病毒在外界环境中生活力弱，不能在痂皮中存活，且对热、酸和各种有机溶剂敏感。

【发病机制】

水痘-带状疱疹病毒在小儿期原发感染为水痘。病变主要损害皮肤，偶尔累及其他脏器。病毒经上呼吸道侵入人体，首先在局部黏膜组织细胞内增殖，2～3日后进入血液，产生首次病毒血症；然后在单核-吞噬细胞系统内再次增殖后入血引起第二次病毒血症，继之临床出现水痘。但水痘病毒侵入血液呈间歇性，每有病毒入血就出现新水痘，临床表现水痘分批出现，与间隙性病毒血症相一致，病毒血症消失，症状随之缓解。皮疹出现1～4日后，产生特异性细胞免疫和抗体。

水痘恢复后病毒可长期潜伏在体内神经系统，主要是脊髓后神经节或颅神经的感觉神经节内，待成年后当有诱因存在时可被激活而再次发病，表现为带状疱疹。

【病理】

疱疹只限于表皮的棘状细胞层，呈退行性变和水肿。由于细胞裂解、液化和组织液的渗入，形成水疱，疱液内含大量病毒。由于病变表浅，无继发细菌感染情况下愈后不留疤痕。黏膜病变与皮疹类似。有免疫缺陷或免疫功能受抑制者可发生全身播散性水痘，症状较重，病变可波及多处脏器，如呼吸道、食管、胃、肺、肝、脾、胰、肾上腺和肠道等，受累器官可有局灶性坏死、炎性细胞浸润。并发脑炎者，可有脑水肿、充血和点状出血等。

【流行病学】

人类是水痘-带状疱疹病毒唯一的贮存宿主。通过患者呼吸道及疱疹浆液排出病毒传播，经空气飞沫或密切接触而感染他人。传染期从出疹前1～2日的前驱期至最后一批皮疹全部结痂。人群普遍易感，在托幼机构、小学甚至中学可以出现一定范围的流行。主要见于儿童，2～6岁为高峰。20岁以后发病者明显减少，但免疫功能受损、正在使用免疫抑制剂或大剂量糖皮质激素者，无论年龄大小都有感染的危险。

【临床表现】

1.典型水痘

潜伏期10～21日。前驱期仅1日左右，表现为发热、轻度不适、流涕、食欲缺乏等。发热当天或次日进入出疹期，开始出现皮疹，皮疹特点为：

(1)向心性分布　皮疹主要分布在头、面、躯干部位，四肢近端渐少，末端很稀少。

(2)皮疹演变过程　斑丘疹或斑疹→疱疹→结痂。皮疹开始为红色斑丘疹或斑疹，数小时后变成圆形透明饱满的水疱，周围有红晕。约24小时内水疱内容物变为混浊，且疱疹出现脐凹现象，易破溃，瘙痒感较重。2～3日左右迅速结痂。皮疹脱痂后一般不留瘢痕。

(3)皮疹分批出现　斑丘疹、水疱、结痂三种形态皮疹同时存在。病后3～5日内，皮疹陆续多次分批出现。由于每批皮疹需要经过3日左右的三种形态的演变，各批出现时间先后不同，演变过程先后错落，故出疹两天后三种形态皮疹可同时存在。

(4)黏膜处皮疹少，疱疹破溃后成溃疡，疼痛　皮疹可出现在口腔、结膜、生殖器等处，易破溃形成浅溃疡。

一般水痘患者全身症状和皮疹均较轻，不再有新皮疹出现则进入恢复期，因属自限性疾病，7～10日左右可自愈。

2. **重症水痘**

多发生在白血病、淋巴瘤等恶性病或免疫功能低下病儿，全身中毒症状重，高热、皮疹量多、分布广，可融合形成大疱型疱疹或出血性皮疹，可继发感染甚至引起败血症，病死率高。

3. **先天性水痘**

母亲在妊娠期患水痘可累及胎儿。若在妊娠的前4个月，则胎儿可能发生先天性水痘综合征，导致多发性先天畸形和自主神经系统受累，表现为出生体重低、瘢痕性皮肤病变、肢体萎缩、视神经萎缩、白内障及智力低下等，多在1岁内死亡，存活者留有严重神经系统伤残。如母亲在接近产期患水痘，新生儿病情多严重，病死率高。新生儿水痘的皮疹有时酷似带状疱疹的皮疹。

【并发症】

水痘的并发症常见为皮肤继发细菌感染，如脓疱疮、丹毒、蜂窝组织炎。少数病例可发生心肌炎、肝炎。水痘肺炎少见，主要发生在免疫缺陷儿和新生儿。

【辅助检查】

1. **外周血白细胞计数**

白细胞总数正常或稍低。继发细菌感染时可增高。

2. **疱疹刮片**

刮取新鲜疱疹基底组织涂片，用瑞氏或姬姆萨染色可见多核巨细胞，用苏木素-伊红染色查见核内包涵体，可供快速诊断。或取疱疹基部刮片或疱疹液，直接荧光抗体染色查病毒抗原简捷有效。

3. **病毒分离**

将疱疹液直接接种入人胚成纤维细胞，分离出病毒再做鉴定，仅用于非典型病例。

4. **血清学检查**

血清水痘病毒特异性IgM抗体检测，可帮助早期诊断；恢复期双份血清特异性IgG抗体滴度4倍以上升高有助于诊断。

5. **特异性病毒DNA检测**

PCR检测患者呼吸道上皮细胞和外周血白细胞中的特异性病毒DNA，是敏感快捷的早期诊断方法。

【诊断】

典型水痘：①水痘接触史或来自有疫情的托幼机构、学校；②皮疹的特点：痒，向心性分布，分批出现；皮疹演变过程为斑丘疹→疱疹→结痂；病情轻，可自愈；③必要时查外周血抗原或抗体。

【鉴别诊断】

主要包括丘疹性荨麻疹及能导致皮肤出现疱疹性改变的疾病，常见肠道病毒所致的手足口病或金黄色葡萄球菌感染、药物、虫咬性皮疹和接触性皮炎。

(1)手足口病　①皮疹的特点：不痒，远心分布，以手、足肢体远端部位较多；口腔内多，破溃后溃疡疼痛；②有手足口病接触史或来自疫区；③可检出特异的抗原、抗体。

(2)接触性皮炎　多出现在皮肤接触过敏原的部位，可多次反复发生，嗜酸粒细胞可增高。局部或全身抗过敏治疗有效。

【治疗】

因水痘是自限性疾病，一般情况下全身症状和皮疹均较轻，因此以一般治疗和对症处理为主，也可抗病毒治疗。水痘免疫球蛋白被动免疫对已经发病的患者无效。

1. 一般治疗

休息、供给足够水分和易消化的饮食，室内空气流通新鲜。

2. 对症治疗

中低度发热，不必用药物降温。避免使用肾上腺皮质激素及阿司匹林。因阿司匹林可诱发 Reye 综合征（又称急性脑病和肝脏脂肪浸润综合征）；肾上腺皮质激素可使病毒播散，加重病情，故应避免使用。

保持皮肤清洁干燥，勤换内衣，勤剪指甲，避免搔抓皮疹，减少继发感染。未破溃皮疹可用炉甘石洗剂止痒，还可使用镇静剂、抗组胺药。做一些趣味性活动分散注意力。破溃皮疹及继发细菌感染处可用抗生素（红霉素、莫匹罗星等）软膏。有口腔黏膜疱疹者用盐水漱口。

3. 抗病毒治疗

阿昔洛韦，即阿昔洛韦是首选的抗水痘病毒药物，治疗越早效果越好，一般在水痘发病后 48 小时以内开始应用，＜1 岁 10mg/(kg・次)，＞1 岁 500mg/(m^2・d)，每 8 小时静脉滴注，疗程 7 日或至无新的皮疹出现后 48 小时。口服阿昔洛韦 80mg/(kg・d)对免疫健全的儿童水痘病例有一定的益处而且无毒性，但只有在水痘发病后 24 小时内开始治疗才有效。早期使用 α-干扰素能较快抑制皮疹发展，加速病情恢复。

【传染病管理和预防】

1. 控制传染源

隔离水痘患者至皮疹全部结痂为止。对已接触的易患儿，应检疫 3 周。

2. 切断传播途径

居室消毒，空气流通，切断呼吸传播；避免与水痘患者接触，玩具、餐具、桌面等共用品注意消毒，避免接触传播。

3. 保护易感者

(1)主动免疫　水痘减毒活疫苗能有效预防水痘，其保护率可达 85%～95%，并可持续 10 年以上。接触水痘患儿后也可立即使用。

(2)被动免疫　对正在使用大剂量糖皮质激素、免疫功能受损或恶性病患者以及孕妇和接触患水痘母亲的新生儿，在接触水痘 72 小时内肌注水痘-带状疱疹免疫球蛋白 125～625U/kg，可起到预防或减轻症状的作用。

第五节　手足口病

手足口病是由肠道病毒感染引起的常见传染病，以婴幼儿发病为主。以发热和手、足、口等部位皮肤黏膜的疱疹或溃疡为主要特征，多数患儿症状轻。少数患儿可并发严重脑炎、脑膜炎、急性迟缓性麻痹、肺水肿、心肌炎、循环衰竭等，个别重症患儿病情进展快，甚至发生死亡。

【病原学】

引起手足口病的病毒有柯萨奇病毒（Coxasckie virus）A 组 4、5、7、9、10、16 型，B 组 2、5、13 型；埃可病毒（ECHO virus）71。其中以 CoxA16 型最常见，EV71 临床症状最严重。上述病毒耐低温，适合在湿冷的环境下生存与传播，耐酸，对一般理化因素抵抗力较强。对热、干燥和紫外线敏感，50℃即可迅速灭活，各种氧化剂（高锰酸钾、游离氯等）都能将其杀灭。

【发病机制】

致病肠道病毒侵入人体口、鼻局部黏膜，在上皮细胞及淋巴组织中繁殖，经淋巴或血液循环到达其他部位组织器官，引起皮肤、黏膜、脑、心、肺、肝、肾等多组织器官病变，甚至功能衰竭。

【流行病学】

传染源是患者、隐性感染者、无症状带毒者。流行期间，患者是主要传染源，发病1～2周自咽部分泌物、疱疹液排出病毒，3～5周自粪便排出病毒。病毒也广泛存在于自然界。传播方式多样化。传播途径主要是粪-口消化道传播，此外也可通过呼吸道、密切接触传播。

人群普遍易感，但多为隐性感染，且获得抗体。病毒各型间无交叉免疫。显性感染的多为学龄前儿童，在托儿所、幼儿园以及集体场所感染发病。四季均可发病，春末夏初容易出现流行。

【临床表现】

潜伏期2～7日。典型病例主要表现为手、足、口等处皮肤、黏膜的疱疹过程，还可有轻微的发热、咳嗽、流涕、食欲缺乏的呼吸道和消化道症状。皮疹呈离心性分布，主要分布在口腔黏膜、臀部、四肢，越靠近肛门周围、肢体远端的手、足心皮疹越密集，离躯干越近皮疹越少。皮肤上的皮疹不痒，发生发展过程与水痘很相近：斑丘疹→疱疹→破溃→结痂。由于手足心皮肤角质层厚，疱疹不易破溃。但在口腔内的黏膜疱疹破溃后形成的是溃疡，疼痛明显。本病属于自限性疾病，皮疹5～7日自然消退，不留任何痕迹。

重症患者病情进展迅速，甚至无典型的手足口疱疹表现，即出现脑膜炎、脑炎、急性迟缓性麻痹、肺水肿、心肺衰竭等；极危重者可留有后遗症，甚至可致死亡。表现为精神差、嗜睡、头痛、呕吐、惊厥、甚至昏迷；肢体抖动、肌阵挛、眼球运动障碍；呼吸急促、口唇发绀、呼吸困难、咳嗽、咳粉红色泡沫痰；面色苍白、四肢发凉、指趾发绀，脉搏细弱，血压下降等休克、DIC表现。

并发症主要见于EV71感染，多见于5岁以下，1岁以下发病率更高。主要表现脑膜炎、脑炎、急性迟缓性麻痹、肺水肿、心肺衰竭。

【辅助检查】

1. 外周血液检查

白细胞计数正常或降低。

2. 血清特异性抗体

急性期血清中特异性IgM抗体阳性，有助于早期诊断。恢复期双份血清特异性IgG抗体4倍或4倍以上增高为阳性。

3. 病毒分离

患儿的疱疹液、咽拭子、鼻咽洗液、粪便或肛拭子、脑脊液，以及淋巴、脑、心、肾、肺、肝等组织标本中分离到病毒可确定诊断。

4. 聚合酶链反应（PCR）技术

用于检测病毒核酸，快速诊断肠道病毒。

【诊断】

诊断要点：①典型手、足、口病的表现：具有皮疹和溃疡分布及特点；②实验室依据之一：血清特异性抗体、病毒分离、PCR技术检测病毒核酸；③流行病学资料。

【鉴别诊断】

1. 水痘

主要鉴别点水痘皮疹分布呈向心性，主要集中在面部及躯干，手、足、口腔黏膜很少；皮疹痒。

2. 疱疹性咽峡炎

病原体亦为柯萨奇A组病毒。本病疱疹局限在口腔，主要分布在咽峡部的咽腭弓、悬雍垂、软腭或扁桃体上，口腔其他部位的黏膜也可见，疼痛明显。

【治疗】

本病尚无有效的抗病毒药物进行病因治疗。治疗以对症和支持为主，预防各种并发症的发生，针对各种脑水肿、肺水肿、心肺衰竭、肝肾衰竭等症采取相应的处理措施。

【传染病管理】

本病尚无有效的疫苗进行预防接种。

1. 控制传染源

及时隔离感染者。轻症患儿不必住院，居家治疗休息。重者住院。

2. 切断传播途径

分别切断粪-口消化道、呼吸道、密切接触传播。家庭、托幼机构居室要经常通风，保持空气清新卫生，居室、病室内还可紫外线消毒。托幼机构在疾病流行期对玩具、餐具、桌面等用氧化剂等消毒。

3. 保护易感儿

避免到人多拥挤空气污浊的场所。

第六节　流行性腮腺炎

流行性腮腺炎是由腮腺炎病毒引起的小儿常见的急性呼吸道传染病。以腮腺非化脓性炎症肿大、疼痛为特征，也可累及其他唾液腺（如舌下腺、颌下腺），还可累及其他腺体器官（如胰腺、生殖腺的睾丸或卵巢）。

【病原学】

腮腺炎病毒为RNA病毒，属副黏病毒类，只有一个血清型，存在于患者唾液、尿液、血液及脑脊液中。耐低温，加热至55～60℃后20分钟就失去感染性，福尔马林或紫外线均能将其杀灭。

【发病机制】

病毒经口、鼻侵入机体后，在局部黏膜上皮细胞中增殖，引起局部炎症和免疫反应，然后进入血液，引起病毒血症。病毒经血液至全身器官，首先使多种腺体（腮腺、舌下腺、颌下腺、胰腺、生殖腺等）炎性变，也可侵犯神经系统。在这些器官中病毒再度繁殖，并侵入血循环，散布至第一次未曾侵入的其他器官，引起炎症，临床上呈现不同器官相继出现病变的症状。

【病理改变】

受侵犯的腺体出现非化脓性炎症，包括间质水肿、点状出血、淋巴细胞浸润和腺泡坏死等。腺管水肿，管腔被脱落的坏死上皮细胞堵塞，使腺体分泌排出受阻，唾液淀粉酶经淋巴系统进入血液而使血、尿淀粉酶增高。其他器官如胰腺、睾丸等可见类似的病理改变。

【流行病学】

人是腮腺炎病毒的唯一宿主。患者和健康带病毒者是本病的传染源，唾液、尿液和血液中均含有病毒。腺体肿大前1日至消肿后3日均有传染性，甚至腮肿前6日至消肿后很长一段时间都有病毒排出。病毒通过直接接触、飞沫、唾液污染餐具或玩具等途径传播。四季均有发病，以冬春季为高峰。人群对本病普遍易感，以5～15岁患者多见，2岁以下、40岁以上很少发病。一次感染后获终生免疫。

【临床表现】

潜伏期14～25日。本病前驱期很短、症状较轻，甚至没有前驱期。病程中可有不同程度发热，持续时间不一，短者1～2日，多者5～7日，亦有体温始终正常者。可伴有头痛、乏力、食欲减退等。病复部位常见于腮腺，亦可见于颌下腺和舌下腺。多为双侧发病，常先见一侧，然后另一侧也相继发病。每侧腺体从开始肿大到炎症消退约一周左右，两侧发病相错时间越长总病程也越长。

(1)症状　首发症状是局部疼痛肿大，饮食、见到甚至听到酸性等促使唾液腺分泌的刺激性食物时可加剧胀痛。腮腺炎者张口、咀嚼等口腔运动的疼痛较舌下、颌下腺炎者明显。单侧肿大高峰在发病第3～5日，此时疼痛也就最明显。

(2)体征　肿大的腺体表面皮肤局部发热、但不红，触之有弹性感及触痛，腺体管口可见红肿，按压腺体无分泌物排出。腮腺炎者以耳垂为中心肿大，向前、后、下发展，边缘不清。颌下腺炎者下颌处明显肿大，可触及椭圆形腺体。

【并发症】

流行性腮腺炎是全身性疾病，其病毒有嗜腺体和嗜神经性，故病毒常侵入中枢神经系统、其他腺体或器官而产生下列症状：

1.睾丸炎或卵巢炎

睾丸炎是男孩最常见的并发症，多为单侧，肿大且有触痛，约半数病例可发生萎缩，双侧萎缩者可导致不育症。7%青春期后女性患者可并发卵巢炎，出现下腹疼痛及压痛，无影响生殖的报道。

2.脑膜脑炎

较常见，可出现在腺体肿大前、肿大同时、肿大消失以后。28%有中枢神经系统症状，表现为发热、头痛、呕吐、神经系统体征可阳性，但很少惊厥。约半数病例脑脊液可有细胞数升高，细胞数大多$<500\times10^6/L$，偶可$>2000\times10^6/L$者，以淋巴细胞为主，蛋白稍高，糖和氯化物正常。在疾病早期，脑脊液中可分离出腮腺炎病毒。大部分预后良好，但也偶见死亡病例及留有神经系统后遗症者。

3.胰腺炎

急性胰腺炎较少见，轻型或亚临床型感染多见，常发生于腺体肿大数日后。上中腹疼痛、压痛明显，伴呕吐、发热、腹胀、腹泻或便秘等。由于单纯腮腺炎即可引起血、尿淀粉酶增高，故不宜作为诊断依据，因此需做脂肪酶检查，若升高则有助于胰腺炎的诊断。

此外，还可并发多发性神经炎、脊髓灰质炎、耳聋、心肌炎、甲状腺炎、肾炎、关节炎、肝炎、泪腺炎等。

【辅助检查】

1. **血常规**

白细胞总数正常或稍低，淋巴细胞相对增多。有并发症时白细胞总数及中性粒细胞可增高。

2. **血清和尿淀粉酶测定**

血清及尿中淀粉酶含量与腮腺肿胀程度平行，90%患者发病早期有血清和尿淀粉酶增高，在2周左右恢复正常，故测定淀粉酶可与其他原因的腮腺肿大或其他病毒性脑膜炎相鉴别。血脂肪酶增高，有助于胰腺炎的诊断。

3. **血清学检查**

血清中特异性腮腺炎IgM抗体可作为近期感染的诊断。近年来有应用特异性抗体或单克隆抗体来检测腮腺炎病毒抗原，可作早期诊断。应用反转录PCR技术检测腮腺炎病毒RNA，可大大提高可疑患者的诊断。

4. **病毒分离**

患者唾液、尿、脑脊液或血中可分离出腮腺炎病毒。

【诊断】

诊断要点：①流行病史，多有托幼、学校集体机构生活接触史；②腮腺、舌下或颌下腺腺体肿痛特点可作出诊断；③不能确诊者可依据血清学检查和病毒分离。

【鉴别诊断】

腮腺肿大主要应与化脓性腮腺炎鉴别。化脓性腮腺炎由细菌感染所致，可发生在双侧腺体，也可只发生在单侧，化脓性炎症可反复发生。肿大的腮腺疼痛剧烈，边界清楚，质地坚硬，腺体管口处红肿，按压腺体有脓性或炎性分泌物排出。炎症早期可无波动感，以后可以出现。血常规白细胞总数及中性分类增高，而血、尿淀粉酶正常。

【治疗】

本病是一种自限性疾病，无特异性治疗，主要是对症治疗，可采取对症处理减轻局部症状，同时防治并发症。

1. **一般治疗**

注意休息和饮食，保持口腔清洁，生理盐水漱口，食物以清淡营养，软或半流食为宜，避免酸、辣、干硬等刺激腺体分泌的食物。

2. **对症治疗**

高热者可用物理、药物降温。可使用中药外敷或内服。腮腺、舌下或颌下腺肿处可用中药青黛散调醋局部涂敷。还可口服中药普济消毒饮加减。男孩睾丸疼痛红肿时可局部间歇冷敷，丁字带托高阴囊以减轻疼痛。

3. **抗病毒药物**

发病早期可给予抗病毒药物，利巴韦林15mg/(kg·d)静滴，疗程5～7日，注意药物副作用。α-干扰素治疗似有加速消肿、缩短热程的效果。

4. **并发症治疗**

脑膜炎、胰腺炎等并发症治疗见相关章节。

【传染病管理和预防】

1. 控制传染源

对于无并发症患儿，指导家长和患儿做好隔离至腺体完全消肿后 3 日；对于有并发症的患儿，隔离时间更久，直至并发症完全消失痊愈。与患儿接触的儿童要检疫 3 周。

2. 切断传播途径

空气流通，化学试剂来苏、甲醛或紫外线消毒，切断呼吸道传播。玩具、餐具、桌面等共用品化学消毒，避免接触传播。

3. 保护易感儿

(1)主动免疫　目前已有单价腮腺炎减毒活疫苗和麻疹-风疹-腮腺炎三联疫苗应用于预防，取得了良好保护作用。

(2)被动免疫　可给予腮腺炎免疫 γ 球蛋白。

第七节　猩　红　热

猩红热是由 A 族乙(β)型溶血性链球菌引起的急性呼吸道传染病，其临床特征有发热、咽峡炎、草莓舌、全身弥漫性红色皮疹、疹退后片状脱屑。少数患儿在病后 2～3 周发生风湿热或急性肾小球肾炎等变态反应性疾病。

【病原学】

乙(β)型溶血性链球菌致病力强，常引起人和动物多种疾病。根据其细胞壁多糖抗原的不同，又可分为不同的族。其中 A 族乙型链球菌是对人类的主要致病菌株，有较强的侵袭力，有多种血清型，凡能产生致热性外毒素(又称为红疹毒素)的菌株均可引起猩红热。此类菌革兰氏染色阳性，对热和干燥的抵抗力较弱，加热 56℃30 分钟及一般消毒剂均可将其杀灭，但在痰及脓液中可存活数周。

【发病机制和病理改变】

涉及感染、中毒及变态反应三方面病变。

1. 感染性病变

链球菌侵入人体后，引起咽及扁桃体化脓性炎性反应，咽及扁桃体充血、水肿、炎性细胞及纤维蛋白渗出形成脓性分泌物。细菌进一步侵犯附近组织，可引致扁桃体周围脓肿、咽后壁脓肿、中耳炎、鼻窦炎等。细菌入血甚至引起肺炎、败血症和骨髓炎等严重感染。

2. 中毒性病变

呼吸道局部链球菌炎症产生的多种外毒素进入血液，引起全身毒血症，表现发热、皮疹、头痛、呕吐，甚至中毒性休克，皮肤、黏膜、肝、脾、淋巴结、心肌、肾脏可有不同程度的损伤。红疹毒素使皮肤充血、水肿、上皮细胞增生、白细胞浸润，以毛囊周围最为明显，形成典型的猩红热皮疹，最后使表皮组织死亡脱落。

3. 变态反应性病变

少数患儿对细菌毒素可发生过敏反应，在病程 2～3 周后发生心、肾和关节滑膜等处的胶原纤维变性或坏死、小血管内皮细胞肿胀和单核细胞浸润病变，临床呈现风湿热、肾炎等疾病。

【流行病学】

本病全年均可发病，但以冬、春季多见。传染源为患者和带菌者。主要通过呼吸道飞沫传播，也可经破损的皮肤传播，引起“外科型”猩红热；此外，偶可见细菌污染玩具、食物、生活用具等经口传播。人群普遍易感，儿童尤其以 5～15 岁高发。感染后可获得较长久的针对所感染型的细菌的抗菌和抗红疹毒素能力。由于红疹毒素有 A、B、C 三型，各型均有特异抗体，型间无交叉免疫，故可见到再次罹患本病者。婴儿通过胎盘从母体获得的被动免疫可持续到 1 岁末。

【临床表现】

潜伏期 1～7 日，平均 3 日；外科型 1～2 日。其临床表现轻重差别较大，可有几种不同类型。

1. **普通型**

典型病例可分为 3 期。

(1)前驱期 起病较急、发热、头痛、咽痛、全身不适。体温 38～40℃之间。咽部及扁桃体充血水肿明显，扁桃体腺窝处可有点状或片状白色脓性分泌物。软腭处可见针尖大小出血点或红疹。舌乳头红肿，呈草莓状，称杨梅舌。病初舌苔白，红肿的乳头突出于白苔之外，称为白杨莓舌；以后白苔脱落，舌面光滑鲜红，舌乳头红肿突起，称为红草莓舌。颈及颌下淋巴结常肿大并有压痛。

(2)出疹期 皮疹多在发热第二天出现，最先见于颈部、腋下和腹股沟等处，于 24 小时内布满全身，48 小时达高峰。全身皮肤弥漫性充血潮红，按压可退色，但随按压时间长短不同又很快恢复。潮红的皮肤上布满均匀、密集的红色针尖大小丘疹，触之有“鸡皮样”粗糙感。面部皮肤潮红，而口鼻周围皮肤发白，形成口周苍白圈。在腋窝、肘窝、腹股沟等皮肤皱褶处，皮疹沿皱褶纹理密集，色深红，疹间伴有针尖大小出血点，形成明显的条纹线，称为帕氏线(pastia's line)。

(3)恢复期 一般情况好转，体温降至正常，皮疹按出疹时的顺序于 3～4 日内消退，疹退 1 周后开始脱皮；脱皮程度与出疹一致，轻者呈糠屑样，重者则大片状脱皮，约 2～4 周结束，个别患儿可持续长达 6 周。

2. **轻型**

发热、咽炎和皮疹等临床表现轻微，易被漏诊，常因脱皮或并发肾炎等症时才被回顾诊断。

3. **重型**

又称中毒型，除上述症状明显外，全身中毒症状重，并可出现不同程度的嗜睡、烦躁或意识障碍，常并发化脓性脑膜炎、肺炎、败血症等；甚至可发生中毒性休克、中毒型肝炎，近年来本型已很少见。

4. **外科型**

细菌经损伤的皮肤侵入，故无咽炎及草莓舌，而有局部急性化脓性病变，皮疹首先出现在伤口附近皮肤，然后蔓延至全身。

【辅助检查】

1. **血常规**

白细胞总数可达 $10\times10^9/L \sim 20\times10^9/L$ 或更高，中性粒细胞＞80%，有时胞浆中可见到中毒颗粒。

2. 病原学检查

85%～90%链球菌感染患者于感染后1～3周至病愈后数月可检出链球菌溶血素O抗体，一般其效价在1∶400以上，并发风湿热患者的血清滴度明显增高。

【诊断】

诊断要点：①发热、咽炎、草莓舌；②典型皮疹即可诊断；③病原学检查阳性者更可确诊。

【鉴别诊断】

1. 金黄色葡萄球菌感染

有部分金黄色葡萄球菌菌株的内毒素某些分子结构与红疹毒素相同，也可引起猩红热样皮疹。但皮疹消退快，且无脱皮表现，并常伴有迁徙性病灶，病原学检查也为金黄色葡萄球菌。

2. 出疹性传染病

应与小儿出疹性疾病的鉴别诊断（表15－1）。

3. 川崎病

本病可有草莓舌、猩红热样皮疹，但发热持续时间较长，同时伴有眼结膜充血、口唇干裂、一过性颌下淋巴结肿大。脱皮见于指趾末端，呈膜状或套状。可引起冠状动脉病变。病原学检查阴性。抗感染治疗无效。

【治疗】

1. 一般治疗

做好呼吸道隔离，急性期应卧床休息；供给充足水分和营养；保持皮肤清洁，防止继发感染。

2. 抗菌治疗

首选青霉素，每日3万～5万U/kg，分2次肌注，疗程7～10日；重症患者加大青霉素用量每日10万～20万U/kg，分3～4次静脉输入，或两种抗生素联合应用，疗程至少10日。如有青霉素过敏，可选用红霉素等药物。

【预后】

早发现、早治疗常能很快痊愈。年幼体弱患儿可因病菌在体内扩散引起败血症、脑膜炎等。在恢复期可发生变态反应性疾病，如急性肾小球肾炎或风湿热。

【传染病管理】

1. 控制传染源

患者应隔离至咽拭子细菌培养阴性。

2. 切断传播途径

空气消毒、餐具、玩具、生活学习共用品消毒，切断呼吸道传播、接触传播途径。

3. 保护易感者

对密切接触患者的易感者，可给予复方磺胺甲噁唑片，口服3～5日；或青霉素肌注。目前尚无有效的自动免疫。

第八节　中毒型细菌性痢疾

中毒型细菌性痢疾是急性细菌性痢疾的危重型，临床上又分为脑型、休克型和混合型。夏秋季发生，起病急骤，病情危重，以突发高热、嗜睡、反复惊厥、昏迷，或体温不升、循环衰竭、迅速发生休克为特征。

【病原学】

细菌性痢疾的病原菌为痢疾杆菌，属志贺菌属，为革兰氏染色阴性杆菌，分 A（志贺菌）、B（福氏菌）、C（鲍氏菌）、D（宋氏菌）四群，我国以福氏菌多见。痢疾杆菌对外界抵抗力较强，耐寒、耐湿，但不耐热和阳光，一般消毒剂均可将其灭活。

【发病机制】

中毒型痢疾的发病机制尚不十分清楚，可能是机体对细菌毒素产生的异常过度的全身炎症反应综合征。痢疾杆菌经口进入人体后，侵入肠上皮细胞并生长繁殖，细菌裂解后可释放大量内毒素和少量外毒素。内毒素进入血循环，机体对其产生强烈的炎性反应，致全身微血管痉挛，引起缺氧、缺血、肾上腺皮质出血或萎缩，从而导致脑水肿、颅内压增高、休克和 DIC。

本病腹痛、腹泻、里急后重的肠道症状往往不重，有时并不是首发症状，也可能因此细菌积聚在体内，产生大量毒素。且多见于平素体格健壮、营养状况好的小儿。

【流行病学】

以夏秋季为高峰，传染源为患者及带菌者。多经粪-口途径传播，受污染的食物、玩具等也可传播本病。苍蝇是传播媒介之一。

2～7 岁小儿为主，年长儿亦可发病。患病后产生一定免疫力，但维持时间不长，且不同菌群无交叉免疫，故易重复感染或再发。

【临床表现】

潜伏期很短，数小时至 2 天。起病急，进展快。高热，体温可达 40℃以上，也可有低热或体温不升者。根据临床特点，可将本病分为脑型、休克型、混合型三种类型。

1. 脑型（脑微循环障碍型）

多见于年长及平素体格健壮儿。以中毒性脑病、颅内压增高、脑水肿、脑疝和呼吸衰竭为主要表现。患儿早期有剧烈头痛、呕吐、血压增高，心率相对缓慢，肌张力增高，惊厥、甚至反复频繁惊厥或惊厥持续状态、意识障碍，甚至昏迷。严重者可呈现呼吸节律不齐，两侧瞳孔大小不等或散大，对光反应迟钝。

2. 休克型（皮肤内脏微循环障碍型）

多见于年幼或平素体弱儿。主要表现为感染性休克、循环衰竭。早期为微循环障碍，患儿面色苍白，肢端厥冷，脉搏细数，呼吸急促，血压正常或偏低，脉压小；随着病情进展，微循环淤血、缺氧，口唇甲床发绀、面色青灰、肢端湿冷、皮肤花纹、血压明显降低或测不出、心音低钝、少尿或无尿；后期可伴心、肺、肾等多系统功能障碍。

3. 混合型

同时或先后出现以上两型的征象，预后差。

【并发症】

有呼吸衰竭、心力衰竭、DIC 等。

【辅助检查】

1. 血常规

白细胞总数与中性粒细胞增高。当有 DIC 时，血小板减少。

2. **大便常规**

有黏液脓血便的患儿，镜检可见大量脓细胞、红细胞，如有巨噬细胞更有助于诊断。怀疑为中毒性痢疾而未排便者，可用盐水灌肠，必要时多次镜检大便。

3. **大便培养**

可分离出志贺氏菌属痢疾杆菌。

4. **免疫学检查**

可采用免疫荧光抗体等方法检测粪便的细菌抗原，有助于早期诊断，但应注意假阳性。

【诊断】

诊断要点：①夏秋季发病，伴或不伴腹泻、脓血便；②突然出现高热、头痛呕吐、反复频繁惊厥、意识障碍或昏迷；或面色苍白、肢体湿冷、休克；或惊厥、休克症状先后同时出现；③大便常规和细菌培养可帮助诊断。发病初期无腹泻者，可采取肛拭子或冷盐水灌肠方法采集粪便标本。

【鉴别诊断】

惊厥者需与高热惊厥、流行性乙型脑炎鉴别；休克者需与其他病原体引起的感染性休克鉴别。

1. **高热惊厥**

多见于6个月至3岁小儿，且多在发热第一天体温上升时出现，一般一次炎症感染只发作一次，抽搐发作时间短，无感染中毒症状，精神状态好。多由呼吸道感染所致，也可见于肠道感染发热。

2. **流行性乙型脑炎**

发病季节、惊厥、高热与本病很相似，区别在于本病昏迷出现晚，在2～3天以后，且早期多不伴循环衰竭表现。无腹泻，大便常规正常。因为是病毒感染，所以血常规白细胞总数和中性分类不高。

3. **与其他病原体引起的感染性休克鉴别**

如脑膜炎双球菌引起感染性休克时，常同时有皮肤瘀点、瘀斑、颅内压增高表现，脑膜刺激征阳性，需进行脑脊液检查以及皮肤瘀点、瘀斑涂片等检查可以鉴别。

【治疗】

积极采取对症措施，降温止惊、控制脑水肿、抢救休克、纠正器官功能衰竭；强力有效的抗感染治疗。

1. **降温止惊**

降温可物理降温、药物降温联合使用。对持续高热不退甚至惊厥不止者可用人工冬眠疗法。给予地西泮、水合氯醛和苯巴比妥钠等镇静止痉药时注意交替使用（详见第十三章第二节）。

2. **抗休克治疗**

扩充血容量、纠正酸中毒、维持水与电解质平衡。在充分扩容的基础上使用血管活性药物，如东莨菪碱、酚妥拉明、间羟胺、多巴胺。使用后休克如好转表现为肢端转暖，皮肤苍白、花斑消失、血压回升等。

3. **控制脑水肿**

常用20%甘露醇0.5～1.0g/(kg・次)静脉注射，每6～8小时一次，疗程3～5日，还可与利尿剂交替使用。

4. **抗菌治疗**

使用强有效的抗杆菌药物，多用三代头孢菌素等敏感抗生素。因为多数痢疾杆菌对氨苄西林耐药，目前很少应用。使用氨基糖苷类药物要注意耳、肾毒性。

5. **糖皮质激素应用**

对纠正休克、减轻脑水肿均有帮助，可及早应用。

【传染病管理】

1. **控制传染源**

对患者采取消化道隔离，做好粪便管理，防止污染水资源及其他食物。

2. **切断传播途径**

保护水资源；消灭苍蝇，从而切断传播。最主要是注意饮食卫生，防止病从口入。指导小儿养成饭前便后洗手的良好卫生习惯，注意饮食卫生，不吃生冷、不洁食物。

3. **保护易感儿**

细菌性痢疾尚无有效的免疫措施。

学习小结

本章讲述了传染病的一般特点、传染病的管理，被动免疫、主动免疫、计划免疫的概念、计划免疫程序、禁忌证、免疫接种反应；重点讲述了麻疹、水痘、手足口病、流行性腮腺炎、猩红热、中毒型细菌性痢疾的病原学、发病机制、临床表现、并发症、诊断、治疗、传染病管理与预防。

学习本章时，应注意：①查阅相关章节，了解小儿惊厥、中毒性脑病、感染中毒性休克、肺炎等相关知识，并熟练应用到本章节；②熟悉计划免疫程序、禁忌证、免疫接种反应；③掌握麻疹、水痘、手足口病、流行性腮腺炎、猩红热、中毒型细菌性痢疾，能对其进行诊断与鉴别诊断，提出正确的治疗，结合每种传染病的特点提出具体针对性传染病的管理方案。运用所学被动免疫、主动免疫、计划免疫知识，对麻疹、水痘、流行性腮腺炎威胁的不同儿童(接触者、早期患者、易感者)做出合理的主动或被动免疫防治。

目标检测

一、简答题

1. 比较小儿常见出疹性疾病的特点。

2. 小儿在幼儿园有水痘接触史，潜伏期为多久？如不出现水痘需要检疫隔离观察多长时间？如出现水痘隔离期何时终止？如为免疫力低下小儿，应采取何种主动或被动免疫措施？

3. 甲儿童为体健儿，接受过麻疹疫苗主动免疫，近期接触过麻疹患儿，有可能处于潜伏期；乙幼儿为肾病综合征患儿，使用泼尼松治疗期间，与甲儿童有密切接触。

(1)甲儿童、乙幼儿如果均麻疹发病，临床表现症状与体征会有何不同？

(2)在乙幼儿接触了甲儿童后，尽快对乙幼儿采取的最有保护意义的应急措施是什么？

二、案例分析

1. 患儿 3 岁，发热 8 天，出皮疹 5 天。患儿 8 天前开始发热、咳嗽、流涕，双眼怕光、红肿、流泪、分泌物多。发热第 3 至 4 天耳后、颈部开始出皮疹，第 8 天皮疹出至面部、躯干部、四肢、手心及足底，无痒感。第 7 天咳嗽开始加剧，体温攀高，精神及食欲较之前明显减退，阵阵烦躁不安。查体：出疹部位可见红色斑丘疹，疹间见正常皮肤。眼结膜充血明显。面色苍白，呼吸急促，发绀，听诊双肺呼吸音增强，吸气末有细湿啰音。心率 160 次/分，心音有力。

(1)写出该患儿的疾病医疗诊断(原发病、并发症)、诊断依据。

(2)列出该患儿的治疗措施。

2. 1 岁小儿，三周前出过麻疹，疹退之后不久开始出现咳嗽、发热、盗汗，食欲差，近两日烦躁、嗜睡，呕吐 3 次，喷射状。前囟门膨隆，脑膜刺激征阳性，右侧鼻唇沟变浅，右眼闭合不全。脑脊液压力增高，细胞数 310×10^6/L，淋巴 80%，脑脊液蛋白定性(＋)，氯化物 85mmol/L，糖 2.25mmol/L，有卡介苗接种史。

(1)写出该患儿最可能的疾病诊断、诊断依据及分度。

(2)列出该患儿的主要处理措施。

3. 患儿男，6 岁，右侧面部肿痛 1 天，低热半日。查体：精神状态尚可，以右耳垂为中心局部肿大，表面不红，触局部皮肤发热，可触及边缘不清、弹性感肿大之腮腺，有触压痛，右腮腺管口可见红肿，无脓性分泌物。

(1)写出患儿的疾病诊断。

(2)向家长交代患儿病情时，提示家长应注意患儿有可能出现哪些并发症及异常症状？

4. 患儿女，8 岁，夏季发病，突然出现呕吐 3 次，呈喷射样，抽搐 2 次，神志不清，面色苍白。有不洁饮食史。查体：T 40.2℃，BP 60/40mmHg 昏迷，皮肤苍白发花，肢端湿冷，脉搏细数，心音低钝，四肢肌张力增高，脑膜刺激征(－)。

(1)写出患儿的疾病诊断、鉴别诊断、主要实验室检查。

(2)主要的治疗措施。

第十六章　遗传性疾病

学习目标

【知识要求】

1. 掌握21－三体综合征的临床表现、染色体分型和鉴别诊断；苯丙酮尿症的临床表现、诊断与治疗要点。

2. 熟悉遗传性疾病的诊断和预防。

3. 了解21－三体综合征的细胞遗传学与遗传咨询；先天性卵巢发育不全综合征和先天性睾丸发育不全综合征的诊治。

【能力要求】

能应用遗传性疾病的相关知识进行遗传咨询，及早预防和减少遗传性疾病的患儿出生并避免其生后发病。

第一节　概　述

遗传性疾病是由于遗传物质结构或功能改变所导致的疾病，简称遗传病。目前随着医疗卫生水平的提高，急性感染性疾病得到了有效地控制，儿童的疾病谱发生了很大的改变，遗传性疾病所占的地位越来越重要。此病种类繁多，分散在临床各专业，涉及全身各个系统，导致畸形、代谢异常、神经和肌肉功能障碍，病死率和残疾率均较高。由于多数疾病没有有效的治疗方法，存活患儿常伴有智力低下和体格残疾，因此该病的预防极为重要。

【染色体与基因】

遗传物质包括细胞中的染色体及其基因。人类细胞染色体数为23对(46条)，其中22对男女都一样的染色体，称常染色体；另外一对是决定性别的，男性为XY，女性为XX，称为性染色体。正常男性的染色体核型为46，XY；正常女性的染色体核型为46，XX。正常人每一个配子(卵子和精子)含有22条常染色体和一条性染色体(X或Y)，即22＋X或22＋Y的一个染色体组称为单倍体。人类体细胞染色体数目为双倍体，即2n＝46。

人体细胞的遗传信息几乎都储存在染色体的DNA分子长链上，DNA分子是由两条多核苷酸链依靠核苷酸碱基之间的氢键相连接而成的双螺旋结构。在DNA长链上，每3个相邻的核苷酸碱基组成的特定顺序(密码子)即代表一种氨基酸，即DNA分子贮存的遗传信息。基因是遗传的基本功能单位，是DNA双螺旋链上的一段负载一定遗传信息，并在特定条件下表达，产生特定生理功能的DNA片段。人类细胞中的全部基因称为基因组，由30亿个碱基对组成，约有3万个基因。每个基因在染色体上都有自己特定的位置，称为基因位点，二倍体同一对染色体上同一位点的基因及其变异叫等位基因，等位基因中一个异常，一个正常，称为病态杂合子，两个异常者称为病态纯合子。如果致病基因位于常染色体上，杂合状态下发病的称为常染色体显性遗传病；杂合状态下不发病，纯合状态下才发病的称常染色体隐性遗传病。如果致病基因位于X染色体上，按照传递方式不同，可分为X-连锁显性或隐性遗传病。

线粒体为细胞的运动、收缩、生物合成、主动运输、信号传导等耗能的过程提供能源。线粒体基因组是独立于细胞核染色体外的基因组，具有自我复制、转录和编码功能。这些基因突变所导致的疾病称线粒体基因病。

人体基因除以上结构基因之外还存在有一定结构特征的其他序列。最为突出的是含有很多重复序列，例如卫星DNA，可作为基因组的一种多态性标记。另外，目前发现基因组的单核苷酸多态性分布广泛，数量达数百万，在分子遗传学连锁分析、种群多样性研究、亲子鉴定以及功能研究等领域中具有重要意义。

【遗传性疾病的分类】

根据遗传物质的结构和功能改变的不同，可将遗传性疾病分为五类。

1. 染色体畸变

染色体畸变指染色体数目或结构异常，导致许多基因物质的丢失而引起的疾病。已经明确的染色体畸变有100多种。

2. 单基因遗传病

种类多，在一对基因中只要有1个致病基因存在就能表现性状的称显性基因，一对基因需两个基因同时存在病变时才能表现性状的称隐性基因。单基因遗传病又分为以下五类遗传方式：

(1)常染色体显性遗传　致病基因在常染色体上，亲代只要有1个显性致病基因传递给子代，子代就会表现性状。例如软骨发育不全、成骨不全。该病的家系特点是患者为杂合子型，亲代中有1人患病；父母一方有病，子女有50%风险率；父母双方有病，子女有75%风险率；男女发病机会均等；父母的同胞或上代有病，父母无病，子女一般无病。

(2)常染色体隐性遗传　致病基因在常染色体上，为一对隐性基因。只带1个致病隐性基因的个体不发病，为致病基因携带者。多数遗传性疾病属于这种，如苯丙酮尿症、白化病等。家系特点是父母均为健康者，患者为纯合子，同胞中25%发病，25%正常，50%为携带者。近亲婚配发病率增高。

(3)X连锁隐性遗传　随X染色体传递，女性带有1个隐性致病基因，为表型正常的致病基因携带者。男性只有1条X染色体，即使是隐性基因，也会发病，如血友病等。家系特点是男性患者与正常女性婚配，子代男性都正常，女性都是携带者；女性携带者与正常男性婚配，子代男性50%是患者，女性50%为携带者。

(4)X连锁显性遗传　致病基因在X染色体上。家系特点是患者双亲之一是患者，男性患者后代中女性都是患者，男性都正常；女性患者所生子女，50%为患者。女性患者病情较轻，如抗维生素D佝偻病。

(5)Y连锁显性遗传　致病基因位于Y染色体上，只有男性出现症状，由父传子。

3. **多基因遗传病**

疾病由多对基因共同作用，每对基因作用微小，积累到一定数量就发病。这些微效基因的总和加上环境因素的影响，就决定了个体的性状。例如2型糖尿病、高血压、神经管缺陷、唇裂等都属多基因遗传病。

4. **线粒体病**

人类细胞中有一部分DNA存在于细胞浆内，称为线粒体DNA，按母系遗传，含37个基因。基因突变是一组较为独特的遗传性疾病，例如脂肪酸氧化障碍、呼吸链酶缺陷、特殊类型的糖尿病等。

5. **基因组印记**

基因根据亲代的不同而有不同的表达，活性随亲源而改变，两条染色体如均来自父源或母源则有不同的表现形式。例如，Prader-Willi综合征是父源性15q11－13缺失，Angelman综合征为母源性15q11－13缺失。

【诊断】

遗传性疾病的诊断是开展遗传咨询和防治的基础，该病的诊断要注意收集以下资料。

1. **病史**

(1)详细了解病史及家庭史　对有先天性畸形、生长发育障碍、智能发育落后、性发育异常或有遗传病家族史者应做全身检查，并且做详细的家系调查和家谱分析，了解家庭其他成员健康情况，了解死产、流产和血缘关系。新生儿期出现黄疸不退、腹泻、持续呕吐、肝大、惊厥、低血糖、酸中毒、高氨血症、电解质异常以及尿中有特殊臭味，应疑为遗传性疾病，并做进一步检查。

(2)记录母亲妊娠史　如胎儿发育情况、母亲有无糖尿病、羊水过少等病史。

(3)母孕期用药史及疾病史　母孕期患风疹及巨细胞病毒感染均能造成胎儿器官畸形。

2. **体格检查**

头面部注意头围，有无小头畸形、小下颌畸形，耳的大小，耳位高低，眼距，眼裂，鼻翼发育，有无唇裂、腭裂和高腭弓，毛发稀疏和颜色。注意上、下部量的比例、指距、手指长度、皮肤和毛发色素、手纹、外生殖器等。注意有无黄疸、肝、脾肿大和神经系统症状；异常的汗味或尿味等。

3. **实验室检查**

(1)染色体核型分析　将一个细胞的全部染色体按标准配对排列进行分析诊断，即是核型分析。用外周血细胞培养技术进行核型分析，将一个处于有丝分裂中期的细胞中全部染色体按大小及形态特征有秩序地配对排列，观察有无染色体数目或结构异常。

(2)生物化学检查　测定血、尿、红细胞、白细胞、皮肤成纤维细胞中酶和蛋白质或中间代谢产物。近年在国内逐步开展的遗传代谢病串联质谱检测技术(MS/MS)、气相色谱-质谱技术(GC/MS)已逐步成为诊断遗传代谢病的常规检测方法，特别是串联质谱技术可诊断多种氨基酸代谢病、有机酸代谢紊乱、脂肪酸和肉碱代谢紊乱等疾病，在临床上发挥着重要作用。

(3)基因诊断　基因诊断是在DNA水平上对受检者的某一特定致病基因进行分析和检测，从而达到对疾病进行特异性分子诊断。

【预防】

由于多数遗传性疾病无有效治疗方法，目前防治的重点主要是贯彻预防为主的方针，做好三级预防。

1. **一级预防**

防止遗传性疾病的发生。近亲结婚所生子女患智能低下的比例比非近亲婚配的要高150

倍，畸形率也要高3倍多。国家法律禁止直系血缘和三代以内的旁系血缘结婚。凡本人或家族成员有遗传性疾病或先天畸形史、多次在家族中出现或生育过智力低下儿或反复自然流产者，应进行遗传咨询，找出病因，明确诊断，制订合理的婚姻和生育计划。

2. **二级预防**

减少遗传性疾病患儿的出生。对高危孕妇要进行必要的产前诊断，降低遗传病患儿的出生率。常用产前诊断方法有早期绒毛活体组织检查、羊膜囊穿刺取样、B型超声检查、甲胎蛋白测定和21-三体综合征的产前筛查等。

3. **三级预防**

遗传性疾病患儿的治疗。对疑有遗传病的新生儿，出生后即尽可能利用血生化检查或染色体分析，作出早期诊断。新生儿筛查是提高人口素质的重要措施之一，通过快速、敏感的检验方法，对一些先天性和遗传性疾病进行群体筛查，从而使患儿在尚未出现症状，而其体内生化、代谢或者功能已有变化时就作出早期诊断，并且结合有效治疗，避免患儿重要脏器的不可逆性损害，保障儿童正常的体格发育和智能发育。根据我国580万例新生儿筛查统计，苯丙酮尿症发病率为1∶11000，先天性甲状腺功能减低症发病率为1∶3000。

第二节　染色体畸变

染色体畸变是由于各种原因引起的染色体数目或(和)结构异常的疾病，常造成机体多发畸形、智力低下、生长发育迟缓和多系统的功能障碍。

【分类】

1. **染色体数目异常**

染色体数目异常是由于染色体在减数分裂或有丝分裂时不分离，而使46条染色体固有数目增加或减少。如果是整个染色体组增减，产生整倍体变异，含有3个或3个以上染色体组的细胞称多倍体，按多倍体的染色体组数，可称为三倍体(69,XXX、69,XXY)和四倍体(92,XXXX、92,XXYY)。多倍体的遗传信息极度异常，多在胚胎期死亡而流产，临床上罕见。如果是个别染色体的增减，产生非整倍体变异，称非整倍体。临床上常见的是在二倍体基础上，少数染色体的增加或减少，形成超二倍体或亚二倍体。亚二倍体比二倍体染色体数少一条染色体，称为染色体单体，这种基因组严重失衡，机体难以存活。染色体单体生存的唯一例证是Turner综合征，核型为45,X。超二倍体比二倍体染色体数增加一条染色体，称染色体三体，是最常见的染色体数目畸变的类型。

如果同一个体的细胞存在两种不同的染色体核型，即体内存在两种或两种以上的细胞系，称为嵌合体。嵌合体中各种细胞系的类型及比例取决于发生染色体不分离时期的早晚，发生得越晚，体内正常二倍体细胞所占比例愈大，临床症状也愈轻。

2. **染色体结构异常**

结构异常的发生基础是染色体断裂，断裂后未能在原位重接，与其他断端再结合，导致染色体重排，引起各种类型的染色体结构畸变。临床上常见的结构畸变有：缺失、倒位、易位、等臂、环形染色体等改变。无论是哪一种结构异常，均可使携载的基因在数量上或排列顺序上发生改变而导致疾病。断裂的片段形成易位后，基因没有缺失或增加的称平衡易位，临床无症状，但这种平衡易位染色体携带者的子代易患染色体畸变。

【原因】

导致染色体畸变的原因见表 16-1。

表 16-1　导致染色体畸变的原因

染色体畸变的原因	描述
物理因素	放射线能诱发染色体畸变，畸变率随射线剂量的增高而增高，孕母接触放射线后，其子代发生染色体畸变的危险性增高
化学因素	许多化学药物（如抗代谢药物、抗癫痫药物等）和农药、毒物（如苯、甲苯、砷等）可增加染色体畸变的可能
生物因素	一些病毒如风疹病毒、巨细胞病毒、麻疹病毒、腮腺炎病毒、肝炎病毒等的感染可引起胎儿染色体断裂
孕母年龄	孕母年龄愈大，子代发生染色体畸变的可能性愈大，可能与生殖细胞老化有关
遗传因素	染色体异常的父母可将畸变的染色体遗传给下一代，最明显的是一些平衡易位的携带者

【临床特征】

1. 常染色体畸变

即常染色体数目或结构异常所产生的综合征，其共同特征为：①生长发育迟缓；②智能发育落后；③多发性先天畸形：如内脏畸形、骨骼畸形、特殊面容、皮肤纹理改变。最常见的是21-三体综合征，其次是18-三体综合征、13-三体综合征及5P-综合征等。

2. 性染色体畸变

即性染色体X或Y数目或结构异常。一般没有常染色体畸变严重，常伴有性征发育障碍或异常，最常见的是Turner综合征、Klinefelter综合征，其次尚有XYY、多X等综合征。

【染色体核型分析的指征】

将一个细胞的全部染色体按标准配对排列进行分析诊断，即是染色体核型分析。若出现以下情况则考虑进行染色体核型分析：①怀疑患有染色体畸变者；②有多种先天性畸形；③明显生长发育障碍或智能发育障碍；④性发育异常或不全；⑤孕母年龄过大、不孕或多次自然流产史；⑥有染色体畸变家族史。

一、21-三体综合征

21-三体综合征又称先天愚型或Down's综合征，是人类最早发现且最常见的染色体畸变，临床主要特征为智能障碍、特殊面容和体格发育落后，并可伴有多发畸形。在活产婴儿中发生率约为1∶600～1∶1000，母亲年龄愈大，发生率愈高。

【遗传学基础】

主要是由于生殖细胞在减数分裂形成配子时，或受精卵在有丝分裂时，21号染色体不分离，使胚胎体细胞内存在一条额外的21号染色体。

【临床表现】

主要特征为智能落后、特殊面容和生长发育迟缓，并可伴有多种畸形。

1. **特殊面容**

出生时即有明显的特殊面容，表情呆滞。眼裂小，眼距宽，双眼外眦上斜，可有内眦赘皮；鼻梁低平，外耳小；硬腭窄小，常张口伸舌，流涎多；头小而圆，前囟大且关闭延迟；颈短而宽，常呈现嗜睡、喂养困难。

2. **智能落后**

这是本病最突出、最严重的临床表现。绝大部分患儿都有不同程度的智能发育障碍，随年龄的增长日益明显。

3. **生长发育迟缓**

患儿出生时的身长和体重均较正常儿低，生后体格发育、动作发育均迟缓，身材矮小，骨龄落后，出牙迟且顺序异常；四肢短，韧带松弛，关节可过度弯曲；肌张力低下，腹膨隆，可伴有脐疝；手指粗短，小指尤短，中间指骨短宽且向内弯曲。

4. **皮纹特点**

可有通贯手，手掌三叉点 t 移向掌心，atd 角增大（图 16－1）。

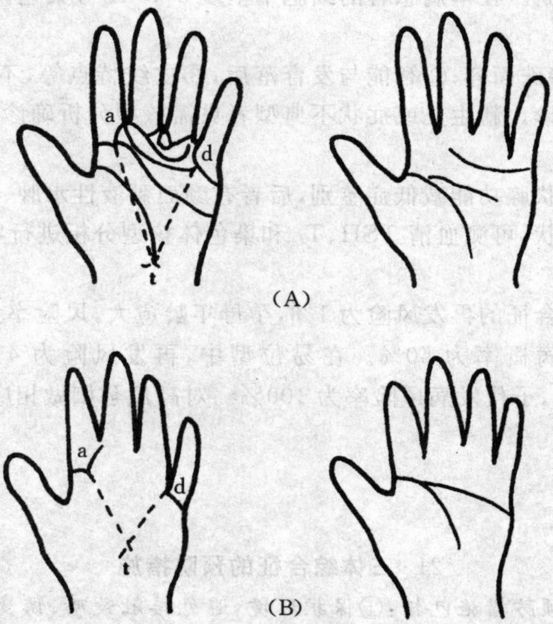

图 16－1　正常人和 21－三体综合征的皮纹比较
A. 正常人　B. 21－三体综合征

5. **伴发畸形**

部分男孩可有隐睾，成年后大多无生育能力。女孩无月经，极少数可有生育能力。约 50％患儿伴有先天性心脏病，其次是消化道畸形。先天性甲状腺功能减低症和急性淋巴细胞性白血病的发生率明显高于正常人群。免疫功能低下，易患感染性疾病。

【辅助检查】

1. **细胞遗传学检查**

根据核型分析可分为三型：

(1)标准型 患儿体细胞染色体为47条，有一条额外的21号染色体，核型为47，XX（或XY），+21。父母核型大都正常，仅极少数为家族遗传，约占患儿总数的95%。

(2)易位型 约占2.5%～5%，染色体总数为46条，其中一条是额外的21号染色体的长臂与一条近端着丝粒染色体长臂形成的易位染色体，即发生于近着丝粒染色体的相互易位，称罗伯逊易位，亦称着丝粒融合。有D/G易位和G/G易位两类，前者最常见，D组中以14号染色体为主，其核型为46，XY（或XX），-14，+t(14q21q)。G/G易位的核型为46，XY（或XX），-21，+t(21q21q)。

(3)嵌合体型 此型约占2%～4%，由于受精卵在早期分裂过程中发生了21号染色体不分离，患儿体内存在两种细胞系，一种为正常细胞，另一种为21-三体细胞，形成嵌合体，其核型为46，XY（或XX）/47，XY（或XX），+21。此型患儿临床表现的严重程度与异常细胞所占百分比有关。

2. 荧光原位杂交

以21号染色体的相应片段序列作探针，与外周血中的淋巴细胞或羊水细胞进行原位杂交，可快速、准确进行诊断。在本病患者的细胞中呈现3个21号染色体的荧光信号。

【诊断】

典型病例根据：①特殊面容；②智能与发育落后；③皮纹特点等，不难作出临床诊断；④应作染色体核型分析以确诊。新生儿或症状不典型者更需核型分析确诊。

【鉴别诊断】

本病应与先天性甲状腺功能减低症鉴别，后者有颜面黏液性水肿、头发干燥、皮肤粗糙、喂养困难、便秘、腹胀等症状，可测血清TSH、T_4和染色体核型分析进行鉴别。

【遗传咨询】

标准型21-三体综合征的再发风险为1%，孕母年龄愈大，风险率愈高。少数有生育能力的女性患者，其子代发病概率为50%。在易位型中，再发风险为4%～10%，但若母亲为21q22q平衡易位携带者，子代发病风险率为100%。对高危孕妇做相应产前诊断，以预防本病患儿出生。

知识链接

21-三体综合征的预防措施

21-三体综合征的预防措施包括：①保护环境，避免接触致畸、诱变物质；②婚前检查和生育指导；③遗传咨询；④产前诊断等。

【产前诊断和产前筛查】

对高危孕妇可作羊水细胞或绒毛膜细胞染色体检查进行产前诊断。目前还可在孕中期筛查相关血清标记物，采用测定孕妇血清绒毛膜促性腺激素（HCG）、甲胎蛋白（AFP）、游离雌三醇（FE_3），结合孕母年龄，可计算出本病的危险度。采用这一方法可以检出大约60%～80%的21-三体综合征胎儿。此外，通过B超测量胎儿颈项皮肤厚度也是诊断21-三体综合征的重要指标。

【治疗】

目前尚无有效的治疗方法。要采取综合措施，包括医疗和社会服务，对患者进行长期耐心的教育，训练弱智儿童掌握一定的生活、工作技能。辅用丁-氨酪酸、谷氨酸、叶酸、维生素 B_6 等药物，以促进智能发育和体能改善。注意预防感染，对伴有先天性心脏病、胃肠道或其他畸形的可考虑手术矫治。

二、先天性卵巢发育不全综合征

先天性卵巢发育不全综合征是因性染色体 X 呈单体性所致。本病由 Turner 于 1938 年首次报道，故称为 Turner 综合征（TS）。在活产女婴中约占 0.3‰～0.4‰，其发生率低是因为 X 单体的胚胎不易存活，约 99%的病例发生流产。该病也是人类唯一能生存的单体综合征。主要临床特征是身材明显矮小、特殊体型、性发育呈幼稚型及/或原发性闭经。

【遗传学基础】

Turner 综合征是由于细胞内 X 染色体缺失或结构发生改变所致，可能的机制：①亲代生殖细胞的减数分裂发生不分离；②有丝分裂过程中，X 染色体的部分丢失。

【临床表现】

典型的 Turner 综合征患者在出生时即呈现身高、体重落后，在新生儿期可见颈后皮肤松弛而过度折叠以及手、足背发生水肿等表现。

①患者为女性表型，生长缓慢，身材矮小，成年期身高约 135～140cm；颈短，50%有颈蹼，后发际低；盾形胸，乳头间距宽，随年龄增长乳头色素变深；多痣和肘外翻。②青春期无性征发育、原发性闭经、外生殖器呈幼稚型，婚后不育。③常伴其他先天畸形，如主动脉瓣缩窄、肾脏畸形（马蹄肾、易位肾等）、指（趾）甲发育不良、第 4、5 掌骨较短等。④大多数患儿智能正常或稍低。多因身材矮小、青春期无性征发育、原发性闭经等就诊。

【辅助检查】

1. 染色体核型分析

该病的异常核型有：

(1)单体型 核型 45，X 最常见，约占 60%。这种个体绝大部分在妊娠早期自然流产，存活的具有典型的临床症状。

(2)嵌合型 核型为 45，X/46，XX，约占该病的 25%。以 46，XX 为主的个体临床症状较轻，约 20%的患者可有月经来潮，部分可有生育能力。

(3)X 染色体结构畸变型 46，Xdel(Xq)或者 46，Xdel(Xp)，即一条 X 染色体长臂或短臂缺失，同时伴有 X 染色体易位等。

2. 血促性腺激素

卵泡刺激素（FSH）、黄体生成激素（LH）明显升高，雌二醇降低，提示卵巢功能衰竭。

3. 腹部 B 超

显示子宫、卵巢发育不良，严重者呈纤维条索状。

【治疗】

本病治疗目的是改善最终身高和性征发育，保证患儿心理健康。尽早使用重组人生长激素，每晚 0.15U/kg 皮下注射，可使患儿身高明显增长。开始治疗年龄越小，效果越好。

在青春期可用雌激素替代疗法，一般从 12～14 岁开始，先用小剂量炔雌醇 12.5μg/d，口服 6～12 个月，以促使乳房及外阴发育，保障患儿心理健康，也对预防骨质疏松有作用。2 年后进行周期性的雌激素-孕激素疗法（人工周期治疗）。每月 1～20 日连续口服炔雌醇，第 21

日停药，在服药第10日后加服甲羟孕酮2～4mg/d，并与炔雌醇同时停药，停药后可引起子宫撤退性出血。

三、先天性睾丸发育不全综合征

先天性睾丸发育不全综合征又称Klinefelter综合征（KS），是一种发病率较高的性染色体疾病，患者体细胞中有一条额外的X染色体，导致睾丸发育不全、身材瘦长，性格、体态趋于女性化，是男性不育的常见原因之一，其发生率在男婴中约占1‰。

【临床表现】

男性表型，身材瘦高，指距大于身高。青春期发育常延缓，由于无精子，一般不能生育（偶有例外）。体格检查发现男性第二性征不明显，无胡须，无喉结，声音高尖，皮肤细嫩，甚至乳房发育。睾丸小，阴茎亦小，可有隐睾或尿道下裂，阴毛发育差。

患者一般性格孤僻、腼腆、胆小，缺乏男孩性格。在标准型47，XXY核型中，约25%显示中等度智能发育落后，表现为语言和学习障碍。

【辅助检查】

1. 染色体核型分析

该病性染色体标准型为三体型47，XXY（占80%），其他尚有48，XXXY；48，XXYY；49，XXXXY；49，XXXYY。

2. 生化检验

患者血清中睾酮降低，垂体促性腺激素、FSH、LH升高。

3. 其他检验

患者精液中一般无精子生成，病理检查见曲细精管玻璃样变，其睾丸间质细胞虽有增生，但内分泌活力不足。

【治疗】

本病需尽早确诊，自幼开始强化教育和训练，促进智能发育及正常性格形成。患者自11～12岁开始，应进行雄激素疗法。一般可采用长效睾酮制剂，如庚酸睾酮治疗，开始每次50mg，肌注，每3周1次，每隔6～9个月增加50mg，直至达到成人剂量（每3周200mg）。

第三节　遗传代谢病

一、概述

遗传代谢病（IEM）于1908年首次被提出，是遗传性生化代谢缺陷的总称，是由于基因突变，引起蛋白质分子在结构和功能上发生改变，导致酶、受体、载体等的缺陷，使机体的生化反应和代谢出现异常，反应底物或者中间代谢产物在体内大量蓄积，引起一系列临床表现的一大类疾病。遗传代谢病是临床的疑难杂症。患者若得不到及时诊治，常可致残，甚至危及生命，给社会和家庭带来沉重负担。近几十年来，随着生化测定和基因诊断技术的不断发展，遗传代谢病的诊治和预防水平也在不断提高。

遗传代谢病种类繁多，目前已达数千种，常见的有400～500种，单一病种患病率较低，但是总体发病率较高，大多为单基因病，属常染色体隐性遗传。可根据先天性缺陷所累及的生化物质进行分类（表16-2）。

表 16-2　遗传代谢病的分类及疾病

氨基酸代谢病
苯丙酮尿症、枫糖尿病、同型胱氨酸血症、高甲硫氨酸血症、白化病、黑酸尿症、酪氨酸血症、高鸟氨酸血症、瓜氨酸血症、精氨酸酶缺乏症等
糖代谢病
半乳糖血症、葡萄糖-6-磷酸脱氢酶缺乏症、果糖不耐受症、糖原累积病、磷酸烯醇丙酮酸羧化酶缺陷等
脂肪酸氧化障碍
肉碱转动障碍、肉碱棕榈酰转移酶缺乏症、短链酰基辅酶A脱氢酶缺乏症、中链酰基辅酶A脱氢酶缺乏症、极长链酰基辅酶A脱氢酶缺乏症
尿素循环障碍及高氨血症
氨甲酰磷酸合成酶缺陷、鸟氨酸氨甲酰转移酶缺陷、瓜氨酸血症、精氨酸琥珀酸血症、精氨酸酶缺陷、N-乙酰谷氨酸合成酶缺陷等
有机酸代谢病
甲基丙二酸血症、丙酸血症、异戊酸血症、多种辅酶A羧化酶缺乏症、戊二酸血症等
溶酶体蓄积症
戈谢病、黏多糖病、GM1神经节苷脂蓄积症、尼曼-皮克病等
线粒体代谢异常
Leigh综合征、高乳酸血症、线粒体脑病、线粒体肌病
核酸代谢异常
着色性干皮病、次黄嘌呤鸟嘌呤磷酸核糖转移酶缺陷症
金属元素代谢异常
肝豆状核变性(Wilson病)、Menkes病
内分泌代谢异常
先天性肾上腺皮质增生症
其他
卟啉病、α_1-抗胰蛋白酶缺乏，囊性纤维变性、葡萄糖醛酸转移酶缺乏症等

【遗传代谢病的代谢紊乱】

由于酶的生理功能是催化底物转变为产物，因此几乎所有因酶代谢缺陷所引起的病理改变都直接或间接地与底物的堆积、产物的缺乏有关，在病理情况下堆积之底物常常循旁路代谢途径产生大量旁路代谢产物，也可造成病理性损害。例如在苯丙酮尿症时，苯丙氨酸羟化酶缺乏，导致底物苯丙氨酸增高，代谢旁路开放，代谢产物苯乙酸、苯乳酸增高，这些物质的毒性作用造成了神经系统的损害。在 21 -羟化酶缺乏时，造成产物皮质醇、醛固酮缺乏，导致水、电解质紊乱和休克。

【常见的症状与体征】

遗传代谢病可自出生至青少年各年龄期发病，其临床表现有急性危象期、缓解期和缓慢进展期。急性症状和检验异常包括急性代谢性脑病、高氨血症、代谢性酸中毒、低血糖等，随年龄不同有差异，全身各器官均可受累，以神经及消化系统的表现较为突出，有些有容貌异常，毛发、皮肤色素改变。

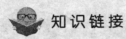

知识链接

新生儿遗传代谢病临床表现

①喂养困难、食欲差、呕吐、体重不增；②嗜睡、惊厥、昏迷；③呼吸困难、酸中毒、过度换气；④肌张力异常；⑤肝大；⑥皮肤病变、毛发异常；⑦特殊尿味、汗味；⑧黄疸；⑨脱水、持续呕吐、电解质异常。

【诊断】

遗传代谢病的诊断需要依赖实验室检查，如尿液三氯化铁试验、尿液二硝基苯肼（DNPH）试验和乙酸试验、尿液硝普盐（Brand）试验、甲苯胺蓝试验等可以对某些疾病进行初步筛查。血、尿常规分析、生化检测如血糖、血气分析、肝功能、胆红素、血氨、乳酸、酮体、丙酮酸、肌酐、尿素、电解质、钙、磷测定，有助于对遗传代谢病作出初步的诊断。

遗传代谢病的确诊需进行氨基酸分析、铜蓝蛋白、17 -羟孕酮等特异性底物或者产物的测定。串联质谱技术（MS/MS）已作为诊断遗传代谢病的常规检查方法，能一次性对一个标本进行 30 多种氨基酸、有机酸、脂肪酸代谢病的检测。气相色谱-质谱联用仪（GC/MS）的应用对诊断有机酸尿症和某些疾病有重要意义。基因诊断对遗传代谢病的确定和准确分型越来越重要。对于怀疑遗传代谢病濒临死亡的婴儿，应留取适当的标本，以便进行分析，明确病因，为遗传咨询和产前诊断提供依据。

二、苯丙酮尿症

苯丙酮尿症（PKU）是一种常染色体隐性遗传病，是先天性氨基酸代谢障碍中较为常见的一种，是由于苯丙氨酸代谢途径中的酶缺陷，使苯丙氨酸不能转变为酪氨酸，导致苯丙氨酸及苯丙酮酸蓄积并从尿中大量排出。发病率随种族不同而异，我国的发病率总体为 1∶11000，北方高于南方。

【发病机制】

苯丙氨酸（Phe）是人体必需氨基酸之一，通过食物摄入的苯丙氨酸一部分用于蛋白质的合成，另一部分通过苯丙氨酸羟化酶（PAH）作用转变为酪氨酸，仅有少量的 Phe 经过次要代谢途径在转氨酶的作用下转变成苯丙酮酸，其代谢途径（图 16 - 2）。

PKU 是由于患儿肝脏缺乏苯丙氨酸羟化酶，不能将苯丙氨酸转化为酪氨酸，导致苯丙氨酸在血液、脑脊液、各种组织中的浓度极度增高，通过旁路代谢产生大量苯丙酮酸、苯乙酸、苯乳酸和对羟基苯乙酸。高浓度的苯丙氨酸及其代谢产物能导致脑组织损伤。

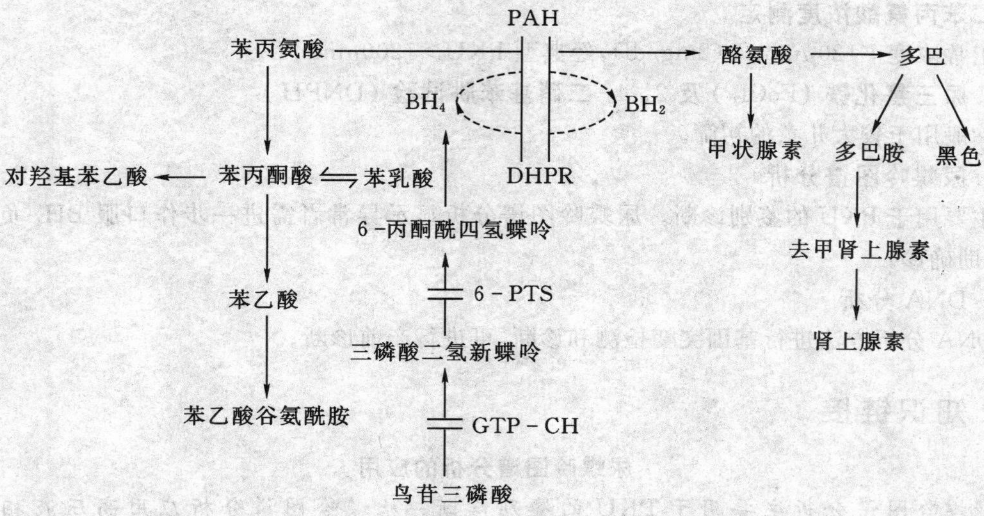

图 16-2 苯丙氨酸主要代谢图

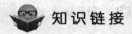

知识链接

苯丙氨酸的体内代谢

苯丙氨酸的代谢，不但需要有苯丙氨酸羟化酶的作用外，还必须要有辅酶四氢生物蝶呤(BH_4)参与，人体内的 BH_4 来源于三磷酸鸟苷(GTP-CH)、6-丙酮酰四氢蝶呤合成酶(6-PTS)和二氢生物蝶呤还原酶(DHPR)的催化。PAH、GTP-CH、6-PTS、DHPR 等酶的编码基因缺陷都有可能造成相关酶的活力缺陷，导致血苯丙氨酸升高。BH_4 是苯丙氨酸、酪氨酸和色氨酸等芳香氨基酸在催化过程中所必需的共同的辅酶，缺乏时不仅苯丙氨酸不能氧化成酪氨酸，而且造成多巴胺、5-羟色胺等重要神经递质的合成受阻，加重了神经系统的功能损害。据统计，在新生儿筛查中发现的高苯丙氨酸血症，大多数为 PKU，约 10%～15%为 BH_4 缺乏症。

【临床表现】

患儿出生时正常，通常在 3～6 个月时开始出现症状，1 岁时症状明显，表现为：

1. 神经系统

智能发育落后最为突出，智商常低于正常。有行为异常，如兴奋不安、忧郁、多动、孤僻等。可有癫痫小发作，少数呈现肌张力增高和腱反射亢进。

2. 皮肤

患儿在出生数月后因黑色素合成不足，头发变黄，皮肤白皙。皮肤湿疹较常见。

3. 体味

由于尿和汗液中排出较多苯乙酸，可有明显鼠尿臭味。

【辅助检查】

1. 新生儿疾病筛查

新生儿外周血进行苯丙氨酸浓度测定。如 Phe 浓度大于切割值，需进一步检查和确诊。

2. 苯丙氨酸浓度测定

正常浓度<120μmol/L(2mg/dl),经典型 PKU>1200μmol/L。

3. 尿三氯化铁($FeCl_3$)及 2,4-二硝基苯肼试验(DNPH)

一般用于较大儿童的初筛。

4. 尿蝶呤图谱分析

主要用于 PKU 的鉴别诊断。尿蝶呤图谱分析显示异常者需进一步作口服 BH_4 负荷试验,以助确诊。

5. DNA 分析

DNA 分析方法进行基因突变检测和诊断,可进行产前诊断。

知识链接

尿蝶呤图谱分析的应用

尿蝶呤图谱分析主要用于 PKU 的鉴别诊断。尿蝶呤图谱分析应用高压液相层析(HPLC)测定尿液中新蝶呤(N)和生物蝶呤(B)的含量。典型 PKU 患儿尿中蝶呤总排出量增高,新蝶呤与生物蝶呤比值正常;DHPR 缺乏的患儿蝶呤总排出量增加,四氢生物蝶呤减少;6-PTS缺乏的患儿则新蝶呤排出量增加,其与生物蝶呤的比值增高;GTP-CH 缺乏的患儿其蝶呤总排出量减少。

【诊断】

诊断要点:①智能落后;②出生后头发由黑变黄;③特殊体味和血苯丙氨酸升高,可以确诊。本病应力求早期诊断与治疗,以避免神经系统的损伤。

【鉴别诊断】

1. 暂时性高苯丙氨酸血症

见于新生儿或早产儿,可能为苯丙氨酸羟化酶成熟延迟所致。生后数月苯丙氨酸可逐渐恢复正常。

2. 四氢生物蝶呤缺乏症

又称非经典型 PKU。患儿除了有典型 PKU 表现外,神经系统表现较为突出,如肌张力异常、不自主运动、震颤、阵发性角弓反张、惊厥发作等。该病的发生率占 PKU 的 10%左右,诊断主要依靠尿蝶呤图谱。

【治疗】

本病为少数可治性遗传代谢病之一。一旦确诊,应立即治疗。开始治疗的年龄愈小,预后越好。

患儿主要采用低苯丙氨酸奶方治疗,待血浓度降到理想值时(表 16-3),可逐渐少量添加天然饮食,其中首选母乳,因母乳中苯丙氨酸含量仅为牛奶的 1/3。较大婴儿及儿童可加入牛奶、粥、面、蛋等,添加食品应以低蛋白、低苯丙氨酸食物为原则,其量和次数随血苯丙氨酸浓度而定。苯丙氨酸浓度过高或者过低都将影响生长发育。

表 16-3 不同年龄血苯丙氨酸理想控制范围

年龄	血苯丙氨酸浓度(μmol/L)
0～3 岁	120～240
3～9 岁	180～360
9～12 岁	180～480
12～16 岁	180～600
>16 岁	180～900

由于每个患儿对苯丙氨酸的耐受量不同，故在饮食治疗中，仍需定期测定血苯丙氨酸，根据患儿具体情况调整食谱。低苯丙氨酸饮食治疗至少持续到青春期，终生治疗对患者更有益。

成年女性患者在怀孕前应重新开始饮食控制，血苯丙氨酸应该在 300μmol/L 以下，直至分娩，以免高苯丙氨酸血症影响胎儿。对有本病家族史的夫妇可进行 DNA 分析，及早进行产前诊断。BH_4 缺乏症患者，需补充 BH_4、5-羟色胺和左旋多巴，一般不需饮食治疗。

学习小结

本章重点讲述了 21-三体综合征和苯丙酮尿症的临床表现、染色体分型和鉴别诊断；详细阐述了苯丙酮尿症的临床表现、诊断与治疗要点；简述了遗传性疾病的诊断和预防，及 21-三体综合征的细胞遗传学与遗传咨询、先天性卵巢发育不全综合征和先天性睾丸发育不全综合征的诊治。

在学习本章节时，应注意：①复习遗传学知识，帮助理解与记忆；②学习 21-三体综合征时，应结合内分泌疾病先天性甲状腺功能减低症，对比两种疾病的特殊外貌特点，从而加深记忆；③利用遗传性疾病的诊断等相关知识开展遗传咨询和防治，在推广新生儿疾病筛查工作中积极进行临床宣教，通过及早预防、早期发现和积极治疗，大大降低遗传性疾病的危害性。

目标检测

一、简答题

1. 何谓遗传性疾病？根据遗传物质的结构和功能改变的不同，可将遗传性疾病分为哪五类？

2. 遗传性疾病三级预防的主要内容？

3. 简述 21-三体综合征主要临床特征。

二、病例分析

1. 2 岁男孩，眼距宽，鼻梁低平，眼外侧上斜，舌常伸出。

(1) 最可能的诊断是什么？

(2) 确诊的首选检查是什么？

2. 患儿 1 岁，女，父母亲为表兄妹结婚，生后外表与常人无异，5 月龄后头发渐变棕色；以后色更浅，眼珠在 4 月后也由黑色变棕色，至今不能独坐，不会叫爸爸、妈妈；曾有过一次惊厥，尿呈鼠尿臭，尿三氯化铁试验呈阳性。

(1) 最可能的诊断是什么？

(2) 确诊的首选检查是什么？

(3) 简述处理措施。

第十七章 儿童急救

学习目标

【知识要求】

1. 掌握各种小儿急症的定义；小儿心肺复苏的特点及急性呼吸衰竭、心力衰竭和小儿颅内高压的诊断与治疗要点。

2. 熟悉各种常见小儿急症的临床表现。

3. 了解各种常见小儿急症的病因与发病机制以及相关辅助检查。

【能力要求】

能应用小儿常见急症的相关知识对其进行综合分析，并能结合临床病例列出各种常见小儿急症的诊治计划。

第一节 儿童心肺复苏

心脏呼吸骤停是指患儿突然呼吸及循环功能停止。心肺复苏是指采用一组简单的技术，使生命得以维持的方法。

【病因和发病机制】

引起小儿心脏呼吸骤停的原因很多，如新生儿窒息、气管异物、喉痉挛、严重肺炎及呼吸衰竭、药物过敏与中毒、心肌炎、心力衰竭、各种意外伤害等。

心脏骤停后，机体组织代谢并未立即停止，细胞仍在有限的时间内维持着微弱的生命活动。此时如能获得有效及时地抢救，仍有存活的可能。反之，随着组织器官内能量及氧的耗竭、细胞内环境破坏，蛋白质和细胞核变性，细胞核破裂，终至细胞坏死。

心脏呼吸骤停有时难以预料，但对触发的危险因素进行必要的干预却能避免其发生。高危因素多见于：①心血管因素：如低血压、严重心律失常、大出血、顽固性心力衰竭等。②快速进展的呼吸系统疾病：如重症肺炎、重症哮喘、喉炎等。③神经系统疾病急剧恶化：如昏迷患者等。④外科手术后的早期：如全麻及大量使用镇静剂时；有人工气道的患儿气管插管发生堵塞或脱开时。

一些临床操作对于有高危因素的患儿能加重或触发心脏呼吸骤停，如气道的吸引，能引起肺泡萎陷及反射性心动过缓；不恰当的胸部物理治疗（如拍背、吸痰等）可使更多的分泌物溢出，阻塞呼吸道；镇静剂使用，易致呼吸抑制；任何呼吸支持的撤离；各种操作，如腰穿、鼻导管的放置、气管插管操作等。高危婴儿喂养时由于吞咽-呼吸的不协调也可引起心脏呼吸骤停。

【临床表现】

心脏骤停后脑血流量急剧减少，意识突然丧失，一般情况下，心搏停止 10～20 秒钟可发生昏厥或抽搐，60 秒钟后瞳孔散大，呼吸可同时停止。下列体征有助于立即判断是否发生心脏骤停：意识丧失或伴短阵抽搐，颈、股动脉搏动消失，呼吸断续或停止，皮肤苍白或明显发绀。如听诊心音消失、血压测不出，即可确立诊断。以上观察与检查应迅速完成，以便立即进行复苏处理。

【辅助检查】

心电图检查常可见三种表现：心室颤动、心室停搏、心电-机械分离。

【诊断】

1. 主要诊断依据

①意识突然丧失；②大动脉（颈动脉、股动脉）搏动消失，血压测不到；③心音消失。

2. 次要诊断依据

①呼吸断续或停止；②瞳孔散大；③面色苍白或转为发绀；④部分患者可有短暂抽搐，随即出现全身肌肉松软。

上述诊断要点中，出现突然意识丧失和大动脉搏动消失、心音消失即可确诊，切不可等待心电图检查后才做出心脏骤停的诊断，以免延误抢救时机。

知识链接

心肺复苏技术的三个方面

①基本生命支持（包括一系列支持或恢复有效通气或循环的技能）；②高级生命支持（协调处理呼吸、胸外心脏按压、辅助药物应用、输液等）；③稳定及复苏后的监护（包括脑复苏等）。

【治疗】

心肺复苏常推荐用 A－B－C－D－E 方法，即气道（airway，A），呼吸（breathing，B），循环（circulation，C），药物（drugs，D），电击除颤复律（electricity，E）。

1. 畅通呼吸道

首先清除气道内异物、分泌物，有条件时予以口、鼻等上气道吸引。异物吸入是儿童常见气道阻塞原因，应予以考虑。进行并保持仰头举颏（或仰头举颌），即将患儿头后仰，提高颌部，使呼吸道畅通。具体方法是：一手置于前额使头部后仰，另一手的食指和中指置于下颌骨近下颏处或下颌处，抬起下颏（颌），使下颌尖与耳垂连线与地面垂直。注意手指不要压迫患儿的颈前部、颏下组织，以防压迫气道；也不能使颈部过度伸展。当颈椎损伤完全不能运动时，通过提下颌来开通气道（图 17－1）。也可放置口咽导管，使口咽部处于开放状态。

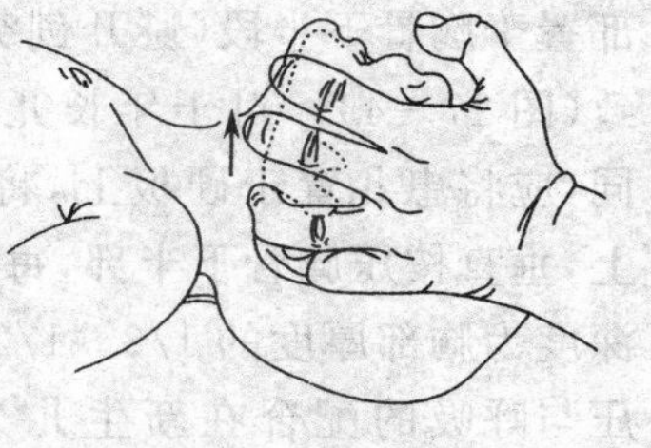

图 17－1　通过提下颌来开通气道

2. 建立呼吸

气道畅通后，患儿可能出现自主呼吸，如仍无自主呼吸时应采用人工辅助通气，维持气体交换。常用的方法有：

(1)口对口人工呼吸　此法适合现场急救。在保持气道通畅后，术者以置于患儿前额的手，拇指与示指捏紧患者的鼻孔，深吸一口气后，如患儿是 1 岁以下婴儿，将嘴覆盖婴儿的鼻和嘴；如果是较大婴儿或儿童，用口唇紧贴并完全包住患儿的口唇做深而快的吹气，使患儿胸部上抬，然后停止吹气，放开鼻孔，让患儿自然呼气。当患儿牙关紧闭不能张口或口腔有严重损伤时，可改用口对鼻人工呼吸，注意向鼻孔吹气时，要闭紧口腔。重复上述操作，儿童 18～20 次/分，婴儿可稍加快。有效时可见患儿的胸部随吹气起伏，肺部听诊可闻及呼吸音。

(2)复苏囊的应用 在多数儿科急诊中，婴幼儿可用气囊面罩进行有效的通气。常用的气囊通气装置为自膨胀气囊。

(3)气管内插管人工呼吸法 当需要持久通气时，应用气管内插管继续皮囊加压通气或连接人工呼吸机进行机械通气。

3. **人工循环**

在气道通畅和建立了有效通气后应检查脉搏，如无脉搏，则立即给以胸外心脏按压。指征：新生儿心率＜60次/分；婴儿或儿童心率＜60次/分伴有灌注不良的体征。

胸部按压的具体方法：对新生儿或小婴儿按压时，可用一手托住患儿背部，将另一手两手指置于乳头线下一指处进行按压(图17-2)，或两手掌及四手指托住两侧背部，双手大拇指按压(图17-3)。对于1～8岁的儿童，可用一只手固定患儿头部，以便通气；另一只手的手掌根部置于胸骨下半段(避开剑突)，手掌根的长轴与胸骨的长轴一致(图17-4)。对于年长儿(＞8岁)，胸部按压方法与成人相同，应将患儿置于硬板上，将一手掌掌根部重叠放在另一手背上，垂直按压胸骨下半部，每次按压和放松时间大致相等。按压深度为胸部厚度的1/3～1/2，频率均为100次/分，胸外心脏按压与呼吸的配合在新生儿为3∶1，＜8岁为5∶1，＞8岁为15∶2。按压后1分钟判断有无改善。观察颈动脉(对于1～8岁儿童)、股动脉搏动，瞳孔大小及皮肤颜色等。

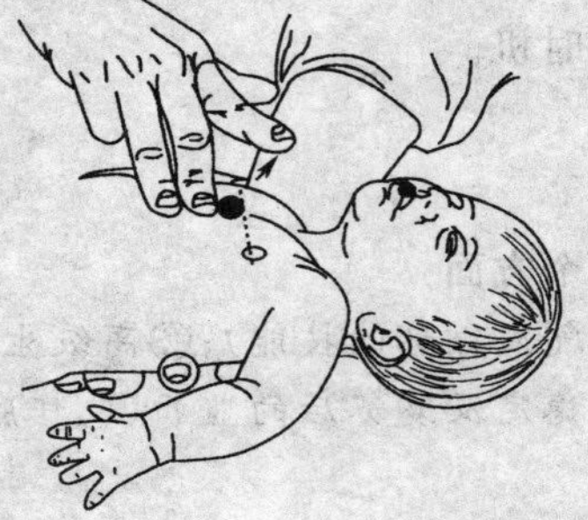
图17-2 双指按压法
(适用于新生儿和小婴儿)

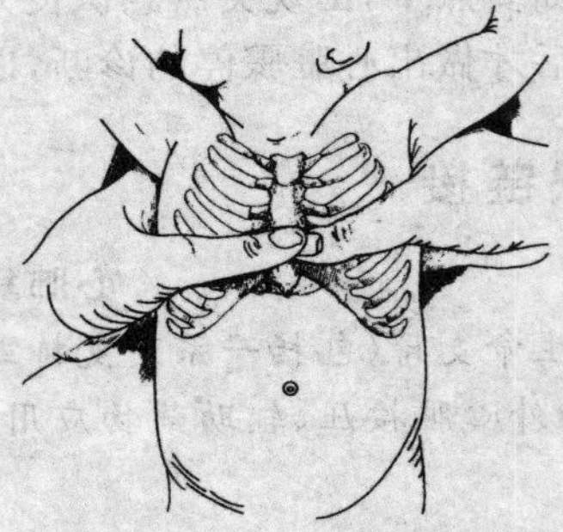
图17-3 双手拇指按压法
(适用于新生儿和小婴儿)

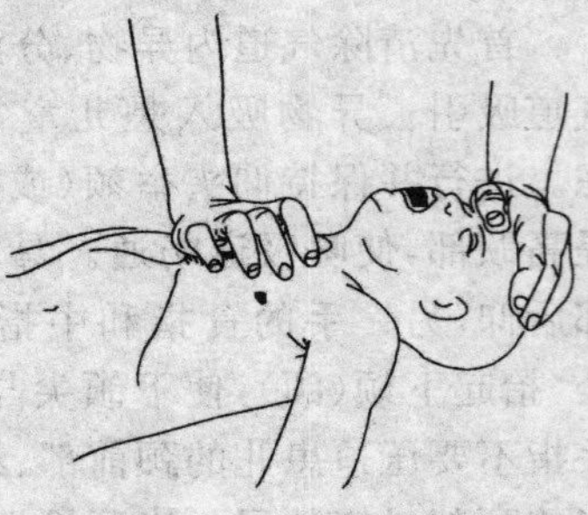
图17-4 心脏按压法
(适用于1～8岁儿童)

复苏的有效指标：①能触及大动脉搏动；②面色由发绀转为红润；③瞳孔由大变小，并有对光反射；④自主呼吸恢复。如有经皮血氧饱和度监测，其值上升也提示有效。

心脏按压时注意用力均匀、有规律进行，不能冲击式猛压，放松时手掌根部不能离开胸壁，但应使胸部充分松弛不承受压力，使血液顺利回到心脏。

4. **药物治疗**

大多数患儿，尤其是新生儿，气道畅通呼吸建立后，心跳可恢复。如胸外心脏按压仍无效，可试用药物。在心脏骤停时，最好静脉内给药，但由于此时很难建立静脉通道，有些药物可在气管内给入。如肾上腺素、阿托品、利多卡因等。儿童气管内给药最佳剂量尚不确定，气管内用药剂量应比静脉内用量大，才能达到同样的疗效。常用药物如下：

(1)肾上腺素　是目前公认的用于心脏骤停的首选药物，具有增强心肌收缩力，兴奋心脏传导系统，增加心肌供氧，促使停搏的心脏复跳和正性频率作用。适用于各种类型的心脏停搏。而儿科患者最常见的心律失常是心脏停搏和心动过缓。首次剂量：0.01mg/kg(1：10000溶液0.1ml/kg)，静脉给药；气管内给药剂量为0.1mg/kg，必要时间隔3～5分钟可重复应用一次。

(2)碳酸氢钠　儿科患者心跳骤停的主要原因是呼吸衰竭。快速有效的通气对于控制心跳呼吸骤停引起的酸中毒和低氧血症很必要。轻、中度酸中毒，尤其是伴有通气不足的患者，不宜使用碳酸氢钠；只要改善通气和扩容一般就可以解决酸中毒。在心脏骤停较长时间的患儿可考虑使用碳酸氢钠，首次剂量按1mEq/kg静脉注射，然后依据动脉血气分析结果调整。

(3)阿托品　适用于低灌注和低血压性心动过缓、预防气管插管引起的迷走神经性心动过缓、房室传导阻滞所引起的症状性心动过缓以及抗胆碱酯酶类药物中毒等。用法：每次0.01～0.02mg/kg静脉注射或气管内给药，每3～5分钟可重复一次，最大剂量儿童不能超过1mg，青少年不超过2mg。

(4)葡萄糖　在婴幼儿心脏复苏时，应进行快速床边血糖检测，有低血糖时应立即注射葡萄糖。如无条件检测，只要患儿有低血糖症状或临床怀疑有低血糖时，也可给以葡萄糖。剂量0.5～1.0g/kg，以25%葡萄糖液静脉注射。对新生儿，可用10%葡萄糖液1ml/kg静脉注射。

(5)钙剂　适用于疑有低钙血症患者。在治疗高钾血症、高镁血症、钙通道阻滞剂过量时，也可考虑使用。对心跳已经停搏者不适用。剂量：葡萄糖酸钙100～200mg/kg(10%葡萄糖酸钙1～2ml/kg)或氯化钙10～30mg/kg(10%氯化钙0.1～0.3ml/kg)。

(6)利多卡因　当存在心室颤动时可用利多卡因。剂量：负荷量1mg/kg，负荷量后静脉维持，剂量为20～50μg/(kg·min)。

(7)纳络酮　用于阿片类药物过量。在新生儿，纳络酮仅用于在正压通气后心率和皮肤颜色正常而患儿仍有呼吸抑制，同时患儿母亲在分娩前4小时内有用过阿片类药物者。常用剂量为0.1mg/kg，静脉应用，必要时可重复使用，最大剂量为2mg。

5. 电击除颤复律

对于心室颤动或难治性心动过速(室性和室上性心动过速)，可用电击除颤复律。

6. 其他治疗

对复苏后患儿出现的低血压、心律失常、颅内高压等应分别给以预防和处理。

第二节　急性呼吸衰竭

急性呼吸衰竭简称呼衰，是儿科重要的常见急症之一，具有较高的死亡率。由于各种原因导致呼吸功能障碍，引起动脉血氧下降和(或)二氧化碳潴留，并由此出现一系列生理功能和代谢紊乱的临床综合征。

【病因和发病机制】

儿童呼吸衰竭的病因随年龄不同有较大差异。常见的原发疾病有：

(1)新生儿　主要有新生儿窒息、吸入性肺炎，早产儿的呼吸窘迫综合征。

(2)小于2岁儿童　常见支气管肺炎、重症哮喘、喉炎、先天性心脏病、气管异物吸入、先天性气道畸形等。

(3)2岁以上儿童 常见重症哮喘、多发性神经根炎、中毒、溺水、脑炎、损伤等。

急性呼吸衰竭分为中枢性和外周性两大类。中枢性呼吸衰竭由呼吸中枢病变引起，而呼吸器官本身可正常。如颅内感染、颅内出血、脑肿瘤、中毒等。外周性呼吸衰竭是由呼吸器官严重病变或呼吸肌麻痹所致，如急性喉炎、气管异物、肺炎、重症肌无力等。

中枢性和外周性呼吸衰竭主要病理生理是呼吸系统不能有效地进行气体交换，导致机体缺氧、二氧化碳潴留和呼吸性酸中毒，进而引起脑水肿、心肌收缩无力和心排血量减少、血压下降、肾衰竭等，进一步加重缺氧和酸中毒，形成恶性循环。

临床上根据血气分析结果将呼吸衰竭分为Ⅰ型和Ⅱ型。单纯动脉血氧分压（PaO_2）＜60mmHg为Ⅰ型呼吸衰竭，多因肺实质病变引起，主要为换气功能不足；如伴有动脉血二氧化碳分压（$PaCO_2$）＞50mmHg，则为Ⅱ型呼吸衰竭，多因呼吸泵功能异常及气道梗阻所致，主要为肺泡通气功能不足。在小儿，许多急性呼吸衰竭常是两种类型混合存在。

【临床表现】

急性呼吸衰竭的主要临床表现是缺氧和 CO_2 潴留的表现。

1. 急性起病

绝大多数急性呼吸衰竭患儿起病较急，或在原有疾病的基础上，由于某种诱因而突然加重。

2. 呼吸系统症状

大多数病儿表现为呼吸困难，此症状是最早出现的症状，发生呼吸频率及节律的改变。较早表现为呼吸频率增快，过度使用辅助呼吸肌参与呼吸，鼻翼扇动等。由于儿童胸廓顺应性好，三凹征出现特别明显。中枢性疾病或中枢神经抑制性药物所致的急性呼吸衰竭呈潮式呼吸或间停式呼吸，此时三凹征并不出现。

3. 低氧血症的临床表现

(1)发绀 发绀是缺氧的典型表现。可见口唇、四肢末梢严重发绀，但相对出现较晚。当动脉血氧饱和度（SaO_2）＜80％时，可在患儿毛细血管丰富的口唇、甲床出现发绀。严重贫血时虽缺氧严重，但发绀可不明显。严重休克者即使动脉血氧分压（PaO_2）正常也可出现发绀。

(2)精神神经症状 可出现神志异常，如烦躁、兴奋，重者有躁动、嗜睡、昏迷、抽搐等。

(3)循环系统症状 急性严重缺氧可出现心率增快、心律失常、血压升高，继之心率减慢、血压下降、周围循环衰竭、四肢湿冷，甚至心脏骤停。

(4)消化、泌尿系统症状 急性严重缺氧可使肝细胞变性坏死，肝功能异常。胃肠道黏膜充血水肿、糜烂、应激性溃疡而发生消化道出血。肾功能受损时出现血尿素氮升高，尿中出现红细胞、蛋白质甚至管型。

4. 高碳酸血症的临床表现

早期患儿烦躁、摇头、多汗、肌震颤；并可出现四肢温暖、皮肤潮红等，若 $PaCO_2$ 继续增高则出现惊厥、昏迷、呼吸性酸中毒等。

不同原因引起的急性呼衰，除上述表现外还有原发疾病的临床表现，如吸气性喉鸣为上气道梗阻的征象；呼气延长伴喘鸣是下呼吸道梗阻的征象。在诊断上，追问病史相当重要，并对不同病因的处理有重要的指导意义。

【辅助检查】

辅助检查对明确病因诊断、判断病情的严重程度和指导治疗至关重要。具体措施包括血气分析、血电解质、肝肾功能、胸部 X 片等，尤其是动脉血气分析对明确呼吸衰竭的程度、类型、机体代偿情况、酸碱平衡失调情况等有重要帮助。此外针对不同的原因引起的急性呼衰，可选择性地进行其他必要检查以明确诊断。

1. 动脉血气分析

单纯 PaO_2＜60mmHg 为Ⅰ型呼吸衰竭；如伴有 $PaCO_2$＞50mmHg，则为Ⅱ型呼吸衰竭。pH 可反映机体的代偿情况，有助于对急性或慢性呼吸衰竭加以鉴别。$PaCO_2$ 升高而 pH 正常为代偿性呼吸性酸中毒；如 $PaCO_2$ 升高而 pH＜7.35 时，则为失代偿性呼吸性酸中毒。

2. 胸部影像学检查

包括普通 X 线胸部摄片、胸部 CT 等检查，有助于分析引起急性呼吸衰竭的原因。

【诊断】

根据原发病史、缺氧和 CO_2 潴留的表现应该诊断不难。动脉血气分析能确定呼吸衰竭的性质、程度，对指导氧疗、机械通气各项参数的调节以及纠正酸碱失调和电解质紊乱有重要意义。

急性呼吸衰竭的诊断标准：①排除发绀性心脏病等的前提下；②动脉血氧分压（PaO_2）低于 60mmHg(8.0kPa)；③不论有否同时合并动脉血二氧化碳分压（$PaCO_2$）高于 50mmHg(6.7kPa)以上，均可诊断为急性呼衰。

【治疗】

临床上一旦怀疑患者存在急性呼衰，就必须立即进行相应的抢救，以最快的速度纠正缺氧和二氧化碳潴留以及由此引起的代谢紊乱，以减少其对机体重要器官的损害，提高抢救成功率。治疗原则：迅速畅通气道，氧疗，对症治疗，病因治疗。

1. 保持呼吸道通畅

翻身、拍背、促进排痰；必要时采用湿化、雾化及使用支气管扩张剂、呼吸兴奋剂。

2. 氧疗

动脉低氧血症常是最致命的危险因素，应该以患者的呼吸状态和血气检查结果来指导给氧浓度。以温湿化给氧为宜，主张低流量持续给氧。急性缺氧吸氧浓度 40%～50%；慢性缺氧用 30%～40%。吸入氧浓度与氧流量的关系：吸入氧浓度(%)＝21＋4×氧流量(L/min)。

知识链接

气管插管及切开的指征

气管插管及切开的指征：①难以解除的上气道梗阻；②需清除大量下呼吸道分泌物；③吞咽麻痹；④呼吸肌麻痹或昏迷；⑤开放气道机械通气。

3. 机械通气

机械通气是目前改善通气的最有效方法。当上述方法均不能奏效时，应当机立断地给患者建立人工气道，进行机械辅助通气，以维持必要的肺泡通气量，降低 $PaCO_2$；改善肺的气体交换效能；使呼吸肌得以休息，有利于恢复呼吸肌的功能。

4. 控制感染

紧急情况下，先选用高效广谱抗生素，然后根据分泌物、血液等培养及药敏试验结果，调整用药。

5. **纠正酸碱平衡失调和电解质紊乱**

关键在于是否彻底纠正缺氧和二氧化碳潴留，因此最终取决于患者的通气和氧合状况是否能得到纠正，若该问题处理及时而恰当，一般情况下酸碱失衡可通过机体的自身调节而恢复正常，对不能自主恢复者，可根据血气结果给予相应的处理。

6. **维持心血管功能**

适当采用强心剂、利尿剂和血管活性药物。

7. **治疗原发病**

急性呼衰可由许多疾病所致，在积极抢救急性呼衰而导致的急性生理紊乱的同时，必须注重对原发病的处理，这是治疗呼衰的根本所在。

第三节　充血性心力衰竭

充血性心力衰竭简称心衰，是小儿时期常见的危急重症之一，是由于各种病因引起心脏收缩和或舒张功能下降，即心排血量绝对或相对不足，不能满足全身组织代谢需要，体循环或肺循环淤血和组织灌注不足的临床综合征。

【病因和发病机制】

1. **心血管疾病**

小儿时期心衰以1岁以内发病率最高。其中尤以先天性心脏病引起者最多见。心力衰竭也可继发于缺血性心脏病或原发性心肌病变引起的心肌收缩障碍，如病毒性或中毒性心肌炎、心肌病、川崎病等。儿童时期以风湿性心脏病所致多见。由于大量心肌收缩功能下降，导致心肌收缩力减低和舒张功能障碍而引起心力衰竭。

2. **非心血管疾病**

常见于支气管肺炎、毛细支气管炎、急性肾小球肾炎急性期严重循环充血。

3. **常见诱因**

主要为感染、情绪变化、过度体力活动、输液过多过快、贫血与出血、营养不良、电解质紊乱、手术及各种原因引起的心律失常等。

【临床表现】

年长儿心力衰竭的临床表现与成人相似。主要表现为：

1. **心排血量不足**

乏力、活动后气急、食欲减低、心率加快、呼吸浅快等。严重时心尖部第一心音低钝，可出现收缩期杂音和舒张期奔马律，甚至发生心源性休克和心搏骤停。

2. **肺循环淤血**

呼吸困难、咳嗽，严重时端坐呼吸、咯出大量白色或粉红色泡沫样痰，听诊两肺有湿啰音和哮鸣音。

3. **体循环淤血**

颈静脉怒张、肝大、肝区疼痛、肝颈静脉回流征阳性、尿少、下肢及身体下垂部位水肿等。

婴幼儿心力衰竭的临床表现有一定特点，常见症状为呼吸快速、表浅、频率可达50～100次/分，喂养困难，体重增长缓慢，烦躁多汗，哭声低弱，肺部可闻及湿啰音或哮鸣音，肝脏呈进行性增大，水肿首先见于颜面、眼睑等部位，严重时鼻唇三角区呈现青紫。

【辅助检查】

1. X 线检查

心影多普遍性扩大，搏动减弱，肺野透亮度下降，肺纹理增多、模糊，肺门轮廓边缘不清，肺野广泛分布大小不等点片状阴影，边缘模糊等肺淤血表现。

2. 心电图检查

常有窦性心动过速和各种心律失常，心肌损害和左心房负荷过重等表现。不能表明有无心衰，但有助于病因诊断及指导洋地黄的应用。

3. 超声心动图

可见左心房、左心室扩大，室壁运动幅度减弱，左心室射血分数降低等表现。

【诊断和鉴别诊断】

根据典型症状和体征，结合 X 线胸片、心电图检查和既往心脏病史等，一般不难做出诊断。

诊断要点：①安静时心率加快，婴儿＞180 次/分，幼儿＞160 次/分，不能用发热或缺氧解释者；②呼吸困难，青紫突然加重，安静时呼吸达 60 次/分以上；③肝大达肋下 3cm 以上，或进行性增大，不能以横隔下移等原因解释者；④心音明显低钝，或出现奔马律；⑤突然烦躁不安，面色苍白或发灰，不能用原有疾病解释；⑥尿少、下肢水肿，已除外营养不良、肾炎、维生素 B_1 缺乏等原因所造成者。上述前四项为临床诊断的主要依据，尚可根据其他表现和 1～2 项辅助检查综合分析。

【治疗】

充血性心力衰竭时应迅速、积极针对病因、诱因和病理生理变化三方面综合治疗，减轻心脏负荷，增加心排血量，缓解循环淤血，改善组织供氧。

1. 一般治疗

卧床休息，取平卧位或半卧位，应尽力避免患儿烦躁、哭闹，必要时可适当应用镇静剂。限制水、钠盐的摄入量，对呼吸困难者及时给以吸氧。

2. 洋地黄制剂的应用

小儿时期常用的洋地黄制剂为地高辛，它即可口服，又能静脉注射，作用时间和排泄速度均较快，药物中毒时处理比较容易。可通过监测血药浓度来调节剂量。小儿常用剂量和用法见(表 17－1)。

表 17－1 临床常用洋地黄类药物

洋地黄药物	给药法	洋地黄化总量 (mg/kg)	作用开始时间	效力最大时间	效力完全消失时间
地高辛	口服	＜2 岁 0.05～0.06	2 小时	4～8 小时	4～7 天
		＞2 岁 0.03～0.05			
		(总量不超过 1.5mg)			
	静脉	口服量的 1/2～2/3	10 分钟	1～2 小时	
毛花苷 C	静脉	＜2 岁 0.03～0.04	15～30 分钟	1～2 小时	2～4 天
		＞2 岁 0.02～0.03			

(1)**洋地黄使用方法** 小儿心力衰竭多采用首先达到洋地黄化的方法，然后根据病情需要继续用维持量。如病情较重或不能口服者，可选用毛花甙 C 或地高辛静脉注射，首次给洋地黄化总量的 1/2，余量分两次，每隔 4～6 小时静脉注射 1 次，多数患儿可于 8～12 小时内达到洋地黄化。能口服的患儿开始给以地高辛口服，首次给洋地黄化总量的 1/3 或 1/2，余量分两次，每隔 6～8 小时给以。洋地黄化后 12 小时可开始给以维持量。维持量每日为洋地黄化总量的 1/5，分两次给予。

(2)**注意事项** 治疗开始前必须询问患儿在 2 周内有无用过洋地黄类药物。如已经用药则应酌情减量；情况不明者，可从小量开始，并谨慎使用。各种病因引起的心肌炎患儿对洋地黄耐受性差，一般按常规剂量减去 1/3。未成熟儿和<2 周的新生儿因肝肾功能尚不完善，易引起中毒。钙剂对洋地黄有协同作用，应避免同时使用。低血钾可促使洋地黄中毒，应予注意。

(3)**洋地黄毒性反应** 心力衰竭愈重，其治疗量与中毒量愈接近。肝肾功能障碍、电解质紊乱、低血钾、高血钙、心肌炎和大剂量利尿之后的患儿均易发生洋地黄中毒。中毒后最常见的表现为心律失常，如室性早搏、房室传导阻滞等；其次为恶心、呕吐等胃肠道症状；神经系统症状，如嗜睡、头昏、色视等较少见。

洋地黄中毒时应立即停用洋地黄和利尿剂，同时补充钾盐。小剂量钾盐能控制洋地黄引起的室性早搏和阵发性心动过速。

知识链接

洋地黄制剂疗效判断

使用洋地黄制剂达到疗效的主要指标：患儿心率较前减慢、肿大的肝脏较前缩小、气促改善、安静、尿量增加、食欲好转、水肿消退。

疗效不好者常见原因：洋地黄制剂使用剂量不足或过大，患儿活动过多，控制盐量摄入未到位，同时存在电解质紊乱或病因未解除等。

3. 利尿剂

如用洋地黄药物后心力衰竭仍未控制，或伴显著水肿者，宜加用利尿剂。对急性心力衰竭或肺水肿者可选用快速强效利尿剂如呋塞米等。通过快速利尿作用，减少循环血量，减轻心脏前负荷。慢性心力衰竭一般联合使用噻嗪类与保钾利尿剂，如氢氯噻嗪和螺内酯，并采用间歇疗法，防止电解质紊乱。

4. 血管扩张剂

扩张静脉使回心血量减少，前负荷减轻，肺淤血减轻；扩张外周小动脉，则后负荷下降，心排血量增加，心功能改善，组织灌注量增加。选用原则：若以肺充血、肺水肿为主，而无明显周围灌注不足，选用静脉扩张剂；如心排血量降低，有明显周围灌注不足，而肺充血不严重者，宜选用小动脉扩张剂；若两者兼有，宜选用动、静脉扩张剂。常用药物有卡托普利、硝普钠、硝酸甘油、酚妥拉明等。

5. 消除诱因

大多数急性心衰患者可找出诱发因素，应尽快进行相应处理，以阻断病理生理改变的恶化，改善心功能。

6. **病因治疗**

在治疗心衰的同时，或经初步急诊处理后，应尽快确定基础心脏病，并做积极的病因治疗。如某些先天性心血管病等则要进行相应的手术治疗；风湿性心脏病引起的心力衰竭应同时抗风湿治疗；肺部感染引起者应及时控制感染等。

第四节　小儿颅内高压

小儿颅内高压是指由多种原因引起的脑实质体积增大或颅内液体量异常增加造成的颅内压力增高的一种临床综合征。

【病因和发病机制】

颅内压为颅内容物对密闭、容量固定的颅腔所施加的压力。颅内容物包括脑组织、脑脊液和血液，其中任何一种成分增加都可引起颅内压的增加。

1. **感染**

颅内感染如各种脑炎、脑膜炎、脑脓肿等；全身性感染如重症肺炎、中毒性细菌性痢疾等。

2. **颅内占位性病变**

如脑肿瘤、脑寄生虫病、脑血管畸形、颅内出血或血肿等。

3. **脑脊液循环障碍**

如先天性或后天因素造成的脑积水。

4. **脑缺血缺氧**

各种原因引起的严重脑缺氧，如窒息、心跳骤停、重症癫痫等。

5. **中毒与其他**

如食物或药物中毒、水电解质紊乱、颅脑损伤等。

知识链接

新生儿或小婴儿颅内高压的临床表现

在新生儿或小婴儿，因前囟与颅骨缝尚未闭合，颅骨又较软而富有弹性，故常通过前囟隆起、头围增大、颅缝裂开等代偿能力，使颅内高压症状得以缓冲，可暂时避免对脑的损伤；但也会在一定程度上掩盖颅内高压的临床表现而延误诊断，应引起足够的重视。

【临床表现】

1. **头痛**

常较剧烈而持久，清晨较重。当咳嗽、用力大便或头部位置改变时加剧。新生儿表现为睁眼不睡和尖叫；婴幼儿表现为烦躁不安、尖叫、拍打头部。

2. **呕吐**

呕吐常呈喷射状，与饮食无关，多不伴恶心。开始时晨起时重，以后可不定时，常在剧烈头痛时发生。

3. **意识障碍**

早期常表现为表情淡漠、反应迟钝、嗜睡、躁动不安，或嗜睡与躁动交替；严重者可出现昏迷。

4. **生命体征改变**

多见于较大儿童，婴幼儿反应不明显。当颅内压急剧增高时，一般血压先升高，继而脉搏减慢；呼吸开始时增快，严重时呼吸变慢且不规则，甚至暂停。下丘脑体温调节中枢受累时可致高热。

5. **头部体征**

婴儿可见前囟紧张、隆起，失去正常搏动，前囟迟闭，颅缝裂开等。1 岁内小儿有诊断价值。

6. **眼部表现**

患儿可有复视或斜视、落日眼、一过性视物模糊、偏盲甚至失明等。眼底视乳头水肿是颅内高压症的重要标志，但起病急者，不一定出现。

7. **肌张力增高及惊厥**

小儿肌张力明显增高，稍加刺激即抽动。当颅内高压刺激大脑皮层运动区时，可出现惊厥。

8. **脑疝**

如颅内高压的临床表现持续加重，出现瞳孔大小不等、对光反射迟钝，呼吸节律不整等，即应考虑发生脑疝的可能。小脑幕切迹疝表现为四肢肌张力增高，意识障碍加重，两侧瞳孔不等大及对光反射减弱或消失，如未能及时处理，患儿昏迷加重，可呈去大脑强直至呼吸循环衰竭。枕骨大孔疝表现为患儿颈项强直或强迫头位，逐渐出现四肢强直性抽搐，可突然出现中枢性呼吸衰竭或呼吸骤停，瞳孔固定，循环衰竭。

【辅助检查】

血常规、尿常规、粪常规、血液生化及脑脊液检查可有助于诊断。B 超检查可发现脑室扩大、颅内占位性病变等。CT、MRI 成像、脑血管造影有助于脑血管畸形及颅内占位性病变等的诊断。

【诊断】

诊断要点：①病史中存在导致脑水肿或颅内高压的原因，如脑缺氧、中毒、颅内出血等；②患儿有上述颅内高压的临床表现，如呼吸不规则、瞳孔大小改变、头痛、呕吐、昏迷等；③有脑疝的临床表现；④辅助检查有相关病理改变。

【治疗】

1. **病因治疗**

针对病因，进行及时、有效的治疗。如抗感染、改善通气、纠正休克、消除颅内占位性病变等。

2. **氧疗**

辅助给氧可减少脑的低氧损伤，同时纠正低氧引发的脑血流增加。意识障碍严重，疑有脑疝时，需作气管插管保持气道通畅。

3. **降低颅内压**

(1)高渗脱水剂 首选甘露醇，它可以轻易通过肾小球滤过而不能通过血脑屏障，每次使用甘露醇 0.25～0.5g/kg，常足以产生有效的颅内压力降低，并可每隔数小时重复使用。50％葡萄糖液、甘油等也可酌情用于脑水肿和颅内高压的治疗。

(2)利尿剂 通过利尿使脑组织脱水，以降低颅内压。在重症或脑疝者，与脱水剂合用可增强疗效。可酌情选用呋塞米、氢氯噻嗪等。

(3)糖皮质激素 首选地塞米松，常用于治疗脑水肿，对肿瘤或感染引起的脑水肿有效，对外伤和缺血缺氧性损伤无效。

4. 头部低温治疗

可降低脑代谢，从而降低对脑血流的需要。

5. 对症治疗

对躁动或惊厥者，给以地西泮注射。应用脱水剂时应注意补充白蛋白、电解质等，以维持渗透压平衡。输液原则是"边输边脱"，尽量保持轻度脱水状态。

6. 手术治疗

有脑干受压表现者，可行颅骨钻孔减压术或脑室内脑膜下穿刺以降低颅压。

学习小结

本章重点讲述儿童急救特点，详细阐述儿童心肺复苏、小儿急性呼吸衰竭、充血性心力衰竭的概念、病因、临床表现、诊断与治疗；讲述小儿颅内高压的概念、病因、临床表现、诊断与治疗。

在学习本章节时，应注意：①复习相关人体解剖学、生理学、病理学与药理学等知识，帮助理解与记忆；②熟悉儿童的生理特点，在本时期小儿急症的特点；③学习儿童心肺复苏、小儿急性呼吸衰竭、充血性心力衰竭时，应结合内、外科学相关内容进行横向比较，区分相同点与不同点，促进临床医学知识的融会贯通；④学习各种急症治疗方法时，应注意掌握儿童用药特点、儿童心肺复苏的急救方法，学会如何观察儿童急症的发生、发展以及缓解的临床状态，并能做出准确的判断。

目标检测

一、简答题

1. 儿童胸外心脏按压与人工呼吸如何配合？
2. 当患儿发生急性呼吸衰竭时应采用哪些急救措施？
3. 简述充血性心力衰竭诊断要点。
4. 简述充血性心力衰竭患儿使用洋地黄时的注意事项。
5. 如何判断颅内高压患儿发生了脑疝？

二、病例分析

患儿，女，2 岁 3 个月，因患支气管肺炎住院，经抗生素治疗后体温正常。突然出现烦躁不安，面色苍白，体检：P 160 次/分，R 60 次/分；青紫突然加重，肝大达肋下 3cm，心音明显低钝。

(1)此时患儿最可能出现哪种情况？

(2)还应做哪些辅助检查？

(3)请制订下一步治疗方案。

下篇

实训指导

实训一 小儿生长发育指标测量方法

实训目的与要求

1. 掌握小儿生长发育的各项具体指标与测量方法。

2. 熟悉小儿生长发育的规律。

3. 了解小儿生长发育在临床工作中的意义。

4. 能独立完成小儿体重、身高(长)、坐高、头围、胸围和腹围的测量,并观察牙齿生长的情况。

5. 实训中着装整洁,态度认真,操作严谨、规范,与小儿有较好的沟通。

(一)实训内容

(1)测量小儿体重、身高(长)、坐高、头围、囟门、胸围和腹围等体格生长指标。

(2)按照相关指标测量值,进行小儿体格发育状况评估。

(二)实训地点

模拟儿科示教室或幼儿园。

(三)实训器具准备

身高计、坐高计、皮尺、盘式杠杆秤、坐式杠杆秤、站式杠杆秤、卧式侧板测量。

(四)实训方法

1. 教学方法

(1)在模拟儿科示教室,首先教师利用模型讲解并示教小儿体重、身高(长)、坐高、头围、囟门、胸围和腹围等的测量方法。

(2)学生每 2～5 人一组操作练习小儿各项测量方法,教师巡回指导,随时解答出现的问题。

(3)如有条件到幼儿园,可每组分配一名幼儿,先与幼儿交流,然后带到示教室测量该幼儿的各项生长发育指标,并了解其神经系统发育情况。

(4)教师小结本次实训主要内容,以及评估学生练习情况,布置写出实训报告。

2. 操作步骤

(1)体重:校正体重计 0 点。在晨起空腹排空大小便,脱去外衣、帽子、鞋袜后进行。新生儿及婴儿用载重 10～15kg 盘式杠杆秤,精确读数到 10g;1～3 岁的幼儿用载重 20～30kg 坐式杠杆秤测量,精确读数到 50g;3 岁以上用载重 100kg 站式杠杆秤测量,精确读数到 100g 以内。

(2)身高(长):3 岁以下用量板卧位测量身长。脱去外衣、帽子、鞋袜后进行。仰卧于量板中线,头顶接触头板,测量者一手按直小儿膝部,使双下肢伸直紧贴底板,另一手移动足板使其紧贴小儿足底,并与底板相互垂直,读数刻度至 0.1cm。3 岁以上用身高计或将皮尺固定在平直的墙上测量身高。小儿脱鞋、帽，直立，正视前方，抬头挺胸收腹，足跟靠拢，脚尖分开 60°，使足跟、臀部与肩胛部同时接触立柱或墙壁，测量者移动身高计头顶板与小儿头顶接触，板呈水平位时读立柱上数字(cm)，记录至 0.1cm。

(3)坐高：3 岁以下儿童仰卧位测量顶臀长，3 岁以上儿童使用坐高计测量。

(4)头围：将皮尺 0 点固定于小儿头部一侧眉弓上缘，将皮尺紧贴头皮绕枕骨结节最高点，经另一侧眉弓上缘回到 0 点读数，环绕一周时注意皮尺左右对称。

(5)胸围：小儿取仰卧位或坐位，在平静呼吸状态下，双手自然下垂，双眼平视，用软尺前经乳头下缘(乳腺已经发育的女孩，则固定于胸骨中线第四肋间)，后绕双肩胛骨下缘一周读数，取呼、吸气的平均值。

(6)腹围：小儿取卧位，将软尺 0 点固定于剑突与脐连线中点，经同一水平线绕腹一周至 0 点，儿童则测量平脐绕腹一周的长度，读数记录至 0.1cm。

3. 注意事项

(1)测量前排空大小便(晨起空腹或进食后 2 小时最佳)，调整室温，脱去衣裤、鞋袜和帽，校正体重计指针为“0”。

(2)3 岁以下儿童立位测量不准确，无论合作与否，均应取仰卧位用卧式侧板测量，3 岁以上小儿可用身高计或固定于墙上的软尺进行测量。

(3)皮下脂肪的厚薄反映小儿的营养状态程度。婴儿期脂肪比肌肉多，1～7 岁皮下脂肪逐渐变薄，10 岁以后，女孩的脂肪高于男孩 2 倍。测量时用小卡尺，测量者拇指及示指将测量部位皮肤及皮下组织捏起，用钳板插入捏起的皮褶两侧至底部并卡住，测量厚度，读数记录至 0.5mm。常测部位为腹部、背部和上臂二头肌处。

实训目标检测

1. 指导老师根据操作进程边指导、边提问，学生回答。
2. 课后完成实训报告。

实训二 小儿喂养与营养

实训目的与要求

1. 掌握小儿三种常用的喂养方法。
2. 熟悉乳量计算和乳品配制。
3. 了解小儿能量、营养素的需要以及对小儿生长发育的影响。
4. 操作严谨、规范，对患儿有爱心。

(一)实训内容

小儿喂养，营养评估。

(二)实训地点

医院儿科病房或模拟示教室。

(三)实训器具准备

奶粉、奶瓶、开水等，教学录像片，或典型病例。

(四)实训方法

1. 乳量计算和乳品配制

(1)在模拟示教室，学生10～12人为一组，指导老师讲述并示教乳量计算和乳品配制过程，讲解不同喂养方式时的注意事项。

(2)组织同学分组练习并相互点评。

(3)抽查部分学生的操作。

(4)指导老师根据抽查情况，进行讲评。

2. 营养评估

(1)在医院儿科病房，全班分成3～4组，在临床带教医生的指导下观察儿科患者，进行小儿营养状况的评估，并同时对家长进行健康指导。遇到问题时，随时询问临床带教医生。

(2)如无条件到医院儿科病房见习，可在模拟示教室利用典型病例或观看《小儿营养与喂养》教学片，然后由带教老师示教，之后学生分组操作练习。

(3)教师小结。

实训目标检测

1. 指导老师根据小儿营养与喂养的相关问题进行提问，学生回答。
2. 课后完成实训报告。

实训三 小儿腹泻与液体疗法

实训目的与要求

1. 掌握腹泻的临床表现、液体疗法，能够正确判断小儿脱水程度，合理补液。
2. 熟悉液体疗法的常用溶液、补液方法及正确配制各种液体；熟悉小儿液体平衡的特点。
3. 了解腹泻的病因、发病机制以及预防。
4. 操作中态度认真，衣着整洁，对患儿有爱心。

(一)实训内容

呼吸系统常见疾病的病案分析或课间见习。

(二)实训地点

医院儿科病房或模拟示教室。

(三)实训器具准备

典型病案（小儿腹泻）、小儿腹泻教学片。

(四)实训方法

1. 病案分析课

(1)给出2～3个小儿腹泻伴不同程度脱水的典型病案或观看小儿腹泻教学片。

(2)组织同学进行分析讨论并写出初步结论，制定补液计划。

(3)抽查部分学生的结论。

(4)指导老师根据抽查情况，进行讲评或点评，并强调规范的书写格式。

2. 课间见习课

在医院儿科病房，全班分成3～4组，在临床带教医生的指导下观察典型小儿腹泻伴不同程度脱水的患者，并进行病史采集、体格检查、选择恰当的辅助检查；然后综合分析临床资料，做出初步诊断及提出鉴别诊断、初步处理意见，制定补液计划与措施。遇到问题时，随时询问临床带教医生。

实训目标检测

1. 指导老师根据小儿腹泻不同脱水状况的相关问题进行提问，学生回答。
2. 课后完成实训报告。

实训四 呼吸系统常见疾病的综合分析

实训目的与要求

1. 掌握呼吸系统常见疾病的诊断要点和治疗措施。
2. 熟悉呼吸系统常见疾病的常用实验室检查项目。
3. 了解呼吸系统常见疾病的病因、发病机制、鉴别要点以及预防。
4. 操作中同情和关爱患儿。

(一)实训内容

呼吸系统常见疾病的病案分析或课间见习。

(二)实训地点

医院儿科病房或模拟示教室。

(三)实训器具准备

典型病案(急性上呼吸道感染、肺炎、急性支气管炎、呼吸衰竭等)。

(四)实训方法

1. 病案分析课

(1)给出 2～3 个呼吸系统常见疾病的典型病案或观看电教录像。
(2)组织同学进行分析讨论并写出初步结论。
(3)抽查部分学生的结论。
(4)指导老师根据抽查情况,进行讲评或点评,并强调规范的书写格式。

2. 课间见习课

在医院儿科病房,全班分成 3～4 组,在临床带教医生的指导下观察典型呼吸系统疾病患者,并进行病史采集、体格检查、选择恰当的辅助检查;然后综合分析临床资料,做出初步诊断及提出鉴别诊断、初步处理意见。遇到问题时,随时询问临床带教医生。

实训目标检测

1. 指导老师根据呼吸系统常见疾病的相关问题进行提问,学生回答。
2. 课后完成实训报告。

实训五　泌尿系统常见疾病的综合分析

实训目的与要求

1.掌握泌尿系统常见疾病(急性肾炎、肾病综合征、泌尿系统感染)的诊断要点和治疗措施。

2.熟悉泌尿系统常见疾病的常用实验室检查项目。

3.了解泌尿系统常见疾病的病因、发病机制、鉴别要点以及预防。

4.操作中着装规范,同情和关爱患儿。

(一)实训内容

泌尿系统常见疾病的病案分析或课间见习。

(二)实训地点

医院儿科病房或模拟示教室。

(三)实训器具准备

典型病案(急性肾炎、肾病综合征、泌尿系统感染)。

(四)实训方法

1.病案分析课

(1)给出2～3个泌尿系统常见疾病的典型病案或观看电教录像。

(2)组织同学分组进行分析讨论并写出初步结论。

(3)抽查部分学生的结论。

(4)指导老师根据抽查情况,进行点评,并强调规范的书写格式。

2.课间见习课

在医院儿科病房,全班分成3～4组,在临床带教医生的指导下观察典型泌尿系统疾病(急性肾炎、肾病综合征、泌尿系统感染)患者,并进行病史采集、体格检查、选择恰当的辅助检查;然后综合分析临床资料,做出初步诊断及提出鉴别诊断、初步处理意见。遇到问题时,随时询问临床带教医生。

实训目标检测

1.指导老师根据泌尿系统常见疾病的相关问题进行提问,学生回答。

2.课后完成实训报告。

实训六 造血系统常见疾病的综合分析

实训目的与要求

1. 掌握小儿造血系统的特点，及造血系统常见疾病（小儿营养性贫血、急性白血病等）的诊断要点和治疗措施。

2. 熟悉造血系统常见疾病的常用实验室检查项目，并能对检查结果进行临床分析；小儿白血病的临床分类和分型。

3. 了解造血系统常见疾病的病因、发病机制、鉴别要点以及预防。

4. 操作中着装规范，态度认真，同情和关爱患儿。

（一）实训内容

造血系统常见疾病的病案分析或课间见习。

（二）实训地点

医院儿科病房或模拟示教室。

（三）实训器具准备

典型病案（小儿营养性贫血、急性白血病等）。

（四）实训方法

1. 病案分析课

（1）给出 2～3 个造血系统常见疾病（小儿营养性贫血、急性白血病等）的典型病案或观看电教录像。

（2）组织同学进行分析讨论并写出初步结论。

（3）抽查部分学生的结论。

（4）指导老师根据抽查情况，进行讲评，并强调规范的书写格式。

2. 课间见习课

在医院儿科病房，全班分成 3～4 组，在临床带教医生的指导下观察典型造血系统疾病（小儿营养性贫血、急性白血病等）患者，并进行病史采集、体格检查、选择恰当的辅助检查；然后综合分析临床资料，做出初步诊断及提出鉴别诊断、初步处理意见。遇到问题时，随时询问临床带教医生。

实训目标检测

1. 指导老师根据造血系统常见疾病的相关问题进行提问，学生回答。

2. 课后完成实训报告。

实训七　神经系统常见疾病的综合分析

实训目的与要求

1. 掌握神经系统常见疾病的诊断要点和治疗措施。

2. 熟悉神经系统常见疾病的常用实验室检查项目。

3. 了解神经系统常见疾病的病因、发病机制、鉴别要点以及预防。

4. 操作中着装规范，同情和关爱患儿。

(一)实训内容

神经系统常见疾病的病案分析或课间见习。

(二)实训地点

模拟示教室或医院儿科病房。

(三)实训器具准备

典型病案。

(四)实训方法

1. 病案分析课

(1)给出 2～3 个神经系统常见疾病(化脓性脑膜炎、小儿癫痫、急性病毒性脑炎等)的典型病案或观看电教录像。

(2)组织同学进行分析讨论并写出初步结论。

(3)抽查部分学生的结论。

(4)指导老师根据抽查情况，进行点评，并强调规范的书写格式。

2. 课间见习课

在医院儿科病房，全班分成 3～4 组，在临床带教医生的指导下观察典型神经系统疾病(化脓性脑膜炎、小儿癫痫、急性病毒性脑炎等)患者，并进行病史采集、体格检查、选择恰当的辅助检查；然后综合分析临床资料，做出初步诊断及提出鉴别诊断、初步处理意见。遇到问题时，随时询问临床带教医生。

实训目标检测

1. 指导老师根据神经系统常见疾病的相关问题进行提问，学生回答。

2. 课后完成实训报告。

实训八 儿童急救

实训目的与要求

1. 掌握小儿急性呼吸衰竭、急性心力衰竭、急性颅内高压的诊断要点和急救措施。

2. 熟悉小儿心肺复苏的要点。

3. 了解急救室仪器、设备的性能、操作方法及操作中注意事项。

4. 观察并学习医护人员在急救时严肃、认真、沉着的工作态度，竭尽全力抢救患者生命的作风。操作中动作规范，同情和关爱患儿及家长。

(一)实训内容

1. 小儿急性呼吸衰竭、急性心力衰竭、急性颅内高压的病案分析或课间见习。

2. 到医院见习急救室仪器、设备的结构、性能，操作方法及操作中注意事项。

(二)实训地点

医院儿科急救室或模拟示教室。

(三)实训器具准备

典型病案（小儿急性呼吸衰竭、急性心力衰竭、急性颅内高压等），相关电教录像，心肺复苏模型人。

(四)实训方法

1. 病案分析课

(1)给出小儿急性呼吸衰竭、急性心力衰竭、急性颅内高压的典型病案或观看电教录像。

(2)组织同学进行分析讨论并写出初步结论。

(3)抽查部分学生的结论。

(4)指导老师根据抽查情况，进行讲评或点评，并强调相对规范的书写格式。

2. 课间见习课

(1)在医院儿科急救室，全班分成3～4组，在临床带教医生的指导下观察小儿急性呼吸衰竭、急性心力衰竭、急性颅内高压的患者，并进行病史采集、体格检查、选择恰当的辅助检查；然后综合分析临床资料，做出初步诊断及提出鉴别诊断、急救措施。遇到问题时，随时询问临床带教医生。

(2)如有条件，可在模拟示教室，利用心肺复苏模型人，开展儿童心肺复苏操作。

实训目标检测

1. 指导老师根据小儿急性呼吸衰竭、急性心力衰竭、急性颅内高压的相关问题进行提问，学生回答。

2. 课后完成实训报告。

附　录

小儿计划免疫程序

编号	①	②	③	④混合制剂		⑤	⑥	⑦	⑧	⑨
疫苗名称	卡介苗	乙肝疫苗	脊髓灰质炎三价混合疫苗	白、百、破三联	白、破二联	麻疹(风)疫	流脑疫苗(A)(A+C)	乙脑疫苗	麻腮风疫苗	甲肝疫苗
疫苗种类	活菌苗	灭活	减毒活疫苗	百日咳:死菌苗 白喉、破伤风:类毒素		减毒活疫苗	灭活	灭活(免费)、或减毒活疫苗	减毒活疫菌	活疫苗、或灭活疫苗
接种方式	注:需注射的疫苗,一般死疫苗皮下注射,活疫苗皮内注射									
	皮内注射	皮下注射	口服	皮下注射		皮内注射	皮下注射	(灭活)皮下、(活)皮内注射	可雾化吸入	(活)肌内、(灭活)皮下注射
接种部位	左上臂三角肌上缘	上臂三角肌	经口	上臂外侧		上臂外侧	上臂外侧三角肌下缘	上臂外侧三角肌下缘	上臂外侧三角肌附着处	上臂外侧三角肌附着处
每次剂量	0.1 ml	5 μg	每次1丸	0.2～0.5 ml		0.2 ml	0.5 ml	(灭活)<7岁0.5 ml,≥7岁1.0 ml	0.5 ml	(活)1.0 ml、(灭活)0.5 ml
反应情况及处理	局部溃疡。处理:保护创口;溃破涂5%异烟肼软膏	个别轻度红肿、疼痛,很快自消	有时低热、轻度腹泻	个别轻度红肿、痒或疼痛、硬块。处理:发热多饮水		部分接种后9～12天发热及卡他症状,持续2～3天,个别婴儿麻疹黏膜斑或皮疹	轻微,偶有短暂低热、局部稍有压痛感,自行缓解	红肿、微热、疼痛,极个别过敏性皮疹	少数一过性发热、轻度皮疹反应、或伴耳后及枕后淋巴结肿大,2天内自消	局部红肿、疼痛,全身发热、头痛、疲劳、恶心、食欲下降,72小时自行缓解

续表

编号		①	②	③	④混合制剂		⑤	⑥	⑦	⑧	⑨
注意事项		2 个月以上婴儿结核菌素试验阴性才可接种		冷开水服。服后 1 小时内禁热饮食	掌握间隔期，避免无效注射	接种前 1 个月或之后 2 周无免疫球蛋白等应用			接种前 1 个月或之后 2 周无免疫球蛋白等应用		
接种时间	出生	1 接种①	1 初种②								
	1 月龄		2 接种②								
	2 月龄			1 初种③							
	3 月龄			2 接种③	1 初种④						
	4 月龄			3 接种③	2 接种④						
	5 月龄				3 接种④						
	6 月龄		3 接种②								
	8 月龄						1 种⑤				
	9 月龄							1 初种⑥A			
	12 月龄								1 初种⑦		
	18 月龄				4 复种④					接种⑧	初种⑨
	2 岁			4 加强③					2 复种⑦		
	3 岁							2 复种 ⑤A+C			
	4 岁			5 加强③			2 复种⑤				
	6 岁		3～5 年 加强②			5 复种④		3 复种 ⑥A+C			
	7 岁	2 接种①					3 复种⑤				
	12 岁	3 接种①									

参考文献

[1] 沈晓明,王卫平.儿科学[M].7版.北京:人民卫生出版社,2008.
[2] 沈晓明,王卫平.儿科学学习指导及习题集[M].北京:人民卫生出版社,2008.
[3] 薛辛东.儿科学[M].2版.北京:人民卫生出版社,2011.
[4] 于洁.儿科学[M].6版.北京:人民卫生出版社,2009.
[5] 汪翼.儿科学[M].5版.北京:人民卫生出版社,2007.
[6] 胡亚美,江载芳.诸福棠实用儿科学[M].7版.北京:人民卫生出版社,2005
[7] 金汉珍,黄德珉,官希吉.实用新生儿学[M].3版.北京:人民卫生出版社,2003.
[8] 陆再英,钟南山.内科学[M].7版.北京:人民卫生出版社,2008.
[9] 陈文彬.诊断学[M].7版.北京:人民卫生出版社,2008.
[10] 崔焱.儿科护理学[M].4版.北京:人民卫生出版社,2006.
[11] 申昆玲.儿科学[M].2版.北京:北京大学医学出版社,2009.
[12] 杨锡强.儿科学[M].6版.北京:人民卫生出版社,2005.